U0377150

HOLISTIC INTEGRATIVE MEDICINE
THEORY & PRACTICE

整合医学
——理论与实践⑤

主编　樊代明

世界图书出版公司

西安 北京 上海 广州

图书在版编目(CIP)数据

整合医学:理论与实践.⑤/樊代明主编. —西安:世界图书出版西安有限公司,2019.3
ISBN 978-7-5192-6011-8

Ⅰ. ①整… Ⅱ. ①樊… Ⅲ. ①医学—研究 Ⅳ. ①R

中国版本图书馆 CIP 数据核字(2019)第 045950 号

书　　名	**整合医学——理论与实践⑤**	
	Zhenghe Yixue　Lilun Yu Shijian	
主　　编	樊代明	
责任编辑	马可为	
装帧设计	新纪元文化传播	
出版发行	**世界图书出版西安有限公司**	
地　　址	西安市北大街 85 号	
邮　　编	710003	
电　　话	029 - 87233647(市场营销部)	
	029 - 87235105(总编室)	
传　　真	029 - 87279675	
经　　销	全国各地新华书店	
印　　刷	西安雁展印务有限公司	
开　　本	787mm×1092mm　　1/16	
印　　张	36.75	
字　　数	630 千字	
版　　次	2019 年 3 月第 1 版	
印　　次	2019 年 3 月第 1 次印刷	
国际书号	ISBN 978 - 7 - 5192 - 6011 - 8	
定　　价	165.00 元	

医学投稿　xastyx@163.com ‖ 029 - 87279745　029 - 87284035

编委名单

主　　编　樊代明

院士编委（按姓氏笔画排序）

于金明　王陇德　王学浩　王福生　田志刚　宁　光　刘允怡

刘　耀　李兰娟　张心湜　张志愿　张英泽　陈香美　郑静晨

贺福初　徐建国　曹雪涛　董家鸿　韩德民　曾溢滔　樊代明

樊　嘉　戴尅戎

编　　委（按姓氏笔画排序）

丁小强　丁晓颖　于学忠　马　融　马潞林　王卫庆　王　文

王文健　王玉东　王东文　王　刚　王　仲　王宇明　王沂峰

王坤杰　王松灵　王　佳　王建业　王洪武　王晓明　王海波

王　琪　王　强　王　蒙　王鹏程　牛　林　文卫平　尹卫民

卡巴金　卢兹凡　卢　晔　申昆玲　成　军　吕传柱　朱　莹

朱　蕾　仵　正　庄守纲　刘世宇　刘林嶓　刘明华　刘　荣

刘朝晖　刘惠林　齐　琳　关国跃　江　帆　江基尧　许硕贵

孙兴国　孙　倩　孙德宇　杜　兵　杨仁池　杨仕明　杨　扬

李　力　李立宏　李永奇　李　红　李时悦　李　岩　李相成

李　玺　李焕明　来颖诚　肖　振　吴　东　吴　毅　何　伦

沈　锋　宋　豪　张力伟　张天宇　张文宏　张丙芳　张苏闽

张　杰　张学军　张虹玺　张　保　张爱华　张盛全　张　遐

陆前进　陆　晓　陈玉国　陈成水　陈　捷　陈　彪　陈跃东

范　利　范　明　范建中　岳寿伟　岳　朋　金发光　金红芳

金其庄　金　曼　周展超　郑文洁　郑松柏　赵晓东　郝春秋

i

胡仁明　　胡必杰　　胡慧敏　　查定军　　闻大翔　　姜　颖　　费　舟

姚志荣　　姚　欣　　聂时南　　贾继东　　夏志军　　夏　强　　晏国富

徐广银　　徐丹枫　　徐　钢　　徐桂华　　奚国华　　高　下　　高景恒

郭传瑸　　郭佑民　　郭君萍　　郭　晧　　郭　清　　唐承薇　　黄　怀

黄建安　　黄奕江　　黄高敏　　黄　雷　　曹　宁　　曹　钰　　龚四堂

龚树生　　鹿　斌　　阎锡新　　梁朝朝　　彭庆星　　蒋建新　　韩　萍

喻国冻　　程　蕊　　傅志仁　　鲁开化　　曾　强　　游　潮　　谢立平

谢　肇　　蒲兴旺　　赖　维　　雷凯荣　　廖连平　　廖维靖　　熊利泽

黎　健　　潘伯申　　寒在金

共创整合医学美好的未来

空军军医大学校长　周先志

"又是一年春好处，又临宾朋再聚首"。今天群贤毕至，我们相聚在古都西安，隆重举办"2018中国整合医学大会"，共享整合医学的发展成果，共话整合医学的美好未来。作为会议承办单位的代表，作为整合医学大会的主席、中国医师协会整合医学分会的会长，我谨代表分会和空军军医大学全体教职员工，对本次大会的隆重召开表示热烈的祝贺，对各位院士、嘉宾代表的莅临表示热烈的欢迎，对各位兄弟机构和学术机构的大力支持表示衷心的感谢。

整合医学一路走来，从理念的提出、完善到体系的形成，已经得到越来越多有识之士的肯定和支持。近年来，以樊代明院士为代表的一大批专家和教授，在推进整合医学发展过程中起到了示范引领的作用。先后发起成立中国医师协会整合医学分会、中国整合医学院联盟和30多个全国性整合医学专业委员会，有力推动了整合医学的创新发展。作为展示整合医学发展理念和研究成果的学术平台，中国整合医学大会自2016年创办以来，规模越发宏大，内容越发精彩，已经成为中国医学界的一个盛事。2018年的整合医学大会以"贵在整合、难在整合、赢在整合"为主题，难能可贵的是邀请到81位院士、175位大学校长、3000多位院长参加本次会议。希望大家珍惜这个"贵"字，克服"难"字，实现"赢"字，使整合医学成为未来医学的领跑者。整合医学的发展正是因为有大家的积极参与和共同努力，才有持续的前进和不断的创新，才能在中国医学进步的征程中发挥更大的作用。

　　空军军医大学是整合医学的倡导者、实践者，也是受益者。2017 年整合医学大会以来，学校成功跻身国家"双一流"建设的行列，樊代明院士获得"杰出大学校长奖"。中国工程院与空军军医大学共同组建中国整合医学发展战略研究院，2018 年 4 月 28 日已经召开了第一届理事会第一次全体会议暨筹备工作会议。这是学校加快建设发展的大好时机，也是中国整合医学建设发展的大喜事。在此，我代表空军军医大学，对各级政府和学术机构同仁们的指导帮助表示衷心的感谢，希望在座的各位院士、领导一如既往地支持空军军医大学的建设发展，热忱欢迎兄弟单位、全国同仁到学校视察指导并开展交流合作，共创整合医学的美好未来。

百花齐放
努力推动整合医学发展

中国医师协会秘书长　李松林

今天，我们在古都西安隆重召开"2018 中国整合医学大会"，我代表中国医师协会张雁灵会长，代表中国工程院医药卫生学部等 8 个共同主办单位对大会的胜利召开致以热烈的祝贺，向参会各位院士、各位专家学者及同道朋友们表示诚挚的欢迎。

中国医师协会整合医学分会于 2016 年 2 月在西安成立，6 位院士和 79 位高校校长担任分会委员。分会成立 2 年来成功举办 3 次精彩的学会年会，横向覆盖了医学各个专业和学科，纵向包罗医疗、教学、科研、管理等各个领域，足以体现整合医学的生命力和号召力，也充分展示了整合医学分会的凝聚力、执行力和影响力。

习近平总书记强调指出，没有全民健康就没有全面小康，要把人民健康放在优先发展的战略地位。当前我国正面临多重疾病相互威胁、相互并存，多种健康影响因素相互交织的复杂局面。整合医学的提出，正是针对上述复杂变化局面的重大理论与实践的创新，是以大卫生、大健康的观念，实现"以疾病为中心"向"以人民健康为中心"转变，它必将有利于健康中国的建设。中国医师协会顺应新时代发展的需要和广大医生的愿望，努力为大家搭建良好的发展平台，也希望大家在本次大会上广开言路、广纳良言、百家争鸣、百花齐放，努力推动整合医学的新理论、新知识、新技术、新方法的进一步发展，并将其落实到临床实践、医疗教育和科学研究中去。"贵在整合，难在整合，赢在整合"。

支持整合医学发展
抢占医学制高点

时任中共陕西省委常委、西安市委书记　王永康

我们非常感谢樊代明院士，整合医学大会创立以来，连续三年在发源地西安举办，为这座伟大的城市贡献了新时代医学发展的新IP。在此，我向各位院士专家，特别是向以樊代明院士为代表的整合医学倡导者、推动者点赞致敬。

当前大西安正处在"一带一路"国家中心城市发展，以及国际化大都市建设的黄金发展期，追赶超越，发展势头很旺。

一是经济旺。2017 年 GDP 达到 7469 亿，在副省级城市中连续超过 5 个城市，目前居于第 9 位，在省会城市中居第 8 位，按增速为全国第一。2018 年第一季度 GDP 增速 8.1%，位居全国副省级城市第 3 位。

二是人气旺。2017 年我们引进各类人才 26 万，平均每天引进1000 名人才。2018 年我们的力度更大，2018 年引进各类人才已经突破 35.6 万人，平均每天引进 4000 ~ 5000 人。3 月份我们组团到北京，3 天抢了 1.5 万人，其中最多一天 8000 人。"孔雀西北飞"已经成为新时尚，西安已经成为年轻人向往的创业创新的热点

城市。

　　三是商气旺。2017 年新增各类市场主体 28 万户，平均每天注册 1066 户，在全国副省级城市中是第 7 位，成为市场主体超过 100 万的城市。2018 年发展势头更好，平均每天注册各类市场主体 1336 户，按这个势头 2018 年会超过 30 万户，到 2020 年会再增加 100 万户的市场主体。

　　经济旺、人气旺、商气旺，我们在新时代更希望我们的市民身体更棒。我们正按照习近平总书记关于实施健康中国战略的要求，大力打造"健康西安"。我们深知这离不开各位院士、专家的鼎力支持和大力帮助。在此，我提三点建议。①共同助力大民生。恳请各位院士、专家、校长、院长把目光聚焦大西安，在大西安多兴办国际医院、高端医院、医养结合新型机构，参与医疗机构大数据中心建设、科研转化产业园等项目，共同把大西安打造成为服务"一带一路"的医疗健康中心。在我们高新区有一家国际医学中心，它准备打造成一个具有 1.5 万张床位的、面向"一带一路"服务的国际医疗中心，我们希望有更多这种高端资源、国际资源向西安集中集聚。②共同培育大产业。我们正在高质量建设长宁、长乐等一批特色康养小镇，发展大健康，希望各位专家共建院士工作站，深化医、教、产、研新项目合作，推动整合医学的新理论、新理念，新模式在大西安落地生根。③共同做响大品牌。我十分赞同本次大会的主题"贵在整合，难在整合，赢在整合"。我们将全力支持整合医学的发展，特别要依托中国整合医学发展战略研究院，加大研究、宣传和利用的力度，共同抢占未来医学发展的制高点。

发展整合医学
支撑全民健康事业

中国工程院党组书记　李晓红

今天两院院士和近两万名专家来到古城西安，参加"2018 中国整合医学大会"，盛况空前，让我强烈感受到大家致力于中国整合医学发展的热潮。在此，我谨代表中国工程院和周济院长，对本次大会的召开表示最热烈的祝贺。

本来是请周院长致辞，周院长说你在台上发言，我在台下支持你，你在台上讲，我在下面干大事。在空军支持下，中国工程院将与空军军医大学建立一个整合医学发展战略研究院，即将挂牌。周院长主动出任第一任理事长，说明工程院党组和行政对于整合医学是给予大力支持的，这是他在台下的支持。

党的十九大报告提出，人民健康是民族昌盛和国家富强的重要标志。习近平总书记多次强调，没有全民健康就没有全面小康，要把人民健康放在优先发展的战略地位。民之所望，政之所为，中央的健康中国战略为推动国家卫生健康发展指明了方向，也为医学进步带来了新时代发展的新机遇。

整合医学是未来医学发展的新思维，是医学发展的必然趋势。

中国工程院樊代明副院长多次给周济院长，特别是给我讲整合医学的重要性。我开始不太了解，我想整合医学就是整形医学吧？是整形吧？他说绝不是整形。我理解完全错误。他给我诠释整合医学的一些概念，由此我才了解了整合医学的重要意义。

2012 年樊代明院士率先提出整合医学，引起医学界的关注，从理论深入到实践，2016 年和 2017 年的两届整合医学大会更是引领了整合医学的快速发展。整合医学逐渐成为继经验医学、科学医学（生物医学）之后的第三个医学发展时代，将成为推动健康中国建设，推进医疗供给侧结构性改革，全方位改善医疗健康服务的重要力量。中国工程院是国家高端智库，汇聚着全国最杰出的工程技术专家和科学家。我们在医学卫生领域也有大量卓有成效的战略研究。特别是在 2014 年由樊代明副院长领衔，由 81 位院士和近千位专家参与完成的"全民健康发展战略研究"这一重大专项，诠释了整合医学的思想内涵，提出了包括"大部制"在内的五项建议，为国家科学决策提供了坚实的支撑。中国工程院今年设立"整合医学战略研究"重大项目，4 月 28 日已经启动，并即将挂牌成立整合医学发展战略研究院，我们将从整合医学的角度为全民健康事业的发展提供科学支撑。

中国工程院正积极与空军军医大学联合，根据整合医学的重大战略需求和发展中的前沿问题，开展前端性的研究，这将进一步强化战略支持力度，聚焦做好顶天立地的大文章，这将是整合医学发展的新起点。我们诚挚地希望在座各位院士、专家对研究院的工作给予大力的支持，我也相信在各位专家的共同努力下，整合医学的发展前景将更加广阔。

目录

HOLISTIC
INTEGRATIVE
MEDICINE
Contents

整合肝病学

整合肝胆外科学

整合感染病学

整合神经外科学

整合肾脏病学

HOLISTIC
INTEGRATIVE
MEDICINE

理 论 篇

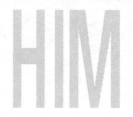

医学与研究

◎ 樊代明

从历史看，现代医学为人类的繁衍和健康做出了不可磨灭、无与伦比的贡献。但是，现代医学研究和实践一味向技术化发展，一味向微观领域深入，由此导致了专业过度分化（over specialization）、专科过度细化（over division）和医学知识碎片化（fragmented knowledge），我们称之为 O_2F_1。O_2F_1 使医学研究技术化的同时，忽略了对人文的重视；O_2F_1 使研究微观化的同时，忽略了对整体的把握。技术化和微观化的医学研究已使医学的初衷和走向出现了偏离，已经引发自身难以解决的难题。为了纠正这种偏离，为了解决这些难题，现代医学首先推出了循证医学，继而推出转化医学，近年又推出精准医学。这些医学模式具有特定的针对性，都有其积极意义，但都是从一个方向或一个角度去纠正偏离，去解决难题，最后结果有可能是从纵偏成了横偏，偏上加偏；一难成了多难，难上加难。要充分认识这个问题，必须先找出现代医学存在的问题。

一、现存问题

（一）基础研究领域的问题

医学基础研究的显著特点是：①研究从宏观不断向微观深入，但微观层面的发现并不能代表整体；②将活体标本拿到体外研究，体外研究结果难以反映体内状况；③不断在剖析结构上下功夫，但结构研究中的发现不能反映生命功能……这种研究获得的数据很多、结果很多，但对临床诊疗帮助不大。比如在 SCI 刊物发表的海量论文，据统计不到 3% 有使用价值，97% 未见使用价值。有人统计过，10 年前在 *Cell*、*Nature*、*Science* 发表的 101 篇与医学有关的论文，10 年后发现只有 3 篇对医学有用。近 10 年，各种文献报道过 15 万个基础研究发现的生物靶标，文章发表时都说有潜在应用价值，结果 10 年后被证实有一定价值者不到 50 个。医学的发展本应该以诊疗疾病有效为评判标准，但现在却看谁发表了多少论文，看谁的论文被引用得多。开始强调篇数，后来强调点数，即影响因子（impact factor，IF）。但好多论文是"High impact factor，No impact"，即高影响因子却没影响。这种以论文导向（paper driven）的医学研究或以论文反映医学发展的研究逐渐与医学的初衷和走向出现了偏离。欧美开始这样做，中国正在这样做，俄罗斯从不这样做，但不能说他们的医疗没水平。

（二）临床实践领域的问题

目前临床实践中主要是专业过度分化和专科过度细化造成的突出问题。医生的知识面窄，只熟悉三级甚至四级亚专科，结果把局部的病灶治好了，但病人却死亡了。据美国、德国、英国、中国的1000例以上的尸检报告，结果有25%～35%的临床诊断与之不符合，生前诊断是错的，难说治疗是正确的，治疗不正确，很容易导致医源性死亡。美国2017年发布的消息称，在医院里的死因分析中，第一死因为心脑血管疾病，第二死因为肿瘤，第三死因为医源性死亡，高达9.5%。中国情况怎样可想而知。2017年中国病人就诊达81亿人次，比10年前多了30多亿人次。医生越来越累，药品越用越多，病人越治越多，疗效越来越差。如不及时加以纠正，这种状况将会越演越烈。

（三）药品应用领域的问题

在药品研发及应用领域，目前一个鲜明的特征是药品越来越多。我的老师92岁离开了我，他一辈子就用二十几种药品，来回调整就当了一辈子医生。现在的心血管科药品200多个，消化科100多个，治疗肿瘤的药品几近1000个，仅中国生产肿瘤药的公司就有几百个。药越多越说明没有好药。这么多药品，疗效怎样呢？美国食品药品监督管理局（FDA）2013年发布过一个白皮书，在九大类药品中，疗效最好的是抗抑郁的药品，但有40%无效；最差的是抗肿瘤药，约75%无效。所以在美国临床药品试验中，抗肿瘤药品只要30%的受试人群有效就可获批准上市。

面对上述现状，我们医务人员，特别是医生，是不是应该深刻思考我们的能力及义务了？我们经常讲该做什么，但我们是否想过不该做什么；我们经常欣赏我们做成了什么，但我们一般不去考虑自己没有做成什么。

造成这种现状的根源在哪里？原因是什么？我个人觉得可能和现代医学的发展方向有关。现代医学的理论及研究方法都是基于第一次卫生革命获得的经验。第一次卫生革命，主要针对的是传染病。那时，鼠疫或霍乱可使一个国家在一周内死亡人数出超过全国人口的1/2甚至2/3。当时引入了科学的方法和技术，取得了革命性胜利。传染病是一个病因一个病，一个药品（疫苗）就搞定；但这种方法用到体内自生的疾病，也就是现在遇到的慢性疾病就显得无能为力，甚至束手无策。比如，抽烟、喝酒、吃肥肉、精神紧张既是冠心病的病因，又是糖尿病、高血压或者肿瘤的病因，某个因素在某一疾病甚至某一病人中的权重，很难说清，甚至计算不出来，只是提供其中的一种可能性。治疗也只是针对一种可能性在治疗。慢性病是多病因、多阶段、多机制发病，是人体功能平衡状态出了问题，这种状况不能靠"抗"，而是要"调"，研究策略应与对付传染病的有很大不同。

二、潜在原因

第一次卫生革命的胜利及其引入科学技术建立的医学研究技术或方法，一直在促进医学的发展，取得了举世瞩目的成绩。但它带来的弊端到今天也显而易见，其局限性也越来越突出。在这些方法的建立中，有很多著名的学者。我认为，培根、科赫、笛卡尔三位科学家的贡献最大，我很尊敬他们，但也想谈谈他们创立的学说及技术用到当今医学中的局限性。

（一）培根：科学是万能的，无所不能

任何方法技术都有一定局限性。科学作为天底下的一种方法学，尽管用得很多，但不是一切问题都能搞定。培根说，知识就是力量。我认为，知识还不是力量，中间还有很多环节，一直到有用才是力量，知识只有通过有机整合才是力量。图书馆里装的全是知识，它不是力量，它只是重量，压迫下一层楼的重量。医学研究的论文数量从20世纪初开始，每10年成倍甚至成几十倍的增加。这些东西，不加以整合其实无用，甚至把医学导入歧途。有学者急于把它用到临床，提出了转化医学的概念，但美国搞了19年，结果是收效甚微、进展缓慢，因为大量科学数据很难用于临床。临床要吃的是"熟饭"，可科学研究的数据或结果只是一堆"生米"，有的还可能是"霉米"，甚至根本不是"米"，而是一堆"沙子"而已。

（二）科赫三原则

科赫是伟大的病因学家，霍乱杆菌是他发现的。他提出的病因学三原则一直沿用至今，并成了目前同行评阅论文的标准，不够就得补实验。简单地说，要证实A和B之间是否存在因果关系：①A和B必须同时存在；②A必须引起B；③把A去掉，B得消失。这种规则对外来病因引起的疾病比如传染病，是正确的。比如结核病是由结核杆菌引起的，它符合科赫三原则：①结核杆菌与结核病同时存在；②结核杆菌引起结核病；③用抗结核药物根除结核杆菌，结核病会痊愈。但这种规则用到多病因的慢性病上则行不通，比如饮酒与高血压的因果关系就不灵了。按科赫的原则套用：①饮酒与高血压同时存在，有很多高血压病人不饮酒；②饮酒引起高血压，很多饮酒的人一辈子也没有高血压；③禁酒后高血压消失，很多人禁酒后血压依然高，甚至更高。为什么科赫三原则不灵？因为慢性病由多种原因引起，绝非单一因素。解决一个因素甚至是主要因素，其他因素会出现，甚至会演变成为主要因素。科赫原则的基础是逻辑，逻辑讲的是两个因素一个方向的结果。中国人经常把逻辑当成因果。因果含若干逻辑，不止两个因素，而是很多因素；不止一个方向，而是多个方向，甚至是网络。各因素、各逻辑间既相互支撑也可能相互抵消，是由若干因素或逻辑的总量共同形成的整体结果，所以绝不

能把逻辑当成因果。

（三）笛卡尔的观点

笛卡尔是科学研究的方法学家。他将科学研究方法引入医学研究，引发了医学革命，也为医学研究规定了很多清规戒律。老师这样教我，我这样教学生。其中很多是对的，但对医学研究也有三个方面不对。第一，身心二元论，他把心理与身体分开，把灵与肉分开，这对于医学脱离神学走向科学起了重要作用；但从一个人的细胞、组织得到的结果和其在同一个生命体内的结果是一样的吗？显然不一样。身心二元论导致大量脱离了整体生命的、离体的细胞或组织学研究来反映生命，通常事与愿违，实事难以求是，求真并不务实。第二，他提出的"我思故我在"，思考并怀疑每一件事情，只有被证实了的才为真理。人的认识是有限的，看不见不等于没有，不等于唯心主义。一个事物的状态，包括一个人的状态，观察者的角度不同，得出的结论通常不同。他的理论导致了目前很多重复性的研究，每每小题大做，很多是枝端末节，都去重复证实，其实是"抓了芝麻丢了西瓜"。第三，他认为研究人体要像做科学一样，把复杂的事物分解到最简单，然后从最简单开始研究，把研究结果加起来就是一个整体。这对科学研究是正确的，就像小孩拼图，把所有局部加起来就是一个整体，但对人体则不然，把所有局部加起来并不等于一个人体，人的整体一定要有生命。有生命的整体我们叫"整体"；没有生命的整体，我们叫"尸体"。反之，一个有生命的整体，随着无限被划分，最后，所有局部都存在，但生命没有了。这就是专业过度分化、专科过度细化，医生能力越来越局限，把病人当成病灶来治的原因，也是其结果。

三、解决思路

怎样解决上述问题呢？我们在用现今的顺向方法继续开展医学研究的同时，应该换一种思维，即尝试进行反向医学研究（reverse medical research）。就像我们开车，要从北京去上海，科学没有高速路，不止一条路，要走走看看；而且没有路标，也没有 GPS，还从来没有人走过。如果你不顾一切，硬着头皮执着地开下去，那很难开到上海，有的能到，但只有"3%"（前面说的论文 3% 有用）的可能性。说不定你转了很多圈，又回到了原地或者开到郑州去了。怎么办？最好的办法是问路对面反方向的车，是不是从上海开过来的。是的话，看着对方的反方向开，你肯定能到上海。对我们来说，他们是反向；但对他们来说，我们是反向，互为对照。其实双方都是向前，都是创新。单向的跑车总是片面的，只有把两者结合起来，整合起来，才能体现全面、体现正确。医学上只有用这种方法形成的共识、指南或经验才不致偏颇，才能有用有效，才能持久。

我们现在习惯了一种研究方法，对一种病的研究，先发现病因、机制或靶点，然后据其研制药品，其后进入临床试验，最后形成指南推广。但慢性病并没有确切的病因，可有多种机制，还有无数靶点；只抓住一个机制、一个靶点得到的药品，只能解决一个病的某类分子某类细胞在某个时段的问题，开始用时对某些病人有效，但很快就抗药或失效了。问题就出在这种单一的顺向研究方法上，因为从机制入手，只抓住了事物的少数因素，解决的是少数问题，而且这样下去是永远解决不完的。如果换一种思维，反过来，从经验到临床，再到机制（或靶点甚至病因），能研究出来后者更好，研究不出来，只要有效即可，有效不一定有理。比如板蓝根治疗感冒效果很好，但找不到抗病毒的特效成分，这就是我过去说的"没有药效有疗效，没有药理有道理"。屠呦呦研究员分离出青蒿素获得诺贝尔医学或生理学奖，其实东晋时期的葛洪已经发现青蒿能治疗"打摆子"，那时根本不知药物的有效成分，也不知有疟原虫。以后分离出青蒿素，然后依此化学合成了青蒿素，这是一个典型的与顺向医学研究相反的研究方法。又比如很早就有中医大家发现砒霜能治疗血液病，首先是得到经验，那时并没有显微镜，后来才知道是早幼粒细胞性白血病。那时候没有分子生物学，再后来才知道凋亡机制。又比如用胎粪治疗顽固性腹泻，那时没有显微镜，后来才知细菌，才知肠道微生态，才知道难辨梭状芽孢杆菌肠炎会导致死亡，也才知道用正常人体的肠菌移植能使92%的病人痊愈，而且并未清除也无法清除那种高毒性致病菌。又比如心律失常，要么快跳（心动过速），要么慢跳（心动过缓），要么乱跳（房颤），要么不跳（死亡）；如果以现代医学抗心律失常的理念，快跳给慢药，慢跳给快药，停跳就复律，用相应的药物去针锋相对，可以解决问题；但如果同一个人心脏快跳、慢跳、乱跳及不跳同时出现，而且间断出现，怎么办？这时用通心络或复方丹参滴丸对有的病人就可奏效，这两种中药按西医的原理说不清楚机制，但确实能治病。心律失常自古有之，在西医没有引进中国时，不是也在治吗？不过不叫"心律失常"罢了。

反向医学研究涉及的内容很多，所用的方法应该有所不同，评价结果也有不同。原来从结构到功能的，现在要想想功能到结构；原来从离体到在体的，现在要想想从在体到离体；从数据到事实的，可试试从事实到数据；从证据到经验的，可试试从经验到证据；从宏观到微观的，可想想从微观到宏观……以上所述，反之亦然，举不胜举，就看你当下从事的路线。如果将自己现在从事的研究路线看成正向研究，你一定要想一下反向的结果，不要只站在自己的立场上，只认为自己的路线才是正确的路线，自己的结果才是正确的结果，其实路线和结果都不是唯一的。

为何最近50年世界上出的好药很少。一个药品，世界市场年销售达五六百亿美元，可一旦发现其有副作用就立即撤市，这在消化内科有很多案例，比如普瑞博思、吗丁啉等，在其他科更多。其中很多都是因为抽样与全样本的差别造成的，是抽样误差导致的错误放到大众实践中出的问题。我们经常在做前瞻性研究，老认为这种研究科学性强；殊不知，前瞻性研究人为因素更多，把所有因素控制了，只留下两个因素进行研究，所得结果一定是人为结果。抽样就像抓彩球，抓到的机会很少。即便做了随机处理，但这种处理是在狭小范围的随机，实际上放到大范围内依然是随意，甚至是随便。我当过20年临床药品研究基地主任，有1000多种国内外药品经过我们的试验，最后经我的手签署后报出去的。现在所用的临床试验方法的确存在很大弊端，比如一个治疗溃疡病的药，应该是针对所有溃疡病人去试用；但按照循证医学方法，要先来一个纳入标准，去掉一部分病人；再来一个排除标准，又去掉一部分病人；最后剩下少数符合自己标准的，做出来的结果用除法得到一个平均数，最后落到一个人身上去了。这个人明天还会变化，所以在一个人身上得到的结果，尽管加了标准误或标准差，拿到上亿人中去用，会遇到数不尽的例外和意外，要么无效，要么有毒。目前全世界的随机对照研究结果，很少有完全一样且可重复的。《新英格兰医学杂志》曾在同期发表两篇文章，是对同一个药物用同一种方法做的同一种试验，关键是结果完全不同，一个有效，一个无效。请问我们该信哪一个？为了解决这个问题，数学家想了一个方法叫荟萃分析（meta analysis）。比如针对一个药品，有两篇文章报道有效，两篇报道无效，有一篇既有效也无效，怎么办？把病人数加起来，把结果加起来，统一分析，求平均数，偏向右边就有效，偏向左边就无效，这不等于和稀泥吗？再说，一个药品登记注册试验，一般都有20个左右，最后只有2个组有效，且发表了文章，其他18个要么无效，要么杂乱无章。如果把这18个没发表的数据加到2个发表中的去计算，结果可想而知。所以数学对一元、线性的数据是可以算的，但对多元、非线性、可变的数据是难算的，多数情况下是人算不如天算。因此，对于医学研究，特别是对慢性病的医学研究或药学研究，一定要重新创立研究方法，综合考虑正反双向的结果，才能得出正确的答案。

医学与文学

◎王　蒙

最近我刚看了一本英国人麦克尤恩写的小说，讲到美国有一个法律，一个病人在成人以前，对医疗可以提出不接受；同时，医生如果认为这个孩子违背了医学基本原则，就可以起诉他，由法院审理判决他是否接受某种医疗。但如果病人已满 18 岁了，可以自己决定接受或不接受某种医疗措施。一名 16 岁的少年，由于宗教信仰的关系，患白血病后拒绝医生给他输血。一位女法官看到医方的起诉文件后很感兴趣，特意探访了被告，了解了被告的各种想法，回来后做出了判决，宣读判决书长达一个多小时，就像朗读抒情散文一样声泪俱下，旁听的公众也都落泪，最后强迫这名少年接受输血。接受输血后他的身体好了，他突然感受到现代文明、现代医学的重要性。这本小说暗示，这个孩子爱上了女法官，马克龙式的爱情。但是女法官本能予以拒绝，她说不可能。孩子说要住到她家里去，要从此开始新生活，女法官说不可能。这个孩子什么话也没说，因为他非常自尊，对自己的宗教、自己的民族非常尊重；等到他 18 岁时，他明白自己可以拒绝接受一切医疗时，他拒绝了，后来他死了，这给女法官带来极大的困扰和痛苦。请问，这是一个法学案例吗？这是一个医学案例吗？这是一个文学案例吗？这是一个小说虚构吗？我一直在思考这个问题。

我在生活中也碰到过类似的一件事，我在新疆时遇到一名回族青年，因为后背有一点感染，但绝对不能上医院让人看他的身体，结果 30 多岁就死了。《红楼梦》里的故事也让我感到揪心，林黛玉有肺结核，不断地吐血。文学似乎和肺结核有奇缘。鲁迅有肺结核；李贺有肺结核，吐血写诗，活了 26 岁；契诃夫有肺结核，44 岁死的。这些留给我一种印象，就是在 100 年前，让人最担心的病是肺结核；那时很少听到癌症，当然也有其他的病种。俄罗斯著名的文学理论家、批评家别林斯基得的是结核。作家很容易得病，而且还有更重要的病，俄罗斯最伟大的作家，可以和托尔斯泰齐名的陀思妥耶夫斯基得了癫痫，他的小说《白痴》中描写了令人痛苦到极点的癫痫发作的种种情形。他还写过一部让人揪心的作品叫《白夜》，其中有对失眠的描述，失眠到了那种情况，非常痛苦。我有失眠的经历，我 14 岁时到医院看失眠，被医生赶出来了，说哪有 14 岁就失眠的。从那以后我就钻研怎样睡眠，我是睡眠爱好者，现在 84 岁了，仍然每天保持睡 7~9 小时。失眠在全世界都是一个严重的问题，这是一个医学问题，也是一个心理学的问题。

《红楼梦》里还有更奇怪的事，在描写秦可卿得重病之后，请了一个大夫，贾母很关心秦可卿的病，别人向贾母汇报说，我们这次请来的是翰林，不是郎中，不是专门靠给别人看病收诊费的人，他的道行很高。这个有点整合医学的劲儿。有时，业余的医生可能是最好的医生，他们用哲学来治病，用心理学来治病，用公共关系学来治病，而不仅仅是用医学来治病。

医学和文学一样是人学，高尔基说文学是人学，其实医学也是人学；当然还有兽医，兽医其实也是间接为人服务的。

我认为治病的过程，既是一个医疗的过程，更是人文关怀的过程，我希望我们医学里面有更充实、更深刻、更动人的人文精神和人文关怀。

生命的意义不仅在于生理上活着，而且在于能体验这个生命，表述这个生命，感应这个生命，所以医学和文学分不开，也因此很多医生最后成了作家。鲁迅是学医的，郭沫若是学医的，谢冰心是学医的。如果我们的医生多读一点文学的书，会不会更像天使呢？

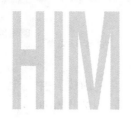

医学与艺术

◎金　曼

　　我来参加整合医学大会算是"另类"，好听一点叫跨界，是整合医学把我整合到了这里。

　　2012年，在新疆的"喀纳斯科学与艺术论坛"，我第一次被整合。那时候我完全不明白要我去干什么，他们说科学与艺术论坛，你是艺术家你得来。他们让我在开幕式上做了一个主旨发言，那次我认识了很多院士，也成了他们的朋友。

　　医学与艺术不能分家。我是歌剧演员，自从被整合以后，我就开始学习，看以后怎么在整合中成为主角。从喀纳斯论坛回来第二天开始，我就关注歌唱与生命的关系，歌唱与空间的关系，歌唱与天和地的关系。我们是自然界的一个物种，人是属于自然界的。在这个空间里，怎么认识我们的生命，怎么认识生命中的所有活动？我的活动就是用歌唱去阐释生命、表达生命、赞美生命，于是我就开始对自己的歌唱、对生命进行了研究。

　　医学和艺术，医生和艺术家都来自同一个源头。在远古时，人类借助医学和艺术祭祀、沟通神灵，解释并对抗天灾人祸。巫师是最早的医生，作为部落的治理者，巫师通过心理的疏导加上草药为人治病，人们就崇拜巫师，说巫师是有法力的，这是最早医术的形成；巫师手舞足蹈表达天人感知的魔力，其实这是艺术最早的开始。

　　接下来我们看繁体的"藥"（药）字怎么写？下面是一个音乐的"乐"的繁体，上面是草字头，也就是音乐和草药整合起来就成了"药"。我很喜欢研究中国文字，中国文字非常有意思。比如"道"字，一个"首"和一个"辶"。"首"代表人要思考，要有精神，没有头脑的思考，什么问题都不能解决；但一个人有想法后，必须要有行动，有实践，这个"辶"代表实践。思想和行动紧密整合在一起就会成为道，这是"道"字给我的启示。

　　中国人都知道屈原，屈原曾经是山里的大夫，负责祭祀，他也是大医生，从他的诗中可以看到他对大自然运行的规律、性能，包括植物的作用，都描写得非常精确。在他的诗中有一段话，说男女相爱的人互赠一种花，这种花在《本草纲目》里叫"杜若"，它的功能一个是明目，一个是治疗健忘症，后来人们给它起了一个艺术化的名字叫"勿忘我"。现在很多相爱的人都送这种花，代表记住彼此。屈原是艺术家和医生共同尊崇的偶像，我们给同源找到了这样的理由和根据。

　　为什么说医生和艺术家是同道？因为医学和艺术都是针对人的活动，都是针对生命体的研究，研究生命的本真。生命是两个维度的组成，一个是物质生命，一个是精神生命。物质生命靠吃有营养的东西，我们不要有不健康的行为，医生主要是针对人们不健康的身体进行局部治疗。而艺术是通过给人们展示的众多艺术作品滋养精神。除了实物滋养身体外，人们还要选择音乐、美术、自然美景（旅游）等，这些对身体健康都能起到滋养作用。

　　但现代社会中不是所有的文学艺术产品都能养心养神，很多作品甚至是垃圾，比如很多演出都叫饕餮盛宴，很多人问我看后怎么样，我说会遗忘。饕餮盛宴吃了也会上吐下泻，很多原材料都不健康，配比也不符合人体需求。同样，我们要好的产品、好的艺术，让人通过艺术去改变此时此刻不好的状态。人是有精神、有思想的动物，人的情绪直接影响健康，能改变情绪的是对美的体验。

　　有一幅画叫《在音乐与绘画间犹豫不决的艺术家》，中间穿白衣服的人是画家，两边一个是音乐人，另一个和音乐无关，他犹豫不决，不知道选择哪边。无论是音乐还是美术，人和艺术作品的关系都是主观和客观的关系。视觉艺术常常会让人的心绪变得宁静，而音乐和单纯视觉的反应不同，音乐会变得时而宁静，时而癫狂。有些音乐听了你会受感染，不知道自己是谁，忘乎所以。美的体验是通过五官来具体感受的，这些都是带入式的情绪转变。

　　我是一个歌唱者，歌唱是人生命本体发出来的声音，不用任何外力作用就可以实现。我这段时间对生命和歌唱有研究，得到一个新概念，特别想和大家交流。我们身体本身是一个物理空间，处在思维空间和宇宙空间之间，歌唱是将常态、非常态和"气功态"三位合一的。我可以在比较大的现场不用话筒演唱，大家依然可以听得到，因为我歌唱时用强大的宇宙空间的能量场，我们在有生命的身体里发声，有很大的能量场。歌唱的人，特别是美声唱的人，天和人合一，随时可以收到宇宙空间的气场。无论情绪好还是不好，只要进入歌唱状态，我就可以自我调节情绪，一直到肾上腺素直线飙升。我可以调整到不同状态，我用气息先运化五脏六腑的运动，这个运动从里向外发散。医生平时太累，要学会唱歌，歌唱会很快释放你们的不良情绪，把它转变为好的情绪。

　　我希望通过我们这一次医学与艺术的整合，使艺术在医学中占一个重要的部分。物质和精神应该同在，不能把它们分开。我倡议，医学和艺术要紧密整合、真正整合。过去我们重视不够，现在认识到了，那我们就从今天开始，从你我开始。

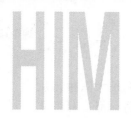

基础与临床

◎曹雪涛

　　从大会主席樊代明院士那里接到这个命题作文，使我无眠，不是因激动而无眠，而是因纠结和焦虑而无眠，特别是得知我的报告之前有两位大师讲演——王蒙教授讲"医学与文学"，金曼教授讲"医学与艺术"——使我感到很大压力。更让我不知所措的是，樊代明院士在会议上第一个做报告，他肯定会讲以发表论文为目的的基础研究是无用的，我知道他会强调知识不加以整合是不能反映医学本身的进步的，甚至有些是无用的。我今天想给樊院士做点思想工作，概要性地谈谈无用之用而必有大用的基础医学。报告包括 3 个方面：①什么是基础研究；②基础研究与临床医学相互间的关系；③从基础研究和临床整合的角度，谈谈中国医学的发展。

　　我们引以为豪的有中国古代四大发明，但同时会问一个问题，就是李约瑟之问：中国有那么多的技术发明和相关知识的丰厚积累，但为何没有在中国产生近代科学？我们以应用为标志的中国技术发明，和现代科学到底是什么关系？我们可以看到，技术应用和科学知识之间有必然联系，但也是并存发展的。考古学经常报道我们有震惊世界的发现，很多是不可替代的世界发明，也就是我国古代的以技术发明为主的知识积累与器具制造，例如湖北出土有曾侯乙编钟，商鞅变法制造了统一的度量衡器等。欧洲近代产生了以物质和事物本质的发现、发明为主的近现代科学，奠定了我们现在的知识体系。所以，技术和科学是并存的两个不同的概念。很多情况是有了科学思想的支撑去发明技术，有的是通过技术的发明来推动科学思想的诞生和凝炼。

　　我们经常说某项技术发明是无意间产生的，技术发明促进了科学体系的诞生，也促进了科学知识的升华和应用。我们古人从宋代就经验性地"以毒攻毒"用了人痘接种预防天花，没有想到用牛痘接种更加安全、有效，而且用于群体（普适性）而不是个体（个体化）。这个发明催生了疫苗的诞生，如果世界上没有疫苗，真不知这个世界会怎样？另外，如果没有发明抗生素，也不知这个世界会怎样？这些事例是通过技术发明推动了人类的进步。

科学知识的滞后发展，并不显著影响技术的进步，但技术的进步往往催生科学的发展，没有技术的研究与发明很难谈得上完备先进的科学。我们经常说"基础不牢，地动山摇"，我们过去往往"知其然而不知其所以然"，这也是为什么中国大地很难涌现原创性的技术发现和独创性的技术发明的原因之一，我们至今仍然缺乏引领时代发展的原创性科研成果。在这方面，我们古代的先贤早就说过：世人皆知有用之用，莫知无用之用，无用之用乃为大用。有个坊间笑话，兄弟三个回家过年，下岗的老大在家照顾父亲，老二在外经商，老三大学毕业从事数学研究。老二问老三研究的东西有用吗？老三说没用，而且活得太清贫，一个月才有四千多元。老二说四千给你不错了，你又没用！此笑话透射出中国的实用主义。真没用吗？"没用"和"不用"，乃至"有用"是辩证的，说不定有"大用"。

科学是以研究本质和规律为基础的，以探索发现为主，技术是以发明创造为主，侧重于应用。"Innovation"的原意和中文的"创新"有点区别，它原意是把各要素整合在一起，创造出原来不存在和具有新功能的新产品，解决各个要素单独存在所不能解决的问题，这大概就是樊院士说的"整合"，碎片化的知识只有整合了才出生产力。创新要以企业为主体，创新要有商业行为。作为科技界的人，作为医学界的人，对于医学的原创与发现、技术与发明创造、Innovation 整合各要素这三个概念，我们要有界定，更要有充分认识。

再谈谈基础医学对医学的推动作用，总结基础医学对于医学发展有重大推动作用的发明，从显微镜的发明一直到细胞学的创立，很遗憾整个医学体系没有列出中国的发明。我们现在很自豪有了"诺贝尔奖"成果——青蒿素，也有白血病的三氧化二砷（俗称"砒霜"）诱导分化治疗，这两项成果从技术发明一直到应用，很完整，是我们的独创。达尔文的进化论和孟德尔的遗传定律在当时谁会想到对于现在很多临床疾病，特别是先天性遗传疾病的诊治会产生决定性的影响，如无那时的"无用之用"，哪有现在临床的"有用之用"？

医学不只是科学，它是自然科学，更是社会学，也是人文学。在医学的发展中，我们不断构建医学体系，奠定研究基础，拓展认识范畴，推动了教育，奠定了人类文明。现在我们更是提出了大卫生、大健康、大医学的概念，这些都是整合医学研究要涉及的，发展所需要的。

基础医学和临床怎么整合？之所以要有基础医学，因为临床有解决不了的难题，需要去研究。我们现在做的工作，之所以对临床没有提供太大的支撑是因为现在尚没有用。但目前看不到用处时，要从两个侧面去分析：一是以"用"为目的，以理念探索和原创发现为导向，叫"学以致用"，发现新问题、解决新问题，学与用呈螺旋式上升；还有一种是"格物致知"，无论现在的探索和发现能否对将来有用，都去探讨学问，这是学者的兴趣追求和生命所在。这样的持续探索，将来也可能会有用，两者殊途同归，最后都可以促进人类进步。

以技术发明、发现、创造和应用为导向的研究，都是研究。现在的研究更多强调 0 到 1 的研究，而很多科学家和临床医生，是在别人的基础上修修补补，还用一个词叫"弯道超车"。我认为超的还是人家的道，根本没有劈山开路架桥另辟蹊径之道，没走自己的新道。弯道超车很危险，人家之所以放慢速度是为了怕翻车。只有从 0 到 1 的原创性工作，包括临床救治方法方案也需要进一步提高。期盼将来的一些新发现、新发明和新药能够源自中国大地，造福全人类。

最后谈谈我自己领域的研究进展。我从事的是天然免疫与炎症的基础研究、肿瘤免疫治疗的应用研究，具体聚焦于一种被称为"树突状细胞"的细胞。美国 Steinman 教授在 20 世纪 70 年代发现树突状细胞，坚持了几十年最后用到临床，2011 年获诺贝尔奖。他的发现催生了世界上第一个由美国 FDA 批准上市的细胞治疗药物的问世，该药直接促进了肿瘤免疫治疗的发展。目前先进的免疫治疗手段是 CAR-T 疗法，免疫治疗被列为《科学》杂志评选的 2013 年十大科学突破的首位。CAR-T 治疗、免疫抗体治疗和树突状细胞的治疗，从第一代、第二代到第三代，近几年突飞猛进，从基础研究的概念，进入到临床前，再发展到临床应用，这对我们来说是非常好的基础研究促进临床医学发展的范例。

从医学研究的角度而言，一方面研究面更广，另一方面研究内容更深，系统地对单细胞或者某个分子进行功能与机制的系统性研究，这预示着医学研究更加细化、更加整合。我认为细化是整合的基础，没有细化何来整合？我经常碰到临床医生说做转化医学，我说你转化了什么？我的意思是说你转化了外国人的东西，有没有中国原创性的东西可供你转化？当然了，整合是细化的升华，细化可以说最终的目的是为了整合之用，这是事物的两个方面。

医学从疾病防治到健康维护是全链条的，从基础到转化研究到临床应用，再到预防。我们现在意识到，应从疾病救治为主向疾病预防为主转变，健康的促进和管理要标本兼治，预防为主。

发达国家医学的创新体系值得我们借鉴，例如美国国立卫生研究院（NIH），2016 年美国国家自然科学基金委员会（NSF）拨款 77 亿美元，而 NIH 拨款达 320 亿美元，说明发达国家非常重视医学研究。美国 NIH 的临床研究中心（NIHCC），虽然规模不大，但创造了很多医学奇迹，真正实现了从基础到临床的有效转化。

另一个是德国的国家生物医学科技体系，即德国的国立科研机构，主要由马普协会、弗劳恩霍兹协会、国家实验室联合体和莱布尼兹协会四大机构组成，相互间有明确的分工和定位，成为完整的国家创新体系。除了国家创新体系外，还有高等学校、企业和研发机构，包括大型的企业参加。医学研究已经形成了大整合的态势。可以看到，现在的智能医疗、电子和信息的整合，包括人工器官、生物材料和影像多模块化等多个方面，都体现了医学的微创、无创，以及智能化、自动化的趋势，可以看到大整合、集成化的趋势。

如何促进中国的医学创新？这是一个具有挑战性的难题。有三大要素：一是体系建设，二是前沿布局，三要有哲学智慧。没有一个体系作为保障很难谈持续性发展，从基础、临床前到临床一直到预防医学全过程的完备体系建设非常重要，要整合在一起往前走，这方面要有目标制。这个体系要按照世界发展趋势与业界标准去建。我们一定要强化几大建设要素：①引领性，需要国际化人才队伍日益强大；②独创性，需要特色化研究体系日益完善；③实质性，需要深层次的学术交流特别是国际交流日益加强；④创新性，需要颠覆性的科技成果日益涌现。我们一定要瞄准国际前沿带动中国医学的发展，源头在创新，创新了再整合应用，逐步提高中国医学发展的整体水平。医学科学的发展要占据前沿、重点突破、以点带面、引领发展。我们可以看到整合医学涉及医学科学的多个方面，例如手术机器人、微创手术、大数据科学应用、干细胞与再生医学、脑计划、微生物组学、免疫治疗，等等。这些就是我们的前沿布局，这些前沿布局往往从一个侧面反映出一个国家或一个地区医学发展未来的水平，这需要靠智慧去实践、去推进。

为什么科技发展需要哲学智慧？我们过去强调以发表论文为标志的科学研究，现在发表论文数量已经成为世界第一了，但我们是否真的达到第一水平了？是否真的解决了医学重大问题？是否真正引领了国际重大前沿发展？是否真正为人类解决疾病救治难点、疑点问题提供了利器？我们需要反思，需要哲学层面的反思与提升。我国学者要有自己的哲学智慧。我们现在自主性的学术观点太少，我们科学家有很多人也很刻苦，日夜思考和工作，但难有横空出世和颠覆性的创新思想，我觉得这个方面还是要回到古典哲学体系去找一些灵感，另辟蹊径，力争取得概念性的理论突破，通过独创性的技术发明去解决重大的技术难题。

再谈谈阴阳平衡，在外国学者眼里"阴"和"阳"是对立的、平衡的，但是外国学者可能理解不了另外一个层次，也就是阴中有阳、阳中有阴，可能更理解不了阳极生阴、阴极生阳。免疫应答反应肯定有激发因素，也有限制性因素，如何动态平衡、抵抗疾病又维持机体的健康稳定，这其中一定有很多深刻哲理。我也一直在思考文化和创新的关系。在北京工作七八年间，工作和学习之余经常参观古迹感悟深厚的中国文化，其中千年古寺潭柘寺给我留下了深刻的印象。此寺山中建庙不见庙，此庙妙，寺中有一个方亭，名叫"猗玕亭"，布局很好。当年皇帝在游寺期间经常与王公大臣们围坐在亭边，玩一种名叫"曲水流觞"的游戏。"猗玕亭"的地面用巨大的汉白玉铺砌而成，上面刻有蜿蜒曲折的水槽，从南边看似龙头，从北边看似虎头，巧妙地构成了一幅南龙北虎的图案，而且是一笔绘就，看完就知道中国的哲学智慧。我们过去看事物，分开看总是要龙争虎斗，但作为一个整体看就应该是龙腾虎跃。任何事物都是一分为二的，但最高境界应该是合二为一的。科学研究越简洁，越伟大；创新性的研究是"术"和"道"的合二为一。最后，预祝中国医学有我们自己的智慧，有我们自己的发明创造，有我们自己的国家体系，更有辉煌的前景！

HOLISTIC
INTEGRATIVE
MEDICINE

实 践 篇

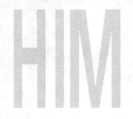

整合儿科学

从整合医学角度看罕见病的
诊断与治疗

◎曾溢滔

　　罕见病与儿科学关系密切，儿科医生经常面对两种疾病：一是出生缺陷，二是罕见病。近几年，特别是在少数民族地区，罕见病的发病率不但没有下降，反而上升。在此，借整合儿科学分论坛举办之际，我想再次呼吁对罕见病的重视。

　　罕见病的发病率极低，但病种繁多，症状严重，检测技术和手段都比较复杂。说罕见病的发病率极低，低到什么程度？不同国家或地区的标准不同。美国认为发病率低于 7.5/万的疾病叫罕见病，或者认为某种病的患病总人数在美国少于20 万人的就叫罕见病。欧盟确定为发病率低于 5/万，日本确定为低于 4/万。中国确定为发病率低于 1/万，这与世界卫生组织确定的标准相似。有一些罕见病发病率更低，被称为"超级罕见病"。

　　罕见病的第二个特点是病种繁多。美国已经确认的或者现在已经鉴定出来的罕见病有 6000 多种，欧盟为 8000 多种。罕见病的种类已达到人类常见病和多发病病种总数的 10%，仅美国和欧洲国家就有 5500 万人患有罕见病。因此，罕见病并不少见。

　　罕见病的第三个特点是症状严重。50% 的罕见病在出生时或儿童期发病，其中 30% 的罕见病病人在 5 岁前死亡，存活的患儿大多有残疾；因此，罕见病已成为人类健康的重要"杀手"和家庭、社会的沉重负担。

据不完全统计，中国大概有 1680 万人患有罕见病，相当于国内艾滋病病人总数的 20 倍以上；因此，全国的罕见病和艾滋病相比还是"罕见病不罕见"。罕见病根据症状区分，大多数属于出生缺陷，即出生时就有缺陷了；按照病因划分，罕见病主要是遗传性代谢病，80% 是遗传物质或基因异常所引起。

罕见病诊治的原则是早诊早治，因为很多罕见病是可以治疗和干预的。需要及早诊断、及早预防、及早采取有效措施干预，使病人能活下来，并降低其致残率和死亡率。对于活下来的病人要改善症状，提高生活质量。但做到早诊早治实际上很难，例如，在欧洲，对 8 种比较常见的罕见病的诊断，有 1/4 无法尽早诊断出来，要到 5 岁后甚至 30 岁后才能确诊；在美国有很多罕见病也是到 5 岁以后才能被诊断。

在诊断上，由于 80% 的罕见病属于遗传性疾病，因此，罕见病的诊断与很多遗传病的诊断方法是相同的。门诊医生碰到病人首先要进行临床检查诊断，因为罕见病绝大部分是遗传性疾病，所以还要采集家族史。很多罕见病一看就知道，像血友病，病人有出血症状，严重者有关节肿大、家族史等。根据门诊的初步观察，可以做出初步判断，并有目的地开出实验室诊断的检查项目，有的放矢地做出诊断。实验室检查有常规检查和特殊检查。比如常规做染色体核型分析，现在基本上每个胎儿一出生都能做。正常人有 23 对染色体，其中 22 对是常染色体，最后一对是性染色体，女性是 XX，男性是 XY。一般的核型分析对整条染色体的多重变异或缺失很容易看出来。进一步可以做染色体分带检查，通过分带可知染色体某个部位有异常。再进一步，可以把细胞生物学技术和分子生物学技术相结合，做染色体原位杂交，通过原位杂交分析，用荧光标记就能看出某一段染色体异常。但不管是染色体的常规核型分析、分带技术，还是结合细胞分子生物学的染色体荧光原位杂交，这些分析技术都是静态的。因为做这些染色体分析检查，都是把要分析的细胞滴在玻璃片上再压片，细胞原本是圆形、椭圆形的，细胞一压就扁了，不是本来的形状了。通俗地说，细胞像一个"麻球"，但我们在染色体制片中看到的却是一块"大饼"。染色体在细胞里的真实情况不能真实反映出来。于是我们思考，能否用一种 3D 技术，即三维空间技术，来看看染色体在细胞里的真实情况。为了观察染色体具体在哪个地方、哪些基因出现了缺陷，我们把染色体分析和芯片技术结合起来，即采用染色体基因芯片技术（分辨率达 50 ~ 100kb），能够鉴别出染色体里的拷贝数改变，鉴定出染色体是重复还是缺失，等等。染色体基因芯片技术比较简单，能简明准确地诊断染色体具体部位的缺失和重复。美国医学遗传学会建议将其作为自闭症、智力障碍、出生缺陷等很多罕见病的首选检测方法。

接下来，我们再讲讲 DNA 测序。DNA 测序已从第一代测序技术发展到现在的 DNA 二代测序，二代测序技术的出现使得罕见病诊断进入一个新的阶段。我们利用二代测序技术平台组合其他方法，发展了一系列分子诊断技术。下面对这一系列分子诊断技术做一简要介绍。

第一种是特定基因突变热点序列。一个基因很大，其中有很多核苷酸都可能发生变异，但有些部位更容易变异，我们称之为热点。我们设计一个芯片，即一个模块，把目前已经鉴定出来的、比较容易突变的位点组合在一个模块上，就可以快速、简单地把这个基因具体的缺陷部位找出来。

第二种是疾病基因的模块。很多疾病不是单一基因变异引起的，而是多个基因变异所致。临床诊断检查疑似某种综合征，就要考虑可能某些基因发生缺陷，把已经发现的这些致病基因组合到一个模块进行分析，就能非常准确地找出真正异常的基因。

第三种是外显子组测序。如果我们不知道病人什么基因异常，而把所有基因的 DNA 序列全都测定一遍，也就是全基因组测序，这样做，测定的数据非常庞大。我们已经知道大部分遗传病的 DNA 异常都发生在基因表达的那部分序列，即外显子上；而不转录、不翻译的那部分 DNA 序列叫内含子。只测定所有的 DNA 编码序列，也就是外显子组序列，或叫全外显子组测序，这样就大大缩小了测序范围。全外显子组测序可把 95% 的人类基因的外显子组序列测定出来。但新的问题随之出现，我们发现全外显子组测序可能测出 2 万 ~ 10 万个 DNA 序列改变，但实际上真正引起疾病的可能只有 1 ~ 2 个。这就是现在临床医生碰到的难题。我们根据家族史或临床经验考虑可能是某种遗传病，于是将病人的标本送到第三方公司做测序。测序公司返回给医生的是一大堆数据，我们该怎么解读？发回的数据告诉我们，病人的数据和正常比对有那么多变化，但只有一两个有功能变异。尽管做外显子组测序把人基因组的 30 亿个碱基缩小到仅为外显子组的很小一部分，但也会发现 10 万多个突变，这就要求生物信息学要跟上来，否则无法解决问题。

外显子组测序不是万能的，它测不出来 DNA 甲基化等表观遗传变化。因此，我们还要对所有基因进行测序，即全基因组测序，就是把 30 亿个碱基全检测出来。过去做这种测序很困难，费用非常昂贵，要 30 亿美元。随着技术的改进，现在有些公司只要 1000 美元甚至几百美元就能够完成这种测序。序列测出来后，本以为问题就可以解决了；但测出来的是 3×10^9 的序列，是一个海量的数据，如何解读这些数据呢？这就需要找出一个基因诊断的策略。

采用不同的方法，罕见病的诊断率结果是不一样的，我们可以根据所掌握的病人情况，以及病人发病的可能性等选择不同的方法。2018 年 1 月，我们出版了一本书——《遗传病分子基础与基因诊断》，里面有一章专门讲述了基因测定数据如何解读，如何选择合适的基因诊断方法等。

罕见病诊断的目的主要是为了治疗，罕见病的治疗和其他遗传病的治疗原则相同。幸运的是，有些罕见病如遗传性代谢病是可以治疗的。熟悉儿科遗传病的人都知道苯丙酮尿症，该病是由于苯丙氨酸羟化酶缺陷，无法代谢苯丙氨酸，后者蓄积影响大脑的发育，导致患儿智力障碍。基于上述病因，我们可以给病人用苯丙氨酸的替代疗法，给病人吃低苯丙氨酸的食品。另外，对于蛋白质合成缺陷的病人，缺酶就补充酶，某种蛋白异常，就补充这种蛋白质来代替。

罕见病又叫"孤儿病"，治疗这类罕见病所用特殊的药品就叫"孤儿药"。政府、社会都希望药厂能够研发出治疗罕见病的药物。但罕见病的发病率很低，一个新药的开发通常至少需要 10 年的时间，投入那么大，但销量可能有限；所以过去有一段时间，治疗罕见病的药物研制进展很慢。后来一些发达国家开始意识到需要政府去鼓励支持孤儿药的研发。目前全世界有 58 个国家先后制定了孤儿药的法规，美国于 1983 年、欧盟于 2000 年出台了相关的政策，主要由政府资助。政府给予项目资助，申报药物费用降低，而且药品销售实行减税、免税、退税。最重要的是常规药物的报批需要做 III 期临床试验，要做几千例病人甚至更多，这是很困难的；但对罕见病，有些只要做几例，十几例就可以了。另外，对罕见病药物的审批开放快速、绿色通道，对罕见病药物给予特殊专利保护，专利期延长。美国食品药品监督管理局（FDA）还规定，一个药厂生产过的孤儿药，另一个药厂再申请就不予批准了。由于这么多的政策鼓励和支持，近年来，国际上孤儿药的进展比较快。

80% 的罕见病是遗传病，其分子机制是基因的异常，因此最根本的治疗是基因治疗。传统的基因治疗是把有害基因敲除，或者选一个正常基因构建基因载体，导入人体内以弥补基因异常的缺陷。但是传统基因治疗一直进展不大，最主要的原因是载体进去后，不能保证它到达靶器官；而且导入的基因载体是异体的，可能会引起免疫排斥反应；另外，如果导入的基因随机插入一个正常功能基因内，会引发新的疾病，还可能引发癌症等。因此，传统的基因治疗长时间得不到发展。可喜的是，现在有了基因治疗新技术，即基因编辑。我们可以把正常基因编辑到异常基因的部位来改变它的异常。这项技术的关键是应用一种核酸酶，在基因的靶点上把 DNA 双链切断，把缺失的基因除掉，或插入一个正常基因，或通过一种简单办法完成同源重组，用正常基因调换异常基因。当然，实际上也没有那么简单，关键是要有好的核酸酶，能够准确地在靶点上切割，而不伤害其他部位。目前我们使用的有多种核酸酶，一种是锌指核酸酶，还有一种叫类转录激活因子效应物核酸酶（TALEN）。现在，大家听得比较多的是基因编辑 CRISPR－Cas9，CRISPR 即规律成簇间隔短回文重复序列，再组合一个 Cas9 蛋白即成为 CRISPR－Cas9，它能在特定的部位把双链 DNA 切割开来。过去使用的锌指核酸酶或 TALEN 技术复杂、耗时、费用、准确率低，而 CRISPR－Cas9 则成本低、准确率高。

近年来，国际上在罕见病治疗领域取得了长足发展。2011 年国际上成立了罕见病组织，该组织的成员包括 18 个国家的 20 多个组织，每年投入经费达 20 多亿美元。另外，一些国家成立了罕见病研究所，美国成立了一个罕见病中心。对罕见病的用药，FDA 采取快速通道、优先评审、加速批准等。

国内对罕见病也越来越重视。上海首先成立了罕见病基金会；国家卫生健康委员会（简称"卫健委"）成立了罕见病专家委员会，由中国医科院的张学教授担任主任委员，钟南山、曾溢滔和杨宝峰院士作为顾问。

上海交通大学出版社出版了一本书叫《可治性罕见病》，介绍了117种可诊断、可治疗的罕见病。我们的政府对罕见病也采取了一些有效的措施，2017年10月8日，中共中央办公厅、国务院办公厅印发了《关于深化审评审批制度改革鼓励药品医疗器械创新的意见》，其中特别提到了罕见病。国家卫健委公布了我国第一批罕见病名录，要解决罕见病相关的药物，要加强对罕见病的干预和新生儿筛查等。国家药监局公布了7类药物可优先进入评审快速通道，其中就包括罕见病。但是，国内目前还没有一个正式的罕见病孤儿药研发和审批的法案。希望尽早把罕见病纳入新生儿筛查范围，逐步让罕见病诊治进入医保。我们还需要提高检测技术，成立一个全国性的罕见病诊治中心，来指导、推广和促进中国罕见病的研究。

我相信，通过大家的共同努力，中国的罕见病研究一定能够走到世界前列。

从整合医学角度看儿童呼吸系统
单基因病的诊疗

◎申昆玲

　　人类遗传性疾病包括单基因病、多基因病、染色体病、线立体病和体细胞遗传病。单基因病又称"孟德尔遗传病"，是由明确的单个基因突变引起的临床表现和体征。顾名思义，单基因病是单个基因突变就可以发病。随着人类基因组计划的开展和精准医疗的大力宣传，越来越多的遗传疾病被人们所认识，未来会有更多的单基因病的致病基因被认识。单基因病总的发病率并不低，病种特别多，累及范围特别广，病情通常比较重，预后差，危害大，给家庭和社会都会造成极大影响。

　　遗传疾病的遗传方式有常染色体显性遗传、常染色体隐性遗传、X连锁隐性遗传、X连锁显性遗传，还有Y连锁遗传等。遗传病从发病时间来看，有几个特点，染色体病发病特别早，尤其是严重的染色体病很多在出生前就流产了。单基因病发病早，很多单基因病是在儿童期发病，但病得不很重，有一些到成年才发病。多基因病在儿童可有一个小高峰，但更多的是随环境变化受多基因因素的影响，在成年甚至老年后才逐渐发病。所以，在儿科要特别重视单基因病，人体所有系统都有单基因病。本文只讲整个呼吸系统的单基因病。

　　核苷酸是最小的基因组成单位，由核苷酸编码氨基酸，继之组成蛋白质，蛋白质结构异常会造成功能异常，功能异常导致临床表现。例如，肺泡表面活性物质异常就会造成疾病。有一个人类孟德尔遗传数据库（Online Mendelian Inheritance in Man，OMIM），希望引起年轻医生的关注，它是医学遗传学最权威的百科全书和数据库，收集了大量的遗传病数据，每月有50种疾病、600多例病例入库。随着基因检测能力和水平的提高，入库病种越来越多，病例数越来越多。目前认为有7000多种单基因病，呼吸系统相关的单基因病有近百种，有人认为有数百种，这取决于检索方式，比如一般检索在症状描述中只含呼吸系统但排除了肺癌。

呼吸系统的单基因病总体有两大类：一类原发于肺；另一类原发于其他器官，但以肺部表现起病。原发于肺的有肺的间质病变、囊性病变，包括"肺气肿急性硬化"、抗胰蛋白酶缺乏、肺淋巴管肌瘤病；还有表现为支气管扩张的，如囊性纤维性变；原发性纤毛运动障碍表现为肺纤维化或间质性肺炎；还有肺泡表面活性物质代谢异常、先天性角化不良及家族性肺泡蛋白沉着症等。另外，还有原发于肺血管、淋巴管的疾病：如原发于肺血管的有原发性肺动脉高压、遗传性毛细血管扩张症等，原发于淋巴管的有肺淋巴管扩张症等。另一类疾病是以肺部表现起病的单基因病，但不是原发于呼吸系统，如中枢性低通气，实际上原发于中枢神经系统，主要临床表现为夜间低通气，夜间出现高碳酸血症、低氧血症。原发性免疫缺陷绝大部分也是单基因病，这些原发于免疫缺陷的病人最主要的临床表现是出生后早期出现严重反复的肺部感染。还有神经肌肉系统疾病，病人早期的临床表现是反复发生的吸入性肺炎、哭声特别低、缺氧等。此外，越来越多的遗传代谢病有肺部表现，如甲基丙二酸尿症，有的病人首先以严重肺动脉高压为临床表现。这些都是始于其他系统，但以肺部病变起病的单基因病。

本文主要讨论原发于肺的单基因病——肺表面活性蛋白功能障碍综合征，也就是肺泡表面活性物质异常所致的一类单基因病。肺泡表面活性物质是人体时时刻刻都需要的，主要由脂类（约占90%）和蛋白质（约占10%）共同组成，分为A、B、C、D亚型，B型和C型表面活性物质对肺有表面活性作用，A型和D型主施肺的免疫防御作用。表面活性物质异常可造成婴幼儿急性呼吸窘迫和年长儿的慢性呼吸系统疾病。

肺泡表面活性物质是构成肺泡的组织结构，在呼吸功能和肺的防御方面起重要作用。其生成主要在肺泡2型细胞内，合成后进入肺泡上皮，主要作用是降低肺泡表面液体层的张力，使呼气时肺泡保持扩张并易于回缩，呼气时阻止肺泡"不张"。正常情况下，肺泡表面活性物质的代谢维持一种平衡：一是进入肺泡的表面活性物质，会被肺泡2型细胞重新利用再产生新的肺泡表面活性物质；另一条重要的代谢途径是肺泡的巨噬细胞会吞噬肺泡表面活性物质，在巨噬细胞内来代谢。如果肺泡巨噬细胞代谢功能异常，就不能将不断产生的肺泡表面活性物质进行代谢，使大量的肺泡表面活性物质堆积在肺泡，形成肺泡蛋白沉积症。还有一种情况是肺泡表面活性物质的有效生成减少。

肺泡表面活性物质代谢异常会引起很多疾病，如反复感染、肺不张、间质性损害或炎症等，最终引起肺实质炎症或间质性肺病。肺泡表面活性物质的功能异常，常在新生儿时就开始出现症状。原来我们常看到早产儿出现呼吸窘迫，但现在越来越多的足月新生儿会出现呼吸窘迫，这时一定要注意可能是肺泡表面活性物质异常——或生成减少或功能异常——造成了肺泡不张，从而产生呼吸窘迫。存在 ABCA3 基因缺陷者，有的是新生儿时起病，有的在儿童期起病，还有一些可能在成人期起病。在儿童期的临床表现有咳嗽、呼吸快、缺氧、生长发育迟缓、喘息、运动不耐受、发绀、杵状指、低体重，这些都是慢性呼吸功能不全的临床表现。在成人一般表现为间质性肺炎，对儿童期间质性肺炎要特别注意有无表面活性物质异常。

NKx2 基因变异的临床表现，除新生儿出现呼吸窘迫外，还有神经系统异常，可以表现为甲状腺功能低下。所以对同时伴有呼吸窘迫、神经异常和甲状腺功能异常者，要特别注意基因的变异。国外有一项研究，2006—2011 年对 427 例肺泡表面活性物质功能、代谢异常病人的相关基因做了检测，发现 25 例新发病例有表面活性物质功能异常的基因突变，比例为 7.5%。有的研究发现，在 2 岁以下的间质性肺疾病或弥漫性肺疾病患儿中，肺泡表面活性物质相关基因检测的阳性率大概为 10% 或 15%，其中 7.5% 可以检测到肺泡表面活性物质异常。

临床表现一般是在出生时就出现呼吸窘迫，早期死亡，有些存活下来表现为肺间质纤维化，部分病人经过治疗，尤其是经过激素治疗能够存活，但大概存活到50 岁时逐渐出现肺纤维化。从临床而言，如出现下列情况应考虑基因检测：①足月新生儿伴不明原因呼吸窘迫，快速进展，或对常规治疗无反应者；②有慢性呼吸系统症状和发育不良的婴儿和儿童，或有阳性家族史者；③患有慢性间质性肺病，或不明原因肺功能检测提示限制性肺病者，或高分辨 CT 显示整个肺有弥漫性疾病者。

成年人患肺泡蛋白沉积症通常是获得性的，可能是由于产生了粒细胞、巨噬细胞集落刺激因子的自身抗体，使巨噬细胞不能吞噬肺泡表面活性物质，使大量表面活性物质不能被代谢。先天性的原因主要是集落刺激因子受体异常，使刺激因子与受体不能很好结合，从而不能很好行使功能，使巨噬细胞不能吞噬肺泡表面活性物质造成肺泡内大量表面活性物质堆积。肺泡蛋白沉积症最简单的治疗方法是做支气管灌洗，通过不断灌洗使肺泡蛋白浓度下降，这也是目前治疗肺泡蛋白沉积症的唯一方法；要进行分叶和分段灌洗，把多余的肺泡表面活性物质灌洗出来，病人可以存活。PAS 染色可以看到肺泡内的大量粉染物质。组化检查可以看到肺泡内有大量肺泡表面活性物质的堆积。肺泡表面活性物质可以聚合成一些小体，堆积到巨噬细胞内、间质内，病人表现为间质性肺炎，肺泡内有大量蛋白，从而形成典型的肺泡蛋白沉积症。

其实呼吸系统单基因病的诊断非常困难。首先是由于临床的异质性，相同基因突变可导致不同临床表型，比如某些基因突变，在婴儿可引起呼吸窘迫，还可引起肺泡蛋白沉积症，在儿童可引起间质性肺炎，在成人可引起小细胞肺癌。其次是基因有异质性，也就是说病人的临床表型相似，但可以由不同的基因突变引起，遗传方式也不同。现在发现有 30 多个基因与足月新生儿呼吸窘迫有关。第三是基因变异的异质性，不同类型的基因变异与临床表型的多样性有关。比如不同类型的 *ABCA3* 的基因突变临床表现就不同，纯合无义突变表现为出生后夭折；如果是错义突变，病情就比较轻，起病年龄可能是 1 岁以后，甚至到成人才发病。因此，呼吸系统单基因病诊断非常困难。

有的临床医生说，送去做基因检查就行了，一有怀疑就送基因检查。其实，在进行基因诊断时，临床医生的参与非常关键，可以增加阳性诊断率。医生会提供大量临床表型，很多临床医生都是根据表型到数据库去查，临床表型越多，越能够准确查到单基因病。

目前对这些单基因病还缺乏有效的治疗。美国及一些欧洲国家已开始基因治疗，主要是基因编辑，修正基因组。基因治疗已经在呼吸系统疾病、肌营养不良、神经系统疾病中进行了尝试，在原发性免疫缺陷动物模型和病人中有成功经验。如囊性纤维化，病人有氯离子通道蛋白异常，用基因编辑方法来调整氯离子通道蛋白，改变其氯离子通道蛋白的功能，使得氯离子浓度正常，疾病就会明显改善。80%的罕见病是单基因病，但单基因病不一定很罕见，因为种类特别多，可能累计发病率很高，可能每个系统都有单基因病。

美国波士顿儿童医院已经建立了儿科呼吸疾病基因诊断的咨询门诊，可以做越来越多的检测。将来儿科医生拿到的报告不只是血常规和生化检验，会常常碰到基因检测报告，怎样判读，并与临床实践结合，是一个非常大的挑战。我们呼吸科医生要特别重视呼吸系统遗传疾病的学习，要重视呼吸系统单基因病的诊断和治疗，为病患解决问题。

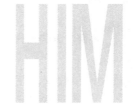

从整合医学看生活环境对儿童健康的影响

◎江　帆

　　说到环境对儿童健康的影响，对一个孩子而言，从他生活的家庭，到社区，再到整个社会，包括气候变化等，都会影响到他的健康。

　　习近平总书记在党的十九大报告中把健康提到了一个非常重要的高度，指出健康是民族昌盛和国家富强的标志；要完善国民健康政策，要为人民群众提供全方位、全周期的健康保障；要以预防为主，尤其讲儿童要"幼有所育"。过去只讲病有所医、老有所养，现在第一次把"幼有所育"提到了大政方针中。可见政府对儿童早期养育的重视程度。

　　再来看国际社会，2000 年，联合国以 1990 年为基准年份制定了千年发展目标（MDG），在其中的八大目标中有一个与儿科密切相关，即 MDG4（5 岁以下儿童死亡率要下降 2/3）。2015 年是节点，中国提前了 8 年，2007 年就实现了这个目标。2015 年在全世界排名中，中国是儿童死亡率下降最多的国家，也是贡献最大的国家，中国在 191 个国家中排在第 2 位。我们这样一个泱泱大国，能把儿童的死亡率降到这个水平是很了不起的事情，确实很不容易。2015 年联合国提出了可持续发展目标（SDG），这是更多从全球角度的思考。在 SDG 目标中儿童部分被重点强调，MDG 中死亡率的下降是重要因素，SDG 转变了一个观念，即提出了良好的健康与福祉（SDG3），也就是不只是让孩子活下来，而要思考怎么让他们高质量地生活，让长期生存质量得到很好的提升。

　　《柳叶刀》杂志在最近 10 年出版了 3 次专刊，专门讲儿童的早期发展。2016 年的专刊中对儿童早期发展提出了新概念，随着循证医学证据的不断完善，可以大范围去实践和干预，其中尤其强调养育照顾，特别是 3 岁以下儿童养育的重要性和多学科的干预模式。从整合医学角度讲，多学科不只是儿科体系内的学科整合，还要把儿科和教育，儿科和心理，儿科和社会医学进行整个大学科的交叉整合。儿童早期发展干预的起点是健康干预，儿科在早期干预中起非常重要的指导作用，当然我们是以提升儿童健康和营养水平作为一个重要的目标。

2004 年的一组数据显示，全球有 2 亿名 5 岁以下的儿童，基因没什么大问题，但很多生活环境因素使得他们的潜力得不到很好发展，其中 8% 在中国，当然这和中国人口数量大有关。2016 年的数据显示中国的这一比例有明显下降，但是还有1700 多万的儿童的潜能得不到很好发挥，这是非常大的挑战。

联合国儿童发展基金会认为儿童早期发展能帮助儿童发挥最大潜能，目标是提升人口综合素质，最终达到发达国家的目标。儿童的早期发展关注的核心年龄段是从胎儿到 8 岁，包括了体格、认知和情绪发育，其中重中之重是从怀孕到 3 岁阶段，很长一段时间段是在我们儿科医生关注的年龄段。人口素质的提升与国家的战略密切相关，美国总统奥巴马在连任就职时，专门强调要建立一个非常强的、从国会直接拨款几十亿的项目来推动儿童早期发展。

儿童早期发展是回报率最高的人力资本投资，应该早投和多投，在制定法律政策、配套公共资源时要优先考虑儿童需要。中国要投资 600 亿元开展脑计划，脑计划有很多方向和目标，重要的是怎样整合使之与儿科及儿童的早期发展有关，怎样指导儿童的早期养育。从儿童发育的角度而言，智力水平一半以上都是在 10岁以前发展完成的，等到了小学和初中，黄金期和关键期已错过了，这就是早期发展的重要性。国外有研究发现，同样是来自贫困家庭的、生活在福利院的儿童，一部分很早即由中高收入家庭收养，得到了更好的家庭养育。后期检测发现，这些孩子的脑功能和在环境不良条件下的孩子相比，差异很大。除脑功能的差别外，还可以看到早期的经历对大脑的发育、结构和功能有重要影响。

很多原来做教育经济学评估的经济学家，现在越来越多地转到儿童健康早期投入对人力成本影响的研究中。芝加哥大学的经济学家海克曼教授的研究发现，早期的生活经历对儿童成年后会产生很大的社会性影响，包括工作能力等。2014 年芝加哥大学团队针对一个来自贫困地区的队列研究发现：对一组儿童在早期进行干预，包括教会家长怎么去养育孩子，父子互动，有健康的基本素养；与没有进行干预的一组对比，在他们长到 35 岁时发现，干预组儿童成年后的代谢性疾病发病率明显降低，基本没有出现代谢综合征，而未干预组 35 岁时出现代谢综合征的比例达到 25%。这是非常惊人的结果，可以看到早期儿童发展策略对孩子成年期慢性疾病有很大影响。从早期发展的角度，我们最为关注的当然是最早期，即大脑发育最快的阶段，哪些干预最有利于儿童的早期发展，有助于提升他们的能力。

现在非常强调回应性照顾，很多在喂养上出的问题都与家长没有建立良好的回应性照顾有关。此外，睡眠、安全、心理，以及早期学习等问题都很重要。

目前从儿童保健角度，我们已在全国建立了 50 家儿童早期发展基地。通过儿童早期发展，我们必须对儿童保健工作的内涵进行再认识，我们的工作包括儿营养、疾病预防、疾病筛查、安全保障、早期教育等，因此儿童早期发展和儿童保健工作要无缝对接，以提升儿童保健工作的水平。不只是儿科，教育、心理、经济、社会学家都要关注这个领域，要协同创新，因此把儿童早期发展纳入整合儿科学会使学科发展大大获益。

2017 年联合国儿童发展基金会把儿童早期发展的干预证据做了系统的文献梳理，我们团队的任务是搜集中国的数据，即中国团队在随机对照研究（RCT）和干预研究中的相关数据。具体给了我们两个题目，第一个题目是抚触。到底抚触对儿童早期发展有没有用？我们检索了很多文献，包括国内国外的期刊，国内很多杂志都发表过儿童抚触的论文，结果基本都是阳性；但很多文献中没有明确的排除标准，也缺乏干预对照，也没有比较。最后发现有一篇水平比较高的系统综述，作者纳入了 34 篇和抚触有关的 RCT 研究，其中有 20 篇来自中国，是中文杂志发表的，对比的指标包括身高、体重、代谢、神经发育等。结论是，至少基于现有研究干预的结果，目前的证据不支持抚触可以促进正常儿童（足月儿）的发育水平。当然，纳入的一些研究本身设计存在一定问题，质量并不是很好，偏倚很大。因此目前很难下结论，真的需要一些高质量随机干预对照的研究；但至少基于现有文献，得不出抚触对儿童早期发展有影响的结论。

第二个题目是母乳喂养，我想母乳喂养在中国一定有好论文，爱婴医院长时间推广母乳喂养，希望发现母乳喂养能降低以后儿童疾病、感染的发生率，促进认知等，但结果没找到一篇来自中国的研究，没有发现早期帮助妈妈建立母乳喂养对儿童长期健康的影响。导致这种情况主要的原因就是不整合。妇产科做了很多促进母乳喂养的工作，但没有随访，因为妇产科随访不到儿科，到了儿科后没有长期的追踪。由于学科不整合，因此来自中国的证据就非常缺乏。这样的检索结果给我们带来很多提示，我们很需要来自中国的研究，真的需要学科整合提供有证据的、来自母乳喂养的好结果。虽然国外的研究也可以学，但很多东西文化背景差异很大，包括饮食、养育孩子的行为等。

我们团队做了美国和中国儿童语言环境的比较，利用了医工整合，所用设备由工科人员开发，孩子每天佩戴 16 小时设备，记录他每天讲了几个字，和周围人讲了多少话，这是很大的数据。我们把上海的数据与美国丹佛的比较，丹佛和上海的经济情况比较类似。结果发现，同样是 3 岁，上海孩子看电视的时间要比丹佛的孩子少。上海孩子和周围成人讲话的数量明显超过丹佛（高出 60%）。美国和中国都是女士讲更多，上海 79% 是女性，丹佛是 74%，当然很多情况是女性带孩子。更重要的是成人讲话是和别人讲话，不是和孩子讲话。再看轮换（术语），就是大人讲一句，孩子回应一句，这方面上海的孩子超过了丹佛的孩子。上海的孩子和周围的讲话数和对话数明显超过丹佛，最主要的是和他们的奶奶或外婆。我们一直在诟病隔代喂养带来了很多问题，但我们对保姆带的孩子和外婆带的孩子做比较，发现保姆带孩子平时的对话轮换性与外婆带的根本没法比，显而易见，只有真正用爱带孩子才会有轮换，外婆讲话的轮换数非常高，这是中国特色。我们做了一个干预研究，给家长排了一个名次，发现做 IT 的家长讲话都很少，这一组孩子的语言能力比较低，其他组比较高。我们给家长反馈，他们跟孩子的交流太少。追踪随访 3 个月后，发现最低的那组明显提高了对话的轮换性。

从全球儿童早期发展角度而言，评估很重要，我们要知道现状，然后去布局。目前各国都在如火如荼开展儿童早期发展工作，但有一块工作难度很大，就是需要整合，需要多学科合作。我们在上海做了一些初步尝试，现在已经建立了一个体系，每年对所有新入园的幼儿（大概 2 万名）做整群儿童早期发展的评估，已经形成了规律。随机抽查了 1584 个监测点，有公立的、私立的，应答率达到 92.6%，第二轮达到了 98.4%，参与率很高。

我们发现，关于儿童早期发展的干预，父母学历越高获益反而减少，因为研究生能去英文网站查育儿知识，还没生孩子就买很厚的书在看。因此，重点和难点是在城市的中低收入人群、贫困地区和农村。《中华儿科杂志》2018 年 2 月发表的一篇论文，在陕西的一个国家级贫困县做了 1000 多人的队列，在同一组儿童中发现，6~12 个月时的发育迟缓发生率是 13.43%；12~18 个月时的发育迟缓发生率是 21.12%；18~24 个月时的发育迟缓发生率达 42.80%；24~30 个月时的发育迟缓发生率达到 50.7%。这是很惊人的一组数据。我们做了全国 9 个省市的城市儿童发育迟缓的监测，发生率为 8%，比较理想。所以，我们工作的重点和难点是在贫困和农村地区。

最后和大家分享几组数据，这也是神经科学界提请我们重视的数字。第一组数据是婴幼儿阶段，尤其是 1 岁内的婴幼儿，大概每秒钟有 100 万个神经元在建立联系，是非常大的可塑性基础，如果此时给孩子良好、正性、保护性的因素，他们的大脑会有非常好的发展，否则会产生很不利的影响。第二组数据，孩子 18 个月时就可以看到不同阶层出现了差异化，孩子还没进学校，但阶层差异已经开始了。在儿童早期阶段，家长，尤其是儿科医生怎么帮助家长做一些更好的干预和指导，这很重要。第三组数据，孩子早期环境存在六七种危险因素，因此，发育迟缓的发生率会变到 90%~100%，也就是发育迟缓的发生率和周围的六七种危险因素有关，如虐待、营养不良、重大疾病等，随着这些危险因素的堆积，发育迟缓的发生率明显增加。成人后冠心病等慢性病的发生率也会增加。

有一位曾获得诺贝尔经济学奖的经济学家做了儿童早期发展的模型。可以看到，0~3 岁的早期投入，投资回报率是 4~9 块钱，这叫人力资本投入产出比。随着孩子年龄的增加，投资回报率明显下降，等孩子高中毕业，基本上是 1∶1 的投入回报。可见早期投入的重要性。0~3 岁或孕期到 3 岁，正好是我们工作的重点。我们儿科服务的是 20% 的儿童人群，他们是百分之百的未来，这个人群的发展需要儿科内部的学科整合，还需要跨学科不同专业的整合，这样才能真正创造美好的未来。

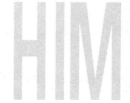

从整合医学理念看医院发展和
现代管理

◎龚四堂

　　我们广州市妇女儿童医疗中心由广州市儿童医院和广州市妇幼保健院在2006年合并而成。2012年通过了美国的JCI认证，后者类似于我国的三甲体系认证。JCI引入中国，改变了三甲体系的检查方法；原来三甲的方法叫"查资料"，现代的JCI叫"追踪法"，即从病人进入医院直到出院，对病人都有跟踪，从而对整个医院的医疗体系有一个全新的评估，并给出分数。JCI注重的是对病人的识别和有效的康复，最主要是要降低病人的风险，使病人在医院里得到最安全、最直接、最可靠的康复，也使医护人员有一个最安全的环境。比如医院的信息系统可以达到实时监控，可以看到医生今天看了多少病人，开了哪些药，哪一类药开得最多；如果门诊病人有增多，调度人员可以直接拿电话问门诊办主任，看需要哪个科的医生去支援；对于药品结构的控制，每个医院、每个医生都会比较头痛，其中涉及哪些药可用可不用，哪些药不应该用，如果发现哪种药用得很异常，可以追踪到是哪几个医生用的药，哪个药用的时间比较长；等等。

　　我们中心儿科门诊抗生素的使用比在9%～15%。从2011年到现在，没有超过15%，下限在9%～11%。目前的门诊输液率在1%～1.5%，而之前大概是40%；我们控制输液是基于循证证据和国家对输液的管控。记得我曾在一天内查处了呼吸科9张滥用抗生素的处方，每张处方扣200元；10天后，他们的抗生素处方占比从35%降到了15%。

　　输血是一个非常严格的管理过程，我们的医生一旦开具输血医嘱，配血所要的东西都带着一个条码，每一个节点必须要扫条码，条码的信息和电脑的信息匹配，系统才会往前走，直到输血完成。输血完毕，一定要对输血有病历记录，如果不写记录，条码就扫不过去，输血袋收不回来，输血的动作就没有结束。我们称之为"闭环环境"，在我们医院这样的闭环管理有 26 个。

利用信息系统可以减少医疗纠纷和医患沟通的问题，我们现在的手机应用程序有三个界面，一个是 PC 的，一个是医生的，还有一个是病人的。假如一名患儿来到我院，他需要做腹腔穿刺，护士在手机上会马上看到医生开具的医嘱，同时，做腹腔穿刺相关的信息就会推送到家长的手机上，告诉他孩子几点钟要做腹腔穿刺，穿刺前应该做哪些准备，使家属能及时得到真正需要的信息，产生了良性互动，消除了很多医患矛盾。医护交换全部在手机上实现，提升了医院的医疗质量和医患安全。

2016—2018 年，*JAMA*（《美国医学会杂志》）数次报道了谷歌公司开发的人工智能设备在糖尿病诊断中的应用。2017 年，北卡罗来纳大学的研究者通过采用人工智能精准治疗自闭症。2017 年还有斯坦福大学用人工智能对皮肤癌进行诊断的报道。2018 年中国发出了自己的声音，我们中心有一篇关于人工智能诊断肺部疾病的研究作为封面文章发表；2018 年还有德国用人工智能诊断神经系统疾病的文章。随着时间的推移，这样的临床应用会越来越多。

现在做的人工智能定义为"弱的人工智能"，弱的人工智能对医疗系统是简单的辅助，强的人工智能对医疗系统是非常大的帮助。或许两年后的医疗中心，可能常见病从问诊到诊断再到治疗都由智能设备，而不是医生来完成了。在未来 5 ~ 15 年，人工智能在医疗服务系统会有较大规模应用，会使整个医疗行为发生巨大改变。2018 年 4 月国务院正式下发《关于促进"互联网 + 医疗健康"发展的意见》，允许在线开展部分常见病、慢性病复诊。医生掌握病人的病历资料后，允许在线开具部分常见病、慢性病处方。经药师审核后，医疗机构、药品经营企业可委托符合条件的第三方机构配送。

我们医院大概有 150 多套可穿戴设备。我们是妇儿医院，正常孕妇在整个怀孕过程中要到医院来 12 次，现在已经减少到 5 次，有人觉得不安全；实际上，孕妇佩戴的所有设备都和我院的主机联在一起，而且有一个报警系统。例如，一旦胎心搏动异常达到一定程度，报警系统就会响起，马上就有人联系孕妇，问是什么原因，需不需要到医院来。我院的 logo 是一个熊，我们现在做了发热熊、影像熊、导诊熊和营养熊智能系统。营养的评估、干预都可通过营养熊系统来做。我们的发热熊系统已经收集了 2000 万病例。我们在人工智能的开发过程中得到了社会的关注，大家关注我们才有动力。目前我们门诊的智能诊断系统有精准的诊断，比如手足口病，问 5 个问题，诊断合格率可达 95%。现在呼吸系统疾病基本上都已涵盖。

人工智能是一个基于人和现代技术最好、最大的整合系统，它整合文本定义的数据，整合结构化的实验检查数据、图像数据、关键信号、多媒体数据，以及所有临床病人的病情，进行系统研究，为医患提供综合判断。国内的医院实际上在这方面已做了很多工作，盛京医院、北京医院、天津医院等，特别是我们广州市妇女儿童医疗中心，通过信息系统实施闭环实时监控、数据采集、数据归纳集成和数据利用，都非常专业和便捷。原来需要人工去筛查、甄别医疗质量，现在可以通过信息系统进行甄别。

我们把复杂的事情做简单，使简单的事情流程化，流程化的事情定量化，定量化的事情信息化，信息化的事情人工智能化。这一连串的发展与提高，急需整合医学的理论来指导。

中医治疗癫痫与整合医学思考

◎马　融

　　我一直在关注整合医学的理念、思路和方法，整合医学对当今医学的发展是一个非常重要的理念。整合医学的外延很大，不仅是医学，还包括其他学科，但最主要的是中西医整合。

　　中西医结合已开展多年，而且做出了很多成绩。例如 2017 年年底，我们和上海的陆权教授、辽宁的王雪峰教授、成都的刘汉昕教授一道做了一个小儿肺炎支原体肺炎的中西医专家共识；2018 年 4 月又在北京的主会场和全国 7 个分会场发布了玉屏风颗粒中西医结合的专家共识。中西医以前叫"结合"，现在该叫"整合"了，在儿科领域的讨论确实非常广泛，也取得了一些成效。我们的目的就是要用整合医学的理念和实践推动中国儿童健康事业的发展。

　　中医的很多观点与整合医学密不可分，例如中医讲整体，特别重视整体，也特别注意动态。中医有一句话叫"天人相应"，看病不只重视病人的病，还要重视人与社会、与自然、与人之间的关系。从外界讲，人体与自然有关系；从内部讲，人体的脏器之间有联系。中医无论从理论体系还是发展模式上，对整合医学的思路和方法都有体现。

　　中医讲系统的问题，西医讲还原的问题。实际上中医的系统，是指中医的外部，即中医与自然，自然就是天地和人；在人体内部我们强调形、气、神。形有物质基础，包括五脏六腑等；气是脏腑部分的表现；神是人体的心理活动。中医看病特别重视这些方面，所以中医把"天、地、人"和"形、气、神"作为研究对象，来诠释和研究人体的生命力和活动。中医特别强调人一定要适应自然，顺应自然，不能逆着来，否则会有损我们的身体健康。中医把人体分为五大系统，即心、肝、脾、肺、肾，所有的健康和疾病都和这五个系统有关。中医又用五行——金、木、水、火、土——分别代表五脏。金代表肺脏，水代表肾脏，土代表脾脏，火代表心脏，木代表肝脏。心脏的病属于火，但心脏病和其他四脏有联系，怎么联系呢？通过五行。五行的关系是生克制化，通过这些来阐述疾病的发生、发展和治疗。五行之间联系的通路是经络，但是到现在还没有找到经络，还不知道它到底是什么。但我相信，在不远的将来，在这个问题上会有一个大进步。中医有一个"三焦"理论，最近美国发表了一些论文，从解剖学上已经发现了类似中医"三焦"的内容。因此，经络现在解读不了，但以后一定能解读。中医认为，人体的健康主要通过脏腑间的相互作用，维持人体内部的平衡。如果人体内部与社会和环境协调，可以维持人体内部的稳定。人体一旦失去稳定，就会导致疾病发生，中医将这种疾病归纳为不同的证候。如果出现失稳状态，出现了疾病，可利用中药的四气五味、升降浮沉的作用进行干预，干预后可以帮助身体调整各种关系，以恢复人体的正常状态。

中医治病强调人体的自我康复能力、预防能力、抗病能力，以及调节能力。通过调节整体来治疗局部疾病，而不是头痛医头、脚痛医脚，头痛可有很多证候，由此可以判定头痛到底是哪种，可以根据不同证候的干预来治疗头痛。

中医还非常重视顺应自然，认为自然界是动态变化的，而非一成不变。20世纪50年代，流行性乙型脑炎（以下简称"乙脑"）在我国是非常危重的疾病，死亡率非常高。1954年石家庄传染病医院有位郭可明医生，他在治疗乙脑过程中总结了一套方法，就是用清热解毒的白虎汤来治疗，退热时间短，病人一两周就可出院，后遗症少，他治疗的34例急危重病例全部治愈。当时引起国家的重视，1955年8月，卫生部派部长助理郭子华带着北京多个医院的专家，也包括几位中医专家一起到石家庄进行实地考察。考察过程非常严谨，他们走访病人，察看病例，郭可明医生治愈了20例病人中的17例，这17例中有9例是重症和极危重症病人，只有3例死亡。当时这一方法比任何方法效果都好，而且要好很多。郭子华部长助理看完后，认为可信，回到北京汇报。12月份，卫生部召开大会，对郭可明医生进行表彰，毛主席还接见了他，这在当时是极高的荣誉。他的经验向全国推广，大家认为乙脑治疗见到了曙光。但到1956年8月以后，用这个方法治疗效果就不好了。卫生部于是委托中国中医研究院4位专家来研究为什么用石家庄的经验在北京没有效果。蒲辅周老先生是从四川刚调到北京的一位老中医，也是周恩来总理的保健医生，他根据当时的五运六气（五运是"金、木、水、火、土"，六气是"风、寒、暑、湿、燥、火"）进行推理，认为1954年是火年，热性病多，但1956年是水年，以湿热为主，不能单纯用清热解毒的白虎汤，而要用芳香化湿的药物治疗，遂取得了很好的疗效。因此，中医看病不但重视中医和自然界的关系，而且具有动态的观点。中医看病有自己一套独特的理论和思维方法。这就是我们中医和整合医学的关系。

现在的疾病主要是慢性非传染性疾病，治疗传染病杀死病原就好了，而治疗慢性病像打仗时还不知道敌人是谁、在哪里，所以没有很好的治疗办法。现在有很多病，发病率非常高，但病因不明，是多因素导致的慢性复杂性疾病，包括多基因、多靶点、多通路等。现在研究发现，慢性非传染性疾病的生物学致病因素不是主要的，而生活方式因素占主导，包括心脏病等。生活方式、行为因素导致的心脏病占心脏病总发病的54%。我们以前是以治愈疾病为主要目的，例如对心血管病，用支架、搭桥（旁路移植）等，不断追求新技术。这种模式实施几十年来，疗效确实提高了，但发病率可能更高了。以前没有那么多心肌梗死，现在心肌梗死的病人越来越多。所以仅靠支架、搭桥解决不了根本问题，反而导致医疗费用恶性膨胀。有人认为，现在已经引发了全球的医疗危机。很多国家已到了可供给的边缘，也就是支付不起了。中国现在也有这样的情况，所以医保越来越紧缩。

今后的医疗模式应该从单纯的生理模式转变为兼顾生理、心理、社会和环境的整合医学模式，整合医学模式不只局限于治愈疾病，而是预防疾病和促进健康。在整合健康领域，中医药因多靶点、多层次的作用特点，可能对复杂性疾病会发挥更大的作用。中医药在治疗未病中起主导作用，在重大疾病治疗中发挥协同作用，在疾病康复中具有核心作用。

下面谈谈我对中西医整合治疗癫痫的体会。

到中医门诊来的病人有四类：第一类是初次发作就到我们门诊来治疗；第二类是初次发作到西医医院看病，西医医生开了很多药，但病人看不懂长长的说明书，不敢吃了，就到我们这里来，看看先吃中药能不能控制住，控制不住再吃西药；第三类是想要孩子的癫痫病人，认为抗癫痫的西药会导致胎儿畸形，认为中药致畸的概率比较小，所以到我们这里来；第四类是人群最多的部分，即难治性癫痫。据我们门诊统计，现在1/3的癫痫病人是在用中药；中药疗效不好的，会加上西药，约占20%；还有一大部分，西药治不好，到我们这儿吃中药，约占45%。我们抗癫痫经历了几个阶段。第一阶段以控制癫痫发作为主，主要是减轻癫痫发作的次数，减少惊厥发作的等级。第二阶段是抗痫增智，50%以上的癫痫强直-阵挛性发作病人都伴有认知功能降低。认知功能降低有两个因素：一是癫痫本身造成的，二是抗癫痫药物造成的。因此，抗癫痫治疗需要研究治疗作用机制，要找到抗癫痫药物中γ氨基丁酸与谷氨酸的比例。提高γ氨基丁酸可控制癫痫发作，但会影响认知功能；提高谷氨酸水平可提高认知功能，但又会导致癫痫发作。所以找到平衡点非常关键，中药在这方面可能有独到之处。

以前中医对癫痫的认知有瘀血的理论，即月经周期和癫痫发作有关，一般用活血化瘀药物治疗。最近几年提出了月经性癫痫的概念，即在月经周期中，雌激素升高或孕激素降低容易导致癫痫发作，我们曾通过中药来提高孕激素、降低雌激素水平，观察能否控制癫痫的发作。

单纯用中药治疗癫痫，或中药与西药联用时中药在其中的作用，是我们探索的一个重点。中医看病不只看癫痫这一疾病本病，更重要的还要看患癫痫的这个人。中医辨证包括三个方面：第一是辨体质，第二是辨症状，第三是辨疾病。首先看癫痫的患儿是什么体质，有些患儿癫痫的治疗效果不好是体质的问题。临床最常见的情况是，除有癫痫发作外，还有特别烦躁，或者烦热、咽喉长期红肿（服用抗生素可能效果好一些），平常大便硬结，舌苔特别厚，口气重等。遇到这种情况，需在抗癫痫的基础上调整体质，一般用清热泻火的方法，改善实热型体质。不管是中医治疗还是西医治疗，只要把体质调整好，癫痫发作的次数就会明显减少，甚至是不发作。我们做了 32 个病例的研究，均取得了良好效果。在癫痫患儿中另一种常见的情况是湿热，很多肺炎的病人也是如此，原因是使用了大量抗生素，导致肠道菌群失调，失调后出现舌苔厚重、大便不调，有时拉稀，有时干燥，这种情况，必须把湿热的体质纠正过来，才能取得好的疗效。还有一种情况是肾虚质。中医讲小孩生长发育靠少火，小孩有一种火，可以促进生长发育；如果少火不足，生长发育就会延迟，出现各种各样的问题。所以对癫痫病人，尤其是早发性癫痫脑病，要特别重视少火的盛衰。曾有一名从重庆转来的患儿，在重庆很多医院住过院，但没有效果，到我们这里来。检测基因后发现这个病人是类细胞周期蛋白依赖性蛋白激酶 CDKL5 的基因突变导致的早发性癫痫性脑病，我们之前也没有见过。在国内很少报道，可能只有几例，而且都在 6 岁以上，在国外也不常见。我们最后辨证，患儿是体质问题，是少火不足，中医需要给予温肾助阳的药物。经过 2 年的治疗，现在 7 天左右发作一次（过去每天发作多次），患儿的智力发育和同年龄儿童基本一致，这是成功的例子。所以中医治疗癫痫首先要纠正偏颇体质，然后再给予抗癫痫药物。有一种热敏感性的癫痫，现在西医比较重视，中医在 2000 年前就提到了，即发热后导致抽风，中医有"惊风三发便为痫"的记载。当然惊风三次就成癫痫，这句话值得商榷，但我们理解 2000 年前的人所说的话的大体意思就可以了，不用太过纠结于字面的含义。我有个病人，2012年来我们这里就诊，他把中医西医看遍了，效果都不好，经我们治疗，效果也时好时坏。到 2013 年 3 月 12 号，他突然出现癫痫持续状态，连续抽搐了 17 小时，送到我们这里。我让他先到北京看看，在北京的医院诊断考虑为"Doose 综合征"，未给予特殊的治疗。但他突然感冒、发热了，一般中医讲"急则治其标、缓则治其本"。急性病感冒发热，一般用银翘散（银翘解毒片就是银翘散这个方子）。用药后他的发作停止了。此后我们用这个方子让他连续吃了三年，一直没有发作。治疗感冒的药能治疗热敏感性癫痫，我们也没有想到。

治疗癫痫还有联合用药的问题。西医研究发现癫痫有几种发生机制，西医治疗癫痫比较推崇的是选择不同作用机制的药物，作用于不同靶点的药物，联合用药比使用单一作用机制的药物会更有效，不良反应会更少。西医有四大类抗癫痫药物，国外的一项大样本观察研究发现，四类药物交叉使用比使用某一类药物的疗效好得多。最后的结论是，不同作用途径的药物联合应用，发作持续时间最短，与其他药物联用，住院风险降低，急诊就诊率下降。因此，我们认为现在应该联合应用不同作用途径的药物，有效性更高，住院及急诊就诊风险更低。我们认为把中药作为第五种抗癫痫药，和四种西药再整合应用，可能会取得更好的疗效。

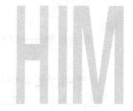

内源性含硫气体信号分子与
临床疾病的关系

◎金红芳

　　一提到西医里的气体信号分子，大家往往感觉很神奇、很高深；中医也讲"气"，"气"是人体最重要的物质基础和成分，可调节机体的功能。西医气体信号分子中的"气"与中医的"气"有无相同之处，能否对整体有调节的作用？北京解放军总医院（301医院）的周立平老师曾与瑞典专家合作进行过新生儿缺血性脑病的相关研究，观察硫化氢是不是中医说的"气"及其所发挥的作用。研究发现对小鼠的百会穴进行针灸确实会影响脑部的硫化氢水平，对脑病起到保护作用，当然这只是初步研究。

　　与儿科更相关的气体信号分子是一氧化氮，它的结构非常简单——一个氮原子和一个氧原子，但就是这样一个小的分子，却发挥了非常重要的作用，开创了新的领域，研究者还因此获得了诺贝尔奖。此后人们又发现了一氧化碳，对这两个气体信号分子的广泛研究，显著推进了心血管、神经系统复杂疾病的研究进展。由此也引发了业内对新的气体信号分子探索的热情。

　　我们对硫化氢气体的研究产生了浓厚的兴趣。肉类、蛋类及一些蔬菜水果中都含有蛋氨酸，被人体摄入后在体内经过代谢可以生成硫化氢；在石油生产和工业污染中都会产生硫化氢，尤其是在生产橡胶脱硫时。身体为什么产生这种"废气"，它有什么意义？以心血管系统为例，心血管系统所有的组织细胞，包括血管平滑肌细胞、心肌细胞，以及血管内游走的红细胞、白细胞都能生成硫化氢。硫化氢对血管非常重要，它可调控平滑肌细胞所有的表型，如收缩和舒张、增殖和凋亡，以及平滑肌细胞的迁移、表型转化，还有对血管钙化过程的调控。硫化氢可以调控内皮细胞的增殖，影响血管新生，如冠心病时的侧支循环形成和血管新生；还可以抗氧化、延缓内皮细胞老化等。更神奇也是现在关注较多的是，它对血管周围脂肪组织有影响。无论对于儿童还是成人，目前肥胖都是非常重要的课题，硫化氢可以调控血管周围脂肪组织，通过器官和器官间的对话，调节血管周围的脂肪来影响血管，发挥对全身的调节作用。

我们发现，心血管系统可内源性生成硫化氢，其具有重要的心血管生理学和病理生理学意义。2002年国际上首次提出硫化氢是调节心血管的新的气体信号分子。此后发现它对内分泌、呼吸、消化、血液、免疫、皮肤、神经、泌尿、生殖、口腔、甚至对骨骼（最惰性的器官）都有影响，其参与调控成骨细胞和破骨细胞的平衡，影响骨骼的修复，影响骨质疏松的发生。可以说，身体里的每一个活细胞都会产生硫化氢，而且都会发挥作用，只不过有一些目前还没有被关注到。

下面介绍一下我们做的有关临床转化与应用的工作，我们课题组主要完成的是硫化氢与儿童晕厥的临床研究。儿童晕厥在儿童时期非常常见，发病率很高（约20%）。很多原因可引起一过性脑缺血，如情绪紧张或长期站立，表现为患儿意识丧失，进而摔倒。当儿童从平卧姿势换成直立姿势时，血液分布会发生改变，平卧时头部不缺血，但直立后血液下流会引起头部缺血症状。对正常儿童，血管会及时收缩，保证头部的血液供应；而发生晕厥的儿童，由于血管功能异常，血管过度舒张，不能及时收缩，就会引起头部缺血，从而晕倒。前面讲过硫化氢可以舒张血管，我们从硫化氢这一角度探索晕厥的发病机制。研究发现，晕厥患儿的红细胞硫化氢产量更多，也就是晕厥儿童血管更多呈被扩张状态，导致体位改变时不能及时调整，引起脑缺血。我们进一步检测硫化氢水平，以此作为疾病的临床鉴别诊断方法。当病因是血管过度舒张时，可给予收缩血管的药物如盐酸米多君进行治疗；但是，不是所有患儿都是这一发病机制，因此，可以通过硫化氢产生率来筛选病人。结果表明，红细胞硫化氢产生率超过27.1%的儿童存在体内血管过度扩张状态，应优先考虑盐酸米多君治疗。我们的研究结果发表后得到了国际认可，并被写入国际儿童晕厥的诊断指南。

首都儿科研究所开展过硫化氢和先天性肺动脉高压关系的研究，他们认为，硫化氢可保护肺动脉高压儿童。儿童之所以发生肺动脉高压是因为高肺血流导致血管受损，血管中硫化氢生成逐渐减少。肺动脉高压越重的病人，硫化氢水平越低。因为硫化氢少，肺血管收缩和重构失去控制，导致了肺动脉高压的发生。广东省人民医院心脏病研究所做了更细致的工作，除测定硫化氢外，他们把硫化氢的一些产物、底物综合纳入，最后得到一个完整的体系，通过这个体系可以辅助临床诊断先天性心脏病儿童是否合并肺动脉高压；更重要的是，还可以判断肺动脉高压是器质性的还是功能性的，对外科手术时机的选择具有很好的辅助判断作用。

研究发现，硫化氢含量降低与冠心病的严重程度明确相关，具有一定的预测性。冠心病程度越严重，硫化氢水平越低；病变涉及的冠状动脉越多，硫化氢含量越低，也就是说硫化氢与病变程度、病情程度密切相关。我们做过盐敏感大鼠组织的观察。给予盐敏感大鼠正常盐饮食时，血管硫化氢的含量非常高，但给予高盐饮食发生高血压后，肾小管的硫化氢含量明显降低，补充硫化氢能对盐敏感高血压产生一系列保护效应。此外，它还与很多危险因素，如高血压、高血糖都明确相关。硫化氢水平与脑卒中病情程度也密切相关，硫化氢水平越低，脑卒中病情越重，从临床角度也可辅助判断疾病的病情。

除可判断病情外，硫化氢水平与疾病预后也密切相关。国外有研究发现，心力衰竭病人体内的硫化氢含量明显降低，且心功能越差的病人，硫化氢含量越低。经随访验证，在心力衰竭病人中硫化氢水平高者，生存质量高，病情比较稳定；硫化氢低的病人生存质量比较差，预后不好。

整合医学需要基础和临床研究反复融合，不是单向地从基础到临床或从临床到基础，整合医学是不断融合交叉、互相促进的过程。除判断预后外，我们还发现硫化氢可以解释临床疾病新的机制。例如，腹主动脉瘤的人群发病率相当高，一旦破裂是非常危重的心血管急症；研究发现腹主动脉瘤病人的硫化氢合成酶（CSE）明显降低，硫化氢产量明显降低，同时发现腹主动脉瘤里降解血管的基质金属蛋白酶（MMP）明显增多，活性明显增强。取出血管做体外培养，如果补充硫化氢，可以逆转血管降解的过程；说明多种因素导致的内源性硫化氢下调促进了基质降解，从而可诱发主动脉瘤的发生。这项研究最大的临床意义是，可以以硫化氢为靶点研究腹主动脉瘤的治疗，或将硫化氢作为监测腹主动脉瘤发生、发展的生物标志。上海学者的研究发现，在胎盘组织中也存在内源性硫化氢，胎盘组织中的内源性硫化氢与产程发动相关：在未生产前，子宫组织和胎盘组织的硫化氢含量非常高，所以子宫是不收缩的，导致胎儿稳定；到了临界时，体内激素等因素会迅速抑制硫化氢生成，导致宫缩发生，启动产程。硫化氢的下降是先兆子痫的主要启动因素。胎盘组织中 CSE 和硫化氢快速或提早出现降低会引发妊娠期高血压疾病，导致胎盘异常，也会导致胎儿的发育异常。简言之，有可能导致早产，也可能导致胎儿发育不良等与儿科密切相关的情况。

内源性硫化氢和哮喘也有关，以成人为主，儿童比较少。气道上皮里的硫化氢不足，可以导致炎性变态反应。国外有研究发现，病毒感染会导致气道上皮硫化氢的生成，给气道上皮补充硫化氢，其抑制病毒复制的作用非常显著。呼吸道合胞病毒是小儿喘息性肺炎最常见的病毒，硫化氢可以抑制呼吸道合胞病毒的复制，可以抑制病毒中 MI 蛋白的表达和合成。硫化氢可以调节干细胞的发育，调控 T 细胞从 T0 细胞向 Th1 型或 Th2 型的分化。生长发育是儿童的特点，包括宫内和宫外生长发育，因此儿科有更大的空间做硫化氢与临床疾病相关的研究工作。

体液、尿液、痰液和组织中都可以检测硫化氢，也可以检测呼出气体中的硫化氢，它可以直接反映气道的炎症反应情况。硫化氢的临床检测有最经典的方法，也有比较时新的方法。我们和北京大学药学院合作开发硫化氢的荧光探针检测，既可以定量，也可以定位检测硫化氢的改变。

　　硫化氢具有如此重要的意义，那么真正应用到临床还要多久，临床医生什么时候能够得到硫化氢药物？实际上已经开展了相关研究，最直接的是硫化氢的供体。临床试验发现，硫化氢供体可以增加心力衰竭病人体内硫化氢含量，可以增加一氧化氮水平，改善心功能；它还可明显降低 B 型尿钠肽（BNP）的水平，对心功能的控制有明显的效果。此外，我们还把已知药物与之结合起来进行研究，例如硫化氢与阿霉素的结合。阿霉素是抗肿瘤药，它最大的风险是心肌损伤，我们在动物实验中要证明硫化氢可以避免或减轻阿霉素引发的心肌病。研究结果非常令人振奋：阿霉素加上硫化氢后，这种特殊的加合物不仅保护了心脏细胞，而且对于肿瘤细胞也有很神奇的作用。同样给予阿霉素，未加硫化氢的药物，使用一段时间后就会产生耐药性；但对加上硫化氢的药物，耐药性减弱，也就是可以增加肿瘤细胞对阿霉素的敏感性。未来这一药物有很好的前景，尤其对于血液肿瘤疾病；对于化疗药物的心血管损伤和其他器官损伤，也是一个很好的靶点。

　　食物中富含硫化氢，如洋葱、大蒜、皮蛋等。洋葱可以预防动脉粥样硬化，主要就在于洋葱可以增加硫化氢的生成。在高盐饮食的大鼠中可以看到主动脉根部和冠状动脉有明显的斑块形成，但同时给予洋葱汁灌胃，大鼠的主动脉和冠状动脉的斑块就明显减少；更加突出的是可以看到给予洋葱后，之前明显的脂滴蓄积消失了，内皮细胞非常完整，这是一个很好的改善措施。

　　相对来说，以上工作基础研究较多，临床比较少。我们在国际上最早提出对硫化氢的研究，但并未止步于此，蛋氨酸代谢除了产生硫化氢外，还会产生二氧化硫，后者实际上比硫化氢更重要。谷草转氨酶（AST）和能量代谢密切相关，在能量代谢中会产生二氧化硫。我们发现心血管系统有二氧化硫生成，而且它具有重要的降血压、舒张血管等生理调节作用，提出二氧化硫是体内第四种气体信号分子，得到国际上的高度认可。儿科是很重要的领域，是很值得发掘的领域。希望大家更多地投入到气体信号分子研究的队伍中来，为儿童健康和疾病防治做出自己的贡献。

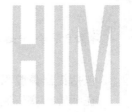

整合耳鼻咽喉－头颈外科学

鼻内镜外科技术与上气道阻塞

◎韩德民

当前的耳鼻喉学科发展很快，已分成 7 个亚学科，以后还要建立 3 个三级学科。我们应把三级学科有效整合起来，特别是以疾病为中心，把相关技术整合起来，共同解决疾病所面临的挑战。整合医学是一个大概念，我希望在技术上将耳鼻咽喉外科和头颈外科的要素做整合，在临床上将鼻内镜外科技术与上气道通气功能疾病的治疗相整合。

阻塞性睡眠呼吸暂停低通气综合征（OSAHS）是一种疾病，鼻内镜外科技术是一项先进医疗技术。把一个专项技术与一种难治性疾病整合起来并面向基层，也就是在谋求学科技术发展到更高层面的同时，思考如何面向基层、重点下移，也是我们着重要考虑的问题。

我国 OSAHS 的高危人群至少有 1.2 亿人，属于亚健康或健康管理的人群；患病人数有 5000 万 ~6000 万，是非常大的数字，每年带来的经济负担巨大，但至今尚无准确的统计数字。从社会变化看，随温饱型社会、营养过剩、人口老龄化而来的睡眠问题非常突出：一是睡不着，二是睡不好。睡不着是非常宽泛的领域，涉及精神、神经方面的问题；睡不好往往是上气道功能障碍，受累人群不仅有成人，还有儿童。如果关注儿童睡眠过程中气道阻塞的问题，到其成人后打鼾憋气的发病率就下降，各种老年病的发病率也能得到有效控制。

OSAHS 作为一个源头疾病，危害严重，包括心脑血管疾病、高风险岗位伤亡率、睡眠中窒息死亡等的发生率都非常高。我们在相关研究中曾做过一些贡献，包括提出鼻腔阻塞研究项目，发现鼻腔是上气道阻塞的源头，创建了鼻腔扩容术。在咽腔阻塞研究中发现"腭帆间隙"解剖部位，创建了功能性软腭的新术式，该技术得到广泛推广，目前乡镇都在开展这方面工作。

我们 1993 年开展阻塞定位、检测指标、局部解剖肌电生理的研究。通过这些研究，发现了"腭帆间隙"解剖部位，这在解剖学上是第一次发现；它是软腭肥厚咽腔狭窄阻塞的部位，也是扩大咽腔手术径路的主要部位，为重建功能性软腭奠定了解剖学基础。所谓功能性软腭，它的"新术式"有什么特点呢？Fujita 手术缺少软腭活动和肌肉收缩，所以软腭功能损失比较多。新术式保留了软腭运动肌肉，重建功能性软腭，而且功能性软腭的位置可恢复至 18 岁的水平（病人自己的评价，术后感觉和自己 18 岁的儿子的状态差不多），咽腔开放。术后病人感觉特别好，功能恢复也很好，健康状况有了明显提升。

我们的术式很快被麦克福利教授在睡眠外科的专著中做了非常详细的描述，该专著是目前本专业的通行教科书。在描述引言部分中，麦克福利给手术起了一个名字叫"Han-UPPP"；在很多国际会议的交流中，大家不认识我，但提"Han-UPPP"都知道。这个手术从开发到现在快 20 年了，在国内外进行了广泛推广，在各种会议上也有非常多的交流，特别是在 2007 年第二届世界睡眠医学大会上，我作为特邀首席做了 1 小时的报告，我们代表性的成果已被世界认可。Tucker Woodson 是美国睡眠外科协会主席，他一直在做咽腔解剖研究和新术式探索研究，他认为我们的术式最简单、方便、易行。

我们在随访中发现，部分病人解除咽腔阻塞后并不能完全缓解上气道阻塞。我们从 2005 年开始，通过研究，发现咽腔阻塞的源头是鼻腔，因鼻腔结构和各种原因的气道狭窄，出现咽腔和鼻咽腔的负压，张口呼吸导致下颌的窄小畸形，进而引起鼻腔功能性萎缩。在这一基础上，进一步分析了鼻腔组织压升高和 OSAHS 之间的关系，以确定鼻腔阻塞作为整个上气道组织源头的解剖学定位。过去我们不认识鼻中隔在睡眠中的节律调节作用，通过临床睡眠监测和解剖学及功能学研究，我们发现鼻中隔偏曲是引起整个上气道阻塞源头疾病的原点，在这个基础上容易出现两侧鼻腔外侧壁的结构不对称，以及造成阻塞。

2005 年以来的研究基于鼻内镜外科技术的进步，包括微创化、功能化、智能化、人性化。到 2017 年年底我们完成了 5 万例手术，如果没有这 5 万例的手术基础，我们不可能提出鼻腔扩容术的新概念。鼻腔扩容术有几个基本考量，首先从概念上是矫正鼻腔结构异常、扩大通气截面积、恢复双侧对称通气，从而减轻或缓解上气道阻塞的系列手术，它是平衡结构、功能、症状重要的外科治疗选择。是从传统的以结构为主的手术，到上气道结构发生改变影响呼吸睡眠质量和空气质量的转变，是一个新概念转型。

该术式包括 4 个方面：中鼻甲骨折内移固定、下鼻甲骨折外移固定、鼻中隔三线减张成形、中鼻道双侧对称开放。真正理解其学术地位和真正的生理意义，以及对生理功能恢复的外科治疗非常重要，要从道理上理解透彻。手术的核心是鼻中隔三线减张，它克服了过去很多手术弊端，效果比较好。还有一个是双侧中鼻道开放，以增加中鼻道的通气面积，最好也使上鼻道开放，这样有利于嗅觉功能改善，还有利于空气气流有效旋转。接下来是中鼻甲骨内移，对一个通气障碍不很严重的病人，做中鼻甲内移可使中鼻道通气极大改善，不是所有手术都要做完整的鼻腔扩容术。儿童做下鼻甲骨折外移固定，先做内移，后做外移，这比较容易。

术后，我们改变了过去完全用凡士林纱布填塞鼻腔的做法，变成先把创面用纳西棉填好，术后鼻腔保护就会很好。真正做得好，鼻腔黏膜1周后就可达到比较满意的程度。最后总鼻道用鼻腔扩张管做好，48小时后取出来后，病人有非常好的通气，克服了完全鼻塞带来的头昏脑涨的状态。

鼻腔扩容术解决了阻塞源头，使鼻腔有效通气，整体代谢水平也有了很大提高。鼻腔保持良好通气功能，营养代谢就会好，不易老化，头发不易掉，精神状态也好，晚上睡6小时，有时4小时足够了。代谢状态好时人体不易发胖，肌肉张力也不错，可增加免疫效果，面有光泽，老年斑会少一些，很多岁月留下的颜面痕迹也会挥之而去。所以鼻腔扩容对增强有氧代谢是非常好的选择。

鼻腔扩容术要准确选择适应证，要根据上气道阻塞的不同程度、不同情况做合理选择。儿童选择下鼻甲外移和中鼻甲内移就行了，尽量不要做鼻中隔减张，因为做完后也会发生偏移。到了一定年龄，要做全鼻腔扩容术，这对重度病人很有必要。手术时要考虑保证两侧对称开放，避免过度通气带来的头疼和干燥等。

鼻腔扩容术开辟了一个新的治疗方法。睡眠疾病非常多，过去以炎症疾病为主，现在基本转为功能性疾病，因此，睡眠疾病的鼻扩容外科技术的使用比较普遍。这一手术已受到国内外关注，美国国家医学院院士王存玉认为鼻腔扩容术意义深远，将影响并促进睡眠外科进步几十年。

当然，鼻腔扩容术也有局限性，包括自身的局限性和疗效的局限性。自身局限性是指每个病人情况不一样，已形成下颌窄小畸形和舌体肥大者，仅做鼻腔扩容术是不够的。疗效局限性是对中重度，特别是老年病人疗效不一定好，重度效果最差，因为已出现肌肉麻痹，并不是做一个鼻腔扩容术就能解决的。这项手术最大的问题是针对治疗而不是预防，就整个健康管理而言，不是对大量睡眠疾病的病人都要进行这方面治疗，特别对那些早期的、有可能向睡眠疾病转化的病人不是都选择这一外科治疗。我们要思考，怎样能对大量需要进行健康康复的病人进行有效干预，以实现从主动治疗向防治方向转化；怎样实现大量病人的筛查，降低人工筛查难度，满足大量随访要求。现在做的睡眠检测费工、费时，效益低。目前检测技术也不断有新的进步，包括信息采集、纳米技术等在不断更新和应用，这些为可穿戴设备的研发奠定了很好的基础。技术的革新和进步一定要和大数据、"互联网＋医疗"手段整合起来。低负荷可穿戴设备应该把降低负荷、自行穿戴、允许互动、遥感监测、自动分析整合起来，能很快汇集所有检查数据，同时进行有效分析。

　　各种病因共同作用引起睡眠疾病，过去各学科有自己的看法，很难统一。现在有了大数据穿戴设备，可很快把它们整合到一起。这些可穿戴设备的最大优点是不仅把睡眠过程中的相关指标提炼出来，还可对心率、血压、血氧、脑电、代谢等指标，以及呼吸睡眠的阻塞部位都进行监测。解决睡眠障碍要从单打独斗转变为联合诊治。早期有效干预，实现远程医疗，教导病人"自我监治"，这是一个新的转变。实现这个转变要通过智慧医疗云。所谓"智慧医疗云"，就是大数据的存储中心。云的管理优势是有海量库存、即时性、便于保存，以及便于大量信息多层面分析。我们要创建自我监治的标准，有一个健康管理的互动体系，最好在手机 app 中体现出来。这样的可穿戴设备很快就可上线了，我们希望一些临床中心开展这方面工作，一旦做了这样的工作，监测中心就不在睡眠中心了，因为可穿戴设备分散到每个家庭，可实现多中心诊疗、基层健康管理，还可以把分级诊疗体系逐步建立起来，只有需要治疗的部分病人才到大医院来。谁掌握了新技术，谁就掌握了核心。今后病人的取向和选择将由网络来选择数字化医院，做双向选择。

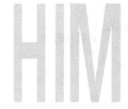

外耳道发育不良的干预

◎张天宇

外耳道发育不良是常见疾病，过去关注不多，对发育不良的研究和分类不够。近 10 年来，笔者做了一些探索和思考，发现了一些问题，提出了一些解决方案，获得了一些结果。

外耳道畸形可分为三类：第一类是狭窄型，这类狭窄具有鼓膜，外耳道皮肤是健康和连续的；第二类是骨性闭锁，这类不是完全性闭锁，是浅段闭锁；第三类是最常见的一类，即 3 度小耳畸形，是完全闭锁。三类的原因都是由于发育不良，只是程度不同；但在治疗策略上完全不同，过去很多医生在治疗时采取的都是相似或相近的方案，所以出现了很多不良结果。

曾有医生做过四分法，根据形式上的不同，把狭窄分成两种不同的狭窄，再结合不同的闭锁程度，分成 A、B 型（狭窄型）和 C、D 型（闭锁型）。这一分法有依据，也有重要的指导意义。把狭窄型分成两型：第一型是在软骨和骨性接合段有狭窄，这类狭窄很容易产生胆脂瘤，但我们对大量病例的研究发现并非完全如此；第二型是弯曲型，不易生胆脂瘤。提出上述分型的医生，他们的依据只有几十例病例，而我们观察了几百例，发现他们的两种提法不完全是疾病的真实表现。我们研究发现，可以简单按狭窄型和闭锁型（狭窄伴不完全闭锁），这更有利于临床手术策略的选择。

最重要的类型是狭窄，判断狭窄其实很困难，应综合判断。例如，如果耳道直径有 8mm 但不生病，很难说是狭窄；而如果耳道直径有 8mm 但老生病，一定是狭窄或形态变化所致，就要诊断为狭窄。因此，对狭窄的诊断不仅是数字上的判断。对狭窄我们还有新的判断，即狭窄后的病理学表现，最常见的是胆脂瘤，胆脂瘤在不同阶段表现有所不同：早期常表现为耳脂蓄积，不容易排出；随后是很容易形成胆脂瘤；继之是必然形成感染，导致一系列问题出现。

外耳道胆脂瘤有三种类型：第一型是耳道尽管狭窄，但还健全；第二型是有堵塞、破坏；第三型是广泛破坏。我们临床观察发现有大量病人可以逆转，因此对外耳道病理、生理的认识还要进一步深入。我们找到一种计算机方法来研究外耳道狭窄和胆脂瘤的关系。结果发现，过去一直认为外耳道狭窄是胆脂瘤的重要因素，但研究发现这个结论可能并不成立，或不完全成立，即狭窄只是其中一个影响因素，而不是重要因素。因为不是越狭窄越长胆脂瘤，狭窄到一定程度反而不一定有胆脂瘤，尤其狭窄到直径在 1mm 以内时很少有胆脂瘤。所以，我们对外耳道狭窄和胆脂瘤的关系有了新发现和新认识。

我们发现，胆脂瘤和阻塞状态会不断加重，但加重后会恢复，在疾病治疗中这一现象需要特别重视。很多医生发现感染就会尽快手术，其实不应该这样，当感染控制后有很大一部分病人会恢复，外耳道胆脂瘤会自动排出，人体的自愈力远超乎我们的想象。如果把感染控制了，再做手术会增进效果。狭窄的耳道更容易形成胆脂瘤或感染，更重要的原因是外耳道的弯曲度，弯曲的外耳道直径没有增加，但长径增加了，外耳道皮肤细胞迁移时间延长了，更容易形成胆脂瘤。所以外耳道弯曲是胆脂瘤最重要的因素，在外耳道手术时将其拉直就不会形成新的胆脂瘤，这是对我们非常重要的启发。

对不同状态的外耳道进行处理，历史上有过大量术式，针对不同狭窄方式、不同耳道状态，选择不同术式，它们有各自的技术特点。我们在这些基础上提出了新术式，更简单、更有效。

我们在 2015 年发表过一篇文章，根据过去的研究建立了一套新的技术体系，控制感染，把耳道拉直，在耳道开口做一个皮瓣，和过去有所不同，叫"耳甲皮瓣"，以此作为将来形成外耳道的重要参考。要注意弯曲的外耳道，通过控制感染，选择恰当时机做手术。首先做耳道扩大，术中特别强调耳道长在前面，很多医生喜欢在后面做手术，其实不必要在后面做切口，应就近直接做耳道。耳道切口很重要，沿着原来的狭窄耳道进行扩大，根据年龄、皮肤厚度和炎症状态决定，通常是 1.2~1.5 倍。如果情况良好，1.2 倍就够了，这样术后发生瘢痕狭窄感染的概率小；如果有其他情况，可相对稍微做大些，原则上不超过 1.5 倍。这样扩大骨性耳道，可能有两个问题：一是外耳道后壁乳突的部分开放了，二是有可能开放一部分骨窦。对于部分开放的气房要用软组织修复，可通过骨膜瓣或筋膜瓣进行修复，不要完全覆盖（完全覆盖要切更多骨质），这时会看到整个听骨链，大多数听骨链都有骨性固定，骨性固定是有规律的；对不同部位要做骨性松解，不能从外向里松解，要找到突破口从里向外松解，这样可避免镫骨受震动后影响内耳。同时我们可做上骨修复，避免将来鼓膜外侧移位。把软骨放进骨里去，在外面放一些皮肤，把它卡进去，这个卡会使将来的鼓膜外移降到最低。做耳道口修复非常重要，要把外耳道的前壁拉直，拉直非常便于操作，更重要的是外耳道术后要垂直，或外耳道前壁要垂直，避免将来外耳道再形成新的胆脂瘤或感染的可能性。

把外耳道口扩大，把耳屏做大；但不要太大，2~3mm 就可以，太大耳道口显得太大。做一个新的外耳道和新的耳甲腔，新的耳屏就形成了，这样就会看到形态比较清晰的外耳道。外耳道后壁总会出现固定的皮肤缺损，需要植皮，如果不植皮非常难长。后面有皮肤缺损，可就近取 0.2mm 头皮，可直接用电刀切取。切0.2mm 不会切到发根，基本上不影响皮肤。如果成年人皮肤比较厚、毛囊比较深，切到 0.3mm 会更好；但大多数病人是儿童，只能用 0.2mm 的厚度。一定要采取植皮方式，用纱条做荷包固定，固定非常简单，形成一个新的囊袋，要把囊袋缝好。这个手术开展了 10 年，很多地方都在用，具有比较理想的结果。我们同时兼顾了美观，用病人的耳屏皮肤来修复耳道也是很好的选择。大部分病人的听力结果都比较理想。当然，我们也有不成功的案例。

　　总结如下：第一，需要对外耳道的生理和病理学有新认识，控制感染后外耳道胆脂瘤可自愈；第二，外耳道部分闭锁目前手术的效果不错，但还需长期随访和总结；第三，对完全闭锁，现在有很多振动听觉传导技术，这些技术对这类病人未来生活的影响，需要不断完善和思考。我们必须从发育与遗传角度来认识外耳道发育不良，它是一个综合征，更多是散发的，最理想的是找到发育异常的基因突变及早期干预方法。

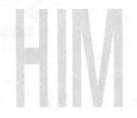

显微镜和内镜整合在颅底疾病外科治疗中的应用

◎ 杨仕明

颅底解剖非常复杂，颅底疾病多样，各种性质的占位病变都可能发生在颅底，我们希望从不同方向、用不同方法去解决。颅底手术涉及入路问题。显微镜对于颅底病变手术治疗效果的提升非常关键，内镜技术能否给显微镜插上"翅膀"，让它更好地解决问题，很值得探索。

显微镜是直线直角，要拐弯得调整显微镜或病人体位，或去掉一些结构才能清晰暴露病变部位；但内镜有伸缩性，可转换角度，优势明显。2001 年国内开始做内镜，那时的内镜清晰度比较差，不是特别受重视，大家认为内镜技术对颅窝内手术非常困难，视野比较窄，出血点看不见。现在内镜技术已逐渐普遍，利用更广，技术和方法都得到了改善。

显微镜和内镜，怎样能更好结合呢？我是做内镜的，做听神经瘤比较多，这个手术主要是想保留病人的听力。我们在摸索过程中发现内耳道是关键，内耳道稍微操作不慎病人的听力就丧失了。和神经外科相比，我们有更多机会做听力学检查，做的肿瘤体积相对小一点。在显微镜下和内镜下，不同入路会遇到不同的情况。内镜能直接看到岩骨后部，不用很大角度就能看到岩骨后部一系列的神经分布。把肿瘤暴露出来，内镜做起来变得轻松一点。在肿瘤早期时做内镜比较轻松，因为对小脑压迫比较小，对肿瘤的暴露更好。

做颅底手术重要的是"保命"和"保面"，这需要各方面技术或手段的整合。听力监测的手段已逐渐成熟，术中能够监测到听力，解决了内耳道的问题。在监测听力过程中，要磨掉内耳道口，听力在这个过程中可能受到明显影响，因此需要尽可能减少对内耳道的损害。内镜能更早显示肿瘤与周围结构及供血的关系等，这有利于随后的选择。肿瘤切完后，如果内耳道底打得过多，听力可能就丧失了。

内镜能很好地显示和保留面神经和耳蜗神经，从而为听力保存创造了最基本的条件。

我曾遇到一个病例，肿瘤直径小于 2.5cm，大的内镜很难放进去。把肿瘤切掉一部分，能更好显示它与周围的结构。我们先把骨瓣打掉，切开硬脑膜，关键要把软脑膜划开，把脑积液放出来，此时不能着急，因为有占位颅内压相对高，如果肿瘤的体积在 3cm 以上很危险。把脑积液放出来，就可用内镜观察桥小脑角的结构，可以看到上面是小脑部，紧邻静脉，非常危险，肿瘤周围血管密布，仅用显微镜无法早期发现这些结构。把内耳道后唇打掉一部分，可以看到大部分结构都在桥小脑角或内耳道底，不用打太多就能把肿瘤切除很干净，面神经、耳蜗神经保留得很好。

面神经的解剖保留率可达百分之九十几，面神经的一二级可保留到百分之七八十，听力也得到部分保留。有时用内镜，我们自己没有很大信心。通常听神经瘤病人保存面神经的把握性很大，但桥小脑角在内耳道除前庭耳蜗神经外，还有面神经，因此也有可能是面神经肿瘤，病人听力有下降，也有面部抽搐和轻度面瘫，听神经瘤一般很少出现面瘫。病变也可能在内耳道里面，甚至位置更高，和一般听神经瘤不一样，这样的肿瘤，医生要做预判。

现在的耳鼻咽喉 – 头颈外科，以后应该是耳鼻咽喉 – 头颈 – 颅底外科，涉及的学科范围还在扩大。对新技术、新术式要不断去探索，要有整合医学的理念，要对各种技术进行整合，这样才能带来更大的医学进步。

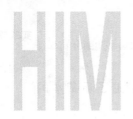

中颅窝底手术新入路的解剖学基础

◎文卫平

　　临床工作中，用鼻内镜做颅底手术经常会碰到一个问题：如果肿瘤从颞窝、颞下窝或蝶窦一直长到中颅窝底，入路就有困难。国外的解决方案最早是由神经外科做锁孔技术，经眶外侧入路，到达海绵窦区的外侧部分，也就是中颅窝底。这一方法由意大利学者最早报道，对解决临床问题有非常大的帮助。

　　眶外侧壁和中颅窝底密切相关，经眶外侧壁完全可以到达中颅窝底的区域。骨性解剖结构最重要的是有两个裂——眶上裂和眶下裂，再加上一个视神经孔，明白这些结构及其与中颅窝底的关系就比较简单了。眶上裂和眶下裂的外侧一直到颅底没有什么重要结构，该区域下部分（颞下窝）的结构是以肌肉为主，没有大的重要结构，这是一个很好的可用于手术入路的解剖学基础。所以这个区域如果长了肿瘤，从下面掏不是很合适，风险比较大，但经过这个区域进去比较恰当。

　　从眶外侧可以直接进入中颅窝底，眶内结构最重要的是视神经，还有供血的动脉血管，如果把眶内容向内移是比较宽敞的通道。经眶壁进入，先是眶骨膜的外侧，一定要保证眶骨膜的完整性，才能很好地将眶内容彻底保护好。如果肿瘤长在海绵窦外侧区，有时会束手无策。

　　眼眶疾病可以和眼科合作。切口按常规的眼眶入路，一直暴露到眶的外侧缘，将眶内容物向内，用压板压过去，暴露眶外，直接将骨头去掉，一直到上下裂之间的区域，暴露后就可看到中颅窝的硬脑膜。只要把眶外侧的骨头去掉，就为进入中颅窝底创造了很好的空间。继续做解剖，先会发现前床突，它是海绵窦的外侧，中颅窝底的骨质。良好暴露海绵窦外侧的脑神经，进一步剥开脑膜可见动眼神经，三叉神经的眼支、上颌神经支及视神经，在海绵窦的腔隙都能暴露出来。

　　我曾遇到一个病人，其肿瘤侵犯到中颅窝底，适合采用经眶外侧入路手术；但因为是第一次做，我很担心牵拉眶内容物会影响视力，眼科医生说不会，但我还是不敢做。当时正好有一名双目失明的病例，是脑膜瘤，曾经做过手术，术后中颅窝底复发，整个海绵窦外侧都有浸润，我觉得很适合采用经眶外侧入路。于是，我们采取这种入路切开，一直暴露眶外侧壁，在眶外侧壁把眼球剥开，把眶下裂暴露好后，将整个外侧壁磨掉。一磨掉就看到了肿瘤组织，部分颞肌上都是肿瘤的瘢痕和脑膜瘤。我们充分扩开，剥掉后发现一个硬组织，是不是已经到了硬脑膜？我们再慢慢把瘤子一点一点切掉。没有动眶筋膜，一直分离到正常的脑膜，慢慢把肿瘤组织切掉，外上方一直到达颞侧。这个范围手术空间非常大。脑膜瘤有时侵犯骨质，要把这些骨质逐一去掉，去掉后再慢慢进入中颅窝底，发现颞下窝肌肉部分已被肿瘤浸润，需一步一步去除。靠中颅窝外侧的肿瘤已经到了中颅窝底，中颅窝底还有不少肿瘤，慢慢切掉，一直要看到底部才算彻底。再探查海绵窦外侧壁。真正的瘤体组织比较软，有时可以拎出来。逐渐到海面窦的外侧，再把不正常的组织去掉，整个手术结束。再做修复。

我们请脑外科医生在台下指导我们操作，担心万一颅内出血，处理比较麻烦，这是我们做内镜的劣势。术后磁共振和 CT 未发现肿瘤，包括海绵窦外侧都切干净了。我们觉得眶外侧壁入路对海绵窦外侧区域及中颅窝底的手术有很大的优势，值得临床医生，包括解剖学研究者进一步探索。

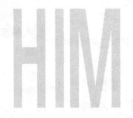

从整合医学看侧颅底外科手术

◎ 王海波

在耳外科领域，没有哪一个区域能像侧颅底外科这样更能体现整合这一理念。尽管我对整合医学的理解还很不透彻，但我觉得它可能更多体现在现代医学理念和先进诊疗技术的整合应用。这种理念是尽力避免单纯针对病变，而忽视对人整体的影响。

过去侧颅底外科更关注技术，更关注用什么方式、路径或方法来完全去除病变或消灭病变。在侧颅底外科中，恶性肿瘤并不占多数，但它位置特殊，损伤很大。有时我们形容在一定程度上结果是"同归于尽"，这样的结果不是我们想要的。近几年，特别是对一些以听神经瘤为代表的肿瘤，由于特别难做，也不一定非要冒着极大风险去做完整切除。面神经肿瘤有些很小，在没有面瘫之前可留一个较长时期观察。这些新认识更加注重一个人整体的疾病，也给治疗方案带来了很大影响。

侧颅底外科的划分过去是从解剖观念给出的。我的体会是，侧颅底外科是以现代耳科学为基础，深度整合了神经外科、显微外科、血管介入、神经监护及新材料使用等所形成的新型学科。它的基础是颞骨外科学，正是有颞骨的存在，才有颅底，才有前、中、后颅窝这样的概念，所以侧颅底外科，耳鼻喉科承担主要责任当之无愧，但它大大超出了颞骨的范围。从进入侧颅底外科的路径上看，也是由耳鼻喉专家提出的路径更加直接，更能对重要结构进行全方位保护，因为耳科医生对颞骨更熟悉、更了解，有更全方位的认识。如果要开展侧颅底外科手术，建立一个以耳外科为主导的多学科团队是必然要求。

这个区域的手术为什么不好做？因为位置深、空间小、结构重要。随着耳外科的发展，大家对进入侧颅底外科领域的热情很高；但这确实不是一个很容易掌控的区域，开展这方面工作，需要有全面的颞骨解剖学知识，还要有相关学科丰富的经验，如神经外科的经验和支持。我们从 20 世纪 70 年代末开始举办以侧颅底外科为主的培训班，到现在已有 50 多期了。培训学员很多，想尝试的也很多，但真正能做下来的，坚持做下来的寥寥无几，多与团队组建不到位及知识储备和掌握不够有关。

颞骨次全切手术是侧颅底外科很重要的手术。侧颅底外科疾病有很多特点，一是病变性质复杂，疾病种类繁多，多数都是少见或罕见病，明确诊断有时非常困难。除极少数可以活检外，多数只能通过影像学判断。除影像学手段外，我认为平时的工作经验或文献上的经验，甚至教训，对于诊断有时能发挥更加重要的作用。

不同学科对侧颅底外科的认识不一致，特别体现在对同一病变的手术入路和手术方法有不同认识上，体现了不同的认识论和方法学。耳鼻喉科专家对侧颅底外科做出重要贡献的主要有两个人：一位是美国洛杉矶的 Willam House 教授，另一位是瑞士苏黎世的 Ugo Fisch 教授，他们是当代侧颅底外科的开拓者和奠基人。还有两位伟大的耳科专家——Brackman 教授和 Sanna 教授，他们是侧颅底外科的推动者和实践者。House 教授提出了经迷路入路到内听道，这是一个伟大的发明，为解决听神经瘤手术不压迫脑组织提供了一个全新路径。他的另一个发明是，经中颅窝开放内听道来处理内听道小的听神经瘤。原本耳科医生是不能逾越范围进到脑膜内开展工作的，正因为如此，他在耳科学范围里提出的观点令人叹服。

这两个原本仅为小听神经瘤而设计的手术径路，却拓展了我们对这两个区域其他病变的处理，例如经中颅窝，可行面神经的全程减压，可行岩尖病变的处理。我们通过这个路径发明了一个新手术，即顽固性偏头疼的手术治疗，这体现了耳科医生的优势。神经外科针对枕下入路后来提出了修正的乙状窦后入路，但这个入路还是不如经迷路更加直接，特别是在面神经保护方面。Fisch 教授的贡献主要是经过中颅窝面神经全程减压；另外，他提出了颞下窝入路。侧颅底领域有三个重点：一是桥小脑角，二是岩尖，三是颈静脉孔周围。影响这些地方的两大因素是面神经和颈内动脉。在侧颅底外科领域，耳科医生更加注重功能的保护，这就是我们工作要做得更细的原因。

近期，我和 Brackman 教授近距离接触，他在美国费城讲颅底入路的选择，在介绍到达桥小脑角路径的两种方法时，特别详细地讲述了经迷路入路和乙状窦后入路，但对颞下窝入路提得非常少，体现了他始终在坚持耳科医生的原则。对于侧颅底外科的基本认识，我很赞同整合医学的理念，要用组合拳来解决问题。对术式的选择要更加强调以病人为中心的治疗原则，把病人的利益作为首要考虑。不能因为自己熟悉什么样的入路和什么样的工具，就用它来解决问题。当自己不具备一些技术、经验和条件时，把相应的病人转给耳外科医生是负责任的表现。侧颅底疾病很少，把病人转给有经验的中心、有经验的医生，病人或许就得救了。

进入侧颅底区域要遵循哪些原则？第一，尽可能是直接进入，体现在经迷路进入，它比乙状窦后、枕下入路及神经外科的远外侧入路要好很多，因为它是最直接的进入。第二，最大范围地暴露病变，现在虽然强调微创，但微创的最重要前提是要风险可控，如果风险不可控，微创就有可能成为致命的问题。最近在国内耳鼻喉科领域，不断在推进内镜下的颅底手术或桥小脑角手术，这种手术被很多年轻医生当成一种最新进展。我建议大家回顾一下《中华耳鼻喉科杂志》，我们在1996年和1997年用中文和英文连续两次发表了文章，有近30例将内镜用于桥小脑角手术的病例报道。在长达20年中，之所以没有进行大力推进，没有发扬光大，就是因为它有一些缺陷。我们强调内镜在特殊部位、特殊情况下作为观察手段是有价值的；但它绝对不是一个"包打天下"的手术方法，特别是年轻学者应该了解这一点。这个手术不是最新才出现的，在20年前就有人已经在做这个工作了。

另外，要最大限度减少对脑组织的牵拉和无关组织的损伤。现在神经监护技术大大提高了对神经血管的保护能力；同时介入使我们有条件减少病变出血，使视野更加清晰，也是为了防止对神经和血管的损伤，特别是对出血性病变的手术全切率大大提高了。

显微外科，包括神经移植、皮瓣的使用等，原先是耳鼻喉以外的技术，现在用起来更加体现了整合的观念。对不适合手术彻底切除的，放疗也是选项之一。做侧颅底外科不可避免会有些取舍，要依先外耳、中耳、内耳，再面神经、颈内动脉的顺序，两害相权取其轻，应本着这样的原则。

在侧颅底外科的几个区域中，可以通过中颅窝、经迷路及Type D这几个路径到达岩尖；桥小脑角区域经过乙状窦后入路、迷路入路或扩大的迷路入路方式进入岩尖；Fisch提出的颞下窝入路可到达岩尖，直至颈静脉孔区鼻咽部。

侧颅底外科涉及的区域不是轻而易举可以进入的，不可以只凭热情，一定要有扎实的耳科基础和相关学科的经验。在我很年轻时，樊忠教授就把我带进了这个领域，我们做过2000多例桥小脑角手术，既有成功经验，也有失败的教训。我们的体会是侧颅底外科手术每一次都是全新的工作，绝不能掉以轻心。成功在于团队的整合、理念的整合和技术的整合。

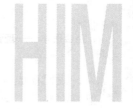

人工耳蜗术后远期并发症的真实原因

◎高　下

很多医院都在开展人工耳蜗手术，带来的问题主要是并发症。引起并发症的原因包括技术设备和医疗本身。设备所致并发症会越来越少，因为产品在进步；但医疗并发症有时是不可避免的。

医疗并发症有即刻并发症、早期并发症和晚期并发症。本文集中讨论晚期即3个月以后出现的并发症。并发症有很多，有的比较轻，有的比较重，轻的并发症可转为严重并发症，反之亦然。严重并发症的发生率为0.7%～10%。轻的并发症通过保守治疗大多可以转为正常。

截至2016年底，我们做了近1200例手术，严重并发症并不多；有一些轻微并发症，主要是血肿，都是即刻发生。最令人困扰的是远期皮瓣出现严重感染导致排出。文献报道发生率1%～8%，我们医院共发生4例（约0.3%）排异。远期出现问题的处理基本上都是强化靶向、抗生素治疗、皮瓣修整，最后不得不将植入体取出或行二次手术。绝大多数病人通过修整手术还不能保证植入体不被取出或不做二次手术。有学者做过尝试，先清创，再用肌皮瓣盖到植入体上，然后再转移皮瓣，做了19例这种修整手术，但失败率很高，绝大多数最后还是取出了植入体。只有极少数病人可保留植入体，但带来了显著的经济和生活影响。我们自己早期的病例显示，经过几次手术，抽掉后固定，再进行几次皮瓣修复，最多的进行了3次皮瓣修整，但都不能够保证成功，最短一两个月，长者半年出现问题，最后还是不断出现皮瓣感染，只好拿掉。拿下来发现头上的皮瓣已经烂掉，再通过整形做转移皮瓣、修复头皮，再在同侧做二次手术。

这到底是什么原因呢？临床发现，取出植入体后同期再行对侧植入，不发生感染，也不发生排异。取出植入体，皮肤恢复后3个月左右，就可在同侧再做人工耳蜗手术，也不发生排异。此外，排出的病人都是儿童，而且都是远期皮瓣的感染，我们在成人中没有发现一例植入体外排。有人分析可能是移植耳有急性炎症，但控制好了不会发生排异；或者病人卫生条件差或有其他合并症，也有的人认为是切口太大导致。对此，我不太认同。我们和病人家属沟通后，有的家长说可能是孩子头部受撞击了，但由于早期没有这方面的宣教，所以不太注意。2014—2016年我们进行前瞻性观察，通过电话随访，嘱咐每一位手术患儿的家长，每天要摸一摸患儿植入体周围的皮肤有没有变软，一旦有异常立即联系医生。结果发现有30多例患儿出现血肿，其中有10例反复多次出血（最多达6次），抽出来的血有1mL的，也有8mL的，有些孩子血液不抽就被吸收掉了，但抽出来肯定更安全；或者切一个小口把血凝块挤出来，然后加压包扎。通过随访，绝大部分患儿没有发生植入体外排；只有4例患儿由于家长没有及时发现问题，就诊时抽出来的液体已变成血浆一样的东西，有的已变成淡绿色。对于这样的情况，再反复抽液无法保证植入体能够保留住，应及早拿掉做二次手术，这样对康复更加有利。如果抽出来的血液是黑色的，只要抽得出来就不要紧，或切开后是血凝块也不要紧，它是一步一步从积血变成血凝块的，如果变成了积液，就不能保证植入体能安全留在原位。抽完后应及时用自粘胶带固定1~2周，其间植入体完全可以再盖上，因为胶带是自粘性的，只要做一层，拿一块纱布一垫就可以保证；但时间短还是不行，因为植入体是盖在头皮骨膜下的，一旦有积血就会分离。正常人头皮撞击一下，血肿会很快吸收；但植入体是一个异物，不太容易吸收，尤其是积液量较大时，我们的经验是一两毫升问题不大，抽掉比较安全。一旦变成积液，无论是血浆还是浆液，要尽早拿掉植入体。因此，前述并发症真正的罪魁祸首是头部创伤，导致植入体周围血肿，最后血肿变化，继发感染。

要教会家长进行护理，要进行随访密切观察。成人的头皮有足够的张力和厚度，血肿可以及时吸收；儿童头皮大多很薄，预防是最好的办法，一旦发生可能无法挽回。加强宣教，预防跌倒和创伤，加强日常观察和密切随访，出现问题及时处理血肿，这才是最佳选择。

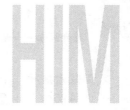

耳硬化症的诊断和治疗

◎龚树生

    耳硬化症高发于白种人，在黄种人中不多见，但由于我国的人口基数大，因此耳硬化症的绝对发病人数也不算很少。部分医生把耳硬化症诊断为神经性耳聋，给病人长期佩戴助听器，这其实是不对的。

    耳硬化症临床处理得好，听力提升效果比较明显，可以立竿见影；但处理不到位，一个很小的手术术后也可能出现比较麻烦的问题，比如鼓膜穿孔，听力完全丧失，甚至出现面瘫等。前不久我们遇到一个病人，在当地医院做了耳硬化手术，术后一只耳朵听力完全丧失，只剩下另一只耳朵有听力；他又在北京找了一位比较有名的专家做了另一侧，但非常遗憾，术后这只耳朵也全聋了，最后只能选择人工耳蜗。作为耳外科医生，这样一个貌似很小的手术，如果轻视了，往往会出现我们不愿意看到的窘况。镫骨性耳硬化症的诊断不难，一般都需要手术，也可以佩戴助听器；对有些耳蜗性的耳硬化症，可以考虑人工耳蜗植入。

    镫骨手术已有上百年历史，随着微创技术的临床应用，它的并发症越来越少，效果越来越有保证；尤其是激光辅助下的镫骨手术，临床预后非常好。

    我们利用3年时间对有完整回访资料的耳硬化症进行了随访，根据病史、症状和相关的检查来分析临床特点，再评估手术疗效，主要对手术前后500Hz（赫兹）、1000Hz、2000Hz、4000Hz 4个频率进行分析。希望能够找到影响因素。研究发现，术后气骨导差平均小于10dB（分贝）的共48例，58只耳朵。绝大多数病例术后气骨导差都控制得比较好，术后气骨导差大大缩小，尤其是2000Hz时，手术前后相比最明显，术后基本正常。500Hz是术后气骨导差最大的频率点。无论气导还是骨导，术后都明显提升。性别、侧别、激光应用、年龄及术前的气骨导差都不是影响疗效的因素，手术医生的质量控制是最重要的因素。从上述病例看，耳硬化症好发于中年人，女性较多（占60%），双侧多（占88%），78%的病人有耳鸣，无眩晕症状。个别病人术前 CT 有阳性表现，大部分耳科医生粗看不容易发现，影像科医生专注看能发现一些问题，但 CT 阳性表现不太多。我们给 60% 的病人采用的是激光下手术，都用小窗技术；有时没有激光，就用手工打孔。术后听力明显提高，耳鸣缓解及消失率达 60%。所以，耳硬化症手术对听力提高非常好，同时对耳鸣的缓解也有帮助。手术非常安全，上述手术病人中有 1 例鼓索神经断裂，味觉有改变；但有 1 例鼓索神经完整，术后也有味觉，可能是牵拉的关系；3 例对强声刺激不太适应，其他病人没有出现明显并发症。

　　手术一般都用耳内切口，局部麻醉或全身麻醉均可。我更愿意选择局部麻醉，术中可与病人交流，且有立竿见影的效果。耳内切口很简单，用尖刀做"八"字形切口，切口一般做大一点，尤其对镫骨足板比较厚的病人，特别要把皮瓣做得大一些，因为镫骨足板比较厚，不容易刮，需要用电钻磨，皮瓣太小有可能带不动；如果镫骨比较靠后，要磨得多一些。把皮瓣保护好，用小的切割钻把镫骨足板磨开；处理非常厚的镫骨足板时可能会损伤鼓索神经。磨薄后，要轻轻地使用刮匙。暴露的原则是必须看到镫骨肌的肌腱和后部，用接触式激光可使手术变得容易一些。一般后弓断开后，前弓轻轻地就骨折了。用海绵轻轻做一些镫骨表面的血管收缩，然后用激光打一个适当大小的孔，用镫骨钳取一点点脂肪滴放到旁边，把皮瓣回过来，就可以结束手术了。如果镫骨活动不好，可用剪刀先把镫骨肌腱剪断，然后把后弓剪断。剪后弓时尽量不要摆动，有可能把镫骨足板掀起来，前面一骨折即可。在刮的过程中，对镫骨足板口厚的病人，电钻要掌握好，一般不会损伤鼓索神经，再往后刮可能组织结构会比较脆。把鼓索神经连着骨头整个分叶分不下来时就剪断，过去有的人喜欢用凿子，凿的时候千万要注意不要出现"塌方"，否则可能损伤鼓索神经，最大的问题是可能会导致锤骨、砧骨移位。一旦移位，即使再回位，术后听力至少有 10dB 的损失。

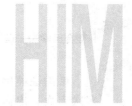

从整合医学看难治性鼻出血的治疗

◎喻国冻

　　无论是年轻还是年长的耳鼻喉科医生都会遇到很多鼻出血的病例。有的鼻出血确实难治，不好处理。

　　我有一个病例，男性，30 岁，反复右鼻出血 10 天就诊于当地县医院，做鼻内镜检查后经过多次前鼻孔填塞，但还是反复出血，没有其他不适。转诊我院后体格检查发现舒张压稍微升高，右侧鼻腔已经填塞，左侧鼻腔未见活动性出血，咽后壁见少量活动性出血，说明鼻腔填塞没有止住出血。家族史、个人史、婚姻史无特殊。血常规示白细胞偏高（填塞应激会有一点增高，不一定是感染），凝血功能、肝肾功能、电解质、心电图、胸片均无异常。病人因多次前鼻孔填塞疼痛难忍，要求在全身麻醉下处理。在全身麻醉下做鼻内镜检查，术中发现右侧蝶窦口前下外侧有活动性出血，可见血管断端，我们用双极电凝把血止住，然后用纳西棉填塞，病人康复出院。出院后第 15 天，病人又有出血。因为长期反复出血，病人出现贫血，予全身支持治疗的同时在全身麻醉下行鼻腔检查，发现上次出血的地方还有活动性出血，再次用双极电凝止血，完全止住，但回病房几小时后病人再次出现鼻出血。遂急诊请介入科会诊，考虑是难治性鼻出血，介入检查发现动脉期右侧上颌动脉血管远端增粗、紊乱、扭曲，部分血管见血液外溢，说明是上颌动脉畸形。经介入栓塞后鼻出血完全止住，病人康复出院。

　　上述病例不是耳鼻喉科，而是介入科把血止住的。其实耳鼻喉科医生能够处理绝大部分鼻出血，95% 以上鼻出血只要没有血液疾病等其他问题，我们都能够处理。这个病人是介入下处理的，是一例典型的难治性鼻出血。

　　鼻出血是一个常见的临床症状，是耳鼻喉科的常见病和多发病。可分为原发性鼻出血和继发性鼻出血。按出血部位可分为鼻腔前部出血和鼻腔后部出血。鼻出血在急诊很多见，大部分出血都在鼻腔前部，容易看，也容易止。

难治性鼻出血位置比较深而隐蔽，传统的前后鼻孔填塞止血效果不好，反复多次出血，出血量比较大，甚至会引起失血性休克，这叫难治性鼻出血。鼻腔大部分的血液供应来自鼻腔外侧，主要是由颈外动脉分支供给（其终末血管占鼻腔血管供应的绝大部分），部分由颈内动脉分支筛前、筛后动脉供给。蝶腭动脉由上颌动脉的分支发出，来源于颈外动脉，蝶腭动脉在鼻腔供应血管中占90%，仅有少部分血管供应来自筛前动脉、筛后动脉、腭大动脉和上唇动脉。因鼻腔血液供应大部分是由上颌动脉的分支蝶腭动脉提供，所以在鼻腔－颅底手术中，需要做带血管黏膜瓣修复颅底时，多半保留蝶腭动脉分支出来的血管，以带血管蒂黏膜瓣进行修复。手术中对这一解剖认识很重要。

蝶腭动脉出蝶腭孔后分为两支：一支是鼻后中隔的动脉，然后分为鼻后中隔上动脉和鼻后中隔下动脉；另一支是鼻后外侧动脉，发出分支后进入上、中、下鼻甲尾端。每个分支都可能造成出血，而且血管的走行存在个体差异。

鼻腔下鼻道后穹隆部，有一支蝶腭动脉鼻后外侧动脉下鼻甲支经过。10多年前有个医生做手术，当时没有采用泪前隐窝入路（没有这个概念，也没注意入路），病人有真菌性鼻窦炎。医生从下鼻道开窗做手术，位置靠后，术中这个地方出血，当时止住了，后面问题来了，这个地方老是出血，所以一定要把血管处理好。这个地方前面有鼻泪管，后面有血管。在泪前隐窝入路下做手术，一定要注意保护，不要损伤它，这个地方一定要记住有这支血管。

在中鼻甲垂直部与水平部交界处，贴近中鼻甲反折处，有蝶腭动脉鼻后外侧动脉中鼻甲支，在嗅裂的鼻中隔前部有筛前动脉，蝶筛隐窝区域的蝶腭动脉鼻后中隔动脉，这些地方有血管通过，容易出血，属于不好处理的区域。

中青年病人的难治性鼻出血，大部分是蝶腭动脉分支居多。老年病人以筛前动脉和筛后动脉分支居多。诊断鼻出血要多考虑出血部位，从哪里来的血管。当然鼻出血一般都是单侧血管出血比较多见。

难治性鼻出血的治疗是尽快找到出血点，给予快速、有效的止血治疗。2015年发布了一个鼻出血诊断及治疗指南：病人来后进行初步的全身状态评估，先行前鼻镜检查，出血点如果不明确，行鼻内镜检查，寻找出血点进行止血；如果出血点不明确，行鼻腔填塞，做血管造影和栓塞止血。如果出血点明确，化学止血、填塞都比较容易。

鼻内镜下对血管出血部位进行电凝，这一方法适合于大多数出血病人。对比较粗大血管的出血，在烧灼时要对周围的近心端血管进行处理。曾有一个病人是鼻咽癌放疗后出血，出血很猛，一下子喷出来。当时我们不知道是哪个血管在出血，放疗后血管脆性增加，出血部位不好判断，但知道大概是哪个地方出血，我们把骨片移开后，慢慢从近心端往后面走，把血止住了。我遇到好几个病人鼻出血，因为来不及止血都发生了死亡。看似简单的、比较常见的问题，实际上要非常重视。目前，低温等离子技术广泛应用，可以减轻对组织的损伤，减轻病人的痛苦，效果也比较好。反复止血难以止住的鼻腔出血需要多学科联合处理，包括蝶腭动脉结扎和介入治疗等。

1930 年 Brooks 首次应用肌肉条栓塞创伤性颈动脉海绵窦，这一介入方法非常有效，能帮助外科医生处理很多棘手问题。一些大血管瘤的手术，需要联合介入治疗作为保障，很多病人术前要评估是否需要做介入处理。很多手术需要多学科合作，才能顺利完成。1974 年 Sokoloff 教授首次应用吸收性明胶海绵栓塞治疗 2 例颈外动脉供血的难治性鼻出血。文献报道，在数字减影血管造影技术引导下，经导管栓塞上颌动脉及面动脉治疗鼻出血的成功率很高。

介入治疗也有各自的适应证和禁忌证，这由介入科医生去掌握。栓塞后的并发症有偏瘫、失明、昏迷、颌面部疼痛、穿刺部位血肿、动脉瘤等，都需要介入科医生掌握。耳鼻喉科医生的职责是要把血止住，病人能顺利康复回家。

对于难治性鼻出血，耳鼻喉科医生要有充分的认识；处理不当或不及时可导致严重并发症，甚至危及生命。应该结合病史、查体和辅助检查，做出综合评估，对全身情况的判定要特别细致，要仔细询问病史，对病人一系列的问题要综合处理。对病人的病情充分评估后，鼻出血的并发症发生率才能降低，才能从根本上解决问题。

从整合医学角度看侧颅底手术的入路与效果

◎查定军

　　侧颅底手术入路有不同的分类、分型方法及入路方式，经典的侧颅底手术入路是颞下窝入路。如果把侧颅底分为前中后三部分：靠前部位有眶颧-颞下入路和颞下窝 D 型入路；中间有迷路入路、颅中窝入路、耳囊入路、耳蜗入路，这些只是针对耳蜗及耳蜗上结构进行的，还有颞下窝 A、B、C 型入路，这也是针对耳蜗及颈内动脉密切相关的入路；靠后外侧有乙状窦后入路和远外侧入路，具体病例还有一些手术入路的选择，如颞下窝 A 型和 B 型的联合，颞下窝 B 型和 C 型的联合入路。

　　按照和迷路的关系，手术入路又可分成迷路前入路、迷路后入路、迷路上入路、迷路下入路及经迷路入路。迷路前入路包括颞下入路及颞下窝 B、C、D 型入路，迷路后入路包括乙状窦后的前外侧入路及后外侧入路，迷路下入路是颞下窝 A 型入路，迷路上入路为颅中窝入路，经迷路入路是耳科医生常用的做桥小脑角手术的 3 种入路之一（还包括经耳囊入路及经耳蜗入路）。

　　颞下窝入路的方式最早由 Ugo Fisch 于 1977 年提出，当时主要用于颈静脉球体瘤手术。颈静脉球体瘤外侧有面神经，前侧有颈内动脉，内侧有后组脑神经及脑和颅内结构，因此要到达这一部位切除球体瘤，要考虑面神经、乙状窦颈内静脉和颈内动脉的处理，此外，如果侵犯到脑膜，对脑膜如何处理，侵犯到颅内，颅内部分该怎么处理，这都是在手术设计时要考虑的关键点。这一入路适用于颈静脉球体瘤 C1、C2 型，高位迷走神经副神经节瘤，后组脑神经鞘膜瘤，以及颈静脉孔区的其他病变。

　　下面是一个典型病例。女性病人，持续声嘶、吞咽不利 2 年，由此分析迷走神经有异常，舌咽神经可能也有问题。病人有高血压病史 2 年。查体见悬雍垂左偏，右侧咽反射减退，舌体无萎缩，舌下神经双侧对称。影像学发现在颈静脉球区大片组织有破坏，支持颈静脉球瘤的诊断，颞下窝对颈内动脉有侵犯，颈动脉管壁完整。手术采用一个大的反问号的切口，常规切开后，外耳道做封闭，做标准的膜瓣，向颈部延伸，很好暴露颈内静脉、颈内动脉、颈外动脉及颈总动脉；手术做到最后，颈静脉孔要打开，才可很好暴露颈静脉球到颈内静脉的区间，把颈静脉球瘤做完整暴露。前方和颈内动脉的关系要分清。手术设计好后首先打开入路，常规做外耳道封闭，做岩骨次全切除，整个外耳道封闭后内侧鼓膜及外耳道皮瓣全部要清理干净。避免遗留上皮，上皮遗留后会导致继发性胆脂瘤。切除岩骨后，做面神经移位，前上方要到颈上神经节，下方要到颈颅孔，把整个面神经充分游离后向前方移位。在游离面神经过程中，要比较好地保留颈颅孔的软组织，这对术后面神经功能非常重要，保留得好，面神经功能一般会恢复到 3 级，甚至 1 级。

　　面神经向前移位后，要保证张力比较小，不要过分牵拉；张力过大，撑开后颞下窝会对面神经有比较明显的损伤，术后面神经功能会受到显著的影响。腮腺内面神经要分到两个主干，且主干要做适当游离，这样能保证整个面神经从颞骨到腮腺的部分有比较充分的游离减张，不至于有过大的张力。

　　切除整个岩骨外侧后暴露乙状窦、颈静脉球区，前方要暴露颈内动脉垂直段及膝部，水平段的后半部分要做充分暴露。处理乙状窦时，常规压迫上端，下端剪开后，沿着乙状窦向颈静脉球区填塞，血止住后可把乙状窦壁向颈静脉球剪开，做的过程中颈静脉球肿瘤会沿着乙状窦向上扩散，也会随着颈内静脉向下扩散，所以在切除时，一定要做到颈静脉球体瘤上端，不要中间截断，下端要到颈内静脉尾端。必须找到肿瘤边缘端，从两头向中间处理，对乙状窦来讲就是止血，把上面的血止住，对颈内静脉进行处理，在颈部要提前做结扎，保证处理颈静脉球时，栓子不会沿着颈内静脉脱落到肺里形成肺栓塞。

　　如果颈动脉管壁组织有破坏，原则上要求把颈动脉管周围的骨磨干净。颈内动脉周围的骨膜表面也要充分切除，颈动脉的外膜可以保留。外膜和骨膜之间，以及病变之间往往有一个分层界限，这时可以很好处理颈静脉球瘤病变和颈内动脉之间的关系。向下把颈静脉孔区的骨质后方充分磨除，要很好地暴露颈静脉孔区颈内静脉和乙状窦的部位，以及颈内动脉，这样就可把病变从上到下贯通，非常好地把它取出来。在填塞岩下窦和髁后导静脉时，保证填塞的海绵不要过多，压力不要过大；否则，在内侧舌咽神经、迷走神经、副神经出颅的地方，即血管壁内侧，会导致继发性后组脑神经损伤。

　　上述采用颞下窝 A 型入路的病人术后面神经功能达 3 级，应该是不错的。通过磁共振定期复查，目前没有发现病变有复发迹象。

　　颞下窝 B 型入路用于靠迷路前方的病变的处理，主要需要暴露颞骨、岩尖部、斜坡、颈内动脉水平段，暴露比较好的，可以暴露咽鼓管区，部分病人可以暴露到颈内动脉及破裂孔区，颞下窝壁也可以做到暴露。主要适用于颞部岩部的胆脂瘤、颞部岩尖部的胆固醇肉芽肿、斜坡脊索瘤、斜坡软骨肉瘤及咽鼓管肿瘤。颈内动脉内侧的、靠近咽喉管区的病变，也可通过颞下窝 B 型入路解决。举例如下。

一名 20 岁的男性胆脂瘤病人，左耳反复流脓伴听力下降 8 年，就诊前 4 年做过一次左侧乳突手术。CT 见颈内动脉内侧有一个软组织影，从内前方到蝶窦后外侧，靠近蝶窦，在迷路前方、颈内动脉内侧向内前扩散。处理这个病变需要把颈内动脉水平段游离出来，然后处理内侧病变。手术入路选择颞下窝 B 型入路，常规做耳后 "C" 形切口，封闭外耳道，找到面神经的主干和额支，保护面神经。向下翻转颧弓和颞肌，做岩部次全切除。要暴露颞骨颈内动脉水平段、脑膜中动脉及下颌神经。作为标准颞下窝 B 型入路要切断脑膜中动脉和下颌神经，但对于部分病人如果暴露很好可以保留；如果要到达破裂孔区或咽鼓管区，则很难保留。我们对该病人的脑膜中动脉和下颌神经都做了切断，将下颌骨做移位，最后用脂肪填塞术腔。

颞下窝 C 型入路是将颞下窝 B 型入路向前做扩大，可以扩大暴露翼腭窝、颞下窝、鼻咽及鞍旁病变。早期在没有内镜时，该入路适合做青少年鼻腔纤维血管瘤和鼻咽癌的挽救性手术，切口做大 "C" 形，但向前要做延长，一样要分离外耳道，保留面神经的额支，也要离断颧弓，下翻颞肌瓣，去掉中耳结构，切开颞下窝。向前方可以扩大，暴露翼突。但近几年由于内镜技术的兴起，这一入路已基本不再使用。经鼻内镜处理这一区域有优势，所以，现在报道的采用颞下窝 C 型入路的病例越来越少，基本被内镜取代了。

颞下窝 A、B、C 型入路的暴露范围，A 型可达颈内动脉垂直段的后半部分，B 型可接近破裂孔，C 型可向前到达颞窝区鼻咽部。颞下窝 D 型入路是一种改良的颞下窝入路方式，主要为保护部分功能，直接经耳前到达颞下窝，所又称之为耳前颞下窝入路。主要适用于靠前方三叉神经来源、鞍旁的脑膜瘤，不伴颞下窝侵犯，累及海绵窦的鼻咽纤维血管瘤，累及 Meckel 腔的脊索瘤、软骨肉瘤等。我们有一个病例，33 岁男性，左侧颞下窝软骨母细胞瘤术后 5 年，左耳流血 20 天。查体见左侧外耳道前壁肿物，堵塞外耳道，易出血。在神经外科和颌面外科分别做了手术，再次复发。影像学检查发现在整个颅中窝区域有大片软组织影，最佳的手术方式就是颞下窝 D 型入路，我们做了一个耳前的大切口，向前翻起皮瓣，把面神经保护起来，然后把肌骨膜瓣翻起后充分暴露以颧弓为中心的结构。翻出来后，做颞骨的次全切除，切除时要向前上扩展，颧弓要切除一部分，颅中窝组织要做充分的切除暴露，因为病变主要在颅中窝底部，脑膜基本保留完整。在下颌骨的内侧，颧弓内侧见有大片病灶，通过该入路可以做到比较好的暴露和清除。

对颞下窝入路的选择原则是基于肿瘤的位置、大小、性质及所用设备，以及医生的实际操作能力。应选择合适的手术入路，在切除病变的同时，最大可能保留周围正常结构和功能。处理这些病变最核心的问题就是颈内动脉，做侧颅底甚至前颅底手术就是围绕颈内动脉在处理，一定要保证颈内动脉的安全，也要考虑面神经、脑膜、颈内静脉及后组脑神经的问题。在手术入路选择上，既要坚持过去提出来的入路分型原则，在适当时也要做一些变更，因为技术手段在更新，对病变的认识也在提高。

整合肝病学

从整合医学角度看血小板减少的病因及治疗

◎ 王福生

血小板减少的机制包括生成减少、消耗或破坏增加，以及功能障碍。巨核细胞是血小板的来源，巨核细胞出现问题（如艾滋病病毒感染）会导致血小板生成减少或成熟障碍。消耗过多常常和感染性疾病有关，如细菌性感染引起感染性休克会使血小板破坏增加，主要是由于病原体诱导产生抗血小板抗体，使血小板产生破坏；各种原因引起的肝硬化、门脉高压、脾大、脾功能亢进，也会增加血小板的破坏。血小板的功能障碍通常和病毒感染有关，肾脏、呼吸、血液、消化等很多系统的疾病都可导致血小板功能障碍。当然，血液系统疾病首当其冲，再生障碍性贫血等很多血液病是血小板减少的主要原因。此外，一些药物、化学物质或放射等也可引起血小板减少，肿瘤和一些免疫系统疾病也是重要的原因。血小板减少，尤其是显著减少，是导致临床死亡的危险因素。

临床上对血小板减少的研究非常多，及时检测血小板数量的变化及其趋势，对脓毒血症的病情发展、预后判断、治疗和恢复都有很重要的帮助。在急性生理或慢性健康状态评分中，血小板计数是重要内容，血小板越少，病人的病死率通常也会越高。最常见的幽门螺杆菌（HP）感染可以导致血小板减少，现在认为是HP 细菌的抗原成分诱导血小板糖蛋白抗原产生交叉反应抗体所致；一项荟萃分析包含了 1550 例病人的临床研究，发现 HP 与血小板减少相关。如果对 HP 进行及时治疗，血小板的恢复率达 40%～50%，可以看到 HP 的感染和血小板减少有明显关系。西安每年都有流行性出血热（肾综合征出血热）的报告，该病在临床上典型表现为五期：一是发热期，二是血压变化期，三是少尿期，四是多尿期，五是恢复期。血小板减少主要发生在开始发热阶段，血压变化期和少尿期血小板会逐渐减少，血小板减少有时是独立的死亡预测指标。血小板减少主要是由于病毒和血小板结合引起的变化所致，当然也由于肾小管广泛损伤，血小板参与到整个凝血过程中而数量减少；在多尿期会逐渐恢复，到恢复期血小板会恢复到正常水平。有文献报道，在发热期，血小板体积明显增大，黏附力较强，有利于微血栓形成，在早期参与了出血热的发病机制。此外，临床上还存在一种血小板减少综合征（HELLP 综合征），以溶血、肝酶升高和血小板减少为特点，是妊娠期高血压疾病的严重并发症，多数发生在产前，相关机制值得深入研究。

艾滋病病毒（HIV）感染从急性期、无症状期发展到艾滋病期时，$CD4^+T$ 淋巴细胞（简称 CD4 细胞）降至 $200/\mu L$ 以下，有的病人降至 $450/\mu L$ 就进入艾滋病期。尤其在 CD4 细胞低于 $50/\mu L$ 的情况下，病人会出现严重的并发症，包括细胞功能下降、血小板减少。这是因为免疫异常，免疫复合物形成，加速了血小板清除；此外，抗 HIV 抗体与血小板表面的糖蛋白结合引发反应也会导致血小板减少；再者，HIV 的持续感染会对骨髓造血功能有抑制，这时不仅血小板减少，实际上白细胞和红细胞都会减少。2015 年 8 月，我们开始为 HIV 感染者做整体免疫治疗，一些病人当时呈明显的三系降低状态，有严重并发症。经高效联合抗反转录病毒（HAART）治疗后，病毒颗粒减少，整个造血功能逐渐恢复，血小板也慢慢恢复。在此过程中我们发现一个问题，尽管艾滋病病人 CD4 细胞已经到了 $200/\mu L$ 以下，但恢复到我们认为比较高的水平时（$500～600/\mu L$），体内依然有免疫紊乱，即存在炎症激活免疫或免疫炎症反应，影响到血小板的数量和功能，所以血小板计数虽然有所上升，但很难达到接近正常的水平。正常情况下，CD8 细胞含量为 $500～800/\mu L$，平均在 $600/\mu L$ 左右，正常人很少超过 $800/\mu L$；而 CD4 细胞正常在 $1000/\mu L$ 左右。我们治疗后的病人 CD8 细胞通常在 $1000/\mu L$，而 CD4 细胞在 $500/\mu L$ 左右。这就是出现异常的免疫炎症反应的原因。有报道，静脉吸毒和男同性恋所致艾滋病相比，静脉吸毒者血小板减少发生率更高。

丙型肝炎和乙型肝炎一样，都会经历慢性肝炎、肝纤维化、肝硬化的过程，有的发展成肝衰竭。在这个过程中肝硬化门脉高压导致血小板减少是一个重要机制。国外对丙肝的研究比较热，有报道丙肝有血小板减少，血小板的减少程度和其他原因引起的肝硬化或肝炎相比，更为明显。这涉及病毒的复制水平，复制水平越高，血小板减少程度就越重，有效的抗病毒治疗可促进血小板恢复。

此外还有较多的关于原虫感染至血小板减少的报道（基本都在 20 年前）。临床观察登革热病人因为凝血功能障碍而发生血小板减少，血小板联合抗体增加是导致血小板减少的重要原因。相关免疫机制研究发现，多种细胞因子，尤其是炎症因子参与了免疫炎症反应，导致血小板减少；同时，骨髓造血功能障碍也是血小板减少的重要原因。关于真菌感染引起血小板减少的报道非常少，曾经报道有 2 例阴道白色念珠菌感染引起的慢性血小板减少，经过抗真菌治疗后恢复良好；机制可能与骨髓巨核细胞体积增大、空泡变形，导致血小板生成障碍有关。

关于血小板减少的治疗，如果是感染引起的血小板减少，主要是抗感染治疗。在其他疾病过程中预防感染或提前有效进行经验性抗感染治疗，能有效预防血小板减少；但这主要是重症感染诱发血小板减少的治疗原则，最好是找出病因，准确治疗。其次是输血补充血小板，避免严重情况发生。由药物或其他原因引起的，应采取相应治疗。

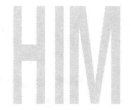

急性肺损伤后肺泡组织的修复与再生

◎ 蒋建新

在危重疾病的发生和发展中，肺脏不仅是最易受累的靶器官，肺功能障碍也是其他器官功能相继发生障碍的重要引发因素。因此，如何预防和有效治疗呼吸功能障碍，对于提高多脏器功能障碍等危重疾病的救治水平至关重要。然而，近10年来以通气功能支持和抗炎治疗为导向的急性肺损伤/急性呼吸窘迫综合征（ARDS）的防治策略不尽如人意。事实上，防治急性肺损伤/ARDS的关键在于从组织结构上实现功能性修复、恢复正常气体交换功能。目前，成体肺组织修复与再生最有效的方法可能是在改善肺脏局部微环境基础上，通过外源性干细胞移植或激活肺脏自身的修复潜能，以实现受损肺脏实现有效功能重建。

迄今为止，器官、组织损伤的修复治疗虽已进入再生医学时代，但肺脏损伤修复研究仍处于该领域相对滞后的阶段。其关键原因在于肺脏复杂的三维结构及维持正常肺脏功能需多达40余种细胞类型，使得肺脏再生仍是一项极富挑战性的研究。本文重点概述了肺内、外源性干细胞，药物干预及人工组织修复损伤肺组织的措施。

一、肺外干/祖细胞参与修复肺组织损伤

（一）骨髓干/祖细胞动员参与修复损伤肺组织

骨髓是机体最大的干细胞库，肺外干/祖细胞的主要来源是骨髓池。潜在参与肺损伤修复的细胞主要包括骨髓间充质细胞（BDMC）、内皮祖细胞（EPC）和造血祖/干细胞。在肺部感染或急性肺损伤或骨髓动员剂［如粒细胞集落刺激因子（G-CSF）、肝细胞生长因子（HGF）或肾上腺髓质蛋白］作用下，以上细胞从骨髓池外流并发生定向迁移，以特定的分化形式参与损伤肺组织的修复过程。既往研究证实，在小鼠肺气肿模型肺泡再生过程中，G-CSF、HGF或肾上腺髓质蛋白可

诱导肺毛细血管腔骨髓源性内皮祖细胞的增加。然而，骨髓源性细胞究竟是分化为肺泡细胞还是与定居细胞融合有待进一步证实。在细菌性肺炎和急性肺损伤病人中，循环内皮祖细胞数量显著增加，而且增加的数量与疾病预后相关，提示骨髓源性祖细胞在炎性刺激作用下释放到循环中，并且这些细胞促进炎症过程的消退和损伤肺组织修复。骨髓源性间充质细胞对肺泡的再生促进作用在弹性蛋白酶诱导的肺气肿模型上得到了很好的验证。

（二）骨髓干/祖细胞移植对肺组织损伤的修复作用

在当前的临床干细胞治疗中，间充质干细胞（MSC）是细胞治疗的重要候选细胞。MSC 易于从骨髓和组织中分离。同种异体 MSC 由于其低表达主要组织相容性复合物（MHC）Ⅰ型和Ⅱ型蛋白且缺乏 T 细胞的共刺激分子而易于为受体耐受。因此，同种异体 MSC 应用在理论上可行，MSC 可以储存到治疗时使用，且无伦理学争议。近年，在美国已有超过 100 项临床 MSC 试验注册并开展。如上所述，MSC 能够减轻肺组织损伤并促进修复过程。这些有益的效应是基于 MSC 调节免疫系统及产生生长因子和细胞因子（如表皮细胞生长因子、HGF 和前列腺素 E2）的能力。鉴于以上抗炎效应，对 MSC 治疗严重肺疾病（急性肺损伤、慢性阻塞性肺疾病、肺动脉高压、哮喘和肺纤维化）的潜力已有广泛研究。同时，在实验模型中，通过静脉或气管注射骨髓细胞或骨髓源性 MSC 可减轻脂多糖诱导的小鼠肺损伤，博莱霉素诱导的炎症、胶原沉积和纤维化也在气管或静脉输注 MSC 后减轻。其作用机制主要涉及以增加抗炎介质、减少促炎介质分泌为导向的免疫调节效应，以分泌生长因子为导向的气血屏障修复效应、肺泡水肿液清除效应和肺泡上皮细胞凋亡抑制效应，因此，MSC 在急性肺损伤修复与再生中具有重要临床价值。

在内毒素所致急性肺损伤模型中，肺组织损伤包括细胞凋亡和坏死，这就需要正常的修复细胞替代并维持器官内环境稳定。因此，既往有研究证实骨髓 MSC 在肺损伤微环境中可塑性很强，能够分化为肺泡Ⅰ型和Ⅱ型上皮细胞、成纤维细胞、内皮细胞、支气管上皮细胞等多种类型的肺组织细胞。而且，对于骨髓重建的绿色荧光蛋白（GFP）嵌合小鼠在脂多糖注射后 7 天，扁平的 GFP 阳性 BDMC 出现在肺泡壁。这些细胞的分子标志角蛋白（上皮细胞标志）或 CD34（内皮细胞标志）呈阳性染色。这就提示 BDMC 可分化或与肺泡上皮、血管内皮细胞融合，显示移植的 BDMC 可能参与了肺损伤的修复过程。然而，随着观察时间的延长，BDMC 逐渐并且显著减少。此外，骨髓源性单个核细胞（BMDMC）治疗能够改善急性肺损伤的炎症损伤和纤维化进程。尽管目前对肺内定植的骨髓源性细胞数目、停留时间及旁分泌调节尚有诸多争议，但根据以上结果，可以认为骨髓源性细胞最初迁移到损伤的器官并分化或与器官实质细胞融合，随着骨髓源性细胞定植于损伤器官，便难以或不能分化或发育成新的细胞，此时主要作用应该是对损伤局部微环境的调节，刺激内源性修复反应。

另一方面，新近研究认为，静脉输注的骨髓 MSC 能够显著改善新生小鼠高氧所致的肺损伤，逆转肺泡表面积病理性减少和呼吸功能减弱。进一步研究发现，用 MSC 条件培养基同样具有类似的治疗效果。其作用机制研究进一步证实，在此过程中，支气管肺泡接合部的支气管肺泡干细胞（BASC）—— 一群具有分泌功能的 Clara 细胞——显著增加；而且，体外克隆形成实验发现，BASC 的增殖可能并非由生长因子类成分所致，谱系追踪技术发现 BASC 有助于肺损伤后上皮结构重建。因此，MSC 对急性肺损伤的修复效应可能是通过刺激 BASC 的增殖所致。

二、肺内干/祖细胞参与修复肺组织损伤

近年干细胞治疗各种肺脏疾病的研究显示，肺组织自身的干细胞和肺外组织来源的干细胞均可参与肺损伤组织修复。然而，基于对呼吸道上皮本身极低的生长更新率和有限的再生能力的认识，既往应用外源性干细胞并取得一定的治疗效果，但外源性干细胞在肺组织内的修复与再生作用有限，难以产生足量气管上皮或肺泡上皮细胞，因而目前尚难以通过其促进损伤肺组织的修复与再生作用达到治疗肺脏疾病的目的。事实上，哺乳动物体内许多器官组织内都存留少量的内源性成体干细胞/祖细胞，它们分布于特定的微环境（壁龛）内，后者可能是维持正常器官组织稳定和修复损伤组织的重要细胞来源。关于肺脏内源性干细胞，研究结果表明，成年小鼠的气管、支气管、细支气管和肺泡内都分布有具有一定分化能力的干/祖细胞。人、大鼠、家兔等哺乳动物肺组织也证实存在类似的干/祖细胞的分布。尽管目前尚缺乏严格的内源性肺干/祖细胞标志，分离培养较为困难，且对这种干/祖细胞的分类方法尚有一定争论，但对其在维持肺结构稳定和肺组织修复方面的作用已获得较广泛认可。

（一）肺泡干/祖细胞参与损伤肺组织再生

在肺损伤修复过程中，肺内干/祖细胞（如气管和支气管干细胞、细支气管干细胞、细支气管肺泡干细胞和肺泡干细胞、肺泡Ⅱ型上皮细胞等）在恢复肺内环境稳定、参与损伤区组织修复中扮演了重要角色。在执行气体交换的主体区域——肺泡壁的组成细胞中，肺泡Ⅰ型和Ⅱ型上皮细胞覆盖肺泡腔的大部分区域。在肺损伤发生时，表面积较大的Ⅰ型肺泡上皮细胞损伤、坏死，数目占有绝对优势的Ⅱ型肺泡上皮细胞能够分化并替代Ⅰ型肺泡上皮。研究证实，在肺内炎性刺激（脂多糖和博莱霉素）条件下，可导致Ⅰ型肺泡上皮损伤，Ⅱ型肺泡上皮可能分化并替代受损的Ⅰ型肺泡上皮。一部分Ⅱ型肺泡上皮群形态可变得肥大。这些现象经常见于各种受损伤的肺脏。目前有研究进一步认为，在Ⅱ型肺泡上皮中存在形态结构不一的干细胞亚群，在终末细支气管、肺泡管连接处、肺泡壁等均有分布。因此，在肺损伤结构重塑过程中，如何有效调动Ⅱ型上皮细胞的修复潜能，从数量、分布和细胞转化路径分析无疑具有绝对的权重优势。

应用 GFP 嵌合小鼠实验发现，肺损伤后再生的肺泡由骨髓源性（GFP 阳性）和非骨髓源性（GFP 阴性）细胞组成。这表明，定居的肺细胞包括内源性干细胞，

有助于肺泡发生。现已明确，Ⅱ型肺泡上皮细胞能够修复损伤的肺泡上皮。然而，肺内源性干细胞替代损伤的Ⅱ型肺泡上皮的潜能尚不清楚。最近认为，小鼠干细胞抗原（Sca）－1阳性细胞可能是肺内源性干细胞。Hegab等报道弹性蛋白酶诱导的肺损伤可增加具有干细胞标志（如Sca－1、CD34和c-kit）的细胞数目，在HGF或弹性蛋白酶作用下，Sca－1$^+$/SPC$^+$细胞数量显著增加，两者合用效果最强。多数Sca－1$^+$细胞是肺内源性干细胞，然而，多数c-kit$^+$细胞是骨髓源性。因此，如何有效增加肺内源性干细胞的数目可能是有效修复损伤肺组织的关键环节之一。可喜的是，近年美国学者Edward Morrisey等发现，激活Wnt信号通路显著增加BASC的数量，而锂等药理学调控物可使肺组织中的关键干细胞群进行强制性扩增和分化，毫无疑问，这将为以肺干细胞为切入点修复损伤肺脏的设想提供了新的可能。

与此同时，NolenWalston等观察了在肺切除小鼠代偿性肺生长过程中肺内源性干细胞（Sca－1$^+$/SPC$^+$/CCSP$^+$/CD45$^-$）和Ⅱ型肺泡上皮细胞的反应。结果发现，Sca－1$^+$细胞和Ⅱ型肺泡上皮细胞数量在代偿性肺生长中增加并分别达到基础值的220%和124%。Sca－1$^-$细胞在代偿性肺生长的作用占到0～25%，然而，依照细胞动力学模型，在数目上占有绝对优势的Ⅱ型肺泡上皮细胞对肺组织再生仍是必需的。

目前，与小鼠肺内源性干细胞增加的报道相比，虽然2011年《新英格兰医学杂志》报道了人肺干细胞的证据，但我们对人肺干细胞的认识仍非常有限。主要原因有两方面：①缺乏人肺内源性干细胞的特异性标志；②人肺标本获得有限。尽管如此，这项关于肺干细胞的研究还是证明了c-kit$^+$细胞的体外干细胞特性，并在体内实验模型中证明了这种细胞的干细胞特性，同时为肺干细胞今后的临床应用提供了一些实验准备。但从肺干细胞的发现到将其最终真正应用到临床的干细胞移植还需要很多后续实验的补充。首先，肺干细胞移植的有效性如何？即由肺干细胞分化而成的新生肺组织是否具有正常肺组织的生理功能？其次，肺干细胞移植的可行性有多少？而对于有肺部疾患的病人，他们的肺干细胞是否会因为肺部不良的微环境而失去自我增殖和多潜能分化的能力？第三，异体肺干细胞的移植又能否有自体移植相似的疗效？第四，从肺干细胞分离、培养到最终移植一系列过程的技术问题。

鉴于此，近年研究开发出组织干细胞的StemSurvive储存液。应用这种溶液，人肺组织可以储存7天，且组织干细胞和壁龛细胞不会受到任何影响。随后，研究从StemSurvive溶液储存的人肺内分离了肺泡祖细胞（AEPC）。AEPC是具有MSC特点的内皮细胞表型。通过芯片分析，AEPC与MSC和Ⅱ型肺泡上皮细胞共享许多基因，提示肺泡上皮及其间质细胞在表型上的交叠。事实上，已有研究发现AEPC在纤维化肺和一些类型腺癌数量增加。AEPC存在间质和上皮表型的转化，提示这些细胞在组织修复和癌症发生中扮演了肺组织干细胞的角色。对于肺泡修复，间充质特性如抗凋亡活性和活动性可能对于功能性上皮祖细胞有益。需要进一步的实验探究以阐明 AEPC 在肺疾病中的病理生理作用。

（二）肺内 MSC 参与损伤肺组织再生

肺内 MSC 这一内源性干细胞亚群，具有自我更新能力和分化为间充质细胞系的能力。鉴于来自不同器官的 MSC 特性不尽一致，并无特定的细胞表面标志，因此目前基本的 MSC 判别标准为：能够黏附于塑料培养皿，体外具有成骨、成脂和成间充质细胞分化潜能，且阳性分子标志通常选择 CD73/CD90/CD105，阴性分子标志通常选择 CD34/CD45/CD14 或 CD11b/CD79a 或 CD19/HLA-DR。

肺脏 MSC 可从新生的肺脏和支气管肺泡灌洗液分离获得。Karoubi 等从外科手术人肺组织分离出 MSC，并将其成功分化为表达水通道蛋白 5 和 Clara 细胞分泌蛋白（CCSP）的 Ⅱ 型肺泡上皮细胞。尽管在肺再生中 MSC 的作用不明，但有关 MSC 对肺损伤的有益作用已有广泛研究。MSC 能够产生多种细胞因子和生长因子。此外，脂多糖刺激的肺细胞与 MSC 共培养可使促炎细胞因子分泌减少，提示 MSC 分泌的可溶性因子可抑制炎症反应，并且肺细胞与 MSC 的直接作用产生抗炎效应。MSC 对免疫细胞（T 细胞、B 细胞和 NK 细胞）有免疫调节效应。此外，新近研究发现，小鼠肺脏在弹性蛋白酶损伤后，在气管内给予具有 MSC 表型的肺内源性干细胞可减轻弹性蛋白酶诱导的肺损伤并改善存活率。移植的干细胞能够到达肺泡腔，仅有一些细胞保留在肺泡壁。以上结果并不支持细胞的分化，而是提示干细胞在肺损伤中的免疫调节效应。此外，Spees 等报道线粒体 DNA 能够从 MSC 传递到其他细胞，其能够调节受体细胞的线粒体功能。因此，我们推测 MSC 对肺损伤的抑制效应可能是由于 MSC 的抗炎效应而非分化为肺细胞的作用。

三、药物对损伤肺组织修复与再生的影响

（一）视黄酸（RA）

RA 属于维生素 A 的活性代谢产物，而气道上皮是维生素 A 作用的特定靶细胞。RA 参与肺脏发育，特别是肺泡的发生及损伤后肺脏的修复过程。RA 调节胚胎肺脏的形态分支，以及参与肺发育的基因并促进肺泡分隔。敲除小鼠 RA 受体可导致肺泡发生障碍，即正常肺泡和肺泡弹性纤维形成异常。肺脏成纤维细胞在 RA 处理后弹性蛋白合成增加与脂成纤维细胞（类视色素储备细胞）有关。以上结果提示，RA 在肺脏发育形态上扮演了重要角色。自从 Massaro 等发现全反式视黄酸（ATRA）可逆转大鼠肺气肿模型解剖和功能病变以来，学者们在该领域内开展了一系列研究。特别是 RA 可诱导 Ⅱ 型肺泡上皮细胞增殖，其作用机制在于干扰 G1 晚期细胞周期蛋白依赖性复合物的活性，抑制细胞有丝分裂中调节细胞周期的 Cdk 抑制蛋白 CKI p21CIP1 表达，导致细胞分裂周期抑制因素减弱，促进细胞进入增殖循环，因而促进肺切除后的残余肺脏的增长，发挥促进肺组织修复的作用；Massaro 曾经发现，大鼠出生后应用 RA 能够增加肺泡数目，此外，RA 能够抑制地

塞米松对肺泡形成的抑制效应。目前认为，RA 促进肺泡再生可能是治疗气体交换表面积减少类肺脏疾患的重要成分。迄今共有 14 项研究使用 RA 防治肺气肿模型，有趣的是，其中有 8 项显示 RA 促进肺组织再生，而另外 6 项显示阴性结果。这种前后不一的可能原因包括：①动物模型种属差异；②RA 剂量阈值差异。在代偿性肺生长过程中，如啮齿类的小动物显示良好的再生过程，这是因为其体细胞在整个生命过程都具有增殖潜能，这一特性可以影响 RA 的治疗结果。另外的因素就是促进肺再生的 RA 剂量。Stinchcombe 和 Maden 曾经评价过 RA 对 3 种品系小鼠（TO、ICR、NIHS）的肺再生效应，发现 RA 剂量阈值对于不同品系小鼠各不相同。相比较，RA 对大鼠损伤肺功能改善作用较小鼠为弱。

除了外源性 RA，肺组织内脂类间质细胞中储存有内源性视黄酸的底物——视黄醇，而脂类间质细胞聚集在肺泡生发部位，视黄醇在肺泡组织形成过程中起着关键作用，提示这些细胞中的视黄醇是形成肺泡组织的内源性视黄醇。研究发现，大鼠脂类间质细胞能合成和分泌 ATRA，后者能够增加 I 型上皮细胞视黄醇结合蛋白 CRBP-I mRNA 的表达。视黄醇结合蛋白——视黄醇复合物——是体内合成视黄酸的底物。ATRA 通过核受体 RARs 和 RXRs 介导相关基因的表达。外源性 ATRA 能够增加视黄醇存储颗粒的数量，并进而增加内源性视黄酸的分泌，从而诱导或增加了肺泡组织的形成。因此，在外源性 RA 促进损伤肺组织过程中，内源性 RA 也参与其中。

腹腔注射外源性 RA 的药代动力学结果显示，小鼠在注射 RA（2.0 mg/kg）后，RA 迅速进入外周血，5 分钟时肺脏已有 RA。在 15 分钟时达到峰值（4178pg/mg 组织），随后减少，4 小时后血浆内已经检测不出。但肺内 RA 在观察时间内始终存在，并以 ATRA 形式存在。既往研究证实 RA 能够引起肺内有相关基因迅速表达：RA 反应元件如 RA 受体和 RA 结合蛋白及弹性蛋白原（tropoelastin）基因的表达。因此，外源性 RA 应用在肺脏组织局部具有很好的靶向性，是修复损伤肺组织的有效成分之一。

（二）肝细胞生长因子（HGF）

HGF 最初作为一种肝细胞原代培养的有丝分裂剂使用，HGF 是一种由间质细胞分泌的多能性生长因子，具有促细胞分裂、增殖、迁移、分化等作用，在肺损伤后或肺发育过程中，通过其受体 c-Met 的酪氨酸磷酸化发挥促有丝分裂作用，对于发育肺脏的形态发生也有一定作用。特别是，HGF 是肺泡 II 型上皮的促分裂剂。在小鼠肺切除术后的肺代偿性生长中，HGF 刺激呼吸道上皮细胞增殖。此外，HGF 还可以激活内皮细胞的迁移和增殖，诱导血管发生。在肺泡隔形成中，HGF 以 3 种常见分泌方式，主要通过 4 种细胞（成纤维细胞、巨噬细胞、平滑肌细胞、活化上皮细胞）对肺脏上皮和内皮细胞发挥促进增殖、迁移、微管形成作用。鉴于以上效应，人们对 HGF 在肺再生中的作用已有广泛研究。腹腔内注射 HGF 能够显著增加小鼠外周血单个核细胞 Sca-1$^+$/Flk-1$^+$ 比例。HGF 还能诱导骨髓源性和肺泡壁内定居内皮细胞的增殖，逆转弹性蛋白酶诱导的小鼠肺气肿，减少肺纤维化小鼠胶原沉积，并诱导肺代偿性生长。对大鼠肺气肿模型而言，转染编码人HGF 的基因能够促进肺泡内皮和上皮有效表达人 HGF，引起更为广泛的肺血管化，并抑制肺泡壁细胞的凋亡。静脉注射分泌 HGF 的脂肪源性间质细胞，能够改善大鼠肺气肿。Hegab 等报道每周吸入 2 次 HGF，连续 2 周，能够显著减轻弹性蛋白酶诱导的肺泡腔的扩张和肺泡壁的破坏，且静态肺顺应性增加并可恢复到正常水平。HGF 促进上皮细胞株 A549 的趋化反应，阻断 HGF 受体后，抑制 A549 趋化，相同浓度的角质细胞生长因子（KGF）却没有此效应。在特定培养条件下，HGF 诱导非贴壁肺干细胞向肺泡样细胞分化。

（三）粒细胞集落刺激因子（G-CSF）

G-GSF 通过动员骨髓干细胞进入外周血，缓解急性肺损伤病理过程。在小鼠肺气肿模型，G-CSF 能够减轻肺气肿病变。对于 G-CSF 治疗小鼠，肺泡平均线性间距（Lm）与损伤组比较明显缩短。这一现象与 RA 诱导的小鼠肺气肿病变减轻程度一致。G-CSF 能够增加血循环中骨髓源性内皮祖细胞的数量。G-CSF 联合 RA 治疗具有显著的叠加效应，表现为 Lm 进一步缩短。骨髓源性细胞在 G-CSF 诱导的肺再生中发挥了重要作用。以上结果提示，老年慢性阻塞性肺疾病病人缺少循环干细胞可能是影响疗效的限制因素。

（四）角质细胞生长因子（KGF）

KGF 也称为"成纤维细胞生长因子–7"，属于 FGF 家族，主要由间充质细胞产生，作用于表达 KGF 受体的肺泡 II 型上皮细胞，在肺脏发育过程中具有重要作用。KGF 能够促进肺泡 II 型上皮细胞存活、增殖和迁移及细胞与细胞外基质的黏附。气管内注射 KGF 诱导肺泡 II 型上皮细胞增殖。对于肺切除的大鼠，KGF 诱导发育成熟的肺脏代偿性形成新的肺泡。此外，体外实验证实，KGF 对 AT2 向 AT1表型转化过程具有显著的逆转效应，可能是保持 AT2 表型或 AT1 去分化的重要调节分子。尽管 KGF 预处理可以预防弹性蛋白酶诱导的肺气肿，但 KGF 治疗后（弹性蛋白酶作用后 3 周）并不能逆转肺泡病理性扩张。重组人 KGF 预处理可能并不能减轻肺泡炎性渗出，不能减轻上皮细胞损伤，研究认为 KGF 可能并未直接参与肺泡上皮修复。血气和肺顺应性检测结果提示，KGF 对气体交换功能的改善可能主要是 AT2 增殖所分泌的表面活性蛋白增加所致。KGF 基因治疗（鼠伤寒沙门菌减毒疫苗 + 重组人 KGF 基因治疗）能减轻放射性损伤大鼠肺炎性损伤。这些结果提示，KGF 可能主要发挥抗炎效应，并不能有效促进肺泡修复。

（五）肾上腺髓质蛋白（adrenomedullin）

肾上腺髓质蛋白是从人肾上腺嗜铬细胞瘤内分离的多功能调节多肽。肾上腺髓质蛋白能够诱导 cAMP 产生、支气管扩张、细胞生长及抑制凋亡、血管发生并有拮抗微生物活性。肾上腺髓质蛋白受体在气道上皮基细胞和肺泡 II 型上皮高表达，而这两种细胞均参与肺上皮再生。对小鼠肺气肿模型而言，经皮下渗透泵持续输注肾上腺髓质蛋白可增加外周血 Sca – 1$^+$ 细胞数量并促进肺泡再生和肺血管化。

（六）辛伐他汀（simvastatin）

除降低胆固醇的作用外，作为羟甲基戊二酸单酰辅酶 A 还原酶抑制剂（HMG-CoA 还原酶抑制剂）之一的辛伐他汀还具有其他药理学效应，如抗炎效应（调节核因子，抗炎、减轻白细胞浸润），改善内皮细胞功能，并可通过上调磷酸化 Akt 表达水平，抑制肺泡 II 型细胞凋亡，促进肺泡 II 型细胞的增殖。他汀类药物对组织再生效应的研究证实，腹腔内注射辛伐他汀能缩短弹性蛋白酶诱导的肺气肿 Lm 并增加肺泡 PCNA$^+$ 细胞数量。辛伐他汀拮抗过度炎症反应的机制包括：①通过减少局部细胞因子和趋化因子（如 TNF – α、MMP – 7）产生，减少中性粒细胞聚集；②通过直接增加中性粒细胞凋亡，减少募集等机制，减少中性粒细胞数量和活化；③抑制巨噬细胞释放 MMP – 7、MMP – 9，减少巨噬细胞活化；④降低血浆中 C 反应蛋白浓度。此外，对于放射性肺损伤（RILI）小鼠，辛伐他汀能够作为抗炎分子和肺屏障保护成分，减轻血管渗漏、白细胞浸润、氧化应激，逆转 RILI 相关性基因表达失调控：包括 p53、核因子 – 红细胞 2 – 相关因子 2（肺屏障保护成分）。为确认辛伐他汀保护效应的关键调控分子，通过辛伐他汀治疗的损伤小鼠蛋白 – 蛋白相互作用网络分析获取全肺基因表达数据，经基因产物相互作用的拓扑学分析证实8 个优先基因（*Ccna2a*、*Cdc2*、*Fcer1g*、*Syk*、*Vav3*、*Mmp9*、*Itgam*、*Cd44*）是引起 RILI 网络的关键节点。这就从信号通路角度进一步证实他汀类药物对急性肺损伤的保护作用机制。目前有研究提出，在临床实践中，术前 3 ~ 7 天开始予每天 5mg/kg 的辛伐他汀可能有利于缓解肺缺血再灌注损伤，从而有利于术后肺功能恢复。

四、影响干/祖细胞修复损伤肺组织的因素

（一）急性肺损伤的病因学

既往对肺损伤的细胞治疗研究发现，致伤因素（内毒素、活细菌、油酸、博莱霉素）不同，干/祖细胞对损伤肺组织结构重塑和功能恢复效果也不同，提示临床干/祖细胞治疗急性肺损伤效果可能与致伤的病因学密切相关，需要在原发性、继发性肺损伤，病原体（细菌、病毒、真菌）种类等与细胞治疗的效果关联上做出明智选择和审慎判断。

（二）神经 – 内分泌 – 免疫网络协调性

肺损伤存在严重的损伤应激反应，机体释放的大量神经内分泌激素，对于各种来源的干/祖细胞修复反应有重要影响。下丘脑—垂体—肾上腺轴、交感肾上腺髓质系统、胆碱能系统及肺脏局部神经内分泌细胞等释放的糖皮质激素和肾上腺素、去甲肾上腺素及乙酰胆碱等均能够影响干/祖细胞的动员反应和趋化活性。近年发现，松果体分泌的褪黑素对 MSC 修复肺损伤也有重要贡献；与此同时，研究发现人 MSC 减轻免疫耐受而非免疫竞争小鼠肺损伤，提示机体免疫状态决定 MSC

治疗效果。提示神经 – 内分泌 – 免疫网络的协调性直接参与对肺损伤修复的调节，影响干/祖细胞治疗效果。

（三）内源性和外源性干/祖细胞差异性

目前，在对肺损伤有积极作用的干/祖细胞中，外源性干/祖细胞最大的优势在于数量可控，但需要通过分离、纯化、扩增等体外操作步骤获得，尚无法排除潜在的体外污染、分化等安全性风险。在完成移植后，细胞在体内的转归仍需进一步降低或杜绝潜在的移植排斥、致畸及成瘤风险。相比较，内源性干/祖细胞最大的优势在于安全性好，仅需要采用动员剂或调节物充分调动体内干/祖细胞针对肺损伤的再分布，不需要体外细胞操作步骤；但数量局限性（如机体对动员剂的反应性）会影响治疗效果。

（四）干/祖细胞种属、年龄和移植路径

在肺损伤治疗中，同种属的干/祖细胞较不同种属的干/祖细胞治疗效果为好。其次，研究发现，衰老的干细胞由于其迁移能力、抗炎活性和免疫调节能力的衰退，在肺损伤治疗中处于劣势。因此，选择年轻个体来源的干细胞较老年个体来源的干细胞治疗效果好，第三，选择静脉、气管和肺内、腹腔内途径注射目的细胞，效果存在一定差异。研究证实，静脉注射较腹腔内注射效果好。因此，在肺损伤治疗中选择同种属、低年龄和直接通路注射方法会有更好的治疗效果。

五、生物人工肺替代治疗修复肺功能

迄今为止，由于肺脏供体有限，肺脏移植仍有诸多瓶颈问题。因此，移植干/祖细胞或胎肺细胞以修复受损肺脏，或者构建人工肺脏替代失代偿肺脏的设想一直为科学界关注。由于肺脏是由 40 多种细胞组成的具有三维结构的复杂脏器，人工构建肺脏目前很困难，最近已报道几种人工肺模型。主流研究应用生物兼容性较好的脱细胞肺脏支架材料，辅以新的内皮和上皮细胞移植到支架的研究策略，另外，人工肺细胞来源还涉及胎肺细胞、人脐带内皮细胞等。

美国哈佛大学医学院的研究人员曾将老鼠肺脏实质细胞以 SDS 溶液灌洗法洗脱，仅留下细胞外间质作为新肺生长的"支架"。该"支架"仍保留有血管、气道和肺泡等基本形态结构。随后，研究在"支架"中植入血管内皮细胞和肺泡上皮细胞，并将其放入模拟生物体内环境的培养器中进行培养。结果发现，干细胞在残肺"支架"上迅速生长、分化，并在 7 天后开始执行氧气交换，模拟正常肺脏呼吸功能，约 2 周就可以完成肺的再生。再将其植入老鼠体内后，人工肺仍能继续工作，并使老鼠存活了 6 小时。相信随着研究的进展和技术的改进，肺水肿等并发症会逐渐得到克服，再生肺的生存时间会逐渐延长。另一方面，随着干细胞研究的不断深入，研究有可能在获得足量成体干细胞（如骨髓 MSC）、胚胎干细胞甚至诱导性多能干细胞（iPS 细胞），在特定分化阶段调控相关因子的作用下，产生能够促进肺脏再生的细胞类型（肺泡上皮细胞、血管内皮细胞等），从而实现基于肺

基本"支架"结构的肺脏再生和功能恢复。此外，令人意外的是，人工肺研究者又将人类肺泡细胞与真空芯片结合，制造出能够自由呼吸的芯片肺脏。该微型装置模拟肺脏最活跃的肺泡部分，将肺脏气血屏障的两层组织——内层为肺泡层，外层为血液循环层——结合起来，利用真空原理让空气在整个系统中能够以高度还原的方式运作，有效完成空气中的氧气混合至血液中的过程。尽管这些细胞尚不适用于临床应用，且肺间质在结构重塑中尚未实现科学配置与整合，但生物人工肺的概念以其很低的排异反应和可控的肺脏器官来源，将来可能是肺脏疾患治疗的潜在候选方法，可能会为全球约 5000 万的晚期肺疾病患者带来新的希望。

六、肺组织修复中干/祖细胞的定位与思考

目前，肺脏结构修复、重塑和再生作为难治性肺脏疾患治疗的中心环节，尚有以下方面值得关注。第一，多数急性肺损伤治疗研究是基于啮齿类动物模型的实验结果，其肺脏在整个生命周期中都能够保持旺盛的增殖潜能，而人类肺脏自我再生潜能非常有限，因此，对许多有效的干/祖细胞治疗反应须进一步考虑种属差异性，而且由于人肺脏干/祖细胞数量有限，且对其了解尚不够深入，将其移植到发育成熟肺脏尚有诸多不确定性。相比较而言，采用继发内源性肺干/祖细胞修复策略，能够有效改善肺内干/祖细胞的自我更新、增殖、迁移和分化潜能，对于克服细胞移植治疗瓶颈，提升损伤治疗的生物安全性具有积极意义。第二，鉴于内源性干/祖细胞的生物安全性及外源性干/祖细胞的数量可控性，采用两种来源细胞联合修复肺损伤的方法，有望扬长避短，增强治疗的合理性。第三，鉴于肺损伤修复的复杂性，既要考虑干/祖细胞数量和修复效能，更要对肺脏局部修复微环境有充分认识，需要从神经－内分泌－免疫网络角度，对肺损伤修复微环境因势利导，为干/祖细胞修复提供合适的"土壤"和"温床"。第四，肺损伤修复中涉及多种细胞反应，对炎症相关因子和促修复因子簇进行调理、整合（如他汀类药物和视黄酸、他汀类药物和生长因子协同作用等），将有助于把握修复时机，趋利避害，促进受损肺脏实现功能性修复。第五，对于通过骨髓动员获取干/祖细胞促进肺脏修复的方法，采用不同干/祖细胞群协同治疗，较单独以一种细胞群具有更多优势，这在前期骨髓单个核细胞混合治疗研究中已有证据支持。第六，鉴于干/祖细胞强大的内分泌、旁分泌效应，其释放的递质和微泡等组分，将会是肺损伤修复的有效成分，开发基于此类组分的干/祖细胞修复液对肺损伤修复也会产生有益的作用。最后，鉴于既往生物人工肺研发的失败经验，在充分考虑干/祖细胞数量、构成和相关生物学特性基础上，须重视肺细胞外基质成分在肺损伤修复中的作用，突出结构重塑中肺细胞外基质对恢复肺泡结构完整性的重要贡献。同时，进一步重视肺内干/祖细胞的谱系迁延规律、肺外干/祖细胞在肺组织修复前后的变迁和转归，以及肺外和肺内干/祖细胞在肺组织修复中的功能整合与对接。

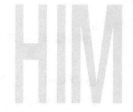

慢性肝病伴血小板减少的整合治疗思考

◎唐承薇

血小板计数低于 $100 \times 10^9/L$ 就可以判定为血小板减少。医生在临床上经常会拿到这样的化验单：血常规检查其他指标基本正常，唯独血小板只有 $50 \times 10^9/L$ 或 $60 \times 10^9/L$，对此，不同的医生有不同的看法和做法。血液科医生马上会想到 ITP（免疫性血小板减少症），可能要给病人做骨髓穿刺；外科医生会考虑还能不能做手术，可能要先进行一些处理；作为消化科医生，过去看到血小板减少觉得要查一下，后来习以为常，只要临床上没有太多具体问题，就不太管它。

2017 年美国旧金山大学的研究发现，在骨髓穿刺和骨髓活检的病人中，发现只是单纯血小板减少的病人有 1/3 是肝硬化病人，也就是说他们接受了没有必要的骨髓穿刺或活检。虽然这篇文章影响不大，没有发表在特别著名的杂志上，但我觉得数据是可信的，我们也有相同的体会。值得注意的是，肝硬化时血小板减少发生率高达 90%；更重要的是，血小板减少往往是肝硬化最早出现的实验室异常指标。临床上常常遇到这样的情况：病人没有什么症状，只是在体检或做小手术如拔牙前检查发现血小板降低。作为消化内科医生，遇到这种情况，更容易让病人查查肝脏有没有问题。

国外很多医院发现病人只是有血小板减少一般会做下面的筛查：先做全血检查，然后查病毒（包括 HBV、HCV 和 HIV）；如果还有其他血液指标异常，这时做骨髓穿刺，在这个过程中仍要注意病毒的检查；然后注意有无脾脏问题，如有脾大，要考虑脾脏的吞噬作用，没有脾大，就要考虑其他因素。国外学者对单纯血小板减少提出这样的结论：重视病毒感染，肝病在其中为重要的参与因素。从肝硬化角度看血小板减少的病理生理机制，我们最熟悉的就是门脉高压导致脾大、脾功能亢进，吞噬了大量血小板。脾脏正常的血容量是 50~200mL，脾功能亢进时可以超过 1000mL；这时血小板在脾脏首当其冲，过多滞留，很容易被脾内的巨噬细胞所吞噬。我们以往经典的对策是做脾切除，但经典已逐渐被推翻，因为切掉脾脏会带来几个问题。一是很容易并发感染，因为脾脏是体内重要的免疫器官；切脾后，免疫功能受到破坏，致死性感染发生率相当高，死亡率高达 70%。二是脾切除后，残存的门静脉分支很容易形成脾静脉、门静脉的血栓和海绵样变，在脾切除后 1~2 年的发病率高达 55%，随着时间推移，发生率更高。有些病人七八年后来就诊时门静脉基本上已发生毁损性破坏，导致病人失去了肝脏介入和肝移植的机会。过去我们对门静脉血管系统的保护不够，门脉高压仅仅切脾不能降低肝脏阻力，肝硬化时的阻力实际上在肝内，最好是分流，而不是限流，切除脾脏后只是对门静脉压力有缓冲作用。切除脾脏后短期内血小板会上升一些，但之后又会降低；在这个短暂上升期，门静脉阻力又没有降低，这相当于在很重要的主干道上赛车，车的密度越大，剐蹭的可能性就越大，所以这时血小板数目升高，实际上增加了血细胞"剐蹭"的可能，容易形成血栓。这时，实际上要"疏散"一下血小板，而不是再让血小板升上来。

我曾遇到一名肝硬化的女性病人，当时血小板计数是 $24 \times 10^9/L$，诊断为脾功能亢进，当时我们建议她做肝内分流，她不接受，结果血小板继续降低，产生出血症状。她把出血归纳为血小板降低，还请教了家里学医的人，建议她把脾脏切除了。8 个月后，又出现呕血，在当地医院治疗没有效果，转到我院，这时我们发现她的肝脏已经显著萎缩，因为进肝的血管全都有海绵样血栓，出现了大量腹水，两套肝脏供血的系统都严重毁损，门静脉进不去，大量的液体就滞留在腹腔内，实际上体循环压力是不够的，肝动脉供血不足。在这两套系统毁损的情况下，肝脏很快就萎缩了，出现广泛的血栓和大量腹水。因错过了治疗时机，她最终因再次大出血而死亡。这个病例对我们是非常沉痛的教训。现在我们的观念是，只要没有自发的出血症状，不要去纠正肝硬化血小板减少，它是在新的病理生理条件下建立起的一个新的平衡，并非都要纠正到正常值，因为这时血小板减少可以降低门静脉主干形成血栓的风险。当然有时血小板减少可能会引起出血症状，在高危出血的情况下，可以适当考虑做升血小板的介入措施，但不赞成做脾脏切除。可以做部分脾动脉栓塞，这样既保全了脾脏，又保留了脾脏的免疫功能。至于血小板降低到多少可作为脾动脉栓塞的手术指征，目前还不明确，都是根据临床经验和病人的需求做个体化决定。部分脾动脉栓塞是将脾动脉的一个分支动脉栓塞，栓塞后这部分脾脏会慢慢缺血坏死；但因脾静脉保留了，所以发生脾静脉栓塞的风险大大降低。部分脾动脉栓塞和脾切除比较，对血小板的提升作用基本是同效的。要获得很好的效果，栓塞的体积要大；但栓塞体积大又会引起脾内强烈的炎症反应，也会导致脾静脉内血栓形成。大体积栓塞常导致脾脓肿、腹膜炎，仍然不太安全；所以每次栓塞的体积不要超过 30%，多栓塞几次，逐渐完成。总之，解决脾功能亢进的问题，现在不主张脾切除，而是做脾动脉栓塞。做部分脾动脉栓塞，不要一次栓塞得过狠，反应不要太大，否则照样会发生一系列严重的致死性并发症。

肝硬化病人的促血小板生成素（TPO）明显减少，过去一直认为 TPO 主要由肾脏产生，实际上肝脏表达也相当多，肝脏贡献了外周循环 60% 的 TPO，因此肝脏是维持循环中血小板计数正常的一个很重要的器官。影响肝脏功能的病毒也可引起血小板减少，因为它可能影响肝脏产生 TPO，因此，很多早期肝病病人的肝功能一直都正常，但血小板长期降低。肝移植术后 TPO 水平 6 天就可逐渐增加，术后 2 周血小板逐渐达到正常范围，再次证实肝脏具有产生 TPO 的重要作用。因此，遇到血小板降低的情况时一定要仔细检查是否有潜在的肝病，做到早诊断、早治疗。

当然，慢性肝病对骨髓生成血小板有抑制作用，实际上是继发性再障，因为体内有很多毒素不能很好代谢、排泄，从而影响骨髓造血的微环境。当然肝炎病毒也可能抑制骨髓血小板的生成。此外，酒精对骨髓和外周血液的毒性作用是很明确的。

不同肝病，尤其是丙型肝炎发生肝硬化时，血小板抗体的检出率明显增加，导致血小板降低。治疗要有的放矢，比如病毒感染要抗病毒；一些被动性措施如输血小板，只是在有高危风险时使用，如有些大手术或要度过一些难关时，平常输血小板没有意义，因为它的寿命很短。输血小板的不良反应有发热等，此外，血液制品因输注费用很高，因此要注意性价比；抗病毒药物也会引起血小板减少。

虽然近几年我国的病毒性肝炎得到了很好的控制，但防控任务依然艰巨。除常规治疗外，还涉及外源性补充 TPO 的问题，但情况非常复杂。2011 年国际上发表过一项随机双盲对照试验，在抗病毒后再补充 TPO，试验组 95% 的病人在第4 周血小板计数恢复正常，有 4% 的病人因发现门静脉血栓而中止，对照组只有 1%，所以说对门静脉的保护更为重要，而升血小板的实际临床意义并不大，因此现在并不主张外源性补充 TPO。在肝病情况下，如果没有明显影响生活质量或危及生命，可以使血小板保持在较低的水平。

在因抗体引起的血小板减少中，免疫抑制剂可发挥一定作用，尤其在 HCV 感染时。激素和免疫抑制剂能有效治疗 ITP，但并不推荐在病毒感染导致的肝硬化伴血小板减少的病人中使用。使用免疫抑制剂可以增加丙型肝炎的复发及体内病毒载量，在此要提醒血液科的同道：发现血小板减少，血液科医生一查抗体阳性，马上就用激素；而血小板升上来没多久，肝病的问题就会突显。因此，我们确实需要多学科整合，观念要交叉、互通。

采用抗病毒治疗后血小板计数没有升高，不能说抗病毒治疗失败，真正用抗病毒来提升血小板的作用是有限的。慢性肝病已经造成了肝脏功能某些方面的损伤，而病毒会长期滞留并伴随终生，接下来就要交给慢性病管理去处理。

总之，肝硬化并发血小板减少涉及多方面的病理生理机制，自发性出血概率比较低，多数病人血小板减少不必要处理，临床出血最多的还是门静脉系统的食管胃底静脉曲张破裂出血，这是压力增高所致，和血小板减少并无太多关系。有些病人血小板计数非常低，但只要把门静脉压力降下来，生活质量依旧很好。对有病毒性肝炎的病人，应该进行抗病毒治疗，尤其是口服抗病毒药物现在很安全。从消化内科出发，指征还应该放宽松一些。对肝硬化并发血栓不推荐做脾切除。对有自发高出血风险的肝硬化病人，可做部分脾动脉栓塞，短期内应急可以考虑血小板输注治疗。

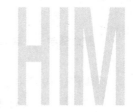

原发性 ITP 的诊治

◎杨仁池

原发性免疫性血小板减少症（ITP）到目前为止仍然是一种突发形成的疾病，在排除自身免疫疾病、恶性血液病等引起的血小板减少后，才能诊断 ITP。血液科医生通常见到血小板减少就给病人做骨髓穿刺，其实不一定要这样做，尤其是对肝硬化病人更无必要。肝硬化病人出现血小板减少有两个原因：一个是脾脏机械性破坏增多，血小板产生是正常的；另一个是免疫引起的血小板减少，我们叫"肝炎后再障"，即血小板产生不足。这两种情况的治疗完全不一样。过去对这种情况通常做脾切除，现在建议最好做分流。

以往 ITP 分为 2 期，急、慢性以 6 个月为界。现在 ITP 分为 3 期，发病 3 个月内叫"新诊断的 ITP"；发病 3 个月到 1 年内叫"持续性 ITP"；发病 1 年以上叫"慢性 ITP"。由于儿童 ITP 在 1 年或 2 年内 80% 会自发缓解，过去对所谓的慢性 ITP 的首选治疗是脾切除，因此，现在这样分期的目的是尽可能把脾切除时间从半年延长到 1 年。

ITP 的病理生理机制无外乎两个：一是血小板破坏过度，二是血小板生成相对不足。ITP 会影响病人的生活质量，有些病人会感到乏力，血小板计数升上来后乏力会减轻，可能终生如此，肝硬化合并血小板减少的病人也是这样。所有的治疗，包括脾脏切除，都不能改变 ITP 的治疗效果；因此可治可不治的，一定不要治，不要因为过度治疗导致其他问题的出现。我认同切除脾脏会增加血栓发生的观点。ITP 病人血栓发生概率增加与糖皮质激素的使用有关，对所有血小板减少的病人，常常马上就给予激素治疗，并且现在 ITP 的诊断标准之一仍然是激素治疗有效，这显然是回顾性诊断。恰恰使用激素后会诱发血栓，而血小板减少本身不是血栓的危险因素。此外，医疗费用的负担、紧张情绪等都会影响 ITP 病人的生活质量。

过去把 ITP 叫"原发性血小板减少性紫癜"，后来改成"特发性血小板减少性紫癜"。1997 年后，改成原发性免疫性血小板减少症，把"紫癜"二字去掉了，因为很多人没有出血，所以加紫癜显然不合适。虽然可以没有出血，但乏力的情况却越来越多，而且血小板越低，乏力越重。

在新诊断的儿童病人中有 3/4 在 1~2 年自愈，有 1/4 会变成慢性，无论怎么治疗，都会成为慢性；如果患儿年龄在 10 岁以上，没有前驱感染，血小板计数较高，出血比较轻微，这样的儿童变成慢性的可能性较大。而成年人正好倒过来，绝大多数病人都是慢性的，无论怎么治疗，只要一停药，血小板计数就会下降；只有 1/4 的病人可以自愈或治愈。颅内出血在出血病人中的发生概率不到 1‰，但发生颅内出血的病人有 1/4 会死亡，比例很高。因此一定要分清哪些病人无须治疗，哪些病人必须马上治疗。在临床上不要只看病人血小板有多低，而要看有无黏膜出血、鼻出血止不住、口腔血疱等，如果成人女性月经出血不止，有活动性出血，基本上血小板都在 $10 \times 10^9/L$ 以下。即使这样有活动性出血的病人发生颅内出血的概率还不到 1‰，显然绝大多数病人可能是被过度治疗了。

儿童 ITP 治疗首选糖皮质激素，其次是静脉注射免疫球蛋白（IVIG），现在我们常采用血小板生成素/血小板生成素受体激动剂（TPO/TPORA），还有 CD20 单抗（美罗华），脾脏切除是最后诉诸的手段（目前做得较少）。美罗华可使 60% 的病人长期持续缓解，我们做过观察，大概 50% 的病人有效。用药后约 1 周血小板计数就可升高，但停药后又会下来，因为停药后 B 细胞还会生长。很多病人能维持半年或更长时间，还有一部分病人一停药血小板计数会很快下降。2015 年，欧洲和美国 FDA 批准艾曲泊帕用于治疗儿童 ITP。最后一个办法就是脾脏切除，1999 年之前脾脏切除是首要治疗，随着 TPO 的使用，国外脾脏切除的数量越来越少。随着新的靶向治疗问世，脾脏切除还会少。我们 2000 年 6 月总结过 65 例病人，都是反复出血的慢性 ITP，内科疗效不好，必须长期用激素，脾脏切除后约 67% 完全有效，80% 以上的病人或多或少都有效，持续 1 年以上有效者约 70%。所以到目前为止，脾脏切除仍是疗效最彻底的手段。尽管有很多办法，但对于经济条件差、药物治疗效果不好的慢性 ITP 病人，脾脏切除或许是一种更好的选择。原发性 ITP 与肝硬化不同，ITP 的脾脏是正常的，虽然两者都有脾大，但本质不同。脾脏切除主要的并发症是血栓和感染。

在血小板计数相同的情况下，老年人 ITP 出血的风险更高，因为他们的血管弹性比较差，而且会有各种合并症，包括高血压等。血压很高、血小板很低，出血风险尤其是颅内出血的概率升高。此外，老年人可能肾脏代谢功能也不好，使用静脉注射免疫球蛋白的疗效应该很好，但用后肾功能不全的发生率比较高。1983年有报道病人使用免疫球蛋白后发生了心肌梗死。我们观察了 500 多例 60 岁以上的老年 ITP 病人，87% 有出血，还有很多发生了颅内出血；出血的严重程度与血小板计数和年龄相关，同时有 10 例发生了血栓，其中 1 例就是因为使用了免疫球蛋白，血小板迅速上升，结果发生了心肌梗死。但是因为颅内出血，心脏科不敢溶栓；因为有心肌梗死，我们不敢再用免疫球蛋白，在救治上比较困难。即便如此，还是有 11% 的病人会自发缓解，所以老年 ITP 有一部分可以不用治疗。老年 ITP 如果血压正常，没有其他疾病如糖尿病等，发生动脉血栓的风险降低，包括心肌梗死、脑梗死。研究发现，病人在住院前 30 天发生血栓的风险很高，因为使用了泼尼松龙，每天小于 5mg，风险增加 2 倍；每天在 30mg 以上，风险增加 10 倍。健康人每人每千克体重用 0.5mg 泼尼松，与安慰剂比较，用 10 天后检测，发现泼尼松组风险明显增高，说明糖皮质激素是血栓的高危因素，和 ITP 本身没有关系。当时中华医学会制定了一个激素的临床指导原则，我参加糖皮质激素应用的指导原则制定，主要告诉大家怎么少用激素。在临床上，尤其血液科医生，用很多地塞米松，它是长效的糖皮质素，长期维持治疗。病人吃上 1 年有的甚至吃了 8 年，导致测肾上腺皮脂萎缩，最后还要用替代治疗，会出现很多问题。

激素用得越多，骨折发生的概率越大，当然这是指累积剂量，累积剂量增加，骨质疏松、股骨头坏死及骨折概率就明显增加。所以使用糖皮质激素，在绝大多数情况下是有害的。激素治疗无效怎么办？有人做了美罗华加 TPO 与单纯使用美罗华的研究，美罗华起效比较慢，但持续时间比较长；TPO 起效很快，但维持时间很短。两组比较加 TPO 的起效快，但长期治疗下来没有任何差别，就是说现有的内科治疗没有任何一个能够彻底把 ITP 治好。

综上，对于新诊断的原发性 ITP 的治疗，在使用激素和免疫球蛋白疗效不好的情况下，可改成持续口服 TPO 或用美罗华，如果效果依然不明显，应考虑脾切除。

还有一种情况，即妊娠合并血小板减少。怀孕引起的血小板减少，绝大多数血小板计数在 50×10^9/L 以上。如果怀孕后出现了 ITP，较怀孕前就已存在 ITP 者预后差。可以使用免疫球蛋白，妊娠晚期还可用激素，现在也有用 TPO 的情况。如果分娩前血小板计数还是升不上来，可以输血。如果 ITP 与妊娠相关，通常分娩后血小板计数会升上去。

血液科常见的情况包括：第一，过度治疗；第二，长期使用长效糖皮质激素，这违反了皮质激素使用的基本原则，长效糖皮质激素只适合初级治疗，不适合长期维持治疗；第三，病人一定坚持要把血小板升到正常；第四，在儿童病人中过度使用免疫抑制剂；第五，过早做脾脏切除或过早做脾动脉栓塞。对 ITP 病人，必须要做脾切除，但身体状况不能耐受时，可做脾照射或脾动脉栓塞。脾动脉栓塞不是全栓，而是要保留脾脏部分功能，这是机械性脾破坏。ITP 病人本身是免疫功能紊乱，脾脏既是一个破坏血小板的器官，也是产生抗血小板抗体的器官。国外有研究脾脏切除后，大概 1/4 的病人复发或无效，因为他们有副脾存在。所以，虽然把脾脏全切了，但有副脾疗效则不好。对 ITP 病人要做脾动脉栓塞，就要完全栓塞掉，这和肝硬化的脾动脉栓塞不同。

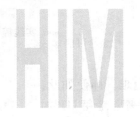

从整合医学看肾脏病与
血小板减少的三种关系

◎金其庄

血小板减少的发病机制很简单，一个是生成减少，一个是破坏或消耗过多。与肾脏病有关的大概包括三个方面：第一大类是肾脏疾病加血小板减少，也就是说不只是某种肾脏疾病影响血液系统导致血小板减少，而更多的是某种疾病既影响了肾脏，又影响了血小板；第二大类是与肾脏疾病的治疗措施有关，即治疗肾脏疾病引起了血小板减少；第三大类是肾脏疾病和血小板减少恰好同时发病了，两者之间的关系不明，也许完全无关。

第一大类最常见的情况是系统性红斑狼疮，可累及多系统，肾脏是最易受累的器官之一，血液系统也是。有些细菌感染后不仅引起肾小球肾炎，也可以引起血小板减少。异常球蛋白增多症可引起肾脏疾病和血小板减少。血栓性微血管病（微血管病溶血性贫血）在肾脏科很常见，也伴有血小板减少。当然，像血栓性血小板减少性紫癜（TTP）、免疫性血小板减少症（ITP）等疾病也可以出现上述情况。此外，常见的中药肾损伤也有部分会影响血小板，很多中药可导致肾衰竭，有大量的尿毒症或透析病人是吃中药引起的。一些肝脏疾病也可引起急、慢性肾衰竭同时伴血小板减少。

血栓性微血管病的病理表现是微动脉和毛细血管内皮细胞过度增生、管腔变窄，血液流经小血管时红细胞被破坏，血小板也被破坏，最后发展成溶血性贫血，伴有红细胞破碎、血小板减少。临床上据此可以做出诊断。有人认为该病与vW因子剪切酶缺乏有关，也有人认为和H因子缺乏、存在抗补体C3转化酶抗体等有关。一些药物，如常用的奎宁类、复方新诺明等，也会引起血栓性微血管病。血栓性微血管病可简单分为原发和继发两类，但有时区分起来很困难。O157大肠杆菌引起的溶血尿毒综合征在临床上也表现为血栓性微血管病。血栓性血小板减少性紫癜是一个比较典型的独立疾病，有血小板减少，同时也有肾脏损害。其他有补体介导的不典型的溶血尿毒综合征等。还有一些继发性的原因比较清楚，比如弥散性血管内凝血、重症感染，以及妊娠等引起的血小板减少。孕妇中最常见的是子痫和先兆子痫，现在定义为"妊娠高血压疾病"，疾病严重时会有血小板减少，或叫"HELLP 综合征"。HELLP 综合征不仅有血小板减少，肝酶也升高，它是以内皮细胞受损为主的多系统损害，当肾脏内皮细胞受损时就会出现肾脏疾病；当子宫内皮细胞出问题，就会出现先兆子痫、早产；此外，肝脏、神经系统、心脏等都会发生问题。在肾脏，可表现为短期内肾功能指标急剧异常升高，伴随血栓性微血管病，可以出现血小板减少。在产科，血栓性微血管病也很常见。我们每年和产科要共同抢救很多孕妇或产妇，这些病人突出出现妊娠后期溶血性贫血，伴血小板减少，临床表现更多是高血压、水肿，严重时可以抽搐（子痫）。这是目前孕产妇死亡一个非常常见的原因，而且有增多趋势。"二孩"放开后，这种孕产妇并发症急剧增加。如果同时有肾损害，应做病理诊断；如果有条件，可进行相关的实验室检查或（和）基因检测。通常是保守治疗或新鲜血浆置换治疗。

　　第二大类是在肾脏疾病治疗中，导致了血小板减少。治疗肾脏疾病会使用很多免疫制剂或化疗药物，从而影响到骨髓，如肾内科常用的环磷酰胺可以引起血小板减少。还有一个特殊的情况是发生在血液透析时，即肝素诱导血小板减少症，在肾内科比较多见。做血液透析的病人长期暴露在肝素里，短则几年，长则几十年；这是一个庞大的人群，中国现在至少有 50 万人在做血液透析，未来会达到 100 万～200 万。做血液透析时血管要抗凝，最常用的是肝素，它的一个副作用就是血小板减少，严重者会引起灾难性的血栓形成，叫肝素引起的血小板减少和血栓形成（HIT）。发病机制是体内产生了抗血小板因子 4 的自身抗体，导致血小板破坏，从而形成血栓。这种抗体在实验室可测，但有些病人测不出来，高达 10% 的透析病人可测出该抗体，但透析病人发生血小板减少的比例没有那么高，所以还不清楚两者的相关性。国外学者给出了一个临床评分标准，指标包括血小板计数、下降的时间，伴随的后遗症等；但尚无定论，只是研究。临床中如果有病人长期使用肝素或接触肝素，发生血小板减少时要想到这一点；如果明确了这一原因，则不要使用任何肝素制剂，包括肝素盐水冲洗的导管等都不能接触，应更换为非肝素抗凝剂。停用肝素后多数病人很快能恢复。

　　第三大类是肾脏病和血小板减少完全是两种疾病共存，两个病独立诊断，但在一个病人身上发生了。在中国比较常见的是 IgA 肾病和肝硬化，病理检查发现是 IgA 肾病，但有乙肝病毒感染的表现。反过来说，也可以是病人感染过乙肝病毒，又得了肾病，IgA 肾病比较高发。两者到底有什么相关性，尚无定论。

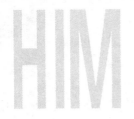

风湿病与血小板减少

◎郑文洁

　　风湿病主要有5大类：①类风湿关节炎和其他以滑膜病变为主的疾病；②脊柱关节病及感染相关的风湿病；③结缔组织病；④代谢异常和退行性病变；⑤局部疼痛性疾病。这些疾病中和血小板减少相关的是结缔组织病，其中常见的是继发于系统性红斑狼疮（SLE）和（或）干燥综合征，其他也可见于类风湿关节炎、抗磷脂抗体综合征、皮肌炎和系统硬化等。

　　SLE是风湿病中非常有代表性的疾病，多系统受累，血清中有多种自身抗体。血小板减少是SLE常见临床表现之一，也是其预后不良的一个独立危险因素。本文以SLE为例，分析SLE相关性血小板减少症。

　　约16%的病人在SLE其余临床表现出现前先表现为血小板减少，甚至十几年后才发展成典型的红斑狼疮。这类病人中，有些甚至长达10年临床仅表现为孤立性血小板减少，疾病较轻；诊断狼疮时，狼疮病程急剧加重，血小板进行性减少，出现危及生命的出血倾向，并出现多器官受累，但此类病人对激素反应良好，到后期转成慢性后对激素治疗反应较差；有部分病人可能SLE本身病情控制了，但却变成了持续慢性的血小板减少。

　　SLE引起血小板减少有很多原因。首先是破坏增加，机制为免疫介导的血小板减少，和免疫性血小板减少（ITP）类似；病人存在抗血小板抗体、抗巨核细胞抗体、抗血小板糖蛋白抗体及抗血小板生成素（TPO）受体的抗体，从而使血小板破坏增加、骨髓血小板分化成熟障碍。其次是消耗过多，如合并抗磷脂抗体综合征（APS），当出现血细胞的两系或三系下降时，需警惕合并血栓性血小板减少性紫癜（TTP）或噬血细胞综合征（HLH或HPS）。药物如硫唑嘌呤、环磷酰胺、肝素等可诱导血小板减少。也可能是合并感染、脾大（脾功能亢进）等。

　　糖皮质激素是SLE并发血小板减少的一线治疗方案，对于重度血小板减少，

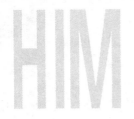

建议给予足量激素口服（每天给予泼尼松 1mg/kg），必要时给予甲泼尼龙冲击治疗（1000mg，3 天）。有研究显示短期口服大剂量地塞米松治疗有效。但和 ITP 不太一样，SLE 引起的血小板减少，在激素停药后缓解率仅 10%～30%，激素减量过程中血小板易再次降低，病情加重。所以免疫制剂目前是最主要的疗法。免疫制剂有很多，和 ITP 治疗有重叠，如环孢素，起效快；环磷酰胺亦有效，但有潜在的骨髓抑制作用，可能会进一步降低血小板；羟氯喹，增加持续反应率，安全性好，但作用轻微；霉酚酸酯和硫唑嘌呤有效，但多为个案报道；长春新碱起效快，但作用短暂，反复使用易出现周围神经炎；达那唑有效、安全，耐受性好。静脉输注免疫球蛋白常用于急性出血性血小板减少，快速起效，但作用时间较短。对于难治病例，可用血浆置换，但单用效果不佳，不推荐作为一线治疗，一般并发 TTP 时才会推荐为标准治疗；脾脏切除对于 SLE 合并血小板减少者有短期疗效，长期疗效低于 ITP；生物制剂与 ITP 治疗类似，包括利妥昔单抗（RTX）清除 B 细胞，以及采用 TPO 和 IL-11 的治疗。

笔者 2009 年曾在《风湿病年鉴》（ARD）上发了一篇论文，题目是《利妥昔单抗治疗结缔组织相关顽固性重症血小板减少》，我们对经大剂量激素联合多种免疫抑制剂和静脉输注免疫球蛋白等治疗无效的结缔组织病相关顽固重症血小板减少病人，给予 RTX（$375mg/m^2$，3～4 次），RTX 首剂治疗后 2～4 周血小板逐渐上升，3～8 周后超过了 $100 \times 10^9/L$，同时 1 例伴溶血性贫血改善，1 例伴狼疮肾炎改善。之后我们进一步率先在国际上开展了小剂量 RTX（每周 100mg，共 4 次）治疗 SLE 或干燥综合征相关的顽固性难治性血小板减少，结果显示外周血 B 细胞均达到清除水平，小剂量 RTX 治疗结缔组织病相关血小板减少疗效好，起效较快，长期疗效稳定，安全性好。

SLE 会出现多种自身抗体，抗磷脂抗体是其中之一。研究显示，有 13%～44% 的 SLE 病人合并抗磷脂抗体。我们把 APS 分为原发性和继发性，在后者中，继发于 SLE 的 APS 占大多数。APS 主要有两大临床表现：反复动静脉血栓和反复流产，病人血清中出现不同水平的抗磷脂抗体，其他表现还包括血小板减少、溶血性贫血、网状青斑、心瓣膜赘生物及舞蹈症等。血栓以静脉血栓为主（约 70%），动脉血栓约为 30%，合并动静脉血栓占 5%，微血管血栓为 1%～5%。血栓引起消耗性血小板减少，血栓呈反复发作，发病者年龄较轻，往往在少见部位。静脉血栓以下肢深静脉血栓最常见，此外还可出现中枢静脉窦血栓、肺血栓栓塞、上下腔静脉血栓、肝/门静脉血栓，甚至肾上腺血栓引起出血、梗死。动脉血栓多见于脑部及上肢，还可累及肾脏、肠系膜及冠状动脉等部位。灾难性 APS（CAPS）也称"恶性 APS"，是罕见的 APS 并发症，约 2% 的 APS 病人发生 CAPS。通常发病急骤，短期内迅速危及生命。临床表现为在数天之内出现中、小动脉的广泛血栓，导致大脑、心脏、肝脏、肾脏及胃肠道的梗死，从而造成多器官功能衰竭甚至死亡。CAPS 除短期内广泛血栓外，还并发严重的全身炎症综合征，因此需要积极抗凝联合免疫抑制治疗。

　　APS病人发生血栓的危险因素包括：①抗磷脂抗体的类型、滴度、数目和靶抗原部位，目前国内主要检测以下3种抗磷脂抗体——狼疮抗凝物（LA）、抗β2糖蛋白Ⅰ（β2-GPI）和抗心磷脂抗体（aCL）；导致血栓的风险从高至低依次为LA、抗β2-GPI、aCL，以LA的风险最高；在同一种抗磷脂抗体中导致血栓风险以IgG型抗磷脂抗体最高，而IgA型最低；高滴度的抗磷脂抗体导致血栓的风险高于低滴度，多种抗体同时存在高于单种抗体阳性者，"三阳"是血栓和不良妊娠最强风险预测指标；靶抗原的部位对血栓的影响也不同，如抗β2-GPI第一功能区Gly40-Arg43多肽序列的抗体特异性高，与血栓的相关性较针对其他部位的抗体强；②病人是否存在自身免疫状态，当APS病人合并其他自身免疫病，如SLE等时，发生血栓的危险性增加；③APS病人合并其他心血管危险因素可增加APS血栓风险；④血栓的种类和解剖部位也是决定抗凝强度和时间的重要因素。

　　APS的治疗主要是防止血栓和避免妊娠失败。抗血栓治疗的药物包括抗凝和抗血小板两类，抗血小板药物中最常使用的是小剂量阿司匹林，也可用氯吡格雷。抗凝药物包括维生素K拮抗剂华法林及肝素或低分子量肝素。近年来新型直接口服抗凝药也逐渐在临床上使用。免疫抑制治疗包括糖皮质激素和免疫抑制剂，用于血小板减少、溶血性贫血、CAPS及常规抗血栓效果不佳的病人。

　　血栓的一级预防是指抗磷脂抗体阳性、无症状（未发生过血栓）病人的预防治疗。目前认为，"三阳"病人血栓风险高，可使用小剂量阿司匹林；在创伤、感染、外科手术、长时间制动等血栓高危情况下，强烈推荐低分子量肝素；合并自身免疫病的病人建议使用小剂量阿司匹林和羟氯喹预防血栓。血栓的二级预防，即已经发生血栓的APS病人，预防再次血栓发生。抗凝方法：静脉血栓病人首先应用肝素或低分子量肝素至少5天，与华法林重叠，然后转为华法林长期使用，抗凝强度为标准强度[国际标准化比值（INR）2~3]；动脉血栓病人可采用标准强度（INR 2~3）抗凝联合小剂量阿司匹林，或者高强度（INR 3~4）抗凝；脑卒中的病人可使用小剂量阿司匹林。多数病人需要长期抗凝。难治性APS病人指出现反复血栓、INR水平波动、重要部位出血风险高等情况的病人，对于此类病人，需要个体化治疗，加强抗血栓力度，如高强度抗凝、联合小剂量阿司匹林、双重抗血小板药物等；此外可长期应用低分子量肝素；其他辅助治疗如羟氯喹或他汀类药物。其他治疗还包括血浆置换、静脉输注免疫球蛋白或生物制剂（如RTX）等。目前CAPS的治疗推荐是"抗凝+糖皮质激素+血浆置换"和（或）静脉输注免疫球蛋白三联方案，当合并SLE或其他自身免疫性疾病时应给予"抗凝+糖皮质激素+血浆置换"和（或）"静脉输注免疫球蛋白+环磷酰胺"的四联治疗。此外，RTX可作为二线治疗药物。

　　噬血细胞性淋巴组织细胞增生症（HLH），又称"噬血细胞综合征"（HPS），是一种多器官、多系统受累，进行性加重伴免疫功能紊乱的巨噬细胞增生性疾病，病情凶险，病死率高。慢性风湿病合并HPS称为"巨噬细胞活化综合征"（MAS）。MAS易感疾病以SLE、全身型幼年类风湿和Still病为主。其诱因包括活动性感染，以巨细胞病毒和 EB 病毒为主，还有活动性感染伴发风湿病活动。一些药物，包括生物制剂、免疫制剂等都可以是 MAS 的诱发因素。

HLH 的临床表现继发于高细胞因子和活化免疫细胞浸润，临床表现为高热（稽留热，常为首发症状）、肝脾和淋巴结大，肝功能急剧恶化；因为血小板下降、纤维蛋白原降低及肝损伤导致凝血因子缺乏，可出现广泛的皮肤黏膜出血，表现为紫癜、黏膜出血、消化道出血，甚至弥散性血管内凝血。部分病人有中枢神经系统功能障碍，偶有肾、肺、心受累。实验室检查的特点是末梢血细胞减少（一系/三系异常），肝酶升高，凝血功能异常，三酰甘油升高，血清铁蛋白升高，NK 细胞活性障碍和可溶性 IL-2 受体上升。

MAS 临床表现与 HLH 类似，但也有其自身特点。MAS 以肝肿大为突出特点，HLH 诊断则以脾大为主要条件；MAS 的出血症状及血小板下降、凝血酶原时间/活化部分凝血活酶时间（PT/APTT）延长和低纤维蛋白原血症较 HLH 更明显。SOJIA 病（全身型幼年特发性关节炎）活动期白细胞、血小板和红细胞沉降率增高；如"不升反降"，应警惕合并 MAS。血小板在诊断 MAS 时比其他两系敏感性和特异性更高，MAS 的骨髓噬血细胞现象较 HLH 少见，血清铁蛋白的增高（>10 000 μg/L）也有明显特异性。

确诊 MAS 后应立即给予甲泼尼龙的冲击治疗（1g，3~5 天），同时静脉输注免疫球蛋白（每天 1g，使用 2 天，每 14 天重复 1 次）；去除诱因（治疗感染诱因，确定 EB 病毒感染予 RTX 治疗，肿瘤诱因治疗肿瘤）；环孢素是二线药物，可防止复发；依托泊苷（VP16）为 MAS 的三线治疗。

笔者曾总结成人 HLH 的临床特点，原发病的构成以血液系统恶性肿瘤为主（47.6%），其次是感染性疾病（23.3%），自身免疫病仅占 13.6%。起病年龄大、男性、脾大及合并弥散性血管内凝血是 HLH 的预后不良因素。

临床经典 TTP 五联征包括发热、血小板减少、微血管病性溶血性贫血、肾衰竭及中枢神经系统受累，在 SLE 中发生率为 2%~3%，两者可同时发病，也可先后发病，故诊断特发性 TTP 如自身抗体阳性需严密随诊。TTP 病人体内缺乏使 vW 因子降解的血管性血友病因子裂解酶（ADAMTS-13），vW 因子形成多聚体，促使血小板在微血管内聚集形成血栓，血小板消耗性减少。相对 ADAMTS-13 缺乏来说，抗 ADAMTS-13 抗体在血栓形成及血小板减少过程中发挥更重要的作用。SLE 合并 TTP 病情凶险、病死率高，预后差于特发性 TTP，应尽早期和更积极的治疗。血浆置换可以成功地清除自身抗体和补充 ADAMTS-13，是 SLE 并发 TTP 的一线治疗，大剂量糖皮质激素联合环磷酰胺可改善预后。对难治和复发的病例，RTX 有益于提高疗效。

总之，血液系统的损害是风湿性疾病的常见表现，并发血小板减少并不少见。积极明确病因，针对性治疗，同时需要多科协助，因此，我们就需要整合医学的理念和实践。

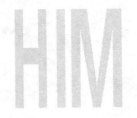

从整合医学角度看共识和指南的制定

◎吴　东

国家卫生部（现国家卫生健康委员会）2009 年发布过一个草案，对临床路径做了定义，其中有两个关键词，一个是"标准化"，另一个是"循证医学证据"。也就是说临床路径的出发点是希望把诊疗过程尽可能标准化，就像流水线作业一样，而且希望以循证医学证据作为拟标准化的依据。

世界卫生组织对临床路径也有一个定义，和国内稍有不同：一个是强调"循证医学方法"，一个是强调"共识"。也就是说临床路径本质上是临床共识，要遵循临床共识的一些规律和一些方法。

我曾参与了第一轮常见消化疾病临床路径的制定和释义工作。首先是合理选择病种，选择病种很重要，并不是所有疾病都适合做临床路径。病种越复杂、越疑难、越罕见、越危重，变异率就越大，不适合做临床路径。比如消化科的轻症胰腺炎，做临床路径不困难；但重症胰腺炎难度就很大，因为变异率太高。其次是检索生成证据，也就是我们在做临床路径的时候，必须有循证医学的证据可依。第三是制定临床路径后，还要去实施评估，这非常重要。最后，要定期更新。既然来自循证医学，随着研究的跟进必须定期更新。

回顾临床路径的发展史，最初是受一个工业概念的启发：美国杜邦公司在采油时，发现不同的石油工人习惯差异太大，对公司的生产造成了威胁，所以他们提出了要有关键路径，即在什么时间什么节点做什么事情。后来很多工业领域都采用了这样的概念，实际上就是标准化、流程控制。

20 世纪 70 年代，Shoemaker（名字很有意思，直译就是"做鞋的鞋匠"）提出"路径"可用到医疗领域，虽然医疗领域有很多变量和变数，但也应该向标准化方向去努力。然而，这一观点提出来后一直没有受到重视，直到 1985 年，美国要改革医疗付费制度，从后付费改成先付费，就是根据不同疾病的病种、不同难易程度和危重程度，预先把钱打到医院，医院收治某个病人必须保证医院的成本要控制在全国平均水平以下，才能挣到钱，否则就亏钱了（咱们现在也做 DRG 收付费，即根据疾病诊断相关分组收付费）。这一招给医院和医生构成了很大压力，倒逼医院去标准化治病流程。当时美国医学界对此争论非常激烈，很多医生觉得自由受到了侵犯，质问政府凭什么根据制定这个路径来约束医生。医生激烈反对，但护士却最早起来响应。美国波士顿医学中心的护士 Zander 是临床路径的先行者，在这一领域发表了很多文章，并参与编写了很多临床路径的图书。护士最早跟进了，在医生这里也就慢慢推开了；还有一个重要原因，美国保险公司的势力很强大。到了 20 世纪 90 年代中后期，很多发达国家和地区也开始效仿美国的做法。亚洲做得最好的公认是新加坡和我国台湾地区。现在的临床路径开始关注不同人群和不同国家的情况，因为不同国家的卫生资源不一样，要有个体化。很多研究都肯定了规范临床路径所带来的益处，如费用下降、平均住院率下降等。前期，大部分路径集中在外科的一些疾病，因为治疗比较确切，术后过程相对可控。内科疾病相对晚一些，近几年逐渐增多。

在我国，临床路径有一定政策性，要适合管理规范，所以它不仅是临床共识，它还是国家层面规范临床行为的纲领性文件。首先要得到国家卫生管理部门的授权，比如卫健委委托中华医学会来主持撰写，被授权单位要组建和训练编写团队，确定要写哪个病的路径，包括这个病有哪几个知识点需要释义。特别是证据，在工作中容易被忽视，需用严格的循证医学原则去检索、生成和重组证据。要用一个指南的工具去评价证据，一定要说明编写者的利益冲突。同时还须构建一些临床路径质量的评价体系，一些数学工具可以帮助我们评估路径开展的效果。临床路径会有变异，有正向变异，也有负向变异：正向变异表明住院日比路径规定的还要短，说明路径还有改进的余地；负向变异是因为某种原因这个路径走不下去了，就得去分析完不成这个路径的原因。

有人调查过上海、湖北、甘肃三个地方临床路径开展的情况。首先最低值和最高值在同一地区差异很大，上海是我国最先进的地区，上海地区不同医院开展的情况差别非常大。甘肃比上海虽落后很多，但病种数甘肃并不比上海的少多少，而进入临床路径的病人比例相差很多，上海明显高于其他地区。我个人猜测，是因为甘肃必须要开展临床路径，如果不开展，医院验收就不合格，所以也开展了；但实际操作中，包括进入的数量、完成的比例等，差异很大。

关于临床路径的评价指标，国内有些学者在做这方面研究，提出了大概 10 个指标来评估临床路径的开展情况，每个指标占一定权重，通过一个数学公式计算，最后得出总分。尽可能避免主观的差异，客观地去评价路径开展的情况。

从长远看，临床路径有非常深远的意义。国内有专家提出，要做临床路径，前提是必须有电子病历系统，而且要初具智能化，可提取数据，否则要评估路径就会非常困难。实际上，通过临床路径，如果能够构建一个比较大规模的电子病历系统，能够把数据标准化和结构化，这能为将来的研究奠定非常好的基础，包括大数据的研究、真实数据研究及人工智能等。这些都是基于高质量、同质化的大数据，如果有这个大数据，未来可以依托它做很多临床路径，还不仅仅限于临床路径。中国很多专家都在讨论人工智能，尤其在初始阶段，有多少智能，背后就有多少人工。必须得人工把基础设施做好，才能进一步去做智能，否则凭空实现不了。

如果全国都在开展临床路径，都有很好的电子病历系统，这就符合大数据的定义。第一，有不同渠道、不同来源，不能只是同一个地区、同一家医院。第二，数据必须足够大，中国的特点就是大，但大没有组织起来，数据就利用不了。第三，必须非常快，数据不能滞后太多。谷歌当年能预测感冒的趋势，就是因为它可以实时调取世界各地的数据和信息，根据发生的频率、时间和地点，预测感冒将在什么地方发生，而且比美国医疗健康中心（NHC）提前了一个月。大数据用好了相当有用，正确的数据可以为临床路径提供一个契机。

共识与指南有本质区别。指南是用循证医学的方法，评价以随机对照试验（RCT）为代表的高质量的研究证据，从而形成规范性的临床指导意见，对方法要求非常严格。如果涉及的领域没有很多高质量的 RCT，都是各种对照类的资料，指南就很难编写出来。但我们可以编写共识，这种情况下共识就有用武之地了。编写指南要有周密组织和极大的人力投入，加拿大医学会颁布的指南 2.0 版，就是通常讲的"指南的指南"。如果要想编指南，就得完成要求的所有步骤，包括成立一个监督委员会，包括病人、药企、工作委员会、指南编写小组，从提出问题、获得证据、评估证据一套流程走下来，最快也需 1.5~2 年，很难在短时间内完成。所以，编写指南是一个非常复杂的多环节过程。

制定共识不一定要耗费很多的时间和资源，在高质量研究领域，用定量的工具对定性数据进行分析和统计，是整个共识的精髓，它关注定性。比如同意或不同意，或非常同意或不怎么同意，这是定性的东西。对定性的东西，用定量的工具把它们组成表达出来。在越缺少高质量研究证据的领域，越需要共识来指导，所以共识有相当的意义。共识包含两层含义：一是参与人员对某一个陈述的同意程度，二是反映参与人员之间的同意程度，就是你同意我，我同意你，相互间的同意程度。制定共识需要满足几个条件：第一是匿名，必须匿名，要消除学术权威的个人影响；第二是交互影响，交互影响是第一轮投票后，把结果统计出来反馈给每一个人，大家根据第一轮投票结果可以修改原来的观点，提出自己的意见，允许个人改变立场；第三是反馈方式，投完票后，这一轮投票的结果别人都知道，投票者有机会重新思考，调整自己的观点。表达征求的意见，不仅是表达强烈同意什么，而且反映参与者之间，哪个是强烈推荐的，就是大多数人都同意的。

制定共识有 3~5 种方法，最常用的是 4 种。最简单的方法是投票，投票的优点是快捷，没什么成本；但缺点是容易产生一些偏倚，比如领导在前面说了意见，可能大家就按领导的意思投了，这不太符合科学精神。第二种方法是通过共识制定会议和民意小组来决定，两个本质上比较接近。大家开会讨论，当面解决分歧，优点是能解决分歧，但很难说解决分歧是不是完全摒弃了个人因素。所以现在用得比较多的是德尔菲法（来自希腊神话里的德尔菲神喻），也叫专家调查法，大致流程是在对所要预测的问题征得专家的意见之后，进行整理、归纳、统计，再匿名反馈给各专家，再次征求意见，再集中，再反馈，直至得到一致的意见。这最早是从社会科学领域引入的，是一种决策理论，即怎么凝聚共识来做决定。核心思想有两个：一个是排除个人偏倚，另一个是定量描述同意的程度。20 世纪八九十年代被引入临床医学领域，大致过程如下：第一，确定临床问题；第二，检索评价证据，也是循证医学原则；第三，提出第一轮草案；第四，召开会议，在会议上对草案进行讨论，把文字确定下来；第五，进行第一轮投票，通常通过电子邮件来投票，这样可在全世界范围内进行第一轮投票；第六，投票后分析和反馈第一轮投票结果，然后修改，修改后再进行第二轮投票，第二轮投票通常是最后分析投票结果，定稿。

一般 30 ~ 40 人参与共识的制定比较合适，太少了没有代表性，太多了很难统一。形成共识最低同意票要达到 75%。在检索和评估证据时，一定要按循证医学的原则，把系统综述、meta 分析、RCT、队列研究放在前面。用循证医学工具做严格评价。虽然拿到的研究可能不是高质量的，但强调评估方法要高质量。对于实践指南的评价一般要用 QUADAS－2，对系统综述可以用 ROBIS、AMSTAR 等，所有这些都是针对各类研究的评价工具。

举例如下，第一轮投票，共识陈述 1 和共识陈述 2，你强调不同意，在里面画了勾，第一轮票就出去了。你会收到第一轮投票的结果，1 分代表强烈同意，2 分代表同意，3 分不清楚，4 分不同意，5 分强烈不同意。假如在 31 个专家中打 1 分的有 15 个人，2 分的有 13 个人，另外 3 个人分别投了不清楚、不同意和强烈不同意。1 ~ 2 分就默认为通过了，所以共识陈述 1 的同意率达到了 90%，就通过了。但共识陈述 2 的同意率只有 74%，最低应该达到 75%，所以共识陈述 2 就没有通过。怎么办？反馈回来有认为应该怎么修改的，执笔人根据大家的意见把共识 2 再修改和调整，然后进行第二轮投票。第二轮投票仅针对未通过的共识意见去投。第一轮同意率仅 74%，第二轮投票达到了 80%，就通过了。如果第二轮还没达到 75%，那就是没有通过。

我国的共识和指南在 1993—2016 年呈爆炸式增长，但很遗憾，里面绝大多数不能称之为指南，因没有按照指南的规范要求做，甚至称为共识都很勉强，因为没有按照严格的德尔菲法过程产生。后来有专家呼吁，暂时遏制住了这一趋势，2012—2014 年指南或共识数量出现了下降，不过现在又多了起来。

最后，有几个问题要特别提出来：第一，在选择制定共识的专家时，必须是本领域非常有威望，最好能代表不同学术流派的专家；第二，用电子邮件来反映，不见面讨论有利也有弊，利是可以消除权威的影响，弊是有时会产生一些误解，还是当面讨论更容易沟通，更容易达成共识，毋庸置疑，会存在参与者的个人偏倚，从而对投票会产生影响；第三，获得和评价证据的方法质量有待提高，在制定共识的过程中，要有相关方法学的专家参与，可能对质量会更有保证；第四，利益冲突问题，基本上所有国内的规范后面都没有利益冲突，随着时代的进步，我们要慢慢地公开化和透明化。

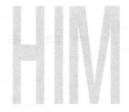

整合肝胆外科学

肝癌合并门静脉癌栓的治疗选择

◎刘允怡

对于肝癌合并门静脉癌栓的手术治疗，如果开展肝癌从微血管到大血管侵犯的临床研究，估计该研究必须在中国做，因为没有其他哪个国家能有足够的病例。

我最近提出一个新的肝癌合并门静脉癌栓的分期：除把微血管侵犯（MVI）作为极早期外，可将门静脉大血管癌栓再细分成 4 个不同阶段——早期、中期、晚期、临终期。加起来一共是 5 个分期。为什么要把门静脉大血管癌栓再细分为 4 个不同分期？主要是因为以前我们不关注病人的整体情况，如病人是否伴有其他严重疾病如心脏病、卒中等，没有考虑肝外转移，没有考虑门静脉癌栓影响门静脉的程度，也没有考虑肝癌能否与门静脉癌栓一并切除。我提出的 5 个不同分期的主要好处是，不但可将疾病进行分期，而且有不同的治疗方案，更可以将其分为可治愈和不可治愈。

关于 MVI 的定义，对此，国际上没有普遍认同的定义，有些争议较大。Sumie 在 2008 年提出的定义，是在显微镜下能看到癌细胞侵犯门静脉或肝静脉系统的微血管分支。中国病理生理学会于 2015 年提出的新定义，是在显微镜下显示内皮细胞衬覆的血管腔内的癌细胞巢数目超过 50 个，不是只看到 1 个癌细胞就可定义为 MVI，而是要超过 50 个癌细胞。按照 Sumie 的定义，MVI 可分为 3 级：无 MVI；轻度 MVI，即 1~5 个；严重 MVI，超过 5 个。但这一分期受到挑战，因为它没有考虑 MVI 和肝癌边缘的距离，也没有考虑有无侵犯其他管道，例如肝管、淋巴管等。

2009 年 Raoyaie 发现 MVI 有 2 个不良预后因素：一是超过 5 个 MVI，二是 MVI

和肝癌距离超过 1cm。用这两个指标进行分期：A 期是无 MVI；B1 期是有 MVI，B2 期是 MVI 加 1 个不良预后因素，B3 期是 MVI 加 2 个不良预后因素。中国病理生理学会 2015 年的分期与此非常相似：M0 是无 MVI；M1 是低危组，无或有 1 个不良预后因素；M2 是高危组，有 2 个预后不良因素。2017 年有学者又提出另一种分期，即 MVI 可分成 3 型 2 期，3 型是粘连型、侵犯型、突破型；粘连型是非侵袭性的，其他两型是侵袭性的。

以上 MVI 的 4 种不同分期，对病人术后临床预后和远期存活率，对部分肝切除（如解剖性肝切除或非解剖性肝切除）或肝移植的影响，还有待更多设计良好的临床研究来印证。中国在这方面可以多做一些研究。

MVI 在临床中的重要性是什么？在手术后，如在部分肝切除或在肝移植后，在标本中是否找到 MVI（通过现今的金标准）对病人的远期存活有重要影响。2005 年，Mazzaferro V 提出在超过 1500 名病人中，5 年总存活率在有 MVI 和无 MVI 者中的差别非常大，MVI 是影响总存活率非常重要的因素。但以往 MVI 只能在肝切除后才知道它是否存在，我提出另一种看法：术前能否预测 MVI 的存在？如果可以，其对部分肝切除或肝移植的影响有多大，可否用来指导手术的选择或决定治疗方案？

在标准手术切除后的标本中找到 MVI 对临床而言一是可以视为预后影响因素，用以评估部分肝切除后肝癌的远期复发和总存活率；二是如果发现有 MVI，可以考虑术后的辅助性经动脉化疗栓塞（TACE），我认为这是合理的治疗方法，可以降低病人的远期复发率，增加总存活率。一项回顾性研究显示，在 322 例肝癌病人部分肝切除后的标本中发现了 MVI，将病人分为 2 组，一组术后给予 TACE，另一组未接受 TACE，2 组病人的 5 年无瘤存活率和 5 年总存活率均具有统计学差异。多因素分析显示，TACE 是一项影响远期无瘤总存活率的重要因素，但上述并非是一项随机对照研究。目前尚需要设计良好的随机对照研究来证明。

部分肝切除后的标本如发现有 MVI，可用以筛查高危肿瘤复发病人，早期诊治肝外转移。早期肝癌肝外转移通常没有症状，很难诊断。Li 在 2014 年提出一个使用列线图的预测系统，该系统的灵敏度达 90%，特异性为 62%。

另一个值得做的研究是术前能否预测病人是不是有 MVI 的高危病人。直至目前，诊断 MVI 的金标准还是术后使用显微镜去检查标本，但外科医生应该在术前做决定，因此，我们最好有方法来预测 MVI 是否存在，并以此指导外科手术。

现已有不同方法通过使用术前数据来有效预测病人在肝切除或肝移植后的切除标本中有无 MVI。2010 年 Cucchetti 提出的人工神经网络模型，是通过术前的甲胎蛋白（AFP）、肿瘤大小、肿瘤数目来预测术后 MVI 的存在，该研究最大的缺点是要求有特殊的软件才能在临床上应用。后来发展出两种不同的列线图，其中一个是上海东方肝胆医院做的，分别使用不同的术前数据可以有效预测术后是否存在 MVI。预测是否存在 MVI 的临床价值包括：判断是否应行解剖性肝切除，肝切缘是否要比较宽，判断是否应使用肝移植，术前是否应使用新辅助治疗，术中是否应使用近距离放疗，术后是否应使用早期辅助化疗，等等。以上都可以作为研究的课题。

目前可以在术前预测肝癌合并 MVI 的存在，那么，我们能否对其进行一项随机对照研究，来比较病人使用手术切除和 TACE 或索拉非尼治疗的远期存活率？肯定不能，因为手术治疗的远期存活率在肝癌可切除的病人中比非手术治疗效果好得多。在此，我想强调，肝部分切除治疗肝癌地位的建立，是完全不需要随机对照研究来证明的。

如果肝癌合并门静脉系统大血管侵袭，是否应对病人进行手术切除，这在国际上争议非常大。如在影像学上发现门静脉受侵犯，在巴塞罗那肝癌临床分期（BCLC）的新版本中建议，只应用索拉非尼治疗。中国香港的肝癌分期局部治疗方案是 TACE。亚太研究专家组对门静脉上的病灶，主要的治疗方案是 TACE，但他们有一个小的总结，外科切除也是可以选择的。大部分国际指南都是用 TACE 来治疗肝癌合并门静脉癌栓。

对肝癌合并门静脉癌栓可切除的病人的要求是什么？主要是整体情况要好，肝功能代偿，未患其他严重疾病，如心脏病、卒中等，无肝外转移，局部肝癌可切除，这也就是通常说的有选择性的病人。如果有选择性的病人遵循治疗，部分肝切除治疗肝癌合并门静脉癌栓的病人，5 年存活率分别是：1 期存活率为 30%，2 期为 18%，3 期为 0~5%；4 期无 5 年存活。这说明，有一部分病人其实 5 年的存活率可达 30%。胰腺癌的 5 年存活率仅 10%~20%，手术复杂得多，为什么还是继续做手术？因为和其他治疗相比，手术还是效果比较明确的治疗。肝癌合并门静脉癌栓一起切除的只可以在 1 期或 2 期的情况下进行。如果是 3 期，即主门静脉有癌栓侵犯，可使用部分肝切除加门静脉癌栓清除。虽然在亚洲有些中心认为这是一种治疗手段，但大部分病人肿瘤不可切除，在可切除的肿瘤中，手术预后也很差，因为肝癌合并门静脉癌栓是非常差的指标。肝癌合并门静脉癌栓，如果是 4 期，即主门静脉和肠系膜上静脉（SMV）受癌栓侵犯，普遍认为不可切除。

前面提到很难设计手术治疗与其他治疗对比的随机对照试验，那可否用其他方法来找答案？上海东方肝胆医院的杨田医生在这方面有非常好的分析，他使用系统性综述来找答案。他们搜索到截至 2017 年 12 月的所有有关文章，在 325 项研究中，经过事前确定的入选和排除标准，找出 7 项研究，有 5 项来自中国，1 项来自韩国，1 项来自日本，全都是东方国家的。其中 3 项是用倾向得分的匹配方法，4 项使用回顾性比较方法。共 4810 例病人，有 48% 接受手术切除，包括解剖性切除或非解剖性切除，有 52% 接受非手术治疗，还包括 TACE、索拉非尼、全身性化疗、经肝动脉化疗灌注等。这 7 项研究发表于 2012—2016 年，研究时间是 2000—2014 年，使用 NOS 文献质量评价量表评分来评估研究质量，评估远期存活率是高等级的。手术切除（解剖性和非解剖性切除）与非手术切除的其他所有治疗相比，手术治疗比非手术治疗有效。如果只将手术切除与 TACE 比较，手术治疗比 TACE 好，差异具有统计学意义。亚组分析显示，不同程氏分型，手术切除与非手术治疗比较，程氏 I 型是 3 篇，II 型 2 篇，III 型 2 篇，I 型手术比非手术治疗好，II 型手术比非手术治疗好，但到 III 型手术与非手术治疗的差异就没有意义了。

从以上系统综述和荟萃分析可以清楚看到，在有选择的病人中，手术切除比非手术治疗给病人带来更好的远期存活率。亚组分析发现较好的远期存活率只见于程氏门静脉癌栓 I 型和 II 型的病人，III 型没有差别。系统综述和荟萃分析的缺点是对肝切除经验不足的医院可能结果不同；分析的 7 项研究都是非随机性研究，因此有引入病人选择偏倚的可能；荟萃分析中有些研究缺乏所需数据，没有分析治疗的安全性和并发症发生率；大部分研究在亚洲地区进行，结果能否适用于欧洲病人尚不清楚；荟萃分析进行亚组研究时发现部分有发表偏倚的情况。

以上从肝癌 MVI 讲起，讨论到肝癌合并门静脉癌栓使用手术治疗的地位。对不适合使用手术治疗的病人，要发展不同的有效的治疗方法来处理。

精准肝胆外科模式的构建及应用

◎董家鸿

"范式"是指共同体成员共享的信仰、价值与技术的整合，是常规科学赖以运行的理论基础和规范，是从事某一学科的研究群体共同遵从的世界观和行为方式，它涉及一个学科领域和实践行为的道与术。医学也有自己的范式，随着人类文明的发展和医学的进步，在每个不同的时期都会赋予医学新的内涵，带来医学范式的不断演进。外科学从古代的直觉外科发展到近代的经验外科，21 世纪已经进入精准外科。

什么是精准外科？不同的专家有不同的见解。精准包括"精"和"准"两层意思，两者不完全一样。"精"是从测量上讲，指的是测量值和真实值之间虽然有差别，但多次测得的测量值是高度一致的，这叫精度。"准"是指测量值和真实值之间接近的程度，可能每一次测量之间的离差比较大，但总体和真实值比较接近。精准其实是既精又准，射靶时要箭箭穿心。

外科学追求的目标是安全、高效和微创，要实现多目标优化，才能使病人获得最大化的康复效益。要实现最大效益，就需要在病灶清除、损伤控制和器官保护三个外观要素中取得精准平衡，要求找出三个要素中的最大公约数，这三个要素影响最后结局。在传统经验外科实践的范畴中，通常有不确定性，难以在三个要素中实现平衡。现代医学的发展和进步，使外科实践的确定性得到了显著提升，从而有可能在三个外科要素之间达到精确平衡，获取最大公约数。精准外科的特点是从三要素的平衡中获得多目标优化的系统干预策略，最终让病人的获益最大化。通过准确决策、精准干预实现确定性的临床实践，例如，一个肝癌病人的病灶范围是确定的，肝脏的储备功能是确定的，允许切除的肝脏范围也是确定的，手术中外科技术也是可控的，我们就能达到预期的目标。因此，系统化的干预和确定性的外科实践是精准外科的核心内涵。

肝胆系统是比较复杂的领域，要彻底清除肝胆和血管的复合病变有很大难度；在病灶清除、肝脏保护和损伤控制三个要素中要实现精确平衡，对于复杂的病例有很大困难。我们在持续优化肝胆外科的实践中，于 2006 年提出了"精准化肝切除"的概念。当时由于外科技术的进步，微创化理念的提出，我们确实感到需要一种新的外科理念来描述现代肝胆外科。我们提出的精准化肝切除是为了让病人取得更好的效果，功夫不只在手术环节，术前的评估规划和处理都会影响病人的预后。因此我们把精准肝切除拓展到精准肝胆外科。我们提出这一理念比美国最早提出的精准医学还要早 5 年。在国家科技创新计划资金等的资助之下，我们进行了系统研究，提出了可视化、可量化、可控化为特征的支撑技术，以及定位、定量和定构的新术式，并以核心技术、干预策略和外科宗旨为主要元素，提出了精准肝胆外科的范式。

精准肝胆外科的核心支撑技术是可视化、可量化、可控化技术。可视化是对目标病灶定位和肝段精准定位，还有腔镜与内镜外科技术、3D 重建打印技术，以及数字外科技术和手术导航技术。从 2000 年开始，我们率先进行了可视化数字肝胆外科技术研发，最早是用张绍祥教授的数字化人体来进行外科技术的研究，后来我们和重庆大学一起合作研发了具有自主知识产权的技术。2018 年我们在国际上率先把个体化的 3D 打印技术运用于复杂胆道疾病的手术规划，最近我们又与美国公司联合研究了混合现实肝胆手术系统。这些可视化的数字外科系统，提升了病变评估的准确性和手术规划的准确性。利用这样的手术系统，可以改变我们基于 2D 影像的外科决策和手术方案。我们曾经对 131 例病人，将基于 2D 影像的外科决策和 3D 影像的外科决策进行比较，有 49 例通过 3D 改变了原来基于 2D 的决策，显著提高了手术的切除率和安全性。

可量化技术指的是对病灶的范围及病理边界的确定，形成定量化肝切除的追踪系统。对于病理边界的确定基于影像学评估，加上病灶本身的生物学特性来进行推断。微血管侵犯（MVI）对我们推断肝细胞癌的病理边界有重要指导意义。通过 3D 技术对肝脏体积进行准确测量，结合肝脏储备功能的测定，可以确定每一个病例必需的体积，从而进行手术的设计。

我们提出了定量化评估及准确测算预留肝脏体积的体系，在这一系统中，对每个病人可以比较准确地测量出必需的功能性肝体积。把这一决策系统运用到 634 例肝切除病人，在符合标准的 622 例病人中有 15 例出现了肝功能不全，有 9 例死亡；而没有达到标准者肝功能不全发生率高达 33%，死亡率是 26%。结果说明，定量肝切除检测体系能够预测肝切除决策不良发生的概率。我们和欧洲的研究进行了比较，我们这个系统能拓展安全肝切除的病例，能提升术后的效率达 3 倍。

可控化技术是指以目标为导向的精确可控的手术技术，包括对肝脏血流的控制和肝切除出血的控制，以及外科手术的微创化。我们研究了正常和病变肝脏的缺血时限，发现正常肝脏可以耐受 90 分钟，而肝硬化和有黄疸者也能耐受 45 分钟，这为手术中设立方案提供了理论依据。我们还创立了一种只保留肝动脉血流、持续阻断门静脉的方法，通过临床实践证明这种方法能够有效控制肝切除中的出血，同时减轻肝脏的出血，促进肝再生，降低肿瘤的残留和扩散。

在以上技术基础上，我们针对不同肝胆疾病的临床病理特征，提出了一系列基于定位、定量和定构的术式。

首先介绍定位切除术，进展期肝细胞癌容易形成 MVI，理想的术式是荷瘤肝胆的切除。在持续肝段染色基础上，我们提出持续门静脉阻断下的肝段持续染色，提高了肝段染色的清晰度和持续性。我们还研发了一种通过超声来毁损多个肝蒂进行切除的方法。为了验证它是否可以叫作"不规则肝切除"，提高肝细胞癌的治愈率，我们设计了一个前瞻性随机对照试验，以观察它能否减少术后 2 年的局部复发。

肝胆管结石也是治疗难题，容易造成肝萎缩 - 肥大复合征。要在变形的肝脏中确定病变肝脏的精确范围有很大难度，过去在手术切除过程中，常常没有把病变肝段完全切干净，或把肥大增生的部分肝段当成病变肝段切掉了。我们优化了 4 种病变肝段定位术，提升了病灶的确定性和精确性。

对肝段胆管癌，过去的策略是采用扩大的肝段切除来提高治愈性切除率。我们通过 3D 技术来精确评估胆管癌所侵犯的肝段水平。像侵犯肝镰状韧带区和右前这样的病例，过去需要做右三肝切除，现在我们只要做围肝门切除和右前叶就可以了。对于 3B 型，如果只侵犯了四段胆管，也可以做围肝门和 S4 切除。这在保证胆管切缘阴性的情况下，增加了切除率。我们还设计了超越 U 点和 P 点的肝管切除术，由此保留了更多肝脏。这一术式使围手术期并发症发生率、围手术期死亡率和生存率都有很好的改善，取得了比肩国际先进水平的长期存活率。

对于肝内胆管囊肿过去往往不敢贸然做大范围肝切除，常常只切除肝外的囊肿，遗留肝内病变，导致癌变。有定量系统后就可以一次性手术把肝内外的囊状病变全部切掉，使病人一次性得到根治。

定量的肝切除使病变的复发率、癌变率和再手术率，较传统方法均降低了 70%，远期疗效优于美国及印度等国家。

我们用定量技术，通过 3D 可视化技术判断尾状叶结构的完整性，设计了只保留尾状叶的切除术，使病人得到治愈。这个病人除尾状叶外，其他肝段都是萎缩的。这样只保留尾状叶的手术在国际文献中没有报道，最近我们做了 1 例只保留 8 段的切除术，其他的 17 段全部切掉，也取得了成功。

针对剩余肝脏脉管结构受累的，我们叫"定构"。涉及三方面：一是对肝胆系统解剖结构的精确评估；二是为预留肝胆结构要素进行分析判断；三是对剩余肝脏受损脉管结构进行受理。

对进展期的肝门胆管癌，我们做左三区切除和门静脉切除，一直到 6、7 段的会合部。我有一个病例是复杂的肝内胆管扩张症，简单手术是做右三区切除，但左外叶的体积只有标准的 19%，因此我们实施了保留部分健康的 5、6 段的大范围肝切除，同时通过 5、6 段的重建来恢复 5、6 段的血供。

关于体外肝切除和自体肝移植，早年，这项技术流程纷繁复杂，主要用于常规手段不能切除的晚期肝胆肿瘤，手术要千辛万苦才能取得成功，病人鲜有存活超过 2 年的，大部分在 1 年内复发死亡，而且术后并发症发生率和死亡率非常高。我们进行一系列创新，包括用数字化外科手术系统进行精确评估和手术设计，用无转流的体外肝脏手术，避免了并发症，解决了肝脏深部脉管特别是静脉段和亚段的肝静脉和门静脉的切除。我有一例复杂肝包虫病的病例，侵犯了大范围的肝脏，7 年前我们做了手术，7 年后病人已结婚生子，这也是世界首例。迄今为止，我和温浩教授的团队合作，一共做了 70 多例复杂肝包虫病的体外切除术，手术死亡率只有国际报道的一半，而临床治愈率是国际上的 3 倍。《英国外科学杂志》评价我们的技术开辟了中国肝包虫病治疗的新途径，我们还应邀在法国国家科学院做了专题演讲，得到同行专家的好评，其中一位教授说：我们梦寐以求想做的手术你们捷足先登了。

2016 年年底，应美国外科学会和欧洲外科学会的邀请，我做了 1 例体外肝切除，做了双语同步直播，吸引了 147 万观众，万名医生实时观摩，网络视频点击次数超过 4750 万次，引起广泛关注。14 小时连续作业，有 5 小时的肝脏离体操作，没有输液，病人术后 2 周出院。美国外科学会的主席也在线观摩，给予了实时好评。

总之，通过这 10 多年的实践，我们构建了精准肝胆外科范式，改善了肝切除术的近期和远期疗效。精准肝胆外科的理念和范式得到了国际同行专家的认可和广泛运用。精准肝胆外科的技术还有待于进一步发展，精准是相对的，精准永远在路上。依赖于我们对疾病生物学、生理学的探索，不断推动我们创新和优化关键的支撑技术和手术方式，以及基于临床大数据真实事件的研究。未来，我们将通过进一步的医工整合进行临床医学研究。

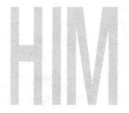

原发性肝癌的外科治疗现状

◎王学浩

据最新统计，目前全球肝癌的发病率在肿瘤中排第3位。在全球发病人数中，中国的原发性肝癌占50%~54%。手术治疗是首选方案，但不排除其他综合治疗。手术治疗主要是肝切除和肝移植。回顾30年来，我们开展的肝癌肝移植术共6万余例，近10年来肝癌的1年、2年、3年、10年总生存率分别为83%、64%、52%和36%。

1987年7月13日，我回国第3年做的第1个肝癌病例（右半肝手术），现已存活31年。近几十年来我们在肝癌治疗尤其是在手术治疗上取得了很大进步，我有一个病例，当时很多人认为不能存活，我们对她进行了肝脏的左三叶切除，最后存活了，我们有很多存活25年以上的病例。1995—2017年我们开展了各种术式的肝移植，肝癌的肝移植率是40.3%，1年、3年、5年存活率达到了国际先进水平，病人生活质量也很好，肝癌肝移植后经初步统计，米兰标准内的生存率优于超米兰标准，而超米兰标准中无血管侵犯的优于有血管侵犯的病人。此外，肝切除后肝癌复发也可以做补救性再移植，肝切除后可做第3次肝移植，有的病人3次移植后已存活17年。国外统计，补救性肝移植和开始时肝移植在5年和10年生存率上无明显差异，但国内有一家中心报道认为有差异，但差异不大。

影响肝癌术后生存的因素很多。在肝癌手术方法的选择上，对比肝癌肝移植和肝切除手术的生存率发现：临床1期和2期无血管侵犯的肝癌，肝移植后5年生存率略低于肝切除，但长期生存率优于肝切除；有血管侵犯的，肝移植和肝切除的生存率差异没有统计学意义，亦即有血管侵犯的无论做肝切除还是肝移植，效果没有明显差别。关于肝癌的规则性切除和非规则性切除的比较，结果有所不同：临床1期和2期肝癌，非规则性切除优于规则性切除；对于3期和4期无明显差异，总体是非规则性优于规则性。尤其是有肝硬化的肝癌病人，要充分保留有效的有功能的肝脏，否则术后的肝癌复发率很高。肿瘤的大小和数目显著影响长期生存，肿瘤的分化也是影响肿瘤生存的因素，高分化优于中分化，中分化优于低分化。不同分期对临床预后也有影响，1 期优于 2 期，2 期优于 3 期，这是可以理解的。

精准医疗在肝外科的应用就是个性化治疗，针对个人或特定人群的情况决定治疗方案，包括术前的精准评估（影像学及分子诊断技术等）、3D 打印技术应用、可视化应用等。在手术规划中，到底是做肝切除还是肝移植，肝切除是逐步切除还是规则性切除或不规则性切除，这都需要在术前进行判断。精准医疗在肝癌外科的体现主要是理念，不是方法。

肝癌的综合治疗主要是肝动脉化疗栓塞（TACE）治疗、消融治疗、酒精瘤内注射（PEI）治疗、冷冻治疗和靶向治疗。TACE 治疗的数量和疗效仅次于肝切除，由日本学者在 1981 年首先提出。我在国内首次、国际率先开展肝动脉油剂造影，即将肝动脉碘化油造影用于手术肝癌的诊断和定位。1986 年 10 月，我院在国际上首次报道用碘化油为载体，集局部放疗、化疗与栓塞治疗为一体的肝癌现代化介入治疗。我院完成各种治疗 3.2 万例次，收到良好效果。最近我院又牵头开展了人源肿瘤异种模型（PDX）的建立，对术后药物摄取的判断有重要价值。

总结如下，在中国供肝紧缺、肝癌发病率极高的情况下，多数米兰标准内的肝癌，优先推荐行肝切除。术前评估 MVI 阳性不建议做肝移植。肝癌切除后出现癌复发，可考虑补救性肝移植。肝癌术后长期生存与以下因素有关：手术方法、肿瘤大小及数目、肿瘤分化、微脉管癌栓、病毒感染、甲胎蛋白水平。我认为精准医疗理念在肝癌外科中的应用就是个性化治疗，这是我们的奋斗目标，并不是新的方法。现代影像技术在肝癌外科的应用促进了新的肝胆外科发展。肝癌手术要取得良好效果，除手术外，还要配合其他综合治疗，这是提高肝癌长期生存的关键。

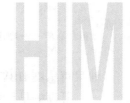

肝癌的精准治疗与整合医学

◎樊　嘉

　　肝癌的精准治疗旨在揭示肝癌的发生、发展机制，实现个性化的肝癌防治。整合医学是有机整合最先进的医学理论、技术和临床实践经验，系统评估癌症病人状态，制定最佳治疗方案。肝癌的整合医学是从理论、技术、实践上，把其他学科的技术方法及理念整合在一起，用于肝癌的诊疗和预防。

　　肝癌的防治模式需要整合加精准，这样考虑才全面。从整体来讲，要从它的预防、诊断、治疗（包括手术、放疗、化疗、生物治疗、中医药治疗等）及预后多方面进行整合。精准就是精确，包括肿瘤相关分子、靶向治疗的精准，以及手术方法的精准等。一个肿瘤，从它的临床背景、变异、相关病毒、炎症到细胞分子的改变，再到器官改变，最后变成肿瘤，这是发生、发展的过程，我们要从发生、发展的过程来整体考虑，而不是固定存在于某一阶段。在用整合医学指导肝癌防治时，要求对风险要精准预测，对肿瘤要精准诊断，对药物要精准应用，对疗效要精准评估，对预后要精准预测。因此，精准与整合密不可分。

　　不同国家肝癌发生、发展的病因和诱因不同，在中国 70%～80% 的肝细胞肝癌都伴有肝硬化，从肝细胞的损伤，低度增生到高度增生，变成早期肝癌，这个过程中涉及肝细胞的损伤复制、衰老变化、氧化应激、蛋白质折叠、WNT 通路异常等，可能还有很多更复杂的机制我们不是十分清楚。

　　在肝癌的预防中有 4 个重要因素，即乙肝病毒（HBV）、丙肝病毒（HCV）、酒精性脂肪肝及非酒精性脂肪肝。从风险程度来看，HBV 感染引发肝癌的年风险为 2%，慢性乙型肝炎病人发生肝癌的年风险为 0.2%，注射乙肝疫苗后肝癌的发生率会明显下降。HCV 感染肝硬化病人发生肝癌的年风险为 3%～7%，慢性丙型肝炎病人发生肝癌的年风险为 0.3%，现在有了干扰素和直接抗病毒药物（DAAs），未来的风险会进一步下降。酒精性肝硬化病人发生肝癌的年风险为 1%，如果再感染 HBV 和 HCV，肝癌的发病风险显著提高。

肝癌的早诊很重要。我们研究了生存 5 年和 10 年以上的病人，小肝癌占 60%。统计到截至 2015 年的数据表明，小肝癌术后的生存率可达 71%，大肝癌 5 年生存率仅有 39%，比十几年前提高了近 10%。这和国家重大专项的支撑密切相关。从中可以看到，早期诊断是影响病人长期生存最关键的因素。

如何能早期发现？从疾病早期诊断开始，例如根据遗传异常改变、转录翻译改变、表观遗传改变和代谢异常改变，我们能很早发现肝癌，基因和蛋白的变化肯定比影像学或穿刺发现要早得多，一般要早 0.5~1 年。液体活检较传统的影像学检查、血清标志物和肿瘤活检有更多优势，具有微创、灵敏、实时动态监测的特点，如果早期预警有怀疑，还可以补充抽血检测微量的 DNA 变化，就可以知道体内是否存在肝细胞肝癌。

我们自主研发了循环肿瘤细胞分子分型平台，用的是阳性富集，有 30%~40% 捕获不到，会变成假阴性，这种情况下加上阴性富集能够大大提高捕获率。我们从技术研发到转化为产品，花了三四年时间。经过临床大样本测试，对于巴塞罗那分期（BCLC）0 期和 A 期都可以检测。早期诊断需整合多种分子诊断技术，包括分子诊断、分子影像和分子病理；分子诊断是实现精准诊断最有利的武器，也是分子影像和分子病理发展的空间。对肿瘤突变的 DNA、RNA 和蛋白分子的准确检测是分子诊断的关键，代谢组学和微生物组学也在精准医疗中发挥了很大作用。

对肝癌门静脉癌栓，如果单纯把肿瘤取掉，把癌栓取掉，癌栓很快会再复发。如果在手术取掉癌栓的基础上，在门静脉装一个泵，运用肝素，持续化疗，然后加介入治疗，这样整合多个方法可使原来只能存活 23 个月的病人延长生存期，5 年生存率达到 10%；这样也能使一部分原来不可治的病人变成部分可治，临床效果比较好。

我们在国内第一个提出肝癌肝移植适应证的问题，不单纯是适应证，还包括肝癌肝移植后如何判断是否容易复发，如何有效预防复发，结合适应证的改变和标准，我们也做了一些免疫研究，提出了在适应证下行肝癌肝移植的复发防治策略，既能起到抗排斥作用，又能进一步抑制肝癌的复发和转移。

联合肝脏离断和门静脉结扎的"二步肝切除术"（ALPPS）是一种整合了多项技术的方法，很多中心都做过，原来不能切除的，通过 ALPPS，再把大的肿瘤切掉，是一个很好的方法。外科治疗加非外科治疗的方法，使原来的不可治肿瘤变成可治，从不可切变成可切，特别是现在转移性肝癌更多，原来分不清，不能切，通过靶向治疗和化疗，然后把原发灶和肝脏转移灶同时切掉，这也是整合医学的应用。

在精准预测肝癌的疗效方面，上海中山医院完成了数千例肝癌根治性切除的病人。对复发的发生机制已经有很多研究，很多肿瘤靶向治疗无效，是由于肿瘤的异质性所致，如单个基因肿瘤的异质性，比如 *PTPRS* 基因在 16% 的肝癌中有显著的异质性表达。肝癌是所有肿瘤中异质性最显著的，所以药物的治疗效果往往不好。肝癌的时空异质性揭示转移复发的起源，有的肿瘤是肝细胞癌（HCC），但里面同时存在肝内胆管癌（ICC），存在不同的起源和克隆；可以多点取材，加外显子测序，了解一个肿瘤的不同起源，从而更好地做到异病同治、同病异治。

关于肝内转移的复发机制，我们从突变率上也做了很多研究，从发生发展到进化，异质性越来越多，一个克隆出来到另一个地方会发生变化。单克隆起源的 85% 的染色体拷贝数变异（CNV）基本一致，多克隆的有爆发性。肝癌单克隆和多克隆起源的不同模式，与肝癌形态学高度相关，多结节融合肝癌为多克隆起源，应被视为多个肿瘤；单克隆起源的肝癌，随着测序细胞数目的增加，CNV 检出率不会进一步增加。多中心起源的肿瘤的突变谱不一样，比如一个肿瘤有 3 个起源，这 3 个起源的肿瘤切除后，预后要比单克隆的多个结节的要好。所谓空间异质性是指癌细胞进入血液中，在循环过程中会发生变化，从中央肝脏出来，越往外周走，越会发生变化。空间异质性决定了肿瘤的转移模式，即转移部位和复发率等，

目前有很多靶向治疗技术，个体化抗肿瘤是临床的迫切需求。对于外科医生，应该了解有哪些肝癌的靶向药物，选择什么样的药物用于临床治疗，如何选择药物的有效人群，如何实施个性化治疗等。我们的主要策略是克服肝癌的异质性，通过从多个部位取肝癌样本进行测序，进行整合的肿瘤时空异质性分析，了解循环肿瘤细胞，肿瘤多靶点的深度测序可以测到 1500×，再加上循环肿瘤细胞的进一步检测，能够指导我们决定治疗方案。在同一测序深度下增加组织样本数，并不会检出更多的肝癌基因组突变；对于单一肝癌样本靶向深度测序可发现约 70% 的基因组变异，增加测序深度能进一步发现基因组变异。大概有 41% 的病人有潜在的用药靶点，高于 5% 的高频率突变基因仅有 20 个，靶向深度测序更适合临床转化。高频超过 5% 的就选择比较敏感的药物，可以把这 5% 抑制住。如果是单细胞的就更加有效，能进一步降低复发和转移率。我们开展了肝癌个体化诊断的基因测序，从开始的 150 个病人进行全基因组测序，了解到 500 个靶向基因，选出了 348 个靶向基因，再做进一步验证和检测，了解哪些基因高频突变，然后选择不同的药物。我们的个体化诊治基因测序平台，包括 DNA 提取、文库构建、测序、本底分析、自动化解读。比如，基因靶向治疗巨大肿瘤，把肿瘤切掉，直径有 20cm，进行外显子测序，有的放矢的治疗，可以抑制肿瘤的复发。

通过 PDX 模型指导肝癌的个体化治疗，首先把肿瘤取下来，移植到老鼠身上，进行测序和传代，由此选择它的靶向药物，现在有近 150 例的肝癌 PDX 模型在传代。通过 PDX 精准选择，有的对阿霉素敏感，有的对索拉非尼敏感，有的对奥沙利铂敏感，这有利于用药，可降低副作用、提升疗效和减轻负担。miRNA – 26 可指导术后干扰素治疗，半年后如果表达高说明复发率低，对干扰素的治疗效果好。

通过整合医学创新，推动精准医疗，实现个体化诊疗，达到早期诊断、早期治疗、精准治疗、提升疗效、改善病人的总体生存、降低副作用和费用，这就是我们整合医学未来的目标。

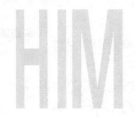

肝胆胰机器人手术的整合医学体会

◎刘　荣

机器人手术近几年发展比较快，机器人外科最早出现在1985年，其后腹腔镜和机器人两个技术交替发展。机器人的要求比较高，工业信息化技术在当时还达不到，所以腹腔镜胆囊切除量远远超过了机器人的胆囊切除量，腹腔镜胰腺切除的开展也早于机器人。2006年，北京解放军总医院（301医院）率先引进了机器人手术系统。2009—2014年，解放军总医院的机器人肝胆胰手术完成了1000例，到2017年已达到5000例。2006年初至2018年3月31日国内共做了74 709例机器人手术，几乎扩展到所有专业，肝胆胰手术为7124例，占比不是太高。我科从2011年开始做机器人手术，2012年开始做第一例肝胆胰手术，2017年做了910多例，发展比较快。截至2017年年底，我科的机器人手术总量占国内的29%，2017年占国内的39%。

在我科的这些手术中，胰腺占65%，肝脏占25%，食管占10%，这和我院主要设备要用在疑难复杂手术上有关。2018年1~3月，国内共完成549例机器人肝胆胰手术；但数量只是一方面，还要看有什么创造新。我们做了LR式机器人胰十二指肠切除术、RONG式胰腺修复手术，以及联合肝癌切除根治术、胆囊癌根治术，这些都是在近几年开展的。机器人胰十二指肠切除术有两个路径、两个孔：一个是L孔，一个是R孔。R孔可做端端吻合，机器人做肠吻合可以不翻结肠。这些新思路使机器人胰十二指肠切除的时间非常短。我们不只在机器人上，在腹腔镜和开放手术时也都是这样做的，主要做空肠和胰腺的联合手术。胆囊吻合是提拉式的，靠一根线和助手的提拉，大概10分钟就可完成。机器人下做淋巴结清扫非常有优势，机器人对淋巴结的清扫比开放的淋巴结清扫方便。L孔和R孔在胰十二指肠术中非常有用，我们采用的是连续缝合的路径，后面缝完以后前方再用，是用一根线来做；做胰肠吻合、胰腺切除时一样，和腹腔镜或开放手术也没有明显区别，切除范围一样，淋巴结清扫范围也一样，但我们用后壁，缝过来后在胰腺的下方打结，上方先不打结，打结后把后壁拉紧，用丝线无法完成一个手术。后壁缝完后，最早我是上面缝一针下面一针，不用专门去做胰管和小孔的缝合，要缝合这个小孔有难度，黏膜的拉力也不够，有时会撕开。胰腺中段切除后到底该怎么做呢？最早我们做胰腺的局部切除，局部切除后胰管易损伤，但我发现胰管损伤后可以修复，所以在 3 年前开始做胰管的修复，以避免这一并发症的发生。机器人修复后胰腺中段切完可以不做吻合，后来我们尝试做胰腺中段切除，这三种手术都成功了，写了不少文章，并用我的名字命名了这样的手术，即 RONG 式手术。我们的病例有良性的也有极度恶性的，如肾癌胰腺转移病例。后面的胰管已经切开，找到前面的胰管，用胰管支撑架桥。这样的手术要保留，近端要缝合，把两侧游离后慢慢做吻合，和做胰肠一样，把后壁靠到一块，把胰管摆正，如果没摆好会引起远端胰腺炎。摆正后把前壁缝起来，最长切了 7cm 的胰腺还可再拉起来，这可给肝胆胰外科的医生提供思路，胰腺可以接起来，不一定要做吻合。

截至 2017 年 9 月 17 日我们完成了机器人胰腺手术 1000 例，其中，良性病例占 48.6%，恶性病例占 51.4%，机器人手术不只是做良性的疾病，也可以做恶性疾病。关于机器人和腹腔镜这两种方法，有很多问题要考虑，例如在做肝脏手术时，两者游离的多少不一样，创面的止血方法不一样，用机器人更便于肝脏解剖和淋巴结清扫。在机器人肝脏手术中我们也用荧光，现在能做的是转移癌及微小病灶的发现，手术缺陷的确定等；可以做定位、定性，还可以做定量（确定到底要切多少）。我认为术中超声、荧光显影，包括术式都会随着新的工具的出现而有所改变，随着人工智能、大数据时代的到来，外科医生不能只是手术，也要关注整合医学，要考虑怎样让疗效更好。我们最近也尝试了新的辅助治疗，如靶向治疗、胰腺癌的化疗等。未来外科医生要做的事情很多，工作肯定离不开合作，学术也离不开整合，这是未来医学发展的必然方向和必由之路。

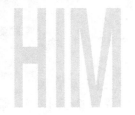

干细胞在肝移植难治性并发症中的应用

◎杨　扬

　　肝移植术后难治性并发症是现今移植外科的难题之一。经过数十年努力，肝移植的技术越来越成熟，但有些难治性并发症会影响肝移植后的生存。引起移植物丢失的最主要原因是胆管炎并发症，3 年可达 70% ~ 80%，这种并发症一旦发生，多半需做再次移植。在等待过程中由于反复介入、反复感染，很多病人失去了再次移植的机会。此外，难治性的排斥是非常凶险的问题，虽然发生率不高，但一旦发生尚无有效的救治手段。近几年，我们尝试用干细胞治疗这类难治性的并发症，简要介绍如下。

　　胆管炎的确诊要靠介入手段，目前一般是通过内镜逆行胰胆管造影（ERCP）或 PET/CT 来诊断，但确诊一般是在术后两三个月，此时病变常难以逆转，所以疗效很差。因此早期诊断是难题，只有早期诊断才能早期治愈。我们在早期诊断领域做了一些摸索，从肝癌的介入治疗和肝癌的介入诊断得到了一些启发。超声造影是通过微气泡的方法，在动脉血流的地方产生回声，使动脉血流能和回声结合起来，判断动脉血供的量。通常从移植端可以判断黑色的影像是移植肝脏的胆管，胆管壁已经完全失去外形是缺血性胆管损伤非常独特的改变。用这种方法可以在胆管还没有发生明确细节性改变的很早期，就可发现胆管上的炎症表现或某些损伤，目前诊断的灵敏度和特异性都非常高。早期发现后，可以用间充质干细胞治疗；我们在临床前研究中，发现其有非常好的疗效，绝大部分病人经过治疗后，降低了再移植的概率和死亡率。随后我们注册了间充质干细胞防治缺血性胆管炎的研究，对入选病人给予干细胞治疗，分别在诊断缺血性胆管炎的当天给予干细胞，随后加大间隔时间，共给予 9 次治疗，临床观察的终点是再次确认缺血性胆管炎。目前入组 40 多例病人，发现治疗后缺血性胆管炎发生率低于对照组。

　　对于其他的免疫相关并发症，间充质干细胞是否也可以逆转呢？间充质干细胞作为移植术后的免疫诱导剂最早是用在骨髓移植和肾脏移植中。间充质干细胞可以降低由于过多使用免疫抑制剂导致的风险，为免疫诱导治疗开创了一个新领域。在肝移植术后，我们发现它可以减少由于免疫抑制剂的使用带来的损害。有些酒精性肝病肝移植后的病人出现排斥，反复激素冲击后肝功能改善，改善后再恶化，反复很多次，病人很容易出现严重的感染。我们有个病人经间充质干细胞治疗已生存了近7年，目前肝功能良好。我们最早是将间充质干细胞用在一个肝移植术后十几天的病人，他出现了移植物抗宿主病（GVHD）。其实肝移植后出现GVHD并不多见，用间充质干细胞预防GVHD获得了很好的疗效，这类病人我们尝试用间充质干细胞，病人的GVHD也得到了治愈。GVHD在骨髓移植中发生的比例很高，但预后很好。最近一两年，有些病人用间充质干细胞治疗，有成功也有失败。GVHD控制了，但病人出现严重的感染，后来还是死亡；但也有成功的例子，值得探索。

在器官移植领域，难治性并发症还存在很多问题，因为干细胞治疗还处于临床试验阶段，间充质干细胞只能针对难治性并发症或常规疗法无效的病人。干细胞本身也存在一些问题，例如输注的次数及数量等，都需要摸索，需要在平台建设和平台管理上做很多工作。这些工作需要整合医学的思维和整合医学的方法。

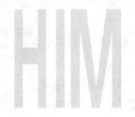

2017 年肝癌外科治疗进展

◎沈 锋

2017 年肝癌领域的进展包括以下几个方面：一是肝癌的分期和外科治疗推荐；二是分期肝切除；三是肝内复发；四是肝内胆管癌（ICC）。

2017 年，国际上对肝癌的各个指南都做了不同程度的修改，比如美国癌症联合委员会（AJCC）的 TNM 分期第 8 版，以肿瘤直径 2cm 及血管侵犯程度为标准，将 T1 又分成 T1a 和 T1b，T1a 指孤立肿瘤直径≤2cm，不论有无血管侵犯；T1b 指孤立肿瘤直径 > 2cm 且没有血管侵犯；对于孤立肿瘤直径 > 2cm 且伴有血管侵犯的病人，被归入 T2。T3 反而没有血管侵犯，T2 有血管侵犯，血管侵犯的重要性我认为被严重低估，这个分期我们一般不太用。

美国国家综合癌症网络（NCCN）指南明确提出没有门静脉高压症的都可以做比较小的手术切除，有轻度门静脉高压者也可以做手术。切除的体积有肝硬化时不少于 30% ~40%，无肝硬化时不少于 20%，中国学者在掌握这一标准时更严格。门静脉癌栓也可以考虑手术。

在中国的诊疗规范中，原发性肝癌分为 3 期，覆盖的范围比较广，从早期的肝癌到大血管侵犯，都可考虑手术。同时也提出了对早期病人术后的评分，可对病人的预后进行较好的评估。随着老年人肝癌发病率的增高，我们关注到老年肝癌的分期问题，并提出了并发症指数的概念，根据老年人的合病症情况、手术风险，判断是否适合手术及手术的预后，从而决定老年病人是否应该手术。此外，我们做了东西方两个中心的对比，东方组的肝功能更差一些，晚期病例更多，但没有统计学差异；东方组的手术时间更短，其他无差异。西方组手术的病例更多，2012 年欧洲肝脏研究学会推荐解剖性肝切除作为肝癌手术的首选。

目前有很多种分期肝切除技术，包括术前肝动脉化疗栓塞（TACE），占

10%～15%；经门静脉栓塞或门静脉结扎，或联合肝脏离断和门静脉结扎的二步肝切除（ALPPS）。ALPPS 手术在全球发展较快，有文章总结了 ALPPS 的优缺点，优点是高效快速诱导剩余肝脏（FLR）的再生，2 周会非常明显，4～5 周达到顶峰，不会继续再生，如果成功对肝衰竭是有好处的；但缺点也很明显，死亡率较高，并发症发生率也较高，肝脏加速再生后是否刺激肿瘤进展是关键问题。中国外科医生很好掌握手术，但重点是疗效。还有一些改良方法，包括间隔时间可能会稍微延长一些，我认为这对病人的安全有好处，但对肿瘤不一定有好处，甚至有坏处。

对肝癌腹腔镜手术的新看法是，伴有肝硬化的肝癌采用腹腔镜手术的 1 年无病生存率较传统开放手术要高一些，但第 3～5 年相似，该结论供参考。有经验的医生可以尝试腹腔镜手术，但预后尚不明确。

关于肝内复发的研究很多意见不一致，结论也不同。转铁蛋白（TTR）可用来推测肝内转移，如果原来就有微血管侵犯（MVI），则比较肯定有肝内转移。关于肝内复发治疗，中国有几篇报道，结论不太一致，研究的原始例数都非常少，没有做有效的分析。有一篇文章的结论是对于早期的肝内复发，消融和再介入的效果没有差异，但 TACE 效果较差。

2017 年 ICC 的报道很多，也是大家关注的热点。ICC 研究包括技术研究、临床研究都有很大问题，因为 ICC 病人的异质性太强，要通过组织学进行判断。第 8 版 TNM 分期做了修改，引用了我们的原创性研究，纳入了肿瘤的直径，用 5cm 来设定。我们有 702 例病人，1 期占 49.7%，2 期占 22.9%，3 期占 27.4%，早期诊断应该有进步，所以早期病人是 49.7%，问题是 3 期的为什么比 2 期的多，这是分期有问题。ICC 异质性非常强，有时根本不是一种病，基因的突变谱完全不一样，病理学上的表现也完全不同。我们发表过一篇文章，关于病因对 ICC 的影响，不同病因要用不同的手术方式。结石性诱发的 ICC 治疗失败往往是因为诊断不明确，术后才发现是癌变，如果术前确诊，手术的范围就要扩大，淋巴结就要做常规清扫。

中国的 ICC 病人中乙型肝炎比较多，采用抗病毒治疗对远期生存有利。早期复发和晚期复发的问题与异质性也有关，如果异质性很强，早期复发多，晚期复发的往往是那些基因突变的特征和肝细胞癌类似的病人。在中国，结石性的 ICC 病人往往来自农村，确诊很晚，治疗条件不好，这是结石性 ICC 预后不好的原因。我们提出肝切缘要有 5mm，还有淋巴结清扫，要求至少摘取 6 个淋巴结，全球医生能够达到这一水平的只有 1/4，我们医院是 19.7%，以肝外胆管癌比较多。对于分期比较晚的病人，特别是对 2～4 期的病人做介入是有道理的，国际上唯一的报道显示术后生存超过 10 年，我们有 21 例病人到现在活过了 10 年。我们发表了一篇关于索拉非尼治疗 ICC 的文章，发现疾病缓解率是 54%，比化疗稍好一些。

综上所述，2017 年肝胆外科的进步比较明显。许多重要的指南都做了更新，中国的指南也推出了新版；ALPPS 有优点有缺点；术后复发的治疗目前缺乏高等级证据；ICC 领域研究很多，包括分期等，该病要引起高度重视，在今后可能会是肝胆外科的重要研究方向。

中国儿童肝移植的现状和展望

◎夏　强

　　在欧洲及美国等发达地区，儿童肝移植已经历了半个多世纪的发展。1988年1月1日至2016年12月31日，美国共为15 847名18岁以下的儿童实施了肝移植手术，占肝移植总数的10.7%。全肝移植是北美地区儿童肝移植的主要类型，活体肝移植仅占10.5%。1988—2015年，在欧洲肝移植注册（ELTR）数据库中注册了12 046例儿童肝移植，占欧洲肝移植总数的10.1%。

　　由于社会、文化、经济等原因，亚洲地区器官短缺情况尤为明显，亚洲国家在活体肝移植的实践中积累了更多经验。在韩国，活体肝移植的占比达84.6%，日本比例更高。中国儿童肝移植的发展不平衡，1980—2011年共实施了20 877例肝移植，儿童肝移植仅540例；2011年12月前，全国儿童肝移植总数每年通常不到70例。最近中国的儿童肝移植发展迅速，不仅肝移植数量显著增加，而且疗效明显改善，多学科合作极大促进了儿童肝移植的发展，儿童活体肝移植技术日渐成熟，中国的器官捐献政策也推进了这项工作。中国的儿童肝移植从2010年的39例增加到2017年的722例，截至2017年12月，18周岁以下的儿童肝移植总数达到3000余例，数量占同期肝移植的15.5%；其中3岁以内婴幼儿肝移植在2015年后占比达到78%以上。儿童尸体器官捐献肝移植的发展成效显著。

　　胆道闭锁能体现儿童婴幼儿肝移植的开展情况，全国性的数据分析表明，1996年开展了首例胆道闭锁患儿肝移植，2008年后胆道闭锁肝移植开始飞速发展，截至2013年12月，全国胆道闭锁肝移植共实施509例。以2010年12月底为界，胆道闭锁肝移植的发展分为2个阶段。上海、北京、天津是开展胆道闭锁肝移植最活跃的地区，占82.9%；截至2013年12月底，共有25家中心为胆道闭锁患儿实施了肝移植手术，活体肝占到74.7%。509例胆道闭锁肝移植受体术后1、3、5年的生存率分别为84.7%、79%、72.6%；在移植例数大于50例的中心，疗效显著优于小于 50 例的中心，第二阶段的疗效显著优于第一阶段。

上海仁济医院于 2016 年 10 月开展了首例儿童肝移植，至今累计开展 1300 多例，3 岁以内婴幼儿占 82.6%，胆道闭锁占 83%。儿童肝移植以活体肝移植为主，供肝类型多元化。患儿的中位年龄是 10 个月，中位体重是 8kg，体重 10kg 以内的婴幼儿是仁济医院开展儿童肝移植的主要受众人群。

婴幼儿肝移植中我们通常使用左外叶作为供肝，共纳入 129 例体重 ≤8kg 的患儿，根据移植物重量与受者体重比（GRWR）分为 3 组：A 组小于 3%，B 组 3%~4%，C 组是大于 4%。患儿术前的总胆红素中位水平是 332μmol/L，大多数病人在术后 14 天内降为正常水平。

C 组病人术后生存率有降低趋势，但无统计学差异。进一步分析 GRWR 大于 5.0% 的病人，有 1 例病人在 2010 年 1 月实施手术，术后第 27 天死于大肝综合征，其他病人都在 2014 年 5 月后实施手术，目前都存活；提示外科技术经验的积累，是影响婴幼儿活体肝移植中使用大肝移植疗效的重要因素。在婴幼儿活体肝移植中，使用大肝移植物要慎重，移植物过大会增加相应风险，包括移植物血流灌注下降和血栓形成等。

对于门静脉条件复杂的病例，如低龄儿童门静脉发育不良，有时会发生门静脉血流灌注不足的表现，这时可用支架。对一些选择性病例，也可用架桥血管。我国的儿童肝移植起步较晚，但近年发展迅速，儿童肝移植技术日渐成熟，疗效日益改善，但术后管理和随访仍任重道远，整合医学将使中国儿童肝移植的明天更加美好。

（注：本文中的数据未包括我国香港、澳门及台湾地区。）

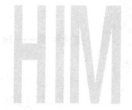

肝门胆管癌的手术治疗

◎李相成

　　肝门胆管癌起源于肝总管分叉及肝门，也有把起源于肝内胆管的肿瘤统称为肝门胆管癌的说法。凡在门静脉的左侧和右后侧间，即 P 点和 U 点三角区之内的肿瘤都可统称为肝门胆管癌。诊断主要是靠 CT 和磁共振（MRI），还可通过内镜逆行胰胆管造影（ERCP）联合胆管内超声及胆管内活检，胆管内活检做得非常精准，基本可以在术前明确诊断，确定手术方法。

　　肝内胆管癌面临的挑战是早期诊断，因为一些表现难以准确分析，手术切除率低。术前 CT 可以检查有无门静脉或肝动脉的侵犯甚至腹壁转移，当然并非完全准确。MRI 及弥散加权成像（DWI）可以提高对胆管癌判断的灵敏度，三维重建可使位置更加直观，可以透视血管。目前国际胆管癌联盟对肝内胆管癌的分期分型很多。手术治疗强调根治性切除，切除的范围是越大越好，还是尽量保留肝功能，临床上争议比较多。肝切除范围要基于术前影像、术中探查，更加准确的是基于病人的整体情况。现在有很多中心是基于极限，把手术做到最大范围，甚至做到"右三叶"或"左三叶"。我们是基于肿瘤分型选择手术范围，联合肝叶切除可减少复发和延长生存，这基本得到共识。我有一个案例，给病人做了半肝切除。先要做肝门部的游离，把门静脉的组织离断，结扎后做半肝切除，做半肝切除是沿着肝中静脉，这可把切缘最大化，把残留的去掉，把右前、右后、全尾叶也切除了，然后做重建。

　　有时也不一定要做半肝切除，因为病理是黏膜下的，镜下浸润一般不会超过2cm。对结节型、浸润型理论是这样，但实际要扩大一点。根据胆管的界限，如果做半肝切除，可以是左肝。我们做过一个"右三叶"的病人，肿瘤在肝内胆管和肝门部，我们做肝门解剖，把两端胆管切断，再把右肝动脉切断，在左肝段、门静脉左侧、门静脉后把主干和组织切断，然后做吻合和连续缝合。完成后再打肝素，全尾叶去除，再做重建。做这种大范围的肝切除死亡率是很高的，法国报道死亡率高达 20%，日本的多中心报道也达 10% 以上，需要做非常好的术前准备，特别是做术前胆管胆道的引流，凡做"左三叶"或"右三叶"，都常规做基本的栓塞，这样可使肝脏再生，确保安全性。

除了扩大手术范围，选择个体化的手术决策也很重要，因为胆管的生长有时可能是在右前肝管，这时可做肝中叶的切除，做 8 段或 4 段切除，达到的效果和"左三叶"或"右三叶"基本一样。很多变异会对手术决策有影响。联合血管切除、淋巴结清扫、胆管重建，基本多个开口做黏膜吻合，一般不放支架，除非非常细小。我在日本发现他们为了确保手术安全性，都做外连的，很细的管子，2 周后拔掉，这值得借鉴。

复发性胆管癌是发展比较缓慢的肿瘤，我们做了几例，它不像胆囊癌的浸润性那么强。2009 年我有一例病例，尾状叶复发，做了一次右半肝切除加重建，手术确实很困难；前两次都是慢性炎症，第三次发现是肿瘤，最后做了右半肝切除，切肝都是采用血管钳夹法。这个病例已经存活了 9 年多，依然健在。

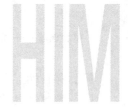

肝移植术后门静脉异常的处理

◎傅志仁

　　门静脉血栓是肝移植的难题，特别是有脾切除时会显著增加，发生率达30%～50%。近年来国内外对门静脉血栓的关注度越来越高。门静脉血栓分为4级，该分级被临床广泛接受，但对移植来说这样分级又不对，因为它没有考虑代偿情况。基于这一缺陷，我们对门静脉血栓进行了3种分类。第1类是门静脉可以满足肝移植灌注；第2类是门静脉血流因血栓达不到灌注要求，需考虑增加灌注的措施，如架桥或代偿分流血管；第3类是门静脉血流达不到基本的肝移植灌注要求，这时要选择肝移植血流来自非受者门静脉。以上对门静脉血栓的分类，在做手术预案时基本可以把临床上遇到的情况包括进去。

　　关于肝移植术中门静脉血栓的处理，要充分引流门静脉的长度，找准间隙，切忌暴力撕拉。即便分级是3级，但只要通过仔细取栓，取出来后血流恢复良好就可以直接做。取栓后存在明显的分流血管，有的是自然分流血管，有的是因为脾脏手术，做了分流或架桥的分流血管。做完门静脉后，如果发现血流不够要把这些分流血管引进去；有的病人虽然没有做脾肾分流术，但有脾肾分流，移植肝要2周以上才能恢复正常，这提示如果有明显的分流，最好要找到并进行结扎。

　　曾有个病例，肠系膜下静脉有一段比较通畅，用人造血管直接嫁到肠系膜下静脉，术后2年多复查，供肝的血液也非常通畅。我们有一例病人，术中发现粗大的肝静脉，存在单支粗大的脾肾分流血管，游离出来后，看上去非常粗，压力也非常大，游离后实现了门静脉血流的重建。当伴有严重海绵样变，如果找不到代偿、扩张的门静脉分支时，只能用腔镜；我做了改进，部分用腔镜，还有部分取栓，虽然不满意，但也可利用，或多或少分流了一些，这种方式也可解决门静脉恢复血流。如果存在明显的脾肾分流，找不到门静脉主干，可用左肾血管和门静脉分支，这种情况增加了肝脏的供血，也分流了脾胃区的压力。当肠系膜和下腔静脉存在明显分流时，可用一段与门静脉吻合；实在找不到门静脉供血时可以考虑门静脉动脉化，用肝动脉分支在入口下方给予辅助性门静脉的肝动脉化，直接与门静脉做吻合，术后显示良好，总体上还能维护肝功能，病人也可以长期存活，但存在肝内血流压力过高的风险。

无论怎么做，手术方式怎么设计，在门静脉的术中处理中最重要的是保证门静脉的血流和压力，可以用超声波，也可用测压装置。其次要考虑手术的复杂性，供肝质量要求比较高，最好是供肝稍小一些，供肝质量高一些，这样可以保证术后的肝功能恢复。

肝移植术后门静脉并发症有两类，一类是血栓形成，另一类是狭窄。血栓形成大多是因门静脉经过操作，存在一些毛糙的创面，术后容易形成血栓；而狭窄主要是由于保留过长。一旦发现血栓形成，首先是做溶栓，可以通过肠系膜上动脉溶栓；如果溶栓效果不好要做手术取栓，取栓后直接用旁边粗大的血管做吻合；也可经门静脉倒过来扩张溶栓，效果也非常不错。如果血栓被发现得过晚，出现了肝脏坏死，还要再次移植。严重的门静脉血栓术后取栓后的第 3 天就得做再次移植，时间非常重要。门静脉狭窄大多数是长期性的，多数是术后 4 个月、半年以上甚至几年后突然发现病人有门静脉高压，吻合口处有明显狭窄，大多数通过经肝球囊扩张及支架来完成，只要血管扩张成功或支架通畅，病人的异常状况基本是当天或第 2 天就可消失。

总之，门静脉血栓是肝移植的一个陷阱，这类病人往往之前很好，如果没有预案，病人可能很快死亡。我们的三类分法，对于操作有一定的指导意义。最重要的是保证供肝，其次对术后门静脉血栓和狭窄的诊断非常重要。要积极果断处理，做到早期溶栓甚至肝移植，后期多数可以通过扩张或支架来解决问题。

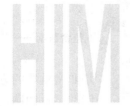

从 MDT 到 HIM

◎仵　正

　　整合医学是将医学各领域最先进的理论知识和临床各专业最有效的实践经验分别加以整合，并根据社会、环境、心理的现实进行修正、调整，使之成为更加符合、更加适合人体健康和疾病治疗的新医学体系。这种表述可能从狭义来说是将医学各个领域的知识理论进行整合，广义来说是将医学与其他学科等加以整合，使之更加全方位地促进人类健康和疾病防控。

　　樊代明院士倡导的整合医学有几个重要的观点，即还器官为病人，还症状为疾病，让医生从检查回到临床，让医疗服务实现心身并重等，这样的整合观念是全方位、全周期保障人类健康的新思维、新模式。

　　在维基百科上能看到关于整合医学的概念，他们说整合医学是一项强调了医患关系重要性、重视人的整体性、循证治疗，最大限度利用合适的治疗手段、医疗专业人员和医疗原则从而达到预期治疗目的、达到最佳治疗状态的医学实践。支持者认为整合医学不等同于补充和替代医学，替代医学是没有循证医学证据的奇妙治疗方法，它可能会产生一些治疗效果。整合医学强调的是个体整体的健康和康复，是在相互合作、有效沟通的医患关系下兼顾传统医学和替代医学的医疗实践，这里提到了传统医学的方法，在中国就是中医药及各民族传统医药的应用。批评者则认为整合医学就是替代医学换了一种说法而已。20 世纪 90 年代美国出现了整合医学门诊，截至 2000 年全美有 27 个整合医学门诊，截至 2014 年有 57 个成员组织，包括约翰·霍普金斯大学医学院、杜克大学医学院、乔治大学医学院等。在国外，有一些批评者批评整合医学并不是通过客观的测试证明对病人是有效的，我想这也是我们未来在推动整合医学时要注意的问题。

　　作为一名临床医生，如何参与到整合医学中？可能多学科诊疗（MDT）模式是非常重要的方面，MDT 起源于国外，最早主要应用于肿瘤疾病的治疗，选用不同的学科团队组成一个比较固定的治疗团队，针对某一种疾病、某一个病人进行定期的专家会诊，提出最佳治疗。目前不仅局限于肿瘤，很多慢性病也都推广了 MDT 治疗理念，这是我理解的现阶段最可行的整合医学。

过去病人向不同的医生进行诉求，即医生是看人所生的病，而 MDT 的核心理念是病人和不同的医生一块来同时进行讨论，最后得到一个结论，也就是看生病的人，是以病人为中心，制订规范化、个体化的治疗方案。由于医学模式改变的要求，MDT 成为一种潮流趋势。传统模式下，病人就诊后要经过一系列的科室，逐个转一遍，最后得到某些治疗，但这个治疗不一定是最有效、可靠的。最典型的例子是当一个肿瘤病人到了外科医生手里，是要千方百计把肿瘤切下来，到了肿瘤内科医生手里要千方百计留下做来化疗。现在的 MDT 模式是，这些学科包括一些辅助的科室如病理科、影像科及营养科甚至心理科，要共同面对同一个病人进行讨论分析，得到最佳治疗手段。2011 年发表的一篇关于肿瘤的 MDT 文章显示，MDT 的优势在不同疾病领域都得到了体现，病人的就诊体验得到改善，治疗前的等待时间缩短，治疗成功率提高，病人生存率得到改善。

在胰腺癌诊治中，很重要的一点就是 MDT。从 2011 年的美国国家综合癌症网络（NCCN）指南开始至今，MDT 明确列入标准化治疗流程，并成为流程中的关键环节，很多指南上已经提到所有的肿瘤病人必须要经多学科团队进行处理，而不是由一个医生处理。国内也做了一些关于胰腺疾病 MDT 的指南。我们医院从 2011 年开始组建了胰腺疾病的 MDT 团队，有消化内科、内分泌科、肿瘤内科、肿瘤放疗科等，开展多学科讨论，服务了大约 150 多个病人。

具体举例如下。一名 24 岁的男性病人，发作性上肢抽搐 7 年，加重 1 月。在发作加重前 1 月做头颅磁共振提示垂体腺瘤，住院前做了彩超，发现甲状腺右叶结节；病人有典型的家族史，爷爷有甲状腺肿物，父亲有胸腺肿物，叔叔有肾上腺占位。检查发现病人的胰岛素释放指数大于 0.4，符合胰岛素瘤的表现；血钙升高；超声提示甲状旁腺腺瘤；腹部 CT 发现胰腺有多发占位，考虑胰岛素瘤，由于强化程度不同，考虑是类型不太一样的肿瘤。综合判断，似乎符合多发内分泌肿瘤综合征 1 型（MEN1）的诊断，该病是复杂少见的疾病。我们组织讨论，包括是否可以确定 MEN1 诊断，胰腺病变如何处理，如何做手术，垂体瘤和甲状旁腺腺瘤如何处理，等等。讨论结果确诊为 MEN1，因为病人有低血糖发作，考虑优先处理危及生命的低血糖，决定优先做胰岛素瘤处理，其他采用药物控制，优先处理危及生命的情况。在腔镜下对多达 8 个病灶进行摘除，摘除过程非常困难，摘除到第 8 个病灶时胰腺已千疮百孔，但病人的血糖依然没有回升，我们用超声反复检查没有发现新的病灶，被迫终止了手术，好在病人回到病房后血糖逐渐回升。术后发现它是胰腺多发神经内分泌瘤，病人血糖恢复了正常，术后进行中西医结合治疗。

通过 MDT 我们成功诊治了罕见病。

我认为，MDT 和整合医学仅是概念上的不同，但却有相同的内涵，都强调以病人为中心，让病人活得更好、活得更长，都是通往未来的医学之路，这就是我理解的整合医学。

整合感染病学

人工肝研究中的整合医学思维

◎李兰娟

整合医学一方面是传承，一方面是整合，要吸收当今科技的最新进步，创造性地发展。我国的整合医学理论是知识与实践的整合，是历史的必然。一个好的学科，要有创造性的成果，应该根据当今人文、社会、心理、环境等变化，整合创造一个新的医学体系。

感染病学学科必须是交叉整合的。感染病学离不开公共卫生，离不开药学，离不开新技术，离不开基因组学，也离不开信息学，要把感染病学科搞上去，我们必须交叉、融合，直至整合。

我院的感染科其实早就整合了。我们一个科里有研究部、临床部，ICU 也整合进来了；我们有门诊，有肝病病房，也有普通感染病房；我们的实验室有 14 个实验平台，这是从学科层面来讲的整合。我们还有临床与科研的整合，让临床与科学研究紧密结合。在科研当中，顶层设计也要多学科交叉整合。

病毒性肝炎是最重要的疾病之一，研究要形成疾病的链条，临床要与技术整合，内科与外科多学科交叉，整合协同攻关，才能攻克难题。我们从基础回到临床，加强产、学、研、用融合，积极开展成果转化。

肝衰竭的诊治是世界性难题，目前有内科综合治疗、人工肝支持治疗和肝移植三种治疗途径。但是，内科治疗病死率达 70% ~ 80%，肝移植存在供肝短缺、费用高昂等问题。人工肝是肝衰竭治疗的有效途径。

我从 1986 年就开始研究人工肝，至今已有 30 多年。人工肝本身就是一个生理、病理、临床、工学等整合的产物，全面反映了我们的整合医学。人工肝要有生物反应器、细胞源、循环系统，需要医学、生物学、工学整合起来才能做好研究。所以有时候仅靠自身专业不够。我们不但要攻克医学难题，还要攻克工学、理学等难题，这些领域我们不懂，就得和该领域的专家探讨，整合他们的顶尖技术。李氏人工肝正是如此不断开拓、创新，才使得核心的肝衰竭诊治技术获得进一步提升。

我们的人工肝在1998年获得相对成功并向全国推广，现在发展成比较成熟的一套完整的人工肝系统。技术上要追求有更大的突破，新型人工肝系统要能显著减少血浆的用量。最早血浆置换需要3500mL，血浆本来就很紧张；现在只需要1500mL就足够了，大大提高了人工肝效率。现在国外人工肝有一个MARS系统（分子吸附再循环系统），MARS系统要用大量的白蛋白。我们进行过比较，在促进肝细胞再生能力方面，国产的人工肝比国外的MASR要好，因为它不能解决蛋白质合成的替代问题。在细胞因子清除方面，我们的人工肝疗效明显优于MARS。在全国各地，人工肝挽救了一大批病人的生命。肝衰竭病人接受李氏人工肝治疗之后，其胆红素明显降低、凝血时间显著缩短。未来我们要研发出把四个功能整合到一起的新颖的人工肝，它具有代谢合成功能，能补充蛋白质合成、凝血因子等有益物质，还能提高水、电解质及酸碱的平衡功能，要达到这些目的需要关键技术的整合。今后还需要应用人工智能（AI）系统，创新李氏人工肝智能云服务AI系统。

最近我们发表了一篇以中国慢性乙肝人群为基础的慢性加急性肝衰竭的临床特征及其诊断标准，得到了国际上的高度认可，这是很多中心共同协作的结果，是思想、技术、人才、资源高度整合的结晶。而且肝细胞移植现在不断发展，我们做了肝细胞移植治疗急性肝衰竭的研究，一组用肝细胞，另一组不用肝细胞，前一组的成活率明显提升，显示出明显的优势。该研究方案开辟了肝细胞治疗肝衰竭的新途径。

我们的整合医学不能局限在内科学，更要扩展到各个学科之中，要多学科交叉。李氏人工肝作为重症肝病肝移植的桥梁，突破了终末期肝病模型（MELD）高评分（>30）肝移植病死率高的世界难题，显著降低了MELD评分，赢得了宝贵的供肝等待时间，大幅提升了肝衰竭病人肝移植疗效，5年生存率从60%提高至80%。迄今为止，李氏非生物人工肝联合肝移植治疗了一批又一批肝衰竭病人，随访结果良好。

我们也一直在不断改进人工肝的新技术，不断突破临床上发现的问题，整个感染科团队不断努力，其中"重症肝病诊治的理论创新与技术突破"项目荣获2013年度国家科技进步奖一等奖，"终末期肝病综合诊治创新团队"项目荣获2015年度国家科技进步奖（创新团队）。

新发、突发感染病严重威胁我国社会和经济发展，从2003年的SARS、2005

年的 H5N1 禽流感到 2013 年严重的人感染 H7N9 禽流感，新发、突发感染病也给我们医务人员带来巨大的挑战。对新发病毒的未知，单靠单一学科难以应对，融合多学科，整合社会、心理、环境等因素，建设更适合人体健康维护、疾病诊治和预防的新的医学知识体系尤为重要。人感染 H7N9 禽流感暴发时，病情严重，病人很快进入多器官衰竭，临床检测发现这些病人存在细胞因子风暴，但是，一直没有针对细胞因子风暴的有效治疗手段。因此，我们首次提出了利用人工肝治疗来清除细胞因子风暴的治疗策略。经过"机械通气＋人工肝＋ECMO"抢救，病人的病情明显好转，住院第 5 天脱 ECMO，第 12 天脱离呼吸机，第 20 天痊愈出院。CT片显示，病人刚入院时为白肺，经治疗后肺部越来越清楚，出院时肺部的 CT 情况明显好转。我们采用人工肝治疗攻克了人感染 H7N9 高病死率的难点，创造了"四抗二平衡"中国技术，显著降低了病死率。党和国家领导人充分肯定我们的新发传染病防治体系，"以防控人感染 H7N9 禽流感为代表的新发传染病防治体系重大创新和技术突破"项目，荣获 2017 年度国家科技进步奖特等奖。

2016 年 9 月，树兰整合医学研究院在杭州树兰正式揭牌成立，樊代明院士担任院长，树兰整合医学研究院的成立符合当下医学发展的趋势，将具有更强劲的生命力，有助于整合医学的发展，为"健康中国"的建设发挥积极作用。树兰医院是由院士团队发起创办，社会力量参与，围绕"全人全程"健康服务理念建设的国际化、智能化、标准化、人性化新型综合医院，我们要推广的是政策改革层面的整合、医防结合的健康维护新模式。我们的办医目标和愿景是"三高、四化、三满意"，"探索生命本质，呵护人类健康"。树兰医院也一直贯彻整合模式，注重专科建设与多学科诊疗（MDT）整合协同发展，增强专科间交流，促进专科间合作，提高临床诊治水平，提高疗效，改善预后。同时我们还建立了国际多学科联合诊疗平台，通过互联网和移动医疗等技术手段，对涉及多学科的疑难危重病人发起权威联合会诊，实现医学资料、远程视频及音频信息的传输、储存、查询、比较、显示及共享，为病人提供优质、快捷、个体化的最佳诊疗方案，为病人提供全新的高端医疗"互联网＋"服务体验。

我们国家的医疗不断发展，各个医院的资源资料更要进行整合，大数据时代要大力发展智能医疗，建立智能医疗国家重点科研基地和团队，智能医疗要解决医疗中遇到的挑战，开发相应的产品，满足病人需要，开拓新的智能技术，建立医疗的互联网技术。互联网整合医疗助力未来医学的发展，推动开放医疗与健康联盟。

攻克感染病学领域核心科学问题需要基础、临床、公共卫生、信息科学等多个交叉学科，整合协同创新是必由之路，我们要利用整合技术解决核心的科学问题，运用多学科交叉，如微生物学、病理学、诊断学、预防医学等攻克感染性疾病的各个难题。最终构建以人为本的医疗与健康服务。希望整合医学不断实现创新，为大力推进医疗改革、发展和提升，为保障人民健康做出应有的、积极的贡献！

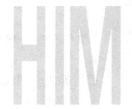

器官间的免疫通信与整体免疫调控

◎田志刚

　　整合医学最重要的是哲学思维，整合一定是在有"东西"的基础上实现更高层面的整合，才能整合出真正有用的东西。从这个意义上讲，免疫学的起步和发展也是如此，免疫学起步时是整体免疫学的概念，近代免疫学的发端以天花疫苗的研制成功为标志，疫苗的成功就是整体反应。在局部注射一支疫苗，病原体从其他任何地方再侵入，身体都会抵抗，这是一个整体概念。但这些年由于分子生物学的突飞猛进，大家关注的范围更加宽泛、微观，尤其是对免疫细胞本身，对免疫细胞内的各种受体和基因的发现，带来了整个免疫学翻天覆地的变化。很多青年免疫学工作者都专注于微观领域，从而在全球范围内造成了一种困境，就是整体免疫学的研究人员越来越少，用整体免疫学的理念来思考问题的功底和技术很缺乏。我一直在做细胞免疫学研究，细胞免疫学强调的是细胞和细胞间的相互作用；细胞和细胞相互作用就涉及整个细胞在全身的游移，这就回到了免疫学经典的理论，即在最合适的时间、最合适的地点找到最合适的对象，否则就会出现各种疾病，其中涉及很多研究内涵。

　　遗传学的中心法则是从 DNA 到 RNA，再到蛋白质，笔者体会免疫学的中心法则或叫免疫应答的中心法则就是淋巴细胞再循环。以肺部感染为例，当一个抗原出现时，要么这个抗原被带到淋巴结里去，要么被带到脾脏里去，在那里形成免疫应答，产生的细胞分别回到感染部位，以预防各种各样的感染，这是淋巴细胞再循环。它囊括了所有免疫器官、细胞和分子。我们一定要用好这个经典的免疫学理念，这样很多问题都好理解了。

　　按照整体免疫学的要求，现代免疫学还有一个巨大的缺陷：目前的免疫学知识全部来自专职的免疫器官，包括中枢免疫器官、外周免疫器官；但机体真正患病都不是这些脏器，肠道也好、肝脏也好、肺脏也好，这些发病脏器的免疫机制都用远离它们的专职免疫器官中的变化来解释，其间肯定有很大的空档。鉴于此，2012 年年初，中国免疫学会提出了一个由国家自然科学基金委给予资助的重大研究计划，即"组织器官的区域免疫特性与疾病"这一课题，旨在研究非免疫器官里的免疫学。中国的免疫学者在这方面有可能会走在世界前面，这样的研究正是所有临床学家最感兴趣的话题。从免疫学、组织胚胎发育角度讲，我们能看到整个胚胎发育的过程，也可以看到免疫器官的发育过程，它们都发生在中胚层。内胚层（整个消化系统）和外胚层（皮肤）与外界密切接触，应该是免疫最活跃的地方；而中胚层是一个封闭系统，与外界并不呼应。从进化角度而言，目前的免疫器官和免疫状态对人体就显得更加重要。

过去讲的淋巴细胞再循环，是非免疫器官如肝脏、肺脏、肾脏、肠道这些脏器，它们对淋巴细胞似乎是被动地再接受，也就是说那些免疫器官的细胞，来到这些脏器时如果发现有问题，免疫细胞就留下来，如果没有问题免疫细胞就离开，过去是这样理解的。如果用区域免疫概念考虑，反过来就有另外一种可能性存在。肝脏是免疫器官，肺脏是免疫器官，肠道也是免疫器官，这在进化学中是有依据的。现在发现，所有的免疫细胞和分子最早都存在于消化系统，骨髓的发育还在其后。如果是这样，这些部位的免疫细胞应该叫"区域免疫"或"局部免疫"，它们有可能产生自己独有的细胞，不仅保护自己，而且去影响其他脏器，甚至影响那些免疫器官。如果是这样，整个免疫系统在过去的教科书中可能只被描绘了一半，而且区域免疫学或局部免疫学的研究可能更具有意义。之所以叫区域或局部，是从整体免疫学角度思考，因此，过去的免疫学讲的全身免疫淋巴系统就有很大缺陷。

以肝脏为例，我们在过去十几年做了一些研究，找到了一些依据。肝脏可以诱导全身性耐受，例如乙型肝炎，如果胎儿在早期从母体获得了乙肝病毒（HBV），那么疫苗接种对这种新生儿是无效的。20 年前，*Nature* 发表了一篇文章，是外科医生在猪身上做的实验。他们发现只要猪的肝脏移植成功，供体的其他脏器便都可以移植，这是由于来自供体的肝脏在受体身上诱导出了免疫耐受，而且是抗原特异性的，那时并不像现在有免疫抑制剂，可抑制全身免疫功能。如果是这样，我们可以想象，只要在肝脏停留过的病原体（HBV、HCV 甚至疟原虫等），都会终身携带，而全身已失去应答。这时一定存在肝脏对全身免疫应答的影响，即当病原体从其他部位进入肝脏时，肝脏也同样让那个部位局部的免疫系统不能工作，它对那些器官有调控作用。

这件事情一直是个谜，找不到文献证据来证明。终于，我国台湾的研究者率先构建了一个 HBV 模型，病毒可以在小鼠体内停留 3～6 个月。该模型主要是用来做病毒学研究、化学药物研究和核苷类药物研究，但他们没有考虑到免疫学。我们认为，既然病毒能长期存在，肝脏是不是存在针对 HBV 的免疫耐受。我们两次用疫苗去攻击，攻击结果和对照组相比，疫苗没有任何作用。很有趣的是，接种疫苗的局部淋巴结都不肿大，淋巴结里的细胞比例、产生抗体的辅助细胞、淋巴结里形成的生发中心等，所有这些免疫应答全给关掉了。被接种的淋巴结可是远离肝脏的，因为肝脏里带有 HBV，所以 HBV 疫苗在肝脏的远端并不能刺激。那么，肝脏究竟做了什么？这说明肝脏被 HBV 感染后，在带有 HBV 的微环境中，可以产生一群具有负调能力的细胞。接种 HBV 后，当在 HBV 接种局部的引流淋巴结里要产生免疫应答时，肝脏中已经形成的负调细胞会跑到淋巴结中抑制免疫应答；就是这群负调细胞，让疫苗接种失去了作用。所以肝脏很有可能是一个"培训学校"，它会"培训"出一些负调细胞，在肝脏中转一圈，或被培训一段时间后就具有了很强的负调能力，到外周去对其他的免疫应答进行负调，即免疫耐受。肝脏的基本功能需要免疫耐受，同时又对别的器官，特别是淋巴结产生负调作用。

肝脏的主要免疫特性是免疫耐受，如果不能耐受，肝脏会天天发生炎症，肝细胞就很难完成代谢了。所以，肝脏的免疫系统对自身是一个很好的卫士，即抵抗免疫应答，不让"别人"在那里"闹事"。当然它对别的器官有负调控，只要到过它那里的病原，也不允许在别的地方"闹事"。

正常情况下，用 HBV 做疫苗免疫，它应该产生 HBV 特异性的 CD4 细胞，或者产生以分泌 γ 干扰素为主的细胞，以辅助抗体的产生。这群细胞如果跑到肝脏去，肝脏又带有 HBV，由于有 T 细胞对肝细胞表面抗原的识别，它们在肝脏就会停留下来。这种停留会诱发一个环节，该环节会产生 γ 干扰素，刺激肝窦内皮细胞，肝窦内皮细胞产生趋化因子 CXC19，因其趋化能力很强，导致这群细胞在肝脏停留过长时间，肝脏对淋巴细胞不是好地方，只要待的时间超过正常期限，就会在那里凋亡或者耗竭，这就是肝脏为什么是很强的耐受器官的原因。这解释了肝脏的另一个机制，即对全身免疫功能的调节。只要肝脏见过某一个抗原，对这种抗原产生应答的免疫细胞就会在肝脏被清除掉，肝脏是这些细胞的"坟墓"，由此调节机体处于正常平衡状态。

我们最近做了一个研究，想了解肝脏什么会清掉免疫细胞。机制很复杂。肝细胞在 HBV 感染后，需要表达 PDL1，PDL1 抗体对于肿瘤及慢性感染病的治疗都很重要。研究发现 HBV 对 PDL1 表达有很强的作用。在胚胎期，有一个叫 HL4 的转录因子高表达，该分子在人出生后就下降了，这样肝脏就不会无限制再生；但 HBV 可把 HL4 因子激活，HL4 因子实际上是 MRA 抑制剂，MRA 可以抑制 PDL1 表达。

当肝脏对 PDL1 正常表达的控制丢掉后，PDL1 就高表达，于是 T 细胞在肝脏就耗竭了，这是一个很重要、有趣的机制。可见肝脏有太多的办法把进入肝脏内的全身淋巴细胞清除掉，或让其功能失常，或者使它耗竭来实现肝脏耐受。这种耐受对肝脏至关重要。我国有近 1 亿的 HBV 感染者，之所以大部分没有出现问题，是因为肝脏耐受很好，T 细胞没工夫也没机会攻击肝细胞。但是，如果耐受功能不好，T 细胞不停攻击，就会出现肝炎。所以肝脏免疫耐受的过程至关重要。

对这个过程的各种机制我们都会找到一些干预办法，例如，在 HBV 小鼠模型，我们用各种办法，根据不同环节，使健康携带停留不了 3 个月或半年，可能只停留一两周就维持不下去了。由此可能会形成一些新的治疗方案，成为治疗新方法。

通过以上对肝脏的系统性了解，笔者对肝脏有以下三点认识。

第一，HBV 免疫清除依靠的是整体免疫系统，即全身的免疫系统，在胚胎发育期位于中胚层，与外界不接触，它的免疫阈值很低，很容易被活化，因为平时接受外界的刺激特别少。它接触外来抗原后，主要目的是为了清除。所有 HBV 相关的肝病实际上是全身免疫系统和肝脏局部的免疫系统相互博弈的结果。如果这样思考，我们对整个肝脏的免疫学可能要重新定义。其中最关键的一句话是，HBV 诱导肝脏免疫耐受是 HBV 逃逸免疫清除的一个关键环节。

第二，肝脏聚留的自然杀伤细胞（NK 细胞）在肝脏局部免疫和全身免疫中发挥重要作用。肝脏和其他脏器大不一样，肝脏中的 T 细胞、NKT 细胞、NK 细胞的比例都是其他脏器的 5 ~ 10 倍。而 $\alpha\beta T$ 细胞比例反而变得很少，这些细胞中 CD4 细胞又变得很少，以 CD8 为主。肝脏的淋巴细胞数目和比例与其他脏器的不同。如果不知道肝脏自己的免疫系统，而用淋巴结、脾脏的免疫系统去推论，显然是不对的。

肝脏有很高的淋巴细胞比例，但和脾脏、外周血液中的很不一样；虽然这些细胞在其他脏器也有，但有一半在肝脏中。除肝脏中的 NK 细胞群外，NK 细胞还有另一个群体，存在于常规的血液循环，是完全不同的一群细胞。动物实验显示，当把两只小鼠连在一起（连体实验），术后几个月，在血液循环中，在对方可找到一半自己的细胞，但在肝脏找不到另一方的 NK 细胞，所以 NK 细胞不是通过血液循环出来的。

我们用成年肝而不是胚胎肝做肝（单核细胞）移植和骨髓移植比较，结果发现成年肝脏确实能造血，移植时小鼠并没有死亡，造出的细胞恰巧含有刚才说的两个亚群，骨髓移植只能造出经典的 NK 细胞，但肝脏的单核细胞可以造出两群细胞，其中一半就是前述新发现的肝脏这群特异细胞。这是一个很有趣但又很复杂的机制。总的来讲，这群细胞就停留在肝脏；肝脏中的 NK 细胞形成两套系统，一套来自全身血液循环，一套是肝脏自己的。我们现在也在肝脏寻找造血干细胞，发现和骨髓造血干细胞不一样，倒是和胚胎期的肝脏造血干细胞一样。这个结果就把目前整个发育学中的说法推翻了。过去认为，胚胎肝脏一出生就变成了代谢器官，所有造血功能交给了骨髓，但现在看来不完全是这样。可以想象，肝移植病人长期用免疫抑制剂会出现移植物抗宿主病，说明肝脏含有造血干细胞。

当然，这群细胞还有很多功能我们不清楚，目前至少发现它还具有记忆功能，为什么大家把 NK 细胞叫"自然杀伤细胞"，因为它具有记忆功能。流感病毒感染时，肝脏的记忆性 NK 细胞形成后，就待在肝脏，再感染时，它们从肝脏出来，这对全身免疫系统很有意义。过去认为记忆型 B 淋巴细胞和 T 淋巴细胞都来自骨髓，我们发现这群细胞来自肝脏。从造血免疫角度肝脏的功能逐渐向骨髓的功能靠近，因此，我们对肝脏的功能可能要重新认识。

我们最早提出肝脏可能是一个免疫器官，做了很多探索，曾受邀专门讲肝病中的 NK 细胞，因此逐渐把基础和临床的关系沟通起来了。

第三，微生态在肺、肠、肝免疫轴中的作用。有关肠道微生态和肝脏相关疾病的研究很多，肝脏免疫发生了问题，肝脏的疾病也会很多；通过干预肠道微生态带来肝脏免疫状态发生变化，肝脏疾病反而没有了。其中真正的机制可能涉及另一个循环，或者，肠道微生态在很大程度上通过影响肝脏的免疫稳态，再影响疾病。目前的研究有些停滞，肠道的代谢小产物可能影响肝脏，或者有些细菌在特定情况下移位到肝脏。但我认为，更多的应该是目前不太清楚的机制使免疫功能发生变化，然后再发生疾病。

肝脏中 T 细胞的数量也很高，而且肝脏的 T 细胞和其他地方的也不一样：一是很多表型不同，二是它只在肝脏里面停留。这些细胞是在出生后逐渐产生的，未出生前的细胞以分泌干扰素为主，出生后以分泌白介素 17 为主。但一旦服用抗生素，这些细胞就在肝脏不出来了，说明出生后出来的细胞和肠道微生态的关系很密切。我们做了很多实验，用无菌小鼠或把菌群再移植回去，发现它们不是和某一个特殊的菌群有关，我们分别用一种抗生素或两种、三种配伍，发现肠道菌群的总量和抗生素的使用密切有关。

肠道细菌产生的脂类抗原被肝细胞摄取后，传递并刺激免疫细胞，使后者在体内长期存在。发生脂肪肝时由于脂内抗原太多，产生 CD 细胞太多，导致了后续的一系列炎症，结果出现了脂肪肝。可以看到，这显然是肠道和肝脏之间，通过扰乱免疫系统的变化而导致疾病。中间的过程尚不明确，实际上有大量免疫细胞亚群发生了变化。服用抗生素会对正常肝脏该有的免疫耐受有影响，机体通过 Toll 受体维持免疫耐受，如果把菌群消灭掉，没有来自 Toll 的信号刺激，免疫细胞容易活化；所以在肝再生模型中，NK 细胞过度活化后，再生都长不好，说明肝脏免疫耐受的维持需要肠道微生态，肠道微生态的变化可导致肝脏的免疫细胞状态发生变化，从而再影响相应疾病。所以，我们目前在肠道微生态的研究中一方面是看肠道的变化，另一方面是看发生了什么疾病，而没有特别关注到免疫系统首先是变化的。只有免疫系统的细胞在全身是"跑来跑去"的，所以包括脑部疾病，也一定是免疫系统细胞参与作用的结果。

关于肝脏免疫稳态引起的肝脏相关疾病的研究越做越细、越来越多，但对于肠道微生态或肠道免疫稳态如何引起肝脏免疫稳态的变化，研究极少。肠道微生态如何引起肠的免疫稳态失衡，这类研究也不是很多，因为需要大量投入。肠道的淋巴细胞占到全身的一半以上，数量相当大。由于肠道的变化、微生态的变化，肠道细胞也在变化，它们在全身"跑"，一定会影响全身其他脏器，然后引起其他疾病。我认为这是该领域中目前可能最缺乏的部分，而这才是疾病将来能找到干预靶点的环节。对肠道微生态进行干预太复杂了，非常困难；但如果找不到疾病的病因而要攻克疾病很难。

有关肺部微生态的研究也很少，关于肺和肠道微生态关系的研究就更少。免疫学有一个词叫"黏膜共有免疫系统"，泌尿生殖道、肠道、肺脏，它们的细胞是机体共有的，细胞跑来跑去，到其他脏器的不多。我们在早期发现，肺泡里的免疫学本身就很值得关注。上呼吸道的细菌间断性掉到肺泡，维持肺泡巨噬细胞（M2细胞）处于耐受状态。当流感病毒来了，这群细胞可以维持负调，不让它应答过强。为了重复这一过程，我们把小鼠在正常环境下饲养和在无特定病原体（SPF）环境饲养，然后再给流感病毒，剂量稍大一点，SPF环境饲养的就死掉了，正常环境下的小鼠却平安无事，说明它可以维持肺泡的免疫耐受状态。有趣的是，我们看到小鼠发生肺炎的同时，也出现了很严重的肠炎，而且肠炎常伴有肠道微生态显著的变化，各个菌群都变了。如果给小鼠喂抗生素，小鼠就只发生肺炎，不发生肠炎，如果再转移肠道的细菌，可以引起肠炎。说明肠道菌群的变化是由肺感染导致的。把病毒直接打到小鼠肠道，它并不得肠炎。所以得肺炎时，肺纵隔淋巴结里有一群细胞会跑到肠道里去，通过产生细胞因子使肠道微生态紊乱，肠道微生态紊乱后就引发了肠炎。肺和肠的关系找到证据了，是共有的黏膜免疫系统；而且肺可以引起肠的变化，临床上很多儿童感冒是伴发肠炎的。目前机制尚不清楚，如果可以发现中间细胞，明确其表型，那么对这一表型的细胞就设法消灭掉，它就不会"跑"到肠道里从而引发肠炎。

我们目前对免疫系统的认识还很肤浅，在机体确实有另外一套免疫系统需要深入研究；未来，希望通过整合医学的理念和方法让我们更好地认识整体的免疫应答过程。

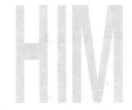

抗乙肝病毒治疗逆转肝纤维化和早期肝硬化

◎贾继东

我们要重视乙肝肝纤维化的问题。2017 年世界卫生组织（WHO）公布，全世界乙肝表面抗原阳性者约 2.57 亿人。西太平洋地区的阳性率大概是 26.2%，比非洲还高。我国的乙肝疫苗接种工作做得好，但有些国家并不理想。我国 2014 年 30 岁以下的人群，乙肝表面抗原阳性率是 6%～7%，这是国外一家机构与 WHO 合作推算的。

乙肝病毒感染发生肝炎后会形成肝纤维化及肝硬化，任何损伤通过免疫应答都可使纤维增生。我们做了一些研究工作，也提出了一个假说：除了一般性炎症外，乙肝病毒对免疫细胞的天然免疫和特异性免疫可能也有一定作用，即一方面是通过炎症坏死间接的免疫途径，另一方面是通过对免疫细胞的直接影响，但病毒仍是最核心的因素。因此，我们对纤维化和早期肝硬化的治疗，须从病因抓起，即控制病毒，这是目前为止唯一能做到的，也是最有效的治疗。相关指南也都在强调抗病毒治疗的基础性作用。

长效干扰素和核苷类药物是目前的主要药物。一般不需要联合使用，如果病毒载量特别高，少数病人需要联合用药。包括 WHO 指南、中国指南、欧洲指南在内的最新指南都推荐的是长效干扰素或一个核苷类药物，不使用其他药物。这在过去也有很大争议，因为对经济条件不好的病人而言，难以承受药费的支出。现在这一问题已经得到解决，我国已完全有条件按指南用药治疗了。

早期的研究都要求有肝组织学的证据，这是当时新药审批的一个重要条件。从最早的拉米夫定到最新的替诺福韦都是这样，说明经过药物治疗 1 年以上，肝脏组织学都会有明显改善。

来自我国台湾的一项关于恩替卡韦治疗的长期研究纳入了 50 多例病人，经过约 5 年的治疗，连续 3 次肝脏穿刺，显示无论是炎症还是纤维化都有明显减轻。欧洲和美国做的替诺福韦研究，有五六百例的病人，其中 300 例做了连续多次肝脏穿刺，做了 5 年观察，结果显示只要抑制了病毒，炎症坏死就会减轻，纤维化也明显减轻。在亚洲人群中对替诺福韦的研究也得到了同样的结果，经过治疗后，大部分病人的炎症坏死都有减轻；治疗前 60% 的病人都是进展型肝纤维化，治疗后近 80% 的病人逆转；治疗前纤维间隔比较宽，治疗后纤维间隔变细，被吸收或断裂。因此，没有炎症坏死就没有真正的纤维化，抗病毒是从源头抓起，到现在为止是最重要的治疗。

判断肝脏纤维化是逆转还是进展，必须做 2 次肝脏穿刺。国外的病理学者认为只看一次皆可，根据纤维的形态大致就可判断：组织又宽又松，里面有炎症，是进展型；组织又细又实，开始断裂，是逆转型。我们和美国专家一起发表了文章，把 3 级以上的肝纤维化分为进展型和消退型，中间的任何状态都为不确定型（中间型）。这样分型的好处是不仅能评价绝对量，更重要的是还能预测动态变化。传统的病理分型是治疗后必须下降一级才能说是逆转，下降没有达到一级时，过去不好判断；但用现在我们的办法判断，在所有没有变化的几种中，有 72% 实际也可能逆转，只是因为过去的分型方法我们看不到。因此，这一分型方法被病理专家评价为很有意义，比原来更进一步，原来是提供一个静态的评估，而现在能够提示动态变化的结果。在临床实践中，我们很少能够连续做病理检测，所以，我们通常用无创伤手段——瞬时弹性测定，也可大致判断肝纤维化在肝脏硬度上的变化。

我们发现，抗病毒治疗半年时便可看到治疗组和对照组两组曲线已经分开，治疗组肝脏硬度下降很快，到 1.5 年做肝脏穿刺，组织学好转；对照组半年时下降不多，到 1.5 年时逆转不明显。提示动态测定肝脏硬度，有助于判断在短时间内或者一两年时能否逆转。

在临床上，医生更关心的是临床预后能否改善，我们发现，经抗病毒治疗后不仅可改善客观指标，临床预后也有改善。然而，有一个奇怪的现象，一些病人的肝脏硬度下降了，但还是发生了肝癌；通常如果肝脏硬度明显下降，不应该发生肝癌。这是比较有意义的研究结果。其他学者的研究结果显示，即使到了肝硬化失代偿期，已经出现了并发症，但经过抗病毒治疗，病人的生存曲线依然能够改善；当然改善不是很明显，到了失代偿期，不做肝移植还是不行。关于抗病毒治疗能否减少肝细胞癌的发生，对此仍有争议。对照研究发现，经过长期抗病毒治疗可以降低肝细胞癌的发病率，但做亚种分析时，结果比较矛盾。早期的研究发现，对早期肝硬化的病人能减少肝癌的发生，而没有肝硬化的病人获益反而不明显，这可能是因为没有肝硬化的病人观察时间短，无论是否抗病毒治疗，两组都没有发生。也有研究发现，到肝硬化晚期再抗病毒治疗，在短期内观察不到肝癌发生率的降低；或许因为不论抗不抗病毒，两组都发生了。看来过早、过晚的治疗都观察不到有意义的结果。多数研究认为抗病毒治疗还是能够降低肝癌的发生率。日本的一项研究显示，经拉米夫定、恩替卡韦治疗后，肝癌发生率有一个梯度下降，但现在很少使用拉米夫定了。

北京市科委的资料表明，和历史文献对照，经过 3 年抗病毒治疗，肝癌的发生率下降 50% ~ 60%。王宝恩教授团队的长期研究发现，抗病毒治疗后如果病毒复制没有缓解，效果不太好，肝癌发病率比较高；如果抗病毒治疗效果很好，肝癌发生率下降。这有两层含义：第一，推荐抗病毒治疗；第二，抗病毒治疗效果要好。这一结果将来可能很难重复，因为大家都用恩替卡韦和替诺福韦，几乎没有不好的，所以就看不出抗病毒效果的差异了。韩国的研究也发现，只要已经发生肝硬化的，即便抗病毒治疗，肝癌发生率还是比较高。因此，抗病毒治疗究竟能不能减少肝癌的发生其实很复杂，与治疗时机有关，这需要大样本、长期时间观察，而且入组的基线很关键。

抗病毒治疗总的来说能够减少肝癌的发生，但对研究结果的理解要清楚。我国台湾学者研究了全人群的结果，发现经抗病毒治疗多年，无论是男性还是女性，无论是肝硬化，还是肝细胞癌，都可看到有下降趋势。

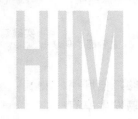

从整合医学角度再看肝硬化的抗病毒治疗

◎郝春秋

　　每年有 5% ~ 7% 的乙型肝炎病人从代偿期肝硬化发展到失代偿期肝硬化，最主要的始动因素是病毒的高复制，因此抗病毒治疗很重要。从肝炎发展到失代偿期肝硬化，不同阶段的生存率和肝癌的发生率不同，随着病情的进展，肝癌的发生率越来越高，死亡率也越来越高。所以，中间的代偿期肝硬化这一中心环节非常关键，抓住这个环节，可以减少向失代偿方向发展的概率，甚至还可以逆转进程。

　　肝纤维化的发生机制已经很清楚，就是星状细胞活化后，转变为成纤维细胞，然后形成很多细胞的基质沉积下来，达到一定程度就成了肝硬化。其中最主要的因素是病毒（乙肝病毒、丙肝病毒），以及酒精、药物等，长时间存在可使肝星状细胞活化，在我国乙肝病毒是最主要因素。肝纤维化是一个连续、动态的过程，毫无疑问，也是一个可逆的过程。过去认为一旦发展成肝硬化，就不可逆了；现在认为肝硬化的过程也是可逆的，尤其是代偿期肝硬化或早期肝硬化肯定是可逆的。

　　肝纤维化的纤维降解，一种途径是通过肝星状细胞，虽然星状细胞激活变为成纤维细胞后不能返回去再变成原来静止的肝星状细胞或者组织细胞，但有办法使成纤维细胞凋亡或者衰老，该细胞有很多靶点，以这些靶点为基础的药物已进入Ⅲ期临床试验。另一种途径是通过基质蛋白抑制剂降解所形成的纤维，从而逆转肝纤维化，基质蛋白抑制剂是一个大家族，在肝纤维化的溶解方面起重要作用。

　　在肝纤维化治疗中最主要的是抗病毒治疗。肝纤维化过程一旦启动，从起始阶段、扩展阶段、形成阶段到肝功能受损阶段，抗病毒对阻断任何一个阶段都有治疗作用。从起始阶段到扩展阶段，由于乙肝病毒持续刺激，随后出现炎症化、纤维化，抗病毒药物可阻断这一过程，所以要抓住这个环节。

如何评价纤维化是否有逆转呢？现在有病理上的评分，我国病理学家喜欢用 GS 评分。现在已有很多循证医学证据证实，对病因进行治疗，不仅可以逆转慢性乙肝或慢性丙肝导致的肝纤维化，在其他疾病，如脂肪性肝炎、自身免疫性肝炎，以及其他代谢性肝病中，都可逆转肝脏的纤维化。

曾有一名孟加拉国的病人，最初看到纤维很粗（F4），CT 显示肝脏边沿呈锯齿状，有腹水，经 6 年抗病毒治疗后纤维化程度明显减轻，变成了 F0。有一项纳入 640 多例病例的研究，其中 348 例病人有治疗前和治疗后的肝脏穿刺结果，这 348 例病人经过抗病毒治疗后，有 176 例肝纤维化评分下降，下降率达到 51%。其中在基线时达到肝硬化标准的 96 例，治疗后，有 71 例已经不再满足肝硬化的标准，也就是说肝硬化的逆转率达到了 74%。其中恩替卡韦的逆转率达 40%，阿德福韦酯的逆转率达 75%。在其他很多研究中也都有类似发现。

北京大学人民医院魏来教授牵头的研究发现，用替诺福韦治疗 48 周，肝纤维化病人治疗前肝脏的平均硬度是 20.1kPa，治疗后是 4.7kPa，明显下降；69 例肝硬化病人中有 39 例通过 48 周治疗后肝脏硬度下降，有 30 例肝硬化病人逆转。另一项意大利米兰学者发起的队列研究显示，肝硬化合并食管静脉曲张（轻度）的病人经抗病毒治疗后，可使静脉曲张发生逆转，甚至消失。该研究共纳入 167 例病人，经过 12 年的治疗，有 83% 的病人食管静脉曲张消失，还有 7% 的病人食管静脉曲张进展，即大部分病人经过抗病毒治疗食管静脉曲张消失。当然，对于重度血管曲张，如果做到消失非常不容易。此外，一项韩国学者做的研究，比较用替诺福韦和恩替卡韦治疗肝硬化时发生肝癌和死亡的风险，结果发现可显著降低病人的死亡风险。

代偿期肝硬化是控制疾病进展的关键期，我们要抓住机遇，使其逆转，甚至恢复，主要是通过抗病毒治疗。从目前指南上看，主要推荐的是替诺福韦，另一个是恩替卡韦，替诺福韦在某些方面可能比恩替卡韦有更好的疗效。希望我们能用好这些药物，取得更好的治疗成绩。

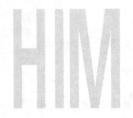

天冬氨酸抗肝纤维化的实验证据

◎成　军

　　本文介绍一个抗纤维化的新靶点——我们早年发现的一个新基因。该基因来自 643 人采集的标本，其表达的蛋白质结构是一个天冬酰胺合成酶。我们发现天冬氨酸有抗纤维化作用，有相关的调控体系。当年在还不清楚这个新基因的功能时，我们构建过表达载体进行细胞研究，然后做芯片，看它的下游有哪些基因变化，后来发现与纤维化有关。

　　在小鼠肝纤维化模型中，检测到该基因的表达是降低的，如果它有作用，应该是保护性作用。我们把这个基因沉默后，发现在四氯化碳诱导的小鼠肝硬化组织中表达是降低的，从蛋白和 mRNA 水平均如此，和肝纤维化调控有关系。在该基因的结构域里有一个结构与天冬酰胺有关，其编码的蛋白很大，有 643 个氨基酸残基，经过不断研究，渐渐和天冬酰胺联系了起来。我们测到天冬酰胺合成酶的活性，所以认为它和天冬酰胺的转化有关。一篇 2014 年发表的文献显示，天冬酰胺与急性炎症有关：用脂多糖（LPS）诱导肝坏死，给予天冬氨酸后，肝脏损伤明显减轻；把小鼠腹腔的巨噬细胞分离培养，再用 LPS 试剂，发现天冬氨酸的水平增加。作者推测天冬氨酸可能具有抗炎的保护性作用。加入天冬氨酸，炎症因子的释放就被显著抑制，这是在急性炎症中做的工作。于是我们思考，在慢性疾病如病毒性肝炎和其他炎症引起的慢性肝病（最终引起肝纤维化）中，这套系统有没有作用呢？当时没有人研究。我们就用天冬氨酸去培养 LX2 细胞，结果发现纤维化表达水平显著下降；炎症因子也有很多变化，抗炎的通路非常明显；对星状细胞的激活增殖有抑制，对凋亡有促进；降低 III 型胶原蛋白表达，有逆转分化的可能。当然还需更多的研究，我们进一步做了动物实验，应用四氯化碳 28 天就建成模型。用 3 种不同浓度的天冬氨酸进行治疗，疗效很明显，特别是中剂量效果更明显。治疗第 2 个月时，如果继续使用四氯化碳，撤掉天冬氨酸后，老鼠的纤维化会再次出现。

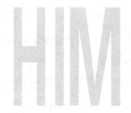

用整合医学理念解读当今
病毒性肝病指南

◎ 王宇明

    2018 年美国肝病研究学会（AASLD）的指南，我们简称为"SLD 指南"；2017 年的欧洲肝病研究学会（EASL）的指南，简称为"EASL 指南"；2015 年中国推出的指南，我们称为"中国指南"。有两点要说明：第一，2018 年的 SLD 指南是对 2016 年 SLD 指南的补充，而 2016 年 SLD 指南是对 2009 年以来相关指南的更新；第二，在乙型肝炎所做的筛查、预防、诊断、临床方面提供了一些数据性的、支持性的策略，与 2016 年版不同，2018 版没有对整个文献进行正式的系统性回顾，也没有组织多学科专家使用这个系统后对证据的质量和推荐的力度进行评级，而是通过专家组共识直接产生的。此外，世界卫生组织（WHO）也做了很多有关的预防方案和治疗指南，WHO 的指南对其他指南也有影响。

    在筛查和预防上，除非是高危人群，否则一般不推荐筛查核心抗体（抗 HBc）来判断既往感染。现在通常检查的"两对半"，可以分开来做，不一定每次全部都查，但查一项就要知道有没有感染。对于表面抗原阳性的医疗工作者，如果 HBVDNA 降低并维持在 1000IU/mL 以下，可以进行具有暴露倾向的医疗操作，这有利于维护 HBV 感染医疗工作者和学生就业入学等方面的合法权益，有利于消除社会对 HBV 感染者的歧视；我国 2010 年已纳入政策法规，但 EASL 指南还没有明确推荐。我国台湾的学者讲过，要让台湾的厨师去做体检是不可能的，因为要尊重他们的隐私权。我认为，HBVDNA 降低并维持在 1000IU/mL 以下的设置偏宽了，因为我们现在用的方法的界值是 20IU/mL，改良的国际规定是 50IU/mL，所以现在应该是不超过 200IU/mL 比较合理；加之有些检测方法比较粗糙，因此可能还要注意风险防范。现在不推荐常规的抗 HBc 检查，认为抗 HBc 阳性没有传播风险；单纯的抗 HBc 阳性可以不需要接种，但考虑到我国是高感染区，有人主张对抗 HBc

阳性的病人接种疫苗，但中国学者不完全赞成这一意见。

婴幼儿出生后，主张在9~15个月时进行复查，我国基本上是在6~7个月。我国有学者认为，最后一次打完疫苗后7个月时复查一下，我认同此观点，但到9个月时也没有问题。与HBV感染者人密切接触的儿童，有时会有感染，比如共用牙刷等，所以要复查。对首次接种没有应答者，推荐重复接种一次3针方案。

关于免疫活动期的定义，美国2016年指南认为谷丙转氨酶（ALT）界值是男性高于30U/L，女性高于19U/L；但2018年改成了男性高于35U/L，女性高于25U/L，是否改得太快值得商榷。我们目前是两种倾向：一种是往下调，和国际接轨；还有一种为了稳定人心，因为国人转氨酶普遍高，把ALT提高到55U/L。我国的上限标准还没有完全定义，如果按照SLD指南给的定义容易产生耐药，也就是说很多人一下子被认定为增高了2倍以上，马上就会用药，而由此引起耐药的问题非常麻烦，所以对病人要严格掌控。正常上限是根据健康人群2倍的标准差来制定的，影响因素很多，性别、年龄、体重指数、脂类和糖代谢异常、吸烟、运动和劳累等都对转氨酶有影响。一般来说，青少年比较接近我们新的标准，国人中有很多人达不到这个水平，我们用的是国外人群的大样本，有人认为统计的对象有入组偏倚，因此还不能完全适合我国人群。此外，还存在分期和命名的差异。SLD指南和中国指南都是4个期，但2017的EASL指南分成5个期。我认为，EASL指南更加符合感染病的传统分期，更加全面、合理并符合临床实践。SLD指南更加符合从免疫学角度来制定防治策略。各有侧重，各有利弊，应该区别对待。比如按照HBV-M来分析自然史，慢性肝炎和慢性感染在程度上是有差异的，所以要根据具体情况分析。此外，现在没有包括纤维化程度的分析。

在诊断方面推荐常规的基因分型，中国指南和EASL指南都推荐表面抗原（HBsAg）的定量，用于指导聚乙二醇干扰素的治疗。EASL指南没有推荐初始评估基因分型，我个人认为应该推荐。HBsAg在聚乙二醇干扰素治疗中具有重要的临床指导意义。有的病人治疗后病毒载量会很快下降，他们通常基因型是稳定的，在随访中没有太多的变化。在肝纤维化的非侵袭性诊断中，有时要注意降酶药对ALT和谷草转氨酶（AST）的影响，其可导致FIB-4数值有时不太准确。另外，血清学检测（FibroTest）对于排除慢性乙型肝炎相关的肝硬化有价值，单用以上检测肝纤维化和肝硬化精度不够，还常常结合瞬时弹性成像技术（TE）来检测，但也会存在抽样误差，此外，是否进食对检测结果影响很大。

在治疗上，近年来比较强调免疫控制，而且越简单越好，疗程要有限，不要让病人终身治疗。治疗要有五个目标：一是满意终点，二是理想终点，三是缩短疗程，四是减少复发，五是改善结局。治疗方案包括：单药治疗，以初次者为主；初始联合治疗（联合核苷类），我们的指南大部分都不推荐，但有重症风险和耐药风险者可以考虑；序贯用法是根据经济条件或应答效果来对病人进行调整，Add-on是根据应答指导原则（RGT）原则做适当调整。在治疗上要把握好时机，留有余地，不要一上药就不达成功誓不罢休。有些病人预计效果不好，但效果很好；有的预计效果很好，但效果不好，原因说不清楚。我们总认为是宿主和病毒在战斗，这种博弈不论是整体还是肝脏，都是宿主和病毒在战斗，免疫系统和病毒都要考虑。在和病人沟通时，要告诉病人，最先用核苷酸类治疗，如果不行就换到干扰素，给病人解释时留有余地在任何情况下都是关键所在。

关于肝功能正常的慢性乙型肝炎的处理，SLD 指南推荐给予 40 岁以上、ALT 正常，HBVDNA 增高、有肝活检相关证据的病人抗病毒治疗；我国指南推荐的年龄是 30 岁以上，我们更强调肝硬化、肝癌的家族史，在临床上家族史非常重要。相对来说，我国的指南更加积极，态度明显激进。中国指南对病毒载量的要求都达不到，病毒载量越高越难治疗，我们要超难达标；采用肝活检判定炎症纤维化时常常发生偏差，很少见到完全正常的肝活检。临床判断要整合各种因素，特别是年龄偏大、有家族史者，要更严格一些。此外，对已发生肝癌的病人应该用强效低毒的药物，比如将恩替卡韦替换成替诺福韦等。

关于低水平病毒血症的治疗，SLD 指南提出，如果 HBVDNA 小于 2000IU/L，可以继续单药治疗；对此，我认为单药治疗在时间上只适于 48 周内，要有时间界定。另外，ALT 增高时已属于病毒学突破，这时控制要更严格一些。2000IU/L 是拐点，在具体用药中要注意。对于持续低水平病毒的情况，SLD 提出可以换成另一种药物，或增加一种药物来治疗。中国指南有基因分型后，我们是做了耐药监测后再决定。EASL 指南还要求核对病人的依从性。国内外指南均强调核苷酸类似物长期治疗的耐药问题，也强调耐药的基因检测，目前检测费用不是很高，可以推广。SLD 指南的换药或加药实施原则是有区别的，一般来说，核苷类耐药就可以直接换药，但如果不是核苷类耐药可以考虑加药。

在停药的标准上有争议。SLD 指南和 EASL 指南的标准并没有很大变化，仍然是巩固 1 年以上。但中国指南要求停药的标准大幅度提高，总疗程至少 4 年以上，满意和理想治疗终点分别巩固 3 年和 1.5 年，也就是说如果已经达到满意治疗终点，想再达到 HBsAg 消失，还要巩固 1.5 年。在停药标准上和巩固时间上，现在还需要循证医学证据，要制定个性化标准，要对复发进行密切监测。停药后病毒反弹，如果风险不大，其实停药问题也不太大，病人不会一旦停药很快发生肝硬化或肝衰竭。现在反弹率高低不一，有时和定义有关，有时是假性达标导致的反弹，有些是没有充分巩固，有些是没有很好的方法导致的误判。有一段时间大家认为用了抗病毒药就安全了，不用监测了，实际上发现肝细胞癌的发生频率很高。目前看来达标停药是弊少利多，如果有效控制，重症化和病情恶化还是可以控制得非常理想。

关于妊娠 HBV 携带者，按照 SLD 指南，分娩后 3 个月内可停药，有人认为停药期是 1 个月；分娩后通常需要密切监测 6 个月，因为这属于免疫潜在活化期。对于病毒载量高的病人，2015 年 WHO 的指南没有推荐抗病毒预防，但随后的 SLD

指南、我国指南及 EASL 指南都有推荐。在用药时间上稍有差异，从 24～32 周用药都可以。但有些孕妇就诊较晚，可能是 33 周以后，甚至到 38 周才来的。对此有人认为超过时间就不再给予抗病毒治疗了，但我认为在任何情况下，都要采用最积极的用药。后来我们发现，哪怕是 38 周才用药的孕妇，也没有出现新生儿被感染的情况，也就是说强效快速把病毒抑制下去，母婴传播的风险还是大大降低了。

关于母乳喂养，中国指南要求是 1～3 个月，但也有人认为，停止母乳喂养后，母乳就回掉了（俗称"回奶"）。EASL 指南认为，用药中进行母乳喂养似乎没有问题，药物在乳汁中的浓度非常低。现在大力主张母乳喂养，截至目前并未看到异常，但没用过药的病人大多数会担心。

总之，我们对各种指南、对科学的认识其实没有多少分歧，但出发点有一些差距。中国专家见得多、用得多，多就是经验，但经验需要整合成理论并付诸实践，才能取得真正的效果，这就是整合医学。

从整合医学角度看感染病防控策略

◎宋　豪

近些年，尤其是 2003 年 SARS（严重急性呼吸综合征）暴发后，新发突发传染病呈现愈演愈烈、愈发愈快的趋势。2005 年暴发了 H5N1 高致病性禽流感，2009 年暴发了 H1N1 感染，2012 年暴发了中东呼吸综合征（MERS），2013 年暴发了 H7N9 感染，2014 年暴发了埃博拉病毒疫情，2015 年暴发了寨卡病毒感染。为什么近年来出现这么多的新发病毒？第一，环境的改变、气候的变化，导致很多动物远离了原本的栖息环境，在热带暴发的疾病逐渐扩展到了亚热带地区。第二，人类行为的变化，随着人类思想和行为的开放，导致了一些意想不到的疾病的传播。第三，全球一体化，导致病毒跟着人类随时从地球的一个角落传递到另一个角落，可以很轻松地跨越地理屏障。尽管宿主免疫系统在进化，但病毒也一直在进化，并逐渐实现跨度传播，进而呈现一种暴发趋势。

2018 年是 1918 年的流感大暴发 100 周年，高福院士发表了一篇关于新发突发传染病全球防控形势的评述文章，他在文章中提出两个以后要加强的方向：一是加强持续监测，二是加强基础研究。为什么要加强持续监测？以流感病毒为例，目前能感染人的流感病毒有 14 种，比如 A 型流感病毒，其中非常重要的如禽流感病毒，包括 H7、H9、H75，以及 2013 年暴发的 H10N8 等，都引起了全世界的恐慌。我国经过持续监测，在病毒的溯源、基础研究、跨物种传播上做出了很多杰出的贡献。巧合的是，高院士的文章刚上线不久，也就是 2018 年 1 月份，在我国首次检测到了一株 H7N4 感染人的事件，提示流感病毒的跨种间传播是一个非常复杂的过程，远远还没有终止。为什么要加强基础研究？以寨卡病毒为例，寨卡病毒其实不是一个新的病毒，在 1947 年就已经被发现了，但半个多世纪没有人关注，也没有人研究它的致病机制和传播等。这个病毒是从非洲传到亚洲，然后通过海岛作为跳板又在南美洲引起大流行，直到 2015 年年底才被全球所关注，因为它引起儿童非常严重的头部畸形，在成年人有很严重的神经症状。幸运的是，自 2015 年引起全球关注后，各国科学家都集中力量来解决这个问题，2 年之内取得了非常多的成果。

流感病毒大家都很熟悉，从 1918 年新发流感导致几千万人死亡，以后连续几次在全球大暴发，再到 2013 年 H7N9 在我国暴发，不断有新的禽流感病毒感染人的事件发生，引起全球关注。H5N1、H7N9 及 H10N8 等，都属于 A 型流感病毒。流感病毒分为 4 个型别——A、B、C、D，目前只有新发现的 D 型流感病毒不感染人，只感染猪和牛，其他 3 种都能感染人。A 型流感病毒感染的速度非常快。野鸟和野禽是 A 型流感病毒的天然宿主。A 型流感病毒有 16 个亚型，所有基因片段在野鸟中都可以发现，这使流感病毒有非常多的变化，通过家禽传播到家畜，然后传播到人，形成一个非常复杂的传播生态链。近年来又在蝙蝠中发现了流感样病毒，使传播生态链更为复杂。

我国近年来已建立起非常完善的疾控监测体系，所以在 2013 年 H7N9 暴发后进行了持续监测，到 2018 年已有 8 次流行。其中第 5 次流行感染病例最多。最近一次是 2018 年初，当时只有 4 个病例，目前共有 1536 个病例，涉及 27 个省区，导致了 671 例死亡。感染呈明显散发性，84% 的情况是只在一个乡镇报告了 1 例。基础研究证明 H7N9 是以结合禽受体为主，而不能有效结合人受体，所以传播能力有限。更重要的是，在第 4 次流行中发现了高致病性禽流感，目前我国有 31 例高致病性禽流感感染原。所谓高致病性禽流感是针对感染禽而来的，就是说在 HA1 和 HA2 的蛋白结构中插入了 4 个碱性氨基酸，使 HA 更容易暴露出融合肽，对禽的致病能力增强。这项研究还在继续中，目前并无报道显示高致病性 H7N9 对人的传播能力或致死率更高。

我们通过病毒溯源也证明野鸟对新型禽流感病毒的起源进化和流行传播发挥重要作用。野鸟携带这些复杂的基因片段往往是给新型感染人的流感病毒提供了原始的基因。此外，活禽的交易运输对 H7N9 的流行传播也是一个非常重要的因素。活禽市场里的家禽可能会接触到野鸟，在活禽市场大量的动物可能不断地交换病毒和基因，从而孵化出新型的流感病毒，如有机会感染家畜，就会不断地感染到人。

高福院士在 2014 年就呼吁，一定要停止活禽交易，从源头上阻断传播途径。前文已述，感染人的 A 型流感病毒只占所有流感病毒的一小部分，目前共有 15 个 A 型流感病毒可以感染人，还有大量流感病毒目前没有报道，但不代表不能感染人。特别是在家禽或在家畜中已经流行的流感病毒，它们的风险评估和预警预测及传播机制的研究是一个非常重要的方向。

为了更好地研究野生动物的持续监测，中国科学院成立了流感研究与预警中心，与林业局合作，对野生动物进行监测。这几年在全国的大部分省区建立了监测哨点，覆盖了两个野鸟飞行路线。建立了监测网络后，我们对目前的野鸟所携带的流感病毒进行了摸底调查，发现目前 H5 亚型已经不再是以 H5N1 为主，而变成了以 H5N6 为主。通过监测网络，我们还能够对一些新型流感病毒流行进行预警，比如有一次在三峡监测到了高致病性禽流感病毒 H5N1，根据候鸟的迁徙路线，可能会往北，我们推测可能会传播到内蒙古地区或蒙古国，或者是俄罗斯地区，结果 4 个月后，在内蒙古确实监测到了相似性极高的 H5N1 病毒，首次证明了我们的预警确实起到了作用。此外，H5N6 我们也是在中国发现后，预测它可能会传播到日本或韩国，结果也得到了证实。所以，我们中国科学院的流感预警中心将野生动物、家畜及人纳入监测，再配合疾控中心的监控网络，能很好地对流感病毒等新发、初发传染病进行持续监测。下面再介绍一下冠状病毒。2003 年时 SARS 暴发，原来都认为果子狸是传播宿主，但随着研究的不断深入，尤其是中国科学院和新加坡国立大学的教授，他们经过十几年的跟踪调查，最终证明 SARS 的起源是蝙蝠，蝙蝠传到了果子狸，果子狸只是一个中间宿主，然后偶然传播到了人。

蝙蝠也是 MERS 的自然宿主，中间宿主是骆驼，由骆驼传播给人，骆驼在中东地区和人的接触非常密切，骆驼作为中间宿主很难切断传播途径。最近国内学者在猪体内分离到了猪急性腹泻综合征（SADS）冠状病毒，能引起猪的急性腹泻。这主要得益于相关研究人员长期持续的监测积累，疫情暴发在广州猪场，这个猪场附近有山洞，而研究团队恰巧在这个山洞定期采样，正好就有疫情前后的蝙蝠样本，他们立即进行了溯源的工作，结果在蝙蝠身上找到了和 SADS 冠状病毒相似性极高的蝙蝠 HKU2 的冠状病毒，从而证实蝙蝠是引起疫情的宿主。这又是通过持续监测获得的一个重大成果。

如果疫情暴发后才开始监测，会非常被动。国际上的病毒学家提议开展全球病毒组计划，主动出击，发现新病毒。全球目前认为有 111 个病毒科，病毒组计划将把其中已有感染、被报道过的 25 个病毒科病毒作为研究对象，这 25 个病毒科里估计有 167 万种未知病毒存在于哺乳动物和鸟类。宿主占病毒暴发风险的 99%，而在这 167 万种病毒中预计有 63 万 ~ 82 万种病毒有可能会感染到人。我国学者也倡议开展我国的病毒组计划，旨在作为其他国家开展病毒组计划的一个标杆，引领全球病毒组计划的实施。目前开展的 8 项工作内容包括野生动物中病毒本底的调查研究，重要家畜禽中病毒多样性研究，环境中病毒多样性研究，动物基因组内因转录病毒的研究，未知病毒检测分离方法学研究，针对未知病原测序方法的研究，病毒组数据分析研究，以及数据库平台的建设。这个病毒组计划的实施得益于目前组学及大数据云计算的快速发展，符合我们整合医学的理念。

上面所说的都是在我国本土进行的持续监测。但作为一个大国，我们不可能只为保护本土不受传染病肆虐。随着全球一体化，中国人已遍布全世界，记得一部影片在结尾处曾打出了最感人的几句台词：当你在海外遭遇危险，不要放弃，请记住在你身后有一个强大的祖国。做到这一点就要将防控关口前移，在疫情的暴发地进行监测和研究。

以埃博拉疫情暴发为例，2014 年西非暴发了有史以来规模最大的一次埃博拉疫情，造成 28 000 人感染，11 000 多人死亡。我国也立即做出了响应，派医疗队援非抗击埃博拉。这是一次非常成功的援助活动，包括：第一，获得了国际上的赞誉，获得了政治和外交的胜利；第二，援助金额累计达 7.5 亿元人民币；第三，捐助了大量"抗埃"的药品物资；第四，在前线，无论是医疗还是检测，都真正为当地的疫情控制发挥了非常重要的作用，而且做到了零感染；第五，建立了塞中友好医院和生物安全实验室，为进一步深入合作和研究奠定了基础；第六，培训了大量当地的科研、医疗和护士人员，传播了中国经验；第七，成功举办了埃博拉病毒国际学术研讨会，宣传了中国，也发出了中国科技的声音；第八，通过对数据的分析，在疫情暴发期间发表了一篇基于大数据分析的文章，证明在这次疫情的暴发中，病毒的突变率较以往没有提高，证明突变是在可控的范围内，这在一定程度上减缓了人们对疫情的恐慌。

除了做持续监测，还要加强基础研究。在埃博拉病毒研究中一个非常重要的问题就是它们入侵的机制。目前的模型认为，病毒黏附到细胞表面，会被吞入胞膜，在胞膜蛋白经过一次加工暴露出结合位点，然后结合某一个 GCP1 蛋白。但关于如何促进膜融合，病毒如何入侵，现在还不清楚。我们实验室首先对 NPC1 有可能结合病毒和 GP 蛋白的结构域进行了研究，随后和闫玲教授合作，解析了全长 NPC1 结构及埃博拉 GP 的复合物结构。通过这一系列研究，回答了相关问题。我们目前正在针对上述结构域进行小分子药物筛选，希望发现一些小分子能抑制膜融合，从而抑制病毒入侵。

下面介绍一下寨卡病毒。寨卡病毒 1947 年就被发现了，但一直没有很好研究，直到它在巴西暴发后，发现它和胎儿小头症密切相关，引起全球关注，但那时感染的病例非常多，花了很长时间控制。我们发现寨卡病毒是一个很奇怪的病毒，它实际上已经突破了人体的四大免疫屏障：它能够通过感染孕妇感染到胎儿，说明它已经突破了血胎屏障；它能引起人的神经症状，说明它突破了血脑屏障；在眼睛里也能发现病毒，说明它突破了血眼屏障；它在精子里也能存活，说明它突破了血睾屏障。我们通过小鼠实验，也证明寨卡病毒感染小鼠后会引起睾丸炎和雄性不育。

除了致病机制的研究，我们通过结构生物学解析了寨卡病毒各个蛋白的结构。比如它的结构蛋白 C 蛋白、鞘膜蛋白、E 蛋白及非植物蛋白；还包括唯一可到细胞外参与免疫调控的 NS1 蛋白，以及有聚合酶活性的 NS 蛋白等。通过结构解析，我们进一步对病毒的致病性和传播做了研究，特别是 NS5 结构的解析为下一步筛选小分子抑制剂提供了结构基础。此外，我们在寨卡病毒感染康复病人中，通过单细胞测序技术筛选到了 15 个抗体，然后通过一系列综合实验及动物保护实验，解释了它的综合机制。

对于感染病的防控策略，首先是持续监测。一方面基于自己现有的研究基础、网络，不断完善，不断监测。另一方面依靠各个团队的基础，不断搜集、整合资源，获得更好的监测成果。其次是主动出击，发现新病毒，然后进一步提前布局，开始研究致病机制。第三是防控哨点前移，借助我国的非洲战略及"一带一路"的倡仪去其他国家建立监测哨点，在当地疫情暴发区进行基础研究和监测。第四是重视基础研究，一方面进一步研究病毒的致病机制和传播机制；另一方面发现新的受体，发现它和复制或转录密切相关的过程。第五是加强应用研究，在基础研究基础上，做转化研究工作，包括开发疫苗、中和性抗体、设计三元小分子药物等。要完成上述五项工作，实际上就是"贵在整合、难在整合、赢在整合"。

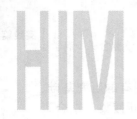

多药耐药结核病诊疗的整合医学思维

◎张文宏

中国的结核病病人占到整个亚太地区的一半，世界卫生组织认为我们的结核病防治工作最近做得不太理想，中国最大的问题是耐药问题：一是没有充分掌握耐药病人的人数，二是没有执行世界卫生组织的新方案。

目前结核病的死亡率依然很高，但很多问题还不清楚，例如是否为耐药结核病等。新中国成立后我们的结核病控制得很好。虽然中国的病人数很多，但仍属于低发国家。我国的发病率是 64/10 万（2016 年数据），国际上确定发病率在 100/10 万以下的都是低发国家；但我国人口基数很大，所以病人的绝对数量非常庞大。世界卫生组织提出 2035 年要消除结核病的 90%，所以，到 2035 年我们要从现在的 64/10 万降到 10/10 万以下，确实很困难。

1995 年世界卫生组织实施了 DOTS 策略，即直接督导下的短程治疗策略。给病人 4 种药，要看着他吃下去，原来结核病治疗的时间很长，后来缩短到 6 个月，经 6 个月治疗后 90% 以上的病人可以治愈。DOTS 在全世界执行后都取得了非常好的效果，但后来发现一个问题——结核病病人同时对几种药物耐药（MDR-TB，多药耐药结核病）。全球每年 7.1% ~ 24% 初治的结核病病人是 MDR-TB。中国每年有 10 万例 MDR-TB 病人，但很多没有被及时发现，这一问题令人担忧。后来发现我们在实施 DOTS 中有不少问题。现在服用的是靶向药，不良反应比较大，最主要的是肝损伤。根据国家疾控中心的数据，只有 18% 的初治结核病病人和 90% 的复治结核病人完全按照处方吃药。一吃副作用来了，几种药吃吃停停，很多慢慢变成了对某一个药物耐药，再变成两个药耐药，最后对所有的药都耐药。在没有精确指导下的治疗很容易出现耐药。

我在重庆找到了 100 例广泛耐药（XDR）的结核病病人，很多 XDR 是医源性的耐药。由于重庆的人口密度很大，一些病人可能在医院受到传染，且有些病人这次感染的菌株和上次的不一样，菌株是进化的。因此，如果开始没有规范治疗，很快就会变成 MDR-TB，而此时如果还不知道对一线药物、二线药物的药敏情况，只是简单地判定病人对一线药物耐药，认为再加几个药物就可以了，这种情况很危险，最终会导致病人对所有药物都耐药，这类病人会越来越多，而新药研发又没有跟上，会引发严重的问题。

世界卫生组织早已意识到这个问题的严重性，所以从 2006 年开始，一直在不断修正指南、改变规划。怎么让 MDR 病人不要变成 XDR？一定要用喹诺酮类药物，如果病人对喹诺酮类药物耐药，那就不是 MDR，而是 XDR 了，需要另外强化用药，疗程要更长（1 年或更长时间）。但这种想法的实际效果并不令人满意。2011 年的监测报告显示，MDR 的治愈率只有 60%，XDR 就更低了。针对耐药，无非是两个办法：一个是增加药物，增加更多的药物；另一个是疗程更加延长。但疗程再延长下去很多病人无法耐受，那么，还能再增加什么药物呢？2010 年提出来一种方案，直到 2017 年还在使用。其中有几个药物非常关键：一是必须要有氟喹诺酮类药物，第二是全程使用吡嗪酰胺，再加上一种注射剂（如卡那霉素），以及丙硫异烟胺（乙硫异烟胺）或者环丝氨酸。强化期加 2 个月，共 8 个月。这是我们目前的方案。

2016 年全球的 MDR-TB 较 2015 年新增了 49 万例。可见，我们与 MDR-TB 的战斗基本上是失败的；结核的控制是成功的，但 MDR-TB 的治疗是失败的。最主要的原因是前面讲的几个方案都有问题。2016 年，孟加拉国把强化治疗增加到 7 种药物，强化期吃 5 个月，巩固期用 5 种药。他们用下来的有效率达到 90%，越南和喀麦隆按照这个方案有效率都达到了 90%。因此，世界卫生组织马上推出了 2016 年的超短程方案，建议全世界都使用。但中国没有用，事实上很多临床医生抗拒，为什么抗拒呢？很多国家对 XDR-TB、MDR-TB 管控很严，都要求封闭在房间里，治疗全部免费。而中国人口流动很强，很多药物要自费，叫病人 9 个月吃这么多药很难做到。欧洲一家杂志邀请我回答这个问题，我在文章中写道：第一，新方案适合的人群是最单纯的耐药结核病病人，孟加拉国的结核病病人大多是刚发现、初治的，除了对一线药物耐药外，对其他全是敏感的，所以这些药物一用就有效；而中国大多数病人都是耐药的，这些病人除了对一线药物耐药外，对其他二线药，至少对喹诺酮类药耐药达到 50%，对三线药耐药达到 43%。所以对中国病人的效果不那么好，我们没有测算过哪些病人适合使用。中国很多病人使用后效果不会好，会进展到 XDR-TB，中国将来会出现很多 XDR-TB，因此我们不愿意接受这个方案。第二，2000 年药物的药品筛查，中国现在大多数医院对二线药物的药品筛查做不了，所以左也不是，右也不是。第三，药物的可及性问题，有的药在中国是治疗麻风病的，在中国很多医院拿不到，不要说综合性医院，即便结核病医院也没有。第四，最关键的是有的药物的不良反应是使皮肤发黑，孟加拉人、印度人、非洲人皮肤本来就黑，但很多中国病人不依从；此外，中国人很多都有肝炎，大剂量的抗结核药病人很难承受。所以中国就很难执行上述方案。

中国将来要做精准医疗，精准治疗是大势所趋。首先，病人就诊后应该快速鉴定是否为结核杆菌感染；如果确定为结核病，接下来要看有没有耐药，是否是MDR-TB，用二代测序或其他办法迅速筛选出二线药物先进行治疗。如果 MDR-TB 已经对二线很多药物耐药了，再用药就会变成 XDR-TB，所以对 MDR-TB，一定要精准治疗。我们现在用的利奈唑胺以前属于第 5 组用药，现在上升到了第3 组，是核心药，对耐药的病人效果很好。中国最早在处理重症结核性脑膜炎时，如果对耐药性不清楚，但短时间内必须让病人活下来，就会在前 2 周或 4 周用利奈唑胺；后来世界卫生组织也推荐，对于重症结核在耐药性不清楚时可以选用该药。

在中国，我们最早提出精准用药，MDR-TB 病人来了我们要做培养，在 2 天之内知道药敏结果，并制订出合理的方案，缩短疗程，大幅度提高病人的治愈率。2013 年我们在国际上注册了一个精准治疗的临床研究，2018 年会出结果。现在结核病不走精准治疗，虽然很多病人治好了，但遗留了大量 MDR-TB 病人。MDR-TB 问题在中国非常严重，把精准治疗做起来是唯一的出路。

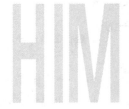

整合骨科学

难治性骨缺损干细胞修复的
整合医学思维

◎戴尅戎

　　每个骨科医生都可能会遇到骨缺损的问题，出现骨缺损要做移植，通过自体或异体的骨移植实现再生、修复。3D 打印技术的问世可以通过"打印"出一个假体来替代骨头。此外，还可以利用干细胞在缺损处不停地扩增，慢慢形成骨头；或者通过组织工程学方法培养出一块骨头来，然后把培养出来的骨头放进病人体内。这两种新方法有值得期待的应用前景，效果显然比一般骨移植要好。

　　然而，这些也有自身的问题，首先是安全性，这是一个难题。干细胞可以是自体的，也可以是他人的，把他人的细胞用于病人，会不会产生疾病的遗传或影响病人的遗传，会不会造成畸形？其次是费用，组织工程方法需要不停地培养细胞，还要经过 8 ~ 10 周的组织工程培育期，才能培养出一块骨头。这些问题实际上并没有解决。

　　有人用骨髓来源的细胞即骨髓间充质干细胞（MSC）治疗急性心肌梗死（AMI），把干细胞移植进去，新的心肌就长出来了，那我们为什么不能把干细胞移植进去使骨头生长呢？有两项试验，一项叫 REPAIR 试验，另外一项叫 AST-AMI 试验，是通过移植间充质干细胞改善心肌功能，判定标准是看左心室的射血分数能否恢复。两项试验的结果相反：前者提示有明显改善，而后者没有改善。是什么原因呢？完成一项试验会涉及很多因素，例如分离干细胞时使用的分离液的质量，分离出来的干细胞保存的时间（保存时间越长，变化的可能性越大），培养条件（如温度、培养基）等，条件不同，两个试验结果可以截然相反。因此，不同实验室不同的细胞分离方式就可以产生不同的临床结果。这个过程中很重要的一点就是，干细胞获取后是在什么培养基下扩增的。现在有各种各样的培养基，还要加血清，一般加胎牛血清或小牛血清，胎牛和小牛生长旺盛，生长激素等可能在血中含量比较多。但伦理委员会会持反对意见，因为担心有把疯牛病传染给病人的可能，其实小牛血清与疯牛病到底有多大关系还不清楚。

我们研究过用人血清和牛血清培养细胞到底有何不同，结果发现几乎没有什么差异，但老年人的血清差一些。细胞扩增几代后，有一个发现是致命的——到第四代后整倍体细胞数量发生异常，这种细胞与癌症有关；为了补一块骨头把某种致癌因素带给病人，这是非常可怕的事情。在干细胞移植中，除保持细胞的成骨性外，还要考虑用什么材料把干细胞带进人体，这种材料要有很好的骨传导性，另外，其周围的环境要好，假如曾经感染过的地方，甚至现在还在流脓，那肯定不行。

更重要的是细胞的数量，研究证明，如果每毫升间充质干细胞的数值小于1000 个，基本上骨修复无望，超过 1 万个比较有把握。当然，最严肃的问题是伦理学问题。加入用一个异体异种的胚胎干细胞或骨髓间充质干细胞去移植，会涉及很多伦理学问题。此外，培养过程中会污染，加入增殖了几代后的细胞突然污染了，而且当初为了谨慎起见分了 3 组的细胞全污染了，这时该怎么向病人赔偿？这也是可能会遇到的问题。

2000 年我听说法国学者使用了一种机器（血液科很早就使用了），利用比重、旋转使骨髓里抽出来的血液分层。由于干细胞比重接近，都积在一层，就把那一层拿出来，里面有大量干细胞。法国学者用来治疗股骨头坏死和心肌梗死，那打到骨头上能把骨头救活吗？2001 年我去法国，那个实验室主任说是千真万确的；但作为骨科医生，我不太相信，因为一个坏死掉的股骨头，硬邦邦的，怎么能把细胞打进去，细胞怎么可能停留在里边？我觉得没有道理。但当时我突然意识到可以用这种机器进行其他的工作，我觉得可以在病人推进手术室时抽骨髓血，一边手术，一边用机器分离出干细胞，待暴露了骨不连的地方就可以把细胞放进去，或把 β 相磷酸三钙（βTCP）支架或人造骨放进去，不就解决了吗？无须体外培养，也就不涉及使用胎牛血清或病人的血清，不存在污染，也不存在温度调节，大大简化了流程；而且在骨缺损环境下，干细胞会朝成骨方向走，因此有非常好的成骨能力。更为重要的是，病人自己的骨髓血抽出来给病人自己用，没有任何伦理学问题。

2001 年年底我派了一个博士生到法国去学习，看看他们怎么去给坏死股骨头注射进干细胞，结果那家医院已经不开展这项治疗了；这个学生最后打听到巴黎的一家医院正在做，他去看了一例。后来我们和法国联系，成立了一家中法细胞与基因治疗联合研究室，从 2003 年开始研究，用离心法来富集干细胞。经过离心，我们要回答几个问题：细胞的形态有无问题？数量是多了还是少了？具体多了或少了多少？成骨活性有无改变？增殖能力有无改变？细胞周期有无改变？细胞凋亡有无增加？表面标志物有无改变？这些问题回答不了伦理审查照样通不过。我们的结果显示，富集前和富集后的 3 天形态学基本没有改变，8 天也没有改变，但富集后干细胞数量明显增加，这给我们带来了希望。细胞的集落及细胞碱性磷酸酶染色都很好，细胞分泌碱性磷酸酶的染色增加，说明成骨性能好，富集后成骨活性甚至增加了 1 倍。所有这些对我们非常有利。细胞周期保持正常，细胞凋亡没有增加。表面标志物基本没有大的改变。又一年过去了，我们准备做试验，在人体试验前必须先做大动物实验（起码是羊和狗），我们决定做羊。我们在不同阶段按照统计学方法分配，一只羊可做两三个甚至做四个地方的脊柱融合术来观察效果，一组只用低温 βTCP，另一组是 βTCP 加富集的干细胞。实验一直做到 2005年，反复证明加入富集的骨髓间充质干细胞比单纯 βTCP 的成骨能力有明显增加。2005 年，我们又做了第二个实验，把股骨髁去掉一块，然后让干细胞长一个股骨髁出来，结果成功了。

我们确定了流程，推病人进手术室，麻醉后先抽骨髓血，稍微过滤一下（因为里面肯定有碎骨头），然后离心。把富集的干细胞与多孔的一粒一粒的 βTCP 混合在一起，放在脊柱两侧。这一过程完全在手术室无菌条件下完成，所有装置是和机器配套的，包括一套完整的无菌、无热源的塑料袋和塑料管。我们做了 71 例，有效率达到 91%，其中不仅有脊柱的问题，还有骨缺损，如胫骨的骨缺损，一般治疗都无效，给病人用外固定支架，然后在缺损处放置干细胞，最后骨头完全愈合了。总体操作过程很顺利，只有一件事情很麻烦。我们把骨髓血抽出来，先过滤然后再离心；但干细胞有黏附力，一过滤就粘在间充质干细胞滴管的滤网里了，我们把细胞抖下来，但细胞是看不见的，所以是否抖下来完全凭经验，这一步非常复杂。这时我就联想到一个问题，为什么在间充质干细胞滴管里一定要用滤网呢？如果用多孔的 βTCP 代替滤网，其他东西就走掉了，这样反而不要事后混合了，所以就采取了这个办法。现在，不管通过哪种办法，我们看到滤过效果都非常好，滤过 5 次甚至 4 次就够了，再滤过没有意义，只会损害细胞，了解这一点很重要。过滤后，滤液里含有的间充质干细胞越来越少，说明过滤效果很好，把它种在骨头上，用骨头来当滤器，效果也很好。βTCP 的孔里，几乎每个孔都有很多黏附的干细胞，说明它深入到 βTCP 的孔里去了。碱性磷酸酶染色阳性，说明有大量可以成骨的干细胞。我们研制了一个循环的过滤器，这种过滤器不用一般的网，而直接是植什么就用什么。

2008 年，我们申请到一个国家自然科学基金项目，实验优势明显了，成本下来了，效果更好了。后面获得了 9 项国家专利，也获得了可以做临床验证的批复。我们在上海挑选了 3 家医院进行了正规的临床验证。2009 年和一家公司签订协议，将我们的研究成果商品化，并到欧洲去申请专利。

现在流程已大大简化，界定了一些参数，有正式包装、完全消毒、没有致热源的一次性干细胞筛选富集复合器，富集率非常好。3 家医院所做的试验全部留有备份，备份是用来做试验的（均取得病人的同意）。大段骨缺损是指骨头缺损的范围是骨直径的 2 倍以上。我们把大段骨缺损时的残余骨膜全部切光，然后用干细胞置换，最后全部愈合。有的胫骨开放骨折病人，做外固定支架、清创，伤口愈合了，但骨头没有愈合，用干细胞富集技术填进去后得到了愈合且功能良好。

举例如下。一个病人，股骨不连 4 年，用干细胞技术实现了骨愈合，功能良好。该病人是一名美国留学生，因为爬树从树上掉下来，送到医院急诊，清创、胫骨板内固定，10 天后发生了感染，医生把内固定拿掉，填上骨水泥，用肌瓣填补伤口缺损，让循环好一些。他先后做了 3 次手术，后来决定回到中国。那时已先后 4 次清创，内固定也拿掉了，留下的状态是胫腓骨缺损。我们就做了一个转移手术，把胫骨上端截断，然后在外固定支架帮助下把胫骨向下移，让下面完全碰上，上面是空的，但有骨膜，希望上下都长。最后上面长了，下面不长。虽然缺损没有了，但就是不长。伤口感染治愈后改为单边支架，这样处理起来比较方便。但骨头没有长，发现两侧的循环主要血管没有受到太大损害，用干细胞加 βTCP 放上去，骨折愈合，腓骨没愈合，胫骨愈合了，功能良好。还有一例股骨缺损，水泥钉固定 5 年，骨头没长，做干细胞移植后，完全长好了，功能良好。还有一例肱骨缺损，一直不长，加了一个小的接骨板，同时用 βTCP 加干细胞，半年后愈合，功能良好。

间充质干细胞移植治疗骨缺损，快速、简便、安全、经济，在手术治疗的同时能完成干细胞富集、经混合后再回植，所有过程在同一个房间、一次手术完全完成，没有伦理问题，有很大的优越性。我们的研究过程就是整合的过程，是一个基础研究和临床研究的整合，是扩增技术和组织重建的整合，是细胞分化和血管再生的整合，临床上这一类的实例很多，随时随处可以看到整合。我们的体会有两点：一是需求驱动研究，靠需求推进；二是简单最好，所有的事情简单化，不要复杂化，效果是最好的。我们追求有效、简单、安全、快速，这需要整合医学去推进。

再谈中国骨科创新

◎张英泽

多年来，我一直在谈创新的问题，不断鼓励中国骨科医生创新。记得 4 年前，南方医科大学第三附属医院的金大地主任说我对中国骨科最主要的贡献是唤起了中国骨科医生的创新意识。在此，我依然要说创新的话题。作为中国的骨科医生，我们要不断创新，在世界骨科学舞台上发出更响亮的声音。

新中国刚成立时，我们的国民年人均收入仅 27 美元，印度是 57 美元，整个亚洲平均是 44 美元；经过改革开放 40 年的发展，2017 年我们的国民年人均收入达到 8790 美元，并成为仅次于美国的世界第二大经济体。这些都得益于我们按照符合中国国情的制度，坚定地沿着自己的道路发展。我国的文化历史悠久，源远流长，随着改革开放的不断深入，我们和国际的文化交流越来越紧密，西方文化的影响日益明显，例如西方的圣诞节现在很火，而我们春节的很多习俗已经被年轻的一代淡忘，我想这也是习总书记提出文化自信的重要原因。在科技领域，创新就是生命力，无论是芯片还是大型客机，如果我们没有创新，没有自主研发，最终必将受制于人，中兴公司的案例值得大家深思。回到我们骨科领域，中国的骨科医生去欧洲或美国接受培训，要支付不少费用。中国医生到他们那里去参加会议，从不能免注册费，也基本不让我们去大会讲课，不让中国人发声。所以，我们必须要靠创新不断发展壮大自己，才能赢得更多的尊重，更好地融入国际社会。

在骨科领域，我们有很多可以引以为傲的贡献，例如，20 世纪 40 年代初方先之在世界上首先发明了骨关节结核病灶清除术；1963 年，陈中伟教授完成了世界首例断肢（手）再植术，轰动世界；2015 年，邱贵兴院士团队开展的脊柱侧弯基因的研究发表在《新英格兰医学杂志》上；我们的团队发现了一个有规律性的骨折——胫骨下 1/3 骨折肯定合并后踝骨折，现在全世界采用的分型都是我们的分型，而且用微创治疗。美国人根本不相信中国人还能发现一个有规律性的骨折，全美排名第一的医院重复了我们的试验，做出来的结果和我们的相同，我们的阳性率是88%，他们是84%。所以中国医生必须要有自信！

再举一个例子，关于股骨颈骨折的 Garden 分型，共分为 4 型，第 1 型是不完全骨折。我在临床的诊治中有过一些失败的教训，于是开始研究。我从不同角度去投照，发现股骨颈存在一个 10～15°（平均 13°）的前倾角，如果给病人 0° 的投照，肯定有 1/3 的骨折线被遮挡住了，从而就会误认为是不完全骨折。因此，通过我们的研究和实践，修正了国际上沿用 50 年的权威的股骨颈骨折 Garden 分型。我们还在全世界首次报道了骶髂关节前脱位。此外，我做了骨科鹰眼定位系统，是根据台球的鹰眼原理，简单说就是计算出球的运动角度和几何路线实现准确击球，我们研究了 6 年，做出了骨科的鹰眼定位系统。钢板、髓内钉等的选择以后不再用 X 线了，我把 X 线和照相机的光整合到一起，现在看到的是照相机的图像，而且避免了 X 线暴露。骨科微创推进比较慢的很大原因是担心 X 线辐射。现在我们看钢板、钢筋的位置不再用 X 线了，而是照相机上的图像。所以我们要自信。美国人做下胫腓关节分离，虽然左右分离了，但上下不能动了。由于肌肉的牵拉钉都断了，后来就用线绑，但一活动就松了，他们已经没有更好的办法了。我突然想到，可以把硬性固定和弹性固定整合到一起，用一个杆拉上一条线。我们做了 3 年，效果非常好。用硬性钉拉着软性线，胫腓关节不仅左右分离，还能上下移动。我们发明的牵引架 2018 年第 1 季度就卖了 60 多台，过去的牵引床只能用于髋部骨折、大腿骨折，股骨远端和小腿无法使用；而我们的牵引架大腿、小腿、踝关节、上肢都可以用，即便没有腿的人也可以用。

总之，我们中国骨科医生要有自信，要自主创新，不能叫别人将来有一天像卡芯片一样卡住中国的骨科医生。

股骨干骨折术后骨不连的原因分析及对策

◎ 王鹏程

美国 FDA 将骨不连定义为"损伤和骨折后至少 9 个月，并且没有进一步愈合倾向已有 3 个月"。我对这一概念的理解是，通过医生的经验，在 X 线下发现没有愈合的迹象，就可认定为延迟愈合或骨不连，不一定非要达到某个固定时间才能判断。骨不连分肥大型、硬化型、萎缩型和混合型。在临床上，如果病人没有合并某些疾病而发生了骨不连，尤其是股骨闭合性骨折发生了骨不连，我认为几乎都是医生的原因。当然，如果病人伴有其他疾病，则另当别论。医源性的具体原因包括：第一，对骨折部位软组织剥离过多损伤了局部的血供；第二，固定过牢出现了新间隙；第三，采用弹性固定，也就是稳定固定，不是特别坚强的固定，稳定固定过程中导致过于微动产生了骨不连。举例如下。

一个闭合性股骨干骨折的病人，是 A3 型横断简单骨折。做了髓内钉固定，但钉子没有打好，取出来了，取出来后 10 个月出现骨不连。到第 17 个月，是一个典型的简单骨折需要稳定固定，恰恰这个钉子不能取，如果取了应该再打进去，不但要打进去，而且要打牢固，间隙还要加压。在这种情况下，由于出现了微动，发生了肥大型骨不连。有人觉得用锁定加压钢板（LCP）进行固定，骨骼自然就长了，该方法在理念上是正确的，但不是最佳选择；当然，最后骨折也愈合了。我认为在这种情况下，最佳选择应该是更换髓内针，而且要足够长、足够大，才能达到相对稳定的固定。对于这种骨折，有的人认为还得植骨，这样的肥大性骨不连绝对不要植骨。骨头没有长上是医生操作的原因，植骨完全违背了正确的治疗理念，肥大性骨不连不需要植骨。

另一个病人是 53 岁女性，股骨斜形骨折。医生用一个倒打的髓内钉固定，固定后把断端切开，还用钢丝拢住了。对于股骨的长骨干一般情况下都是闭合复位，断端一般情况下不要切开，闭合复位完全能成功；但是医生切开了，而且还对断端进行了剥离，钢丝固定，2 个月后出现了不好情况，骨骼不长，就把钉子取了。以往可以实施动力化，但这种情况下实施动力化，不但不长而且在髓内针周围出现了溶骨，说明不稳定。这种情况下，可以试一下微创 LCP，但即便可以实现微创，也不如用髓内针固定起来可靠，而且更加微创。此外，用髓内针固定时，更换髓内针就是更好的方法吗？请看我的一个病例，女性 33 岁，股骨横断的简单骨折。完全闭合复位，闭合进行内固定，断端我认为加上压了；当然，近端因为是中段，我给病人锁定了一个钉子。第一次手术完成后 3 个月愈合迹象非常模糊。我反复琢磨原因，术中进行了加压，是完全闭合做的，我自己分析，因为这是简单骨折需要稳定固定，近端是一枚锁定钉，导致断端的微动出现了骨不连。病人 6 个月后还是不愈合，而且断端出现了肥大迹象（不十分显著）。此时，是更换髓内针还是更换钢板，植骨还是不植骨？我是这样处理的，髓内针不稳定，就利用非常成熟的阻挡钉技术，我给病人打上了阻挡钉，根本不用更换髓内针，因为髓内针的长短非常合适。这种不愈合造成了中间的溶骨，为了增加稳定性，我就几个阻挡钉解决问题。之后不用处理断端，闭合性钻孔要看周围的愈合情况，用经皮 2.0 钻头在骨折的断端钻孔。最后疗效不错。

在治疗股骨骨不连时必须强调：第一，要认识骨折愈合的生理机制，且在治疗过程中要遵循这种机制；第二，要认识导致骨不连的原因，如果不伴有其他疾病，所有闭合性股骨干骨折出现了骨不连，几乎都是经治医生的原因，都是治疗所致。

如何预防骨不连呢？首先要认识骨折愈合的规律，其次要掌握精巧的技术，实现微创的技术治疗，从而大大降低骨不连发生的概率。

感染性骨折不愈合的治疗方法

◎黄 雷

　　治疗感染所致的骨缺损，我常用两种方法，取得了比较好的效果。先看一个病例，43 岁男性，骑摩托车被撞伤，左小腿骨折。在外院做完手术 3 周，因骨外露来到我院。做培养有金黄色葡萄球菌，此时，首先要判断骨缺损或骨折不愈合的部位有没有软组织损伤，是否合并血管神经损伤，一定要综合判断。

　　我们都知道要彻底清创，但彻底清创术前要有计划，例如准备清创到什么程度，什么情况下要彻底清创，像上述病人准备截去多少骨头，是先截骨还是先上外固定架，还是先把钢板拆了，这些问题术前要仔细考虑，然后才是清创。清创时要先把坏死骨头清掉，看骨头局部有无血运，内置物是否受影响等。如果整个骨头的状态确实都不好了，就要拆除内置物。这个病人还有钢板，由于经济原因等待了 4 周，都长出了肉芽。我做完清创后开放植骨，做完植骨后用大量敷料覆盖，一般每周看创面，每次都是一层血痂。这种情况下不要贸然把血痂去掉，如果有脓性渗出物，清除渗液即可。6 周完全有肉芽生长，这时进行植皮，病人顺利出院。2 年后拆除钢板，功能情况很好。因此，我的经验是，治疗带血运的大段骨缺损，做游离皮瓣或者用复合组织瓣效果很好。对合并软组织缺损，也就是感染性骨折不愈合，要根据病人的全身因素、局部因素，以及医生最适合、最擅长的方法来选择。要了解各种方法的优缺点，还要考虑医院的设备及病人的治疗费用。开放植骨是治疗感染性骨折不愈合的一种积极方法。在感染情况下植骨不是绝对的适应证，也不是绝对的禁忌证。一种技术不可能治疗所有疾病。同样是感染、骨折不愈合，在不同的软组织情况、全身情况、骨缺损情况下，要考虑用不同的方法。

　　再看一个病人，24 岁男性，外伤后 2 个月送到我院，其小腿皮肤缺损和胫骨骨缺损位于同一部位，大小相当，为大段骨缺损，感染界限不清楚。这种情况要采取彻底清创，创面很大，用什么方法覆盖创面？用什么方法去修复 17cm 长的胫骨骨缺损？哪种方法可靠、简单、安全，无须供区损伤呢？我们尽快覆盖创面，缩短手术时间。我们曾用骨运输手术同时修复皮肤缺损和骨缺损，但我们认为有点慢，能不能快速覆盖创面。截完骨后马上做游离植皮，病人 1 周就出院了，之后可让病人进行骨运输，骨运输游离植皮的地方哪怕露出水来都不管，病人可以自己换药，不用去医院换药。等到了对接端时才采取措施，清创，短缩肢体，做周围软组织松解。这个病人没有做任何皮瓣手术，长 17cm 的胫骨骨缺损及那么大的创面，就用这种非常简单的方法进行了治疗，病人非常满意。

我们采用这一策略，即软组织损伤缺损与骨缺损大概相等的情况下，骨运输术可同时修复皮肤缺损合并骨缺损。为了让病人早日康复，可以做游离植皮这种非常简单的手术。经常有医生问我，骨运输手术能不能治疗所有皮肤缺损和骨缺损，我说不行；还有医生问，能不能用骨运输手术完全代替皮瓣手术，我也不同意。国外文献报道，用骨运输手术有 1/3 的病人不用做皮瓣，所以任何手术方法都有适应证和禁忌证。

还有个病人，大面积胫骨中上段皮肤缺损合并骨缺损，特点是皮肤缺损大，超过了胫骨缺损。我们请显微外科医生帮我们做了一个背阔肌皮瓣，再用骨运输手术修复皮肤缺损和骨缺损。还有一个病人，32 岁，在工地施工时撞伤，造成胫骨外皮肤缺损（ⅢB 型）。有医生问我，这种情况到底用环形外固定架好，还是单边外固定架好？病人的 X 线片可以看到水泥，请问在粘满泥沙的肌肉里怎么做到彻底清创？我说先上外固定架，再清创。我们对这个病例用单边的外固定架，临时制动，反复清创。

整个小腿皮肤完全缺损时先游离植皮，对大段的骨缺损、大面积的小腿皮肤缺损，我们要先固定好，通过植皮让创面很快闭合，然后再采取外固定架、截骨、骨运输方法修复大段骨缺损。我治疗过的胫骨骨缺损最长的是 28cm，通过这种治疗方式完全修复，修复了皮肤缺损，覆盖了创面，同时修复了 28cm 长的胫骨骨缺损。病人可以走路。

总之，骨运输手术的优势是再生，不是移植，不是拆东墙补西墙，无须供区损伤，当病人面临皮肤缺损、大段骨缺损感染情况时，这是非常好的治疗方法。如果病人合并有畸形，如踝关节的马蹄、挛缩，用环形外固定架治疗更好。但对任何技术我都强调，有优点一定有缺点，有适应证一定有禁忌证，如何选择要靠医生的经验。

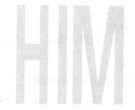

骨感染的外科治疗

◎谢 肇

骨感染是骨科领域的重大难题,发病率高,危害性大,治疗困难。以美国为例,每年有11.2万创伤后骨感染病人。中国人口是美国的5倍,骨感染病人数量肯定很多。由于感染和缺损并存,个体差异大,到目前为止,还没有公认的理想治疗手段。因此,研究骨感染的共性问题,凝炼理念指导现有技术,对骨感染病人进行个体化治疗是当务之急。

骨感染的共性问题是细菌性炎症,没有细菌就没有感染,有细菌必然导致感染吗?也不是。开放型骨折的感染率为3%~25%,所以有细菌未必引起感染。细菌在什么情况下引起感染呢?首先是开放性骨折,细菌必须和人体通过生物性结合(黏附)后才有可能发生感染;而且要达到一定数量,才有可能出现感染。导致感染从细菌角度而言,一是毒力,二是数量,一般致病菌数量达到10^6,强力细菌感染要达到10~100个才出现感染。易于感染的条件是坏死组织、局部异物等。

预防感染首先要彻底清创,清除坏死组织,减少细菌数量。同时,去除有利于感染形成的因素,包括局部稳定、消灭无效腔、充分引流、局部及全身应用敏感抗生素。一旦发生感染,临床表现为不适、局部红肿、窦道,以及X线下骨不连或骨缺损等。本质是附在死骨和异物表面的细菌引起的炎症反应。

传统的治疗方法是大剂量、长疗程全身应用抗生素,反复多次清创,但疗效往往不理想;因为骨组织中的血药浓度非常低,静脉用药达不到血清水平的20%,达不到杀菌浓度。局部使用抗生素可以达到杀菌浓度,但细菌生物被膜形成,细胞内化,小克隆变异,往往难以杀灭细菌。在死骨和异物存在时,局部免疫力低下,所以治疗感染需要抗生素和机体免疫力共同作用,单独用抗生素,没有局部免疫力是难以杀灭细菌的。

为什么简单清创难以奏效呢?2008年《新英格兰医学杂志》发表了一篇文章,

提出骨内骨现象，因为在组织里极难做到彻底清创。传统的清创方法，清除死骨、异物、瘢痕、肉芽，骨端出现"辣椒征"证明清创彻底了。但有骨内骨现象，好骨头下面还可能有死骨。2001年辛普森提出扩大清创理念，提出清除死骨、肉芽、瘢痕后，在大家认为清创已经彻底的基础上再切除5mm的正常骨质，软组织清除大概是2mm。

如果真正做到了彻底清创，实现了感染向污染转变，骨感染治疗就不再是抗感染而是预防感染。在预防上包括彻底清创、局部稳定、消灭无效腔、充分引流、有效覆盖、敏感抗生素应用。用外固定架来稳定是金标准，但用外固定架有很多缺点。清除无效腔后，无效腔如何处理？1946年英国医生斯达克发现彻底清创后不消灭无效腔，局部感染复发率达86%，他创立了采用肌瓣消灭无效腔的方法，使感染复发率降到了46%。他提出，骨感染是一个外科疾病，同时提出了前述的现代骨感染防治基本原则。1940年，有位英国医生为106例病人清创后采用自体骨移植方法消灭无效腔，结果只有6例复发，他认为清创移植自体骨是可行的；但同一时期英国的另一名医生完全反对这个观点，他认为不可能移植自体骨，所以直到20世纪60年代末、70年代初开放植骨才又出现，医学界再次提起清创后植骨的想法。

20世纪70年代用抗生素，80年代受关节置放假体影响，用抗生素骨水泥来消灭无效腔，这都是消灭无效腔的办法。

无论做了多么彻底的清创，局部始终有细菌存在，用骨水泥消灭无效腔，它会在局部再形成细菌生物被膜，所以局部高浓度抗生素应用是至关重要的，是目前唯一杀灭残余细菌、抑制细菌生物膜形成的方法；至于用什么抗生素，要看细菌谱。金黄色葡萄球菌占首位，近50%的骨感染是多种细菌感染，包括革兰阳性和革兰阴性菌。目前应用的抗生素一般是"万古霉素＋妥布霉素"或"万古霉素＋庆大霉素"。

做了彻底清创，也消灭了无效腔，进行了预防感染的处置，就把感染转化成了污染，把污染转化成无菌。1986年，法国的显微外科学会主席用抗生素骨水泥充填创伤后骨缺损来支撑皮瓣覆盖。待软组织修复后，去除骨水泥，植入自体松质骨颗粒，发现骨缺损能够快速愈合。他在1999年总结，13年共治疗35例，骨缺损最长22cm，最短5cm，采用这一技术都在4个月达到影像学愈合。故认为骨缺损快速愈合的原因是骨髓在软组织中形成的一层膜。

有关诱导膜作用的机制研究表明：诱导膜具有机械阻挡作用，对周围软组织中的纤维组织、脂肪组织有阻挡作用；同时可以形成封闭的环境，使干细胞得以富集；此外，诱导膜高度血管化，有利于移植骨的活化；诱导膜还含有丰富的生长因子，等等。总之，诱导膜与骨缺损共同构成了良好的成骨环境。事实上通过抗生素骨水泥，可以把彻底清创后的骨感染与骨重建两个难点结合起来，在控制骨感染的同时，又为骨重建创造了良好的生物学环境。

　　针对骨感染彻底清创的难点和特点，要把反复清创作为常规性的工作记在心里，即清创后再清创一次，要作为常规性工作；最主要的是要教育病人，让病人理解这一做法的意义。通过清创将难以控制的骨感染转化为可以解决的骨缺损修复。措施是彻底清创，实现感染向污染转变，通过抗生素骨水泥的应用，实现污染向无菌转变。同时，在骨缺损局部形成良好的生物学环境。骨重建可以和膜诱导自体骨、生物活性骨、组织工程骨等多种技术相整合，包括和假体相整合。骨感染在彻底清创的基础上，在敏感抗生素使用的前提下，可以进行内固定。髓内钉与钢板相结合可能是大段骨缺损理想的固定模式，但需要从临床和基础多个方面做进一步的探索。

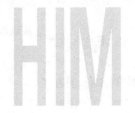

整合呼吸病学

整合医学在呼吸学科发展中的应用

◎金发光

呼吸学科是传统三大内科分支之一，《2013 中国卫生统计年鉴》关于居民主要疾病死亡率及死因构成的统计数据显示，呼吸系统疾病（不含肺结核、肺癌、肺源性心脏病）在城市人口和农村人口中均排名第 4 位，呼吸系统疾病在我国的临床防控和基础科研形势都不容乐观。2012 年樊代明院士提出整合医学（HIM）概念，为呼吸学科的发展带来了机遇。本文将阐述 HIM 的发展背景，现代呼吸学科发展现状，并从呼吸系统疾病的病因、诊断、治疗、预防等四个方面详细阐述整合医学在呼吸学科发展中的应用。

一、整合医学的发展背景

"天下大势，合久必分，分久必合"，这是社会事物发展的必然规律。中国医学、西方医学堪称"医学双璧"，也经历了综合、分化的过程。自 17 世纪列文虎克发明显微镜后，医学从宏观向微观迅猛发展。从医学到基础医学、临床医学、预防医学，从内科、外科到消化内科、血液内科及骨科、普通外科等再细分到四级学科、协作组或精准外科等，这种以分为主的发展方式给现代医学带来了进步，对人体的认识更加细致，诊疗的手段和方法更加有的放矢，疾病的诊疗水平和人类的平均寿命有显著提高。然而现代医学这种以分为主的发展方式遇到了瓶颈，现代医学发展和临床实践遇到的最大难题在于专业过度细化、专科过度细划和医学知识碎片化。具体表现就是虽然我们通过医学科学可以变换性别、改变基因、移植器官，甚至人造器官、生物等；但事实上人类约4000种常见病，其实90%以上无法根治，连最简单的"感冒"，我们也只能待其自愈，又有多少疾病，我们面对病人及家属焦急期盼的眼神，只能无奈地"对症处理"。疾病的复杂多变提醒我们，用单一知识、单一技术难以解决根本问题，这就要求我们把现有与人体有关的大量知识和技术进行整合，使之形成新的医学知识体系，从而更好地为人类健康服务。

2012年，时任中国工程院副院长、第四军医大学（现空军军医大学）校长的樊代明院士率先提出"整体整合医学"（简称"整合医学"）的概念，即从人的整体出发，将医学各领域最先进的知识理论和临床各专科最有效的实践经验分别加以有机整合，并根据社会、环境、心理的现实进行修正、调整，使之成为更加符合、更加适合人体健康和疾病诊疗的新的医学体系；并在一系列文章中全面系统地阐述了整合医学的理论与实践等若干问题，引起国内外的广泛关注和强烈反响。

二、呼吸科发展现状

在人体三大开放器官中，皮肤可以遮蔽，消化可以不吃东西，但是呼吸系统不可闭合，是三大开放器官中最开放的，也是最易受外界影响的；而恰恰在中国，吸烟、空气污染、室内污染等问题较为突出，这些也会首先影响肺脏。众所周知，呼吸系统疾病具有高发病率、高死亡率、高经济负担的特点，其中部分感染性疾病还具有高传染性的特点，已成为全球性的医疗保健与公共卫生问题。王辰院士曾指出，过去几十年间，肺脏是一个"饱受迫害而没有维护"的脏器，别说预防，连治疗都不规范。按照"木桶原理"，肺脏就是那块漏水的短板，需要补起来。相比较近些年蓬勃发展的学科，如心血管内科、肿瘤科，呼吸疾病在社会及医务界中远未得到应有的重视，迫切需要改变，需要努力推进。在疾病发病率、死亡率及经济负担等多个方面，我们国家的呼吸病学现状都不容乐观。在基层全科医生、家庭医生及诊所医生中，接诊的病人至少1/4是呼吸病人。而在死亡率方面，肺癌、肺心病、肺结核是分别按照肿瘤、血管疾病、传染病进行统计的，这与疾病的防控方略是分离的。肺癌重在早诊断、早治疗，呼吸系统疾病才是早诊早治的重点。大约90%的肺心病是由慢性阻塞性肺疾病引起，如果这样计算，无论城市还是乡村，呼吸系统疾病都是我国居民死亡率排第一的疾病。

近几十年，在医学科学分化越来越精细的大环境中，呼吸学科的发展受到了严峻挑战。中国呼吸学科的发展大致可以分为3个阶段。第1阶段（20世纪50～60年代），结核病肆虐，该阶段以结核病防治为主要工作内容。第2阶段（20世纪70～90年代），以"呼吸四病"/肺心病防治为主要工作内容，是中国呼吸学科发展的重要时期，支气管镜、血气分析技术等都是在这一时期建立起来的。第3阶段（20世纪90年代以后）是现代呼吸病学阶段，各领域全面开展工作，取得了较大的发展，也面临严峻挑战，如呼吸科的常见疾病肺癌，综合医院呼吸科、肿瘤科、放疗科、中医科、胸外科、疼痛科、核医学科都可收治；肺结核按照目前的诊疗模式，在综合医院中一旦确诊，需要转至专科医院继续治疗；引起肺心病最常见的病因是慢性阻塞性肺疾病，但也可以在心脏内科收治；更不用说重症感染合并多器官功能不全的危重病人，大多在危重医学科收治；肺动脉栓塞、大咯血病人介入科也可收治；肺部感染部分在传染科进行处理；睡眠呼吸暂停低通气综合征的病人部分分流到耳鼻喉科和神经内科，留给呼吸科的又有多少病种呢？呼吸系统疾病与多个学科相交叉，但在各个医院，科室划分等因素也让这些交叉领域的研究不那么顺畅。

现代医学的精细化发展使得一个学科的发展离不开相关专科的发展，必然是"你中有我，我中有你"的状态，随着整合医学概念的提出，呼吸学科的发展也将迎来机遇和挑战。

三、整合医学在呼吸学科发展中的应用

（一）与基础医学整合明确病因

俗话说，有果必有因，任何疾病的发生都有其发病机制，只有真正做到"有的放矢"，才能真正地战胜病魔。临床医学的发展离不开基础医学，对于呼吸学科来说，相关的基础医学包含解剖学、生理学、病理生理学、病理学、微生物学、免疫学等。目前大多数呼吸系统疾病的发病机制未明，各个专著中关于病因与发病机制的描述往往是"目前病因及发病机制未明，可能与以下若干因素有关"，正因为病因是多个因素，且相互影响、相互作用，造成了虽然治疗手段很多，但是真正能治愈疾病的很少。例如，肺部感染是呼吸科常见疾病之一，它的原因很明确，就是各种致病菌，有细菌、病毒、支原体、衣原体、立克次体等，如何明确是哪一种致病菌，需要进行微生物学的培养和鉴定，获知致病菌后需要进行抗微生物处理。在抗生素的漫长发展史上，链霉素、青霉素的横空出世具有划时代的意义，现有抗生素多种多样，有抑制细菌细胞壁合成的青霉素和头孢菌素，有通过改变细菌细胞膜渗透性发挥杀菌作用的多黏菌素，有干扰细菌蛋白质形成的氨基糖苷类抗生素、大环内酯类抗生素，还有抑制细菌 DNA 合成的喹诺酮类抗生素，以及干扰细菌叶酸代谢而达到抑菌作用的磺胺类药物等，究竟用哪一种，需要微生物学的发展，需要借助实验室在培养的基础上进行药敏试验，找到敏感的药物，依赖于制药技术的新药开发，以及对药物药代动力学及作用机制的药理学研究，这样临床医生才可能正确合理地使用抗生素，尽量减少甚至避免不良反应。抗生素的不断发现和使用，为感染性疾病的治疗提供了强有力的武器。然而，现如今被发现的细菌越来越多，甚至出现了超级细菌，制药厂也在不断研制新的抗生素……抗菌药物与致病菌的斗争是"魔高一尺，道高一丈"，依然不敢说可以"治愈"肺炎，要想在肺炎这个疾病上有所突破，依赖于微生物学、免疫学、药理学、生物技术的协同发展，有机整合，就像屠呦呦教授创造性地研制出抗疟新药——

青蒿素和双氢青蒿素，达到对疟原虫 100% 的抑制率，并获得了诺贝尔生理学或医学奖，其中就蕴含着丰富的整合医学内容。诺贝尔生理学或医学奖评委让·安德森对此这样评价："屠呦呦既有中医学知识，也了解药理学和化学，她将东西方医学相结合，达到了 1 + 1 > 2 的效果，是这种结合的完美体现。"

（二）多种技术整合明确诊断

一种疾病，确诊也许并不是最难的，最难的是做到病因诊断，任何一个器官的结构和功能的异常变化必然会通过神经、体液、内分泌等多种途径影响到全身其他脏器的结构和功能。严格地说，人体中并不存在孤立的、单一的器官病变。换言之，任何器官的病变都是整个机体的疾病。临床医学研究的对象是人体的健康和疾病。分割、分析是必要的，然而，在分析的基础上更需要综合，否则对于人体健康和疾病的认识就是不完整的。以这种不完整的认识去指导临床实践必然是头痛医头、脚痛医脚，治标不治本，例如睡眠呼吸暂停低通气综合征，病因十分复杂，包括鼻甲肥大、鼻中隔偏曲及鼻部肿瘤、扁桃体肿大、腺样体增生（以上均属耳鼻咽喉科疾病），小颌畸形、下颌后缩、舌体肥大等（以上属口腔疾患），向心性肥胖、甲状腺功能低下所致黏液性水肿、脑垂体病等（以上属内分泌疾患），呼吸中枢驱动性降低（属神经内科疾病）等，其检查涉及多个学科、各种诊断方法，需要与影像科、核医学科、检验科、病理科甚至信息科、其他特殊检验整合。基础研究决定临床检验，这样才能真正明确睡眠呼吸暂停低通气综合征的病因，从而实现病因诊断，使病人不仅症状缓解，还能消除病因，达到真正意义上的治愈。

再比如，呼吸科门诊常常会遇到这样的病人，胸部 CT 报告显示肺结节，病人非常焦虑，究竟是否为肺癌是最纠结的问题。如何确诊肺结节是良性还是恶性，相关辅助检查非常多，如血清自身抗体（属免疫学）、血清肿瘤标志物（检验科）、液态肺活检（分子实验室）、超声电子支气管镜（超声科、呼吸科）、病理（病理科），无法取活检者可能要借助于全身 PET/CT 检查（核医学科）、数字肺分析（计算机软件系统），甚至胸外科开胸手术。因此一例肺小结节病人的确诊，即使就诊的科室就是呼吸科或者肿瘤科，仅凭一个科室是无法完成的，需要临床医生具备整合观念，掌握各个检查及操作的优点及局限性，参考指南，才能实现"所有恶性结节都能早期切除，良性结节不开刀"的终极目标。

（三）多学科整合协作医疗

医院专科或亚专科划分导致了专业的人为分家，使不同专科之间产生了技术隔离，导致专科医生之间产生职业偏见，从而使病人无法得到充分合理的治疗。对于病人来说，即使患有一种疾病，就要面临分布于不同科室的多种治疗手段，如果患有多种疾病，更是需要常年奔走于各个科室之间，钱花了，但不一定能得到最好的治疗。

一个老年肺部感染病人存在慢性阻塞性肺疾病、冠心病、高血压、脑梗死等基础病，入院后我们经验性选用抗生素，需要请心内科、神经内科会诊慢性病长期使用的药物是否需要调整，治疗一段时间后出现了肝、肾功能不全，需要请消化科、肾脏内科会诊，临床药师需调整用药，甚至是连续性肾脏替代治疗；假如病人出现了多脏器功能衰竭，面临机械通气，需要气管切开建立长期人工气道，又需要耳鼻喉科会诊。单次专科会诊只能针对当时的病情提出诊疗方案，但病情是变化的，而且需要兼顾其他器官系统，因此只是会诊"病"，各学科除了各司其职之外并未形成真正意义上的有效配合，即使是多个科室、不固定的医生间断性的联合会诊，对病人并没有起到延续性的诊疗保障作用，也无法提高医生的诊断能力和诊疗水平。整合思想指导下的多学科协作（MDT）是指临床多学科工作团队，针对某一疾病进行的临床讨论会，从而制订出治疗方案。它与联合会诊有本质上的区别，前者更注重以器官系统为中心的各个亚学科之间的协作，并为病人提供高质量具有延续性的诊断和诊疗意见，并逐渐向规范化、常态化、多学科相关专业发展，形成对疾病的综合诊治。

从整合医学角度出发，对现有资源进行整合，整合医学不仅是一种治疗方式，更是一种治疗理念，其核心是"以人为本"和"以病人为中心"。对于单病种的病人，也往往面临着多个科室的多种治疗，病人频繁就诊于多个科室，仍未得到最合理有效的解决。例如肺癌，早期可以手术，中晚期可行全身化疗，有基因突变者可启动靶向治疗，局部转移的有放疗、伽马刀、热疗、介入治疗，此外还有传统中医中药治疗。目前各科室在肺癌的处理上各有建树，却不能互通有无。此外，肿瘤治疗过程对于肿瘤病人及其家属均是一个相对漫长而身心俱疲的过程，因为医学专业知识本身对于非医学专业人群而言具有较高的壁垒，对病人及家属需要给予有针对性、易理解的关于治疗方法、生活方式、康复保健等知识的宣传普及教育工作。整合医学不是各种方法的简单累加或次序随意组合，而应根据病人的机体状况、肺癌病理类型、侵犯范围、临床病理分期和发展趋势，有计划、合理地运用各种治疗手段，以期较大幅度提高有效率，并尽可能地延长生存期，改善病人的生活质量。

（四）"医院–社区–家庭"预防新模式

近些年呼吸学科的快速发展取得一系列可喜成果，也挽救了许多病人的生命；然而病人在医院的花费越来越高，药品种类越来越多，家庭与国家的负担越来越重，病人与家属对于医疗越来越不满，医患矛盾越来越突出，正如2000年医史学家罗伊·波特在《剑桥医学史》中写道："在西方世界，人们从没活得如此长久，也从没活得如此健康，医学也从没如此成绩斐然，但与之矛盾的是医学也从没像今天这样如此招致强烈的怀疑和不满。"这是因为医疗健康没有整合观，病人生病前医生预防得不够，在医院门诊或住院治疗时投入很多，而在医院治疗后的保健又太少，导致病人病后康复投入不足，最终影响他们健康的恢复。尤其是对于慢性呼吸系统疾病病人，学科的发展只重视在医院各项医疗技术的发展，而忽视了

"医院－社区－家庭"服务链中社区与家庭的作用。

随着人口老龄化问题日益突出，中国目前已经进入慢性病高发、高负担时期。慢性呼吸系统疾病包括慢性支气管炎、慢性阻塞性肺疾病、支气管哮喘、支气管扩张、慢性肺源性心脏病、间质性肺疾病等，这些慢性病的诊治都面临以下问题：①随着年龄增高其患病率会逐渐升高；②多为终身性疾病，即治疗护理康复周期长；③多数属于不可逆性疾病，会给家庭及社会带来沉重的经济负担，许多病人一生的医疗费用大多消耗在临终前的1个月内；④病人常患有多种慢性病，需要多学科综合处理；⑤目前慢性病治疗模式中社区与家庭的作用并未凸显出来，导致治疗失败、反复发作、反复住院，医疗成本增加；⑥目前医护人员、病人及其家属对于这一问题的认识还不够全面和深入。

以呼吸科常见疾病慢性阻塞性肺疾病为例，该病需要在整合医学思想指导下建立"家庭－社区－医院"模式，在家庭，病人及家属需要学会自我管理，包括了解自己的病情，坚持规范治疗，家人需要帮助病人防范可能导致加重和急性发作的因素，病人应进行自我保健及康复措施维持良好的肺功能状态，提高生活质量。通过社区加强疾病的宣教，发放宣传单，督促戒烟，加强人们对疾病的认识，包括慢性阻塞性肺疾病的危害、高危人群，以及如何做好预防等，在社区医院开设专门的戒烟门诊，为高危人群建立健康档案，定期进行肺功能检查，如果是已经确诊的慢性阻塞性肺疾病病人，需要定期随访病人的病情是否控制，判断是否处于急性发作，对于家庭氧疗包括家庭呼吸机使用的病人定期进行家访，发现问题及时处理。而只有当病人处于急性发作合并感染在社区医院治疗无效，需要机械通气时再在大医院就诊；而当感染控制，病人病情稳定达到出院标准，需要家庭和社区提供进一步的康复和护理甚至心理干预，减少急性发作次数，提高病人生活质量。

四、展　望

整合医学思想体现了人类在医学领域中从"必然王国"向"自由王国"跃升过程中的螺旋式上升思维方式，是动态的而不是静态的，是辩证的而不是机械的。早在2009年，何权瀛教授就提出尽快实现临床呼吸病学与相关学科的整合，呼吸学科是多学科交融，呼吸病的防治也与多个学科相关且有广泛交叉，越是交叉的领域，越富有活力、充满挑战。整合呼吸病学要求我们对疾病不要只是关注诊断和治疗，还要重视心理、精神及社会与生活环境因素的作用，它绝不是简单的几个相关学科的组合，而是促进医学系统内部各组成部分的相互作用、相互联系，促进彼此互动、协同发展，产生"1＋1＞2"的效益，并引起新的质的飞跃。

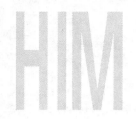

从一组胸部疾病看 PET/CT 的临床应用

◎ 郭佑民

PET/CT 在临床上应用越来越广泛，本文用一组胸部疾病的诊断来介绍它的应用价值。

男性，57 岁，多饮、多尿 5 个月，查体双下肢水肿，皮质醇增高，诊断为皮质醇增高症。纵隔上区有一个结节，PET/CT 中呈高代谢。根据病人的内分泌症状，考虑为胸腺恶性肿瘤，伴淋巴结转移，术后诊断为神经内分泌瘤，3 个淋巴结活检都有转移。

男性，40 岁，活动后气喘 20 天，双肺呼吸音增粗，未见其他明显病变。CT 诊断纵隔占位，双侧肺炎，胸腺区实性包块，表现为高代谢。两肺有大量斑片状纤维条索状阴影，也有高代谢，高代谢阴影类似于纤维化表现。最后做了肺穿刺，小块肺组织考虑淋巴及上皮瘤样增生，PET/CT 改变提示恶性胸腺瘤肺转移，这种肿瘤的肺转移现象很少见。

男性，72 岁，间断气短 1 年，声嘶，桶状胸。可见内乳淋巴结（正常情况下看不见），但不确定是淋巴结还是胸腺。最大标准摄取值（SUV）是 5.3，不是很清楚，和血管的关系也不清楚，最后诊断为原发性胸腺瘤。

男性，69 岁，气短 3 个月。双肺布满转移灶，有胸腔积液，胸膜无增厚。叶间积液全部都是转移灶，腹膜后淋巴结也有转移。用 PET/CT 对全身状态做评估很有用，如果对解剖结构不是特别熟悉，会把肌间淋巴结漏掉。后经活检是 T 细胞淋巴瘤。

男性，12 岁，右颈根部无痛性包块 2 周，胸腺发育不全，但纵隔明显增宽，PET/CT 表现高代谢。活检诊断为霍奇金淋巴瘤。

男性，37 岁，胸闷半年，气管受压，有明显融合性肿块。影像学不具备恶性淋巴瘤特点，恶性淋巴瘤成梭形比较少见。PET/CT 表现高代谢，主要在纵隔区，类似淋巴瘤，病理活检诊断为淋巴结结核。

男性，37 岁，发热 40 天，加重 7 天。骨髓增生明显活跃，淋巴结连串肿大，PET/CT 显示高代谢，脾脏也很大，最后活检诊断为胸部淋巴结结核伴干酪样坏死。

男性，47 岁，胸疼 40 余天。红细胞沉降率（血沉）正常，纵隔和肺门多发淋巴结增大。肺门多发淋巴结增大常见于淋巴瘤和结节病。肺叶有阴影，呈小结节表现。影像诊断为结节病，活检报告为结节病。

男性，31 岁，气短 1 年，加重 1 月，亚急性病程。两肺散发斑片状阴影，PET/CT 呈高代谢，厚层代谢很明显，薄层看到支气管气象（含空气支气管征），淋巴瘤的一个特点就是可以看到支气管气象。病人有两肺大片阴影，同时有小叶间隔增厚，胸膜下看到一些结节，最后活检符合结节病。当时我们怀疑为肉芽肿性病变或黏膜相关性淋巴瘤，手术发现是以渗出性病变为主的结节病。

男性，54 岁，咳嗽、气短 1 月。胸部 CT 提示两肺多发性病变，从纵隔窗层面上看，气管稍有狭窄，不仔细看很容易遗漏。肺内有多发转移灶，淋巴道转移，有小叶间隔增厚。PET/CT 也可见两肺多发转移灶，锁骨上淋巴结增大，肺阴影呈高代谢。当时考虑可能是淋巴瘤、结节病或多原发性肺癌（一种少见病），最后活检证实是低分化腺癌转移。支气管镜检查在气道发现小块状低分化腺癌，它与肺内病变是什么关系，有待更多病例进行分析。

男性，71 岁，痰中带血，鲜红色。左上肺结核灶。肺门密度增高，中间缺乏代谢，是坏死组织。PET/CT 显示明确的中间坏死，增大淋巴结代谢明显增强，胸膜增厚。全身都有转移灶。上支气管有一个截断，为低分化腺癌全身转移。

男性，48 岁，右腋下包块 10 余天，腋窝淋巴结肿大，肺内结节多，小叶间隔增厚，支气管血管增粗。全身异常代谢，左上肺的病变呈特别高的代谢状态，提示肺癌肺内转移，病人头部还有异常代谢，活检提示肺癌肺内转移伴全身转移。

男性，63 岁，发现肺部阴影 4 天，高分辨率 CT 扫描见小的斑片影，诊断非常困难，矢状位诊断肺癌也很困难。PET/CT 显示病灶为低代谢或基本没有代谢，为清晰的 1mm 淡薄阴影，冠状位密度低。经胸腔镜根治，为高分化腺癌侵及局部胸膜。

男性，46 岁，右肺尖占位性病变。附近有纤维条索状阴影和小叶间隔增厚，类似钙化表现。PET/CT 示高代谢，形成空洞处没有代谢，支气管明显狭窄。最后考虑为肺结核。

女性，66 岁，血痰 1 个月。整个下叶不张，背端有大片渗出，PET/CT 呈高代谢，全身其他地方没有病灶，局部胸膜增厚，最后诊断为结核病。

男性，49 岁，咳嗽、咳痰 1 个月。查体发现右上肺结节，做活检时有点气胸，CT 明确诊断为占位性病变，做 PET/CT 为高代谢，周围有渗出，最后经肺穿刺诊断为肉芽肿性多血管炎（GPA），过去叫"韦格纳肉芽肿"（WG），现在归为肺血管炎类疾病。

综上，总结如下：第一，PET/CT是一种具有辐射暴露的检查手段，不适合作为一种查体手段；第二，PET/CT的作用有时被夸大了，它不是万能的，容易漏检特小病变，SUV值是个半定量的标志，很多疾病都可以引起SUV值增高，如果单纯以该值判断病变的良性和恶性，实际上偏差很大；第三，现在小的病灶特别多，或单发或多发（有时最多达30多个），这种情况通常无法治疗，有的还有家族史，在开展PET/CT之前，我们积累了很多这种病例，其实他们可以不做PET/CT，之所以做PET/CT的原因，是因为有的病变非常小（不到1cm），但全身都转移了。有时在临床上会遇到两难的情况，即指南中和临床医生的观点不一致。对磨玻璃阴影小于1cm的可以不做PET/CT，但对于病变很小，却很快全身转移的情况，我们认为，如果经济条件允许还是可以做（基线资料），保留基线资料很有用。

学科要整合，多学科会诊、多学科影像检查技术才能保证诊断更加正确。人们常说老百姓看病难、看病贵，我觉得难就难在找不到好医生，在影像科，就是那种看完片子就能拍板的、代表国内最高水平的医生；那么，贵在什么地方？老百姓常常在当地得不到良好的诊治，只能不停奔波，到更大的城市、更大的医院，由此也产生了更大的经济负担。怎么解决老百姓看病难、看病贵的问题？整合医学给老百姓带来了希望。

肺癌肿瘤标志物检测

◎金发光

肺癌为人类死亡率最高的恶性肿瘤。据统计资料显示，我国肺癌每年的新发病例高达 60 万，防治任务极为艰巨，而血清学诊断不失为简单、快速、无创性的检测，对肺癌诊断有积极意义。肿瘤标志物是指特征性存在于恶性肿瘤细胞，或由恶性肿瘤细胞异常产生或由宿主对肿瘤的刺激反应而产生的代谢产物，是指肿瘤在发生及转移的过程中，肿瘤细胞坏死崩解释放进入血液循环的物质及肿瘤宿主细胞的细胞反应性产物等含量很低的活性物质。肿瘤标志物对肿瘤的诊断、肿瘤复发的检测、疗效判断及预后估计等有重要意义。一般认为，理想的肿瘤标志物应具备以下几点：①特异性好；②灵敏度高；③有器官特异性；④与肿瘤大小、分期相关；⑤能进行疗效监测；⑥与预后相关；⑦可靠的检测值。但到目前为止，尚无一种标志物可用于肿瘤的确诊，仍需结合临床表现、影像学表现及其他检查结果。与肺癌相关的常用标志物如下。

一、癌胚抗原 （CEA）

CEA 为广谱肿瘤标志物，是一种细胞表面的糖蛋白物质，其特异性较差，但当内胚叶引发肿瘤时，其水平会有所上升。在人胚胎发育过程中，许多蛋白类物质在胚胎期表达，随着胎儿的出生而逐渐停止合成和分泌，但在肿瘤状态时，机体一些关闭的基因激活而重新开启，并重新产生这种蛋白。CEA 是一种分子量为 150～300kD 的糖蛋白，其基因编码于 19 号染色体上，为胚胎性致癌抗原，存在于多种肿瘤组织，是目前应用最广泛的肿瘤标志物之一，在肺癌、胃肠肿瘤、乳腺癌、类癌和肝癌病人中均升高。正常成人血清中 CEA 含量极低，而失去极性的癌细胞分泌 CEA 进入血液和淋巴，导致血中 CEA 水平增高，其成分 45% 为蛋白质，由单链多肽组成，是肺癌发展中产生的抗原之一。

临床意义：CEA 是一个广谱性肿瘤标志物，可在多种肿瘤中表达，可用于肿瘤发展的监测、疗效判断和预后估计。

1. **辅助恶性肿瘤的诊断**　虽说其不是一项特异性的肿瘤标志，但结合其他检测项目仍具有一定意义。有数据显示 90% 的乳腺癌病人可见增高，肺癌病人有 70% 左右升高。CEA 阴性不能排除肺癌，若 CEA 明显阳性，要高度怀疑肺癌的可能。

2. **有助于对病情和预后的判断**　CEA 的连续随访测定对肿瘤病情判断意义更大，CEA 水平的动态变化，能反映病人的治疗效果。一般在病情好转时，血 CEA 含量下降，病情发展时可升高；若 CEA 水平持续不断升高，提示预后较差。血清 CEA 水平升高也是预测高危病人发生远处转移的指标，对无临床症状而血清 CEA 水平逐步或明显升高的病人，应注意密切监测影像学变化，警惕疾病进展。

3. **对肿瘤分期和病变程度的判断**　CEA 阳性率与肿瘤分期有关，研究数据显示小细胞肺癌病人病情局限者阳性率为 47%，而病变广泛者阳性率达 80%。

二、神经元特异性烯醇化酶（NSE）

NSE 属于肝糖分解产生的多肽糖类，是烯醇化酶的同工酶，是检测小细胞肺癌的首选标志物，起源于神经内分泌细胞的肿瘤组织的异常表达。小细胞肺癌是具有神经内分泌性质的肿瘤，故 NSE 也是目前小细胞性肺癌的灵敏性、特异性最好的肿瘤标志物。现代研究多认为它对诊断肺小细胞肺癌的临床价值较高。

临床意义：血清 NSE 是神经内分泌肿瘤的特异性标志，可用于鉴别诊断、病情监测、疗效评价和复发预报。

1. **辅助恶性肿瘤的诊断**　60%～100% 的小细胞肺癌病人 NSE 升高，NSE 也可作为神经母细胞瘤的首选标志物，NSE 对该病的早期诊断有较高的临床应用价值。在恶性组中检测结果均数值为 $37.5\mu g/L$，为良性组的 4.6 倍，两者之间差异有统计学意义（$P < 0.05$），如血清中检出 NSE 水平明显升高时，提示患肺癌的可能。在不同肺癌类型对比研究中，NSE 在小细胞肺癌中表达较高（$P < 0.05$），因此，NSE 可用于小细胞肺癌和非小细胞肺癌的鉴别诊断。

2. **有助于对病情和预后的判断**　病情缓解期间，80%～96% 的病人 NSE 浓度正常，而病情复发时 NSE 浓度升高。一些病例在 1～4 月的潜伏期中 NSE 浓度升高，常为指数式升高（10～94 天浓度翻倍），这与生存期有关。NSE 可用于评估小细胞肺癌病人预后情况、治疗有效性和相关病因。诊断灵敏度为 93%，阳性预测值为 92%。

3. **对肿瘤分期和病变程度的判断**　60%～81% 的小细胞肺癌病例 NSE 浓度升高。尽管 NSE 浓度与转移部位或脑部转移没有相关性，但是与临床分期如疾病进展有很好的相关性。也可用于监测小细胞肺癌的治疗效果，治疗有效时 NSE 浓度逐渐降低至正常水平，复发时便升高。

三、胃泌素释放肽前体（Pro-GRP）

GRP 在哺乳动物胃的神经纤维及肺的神经内分泌组织中分布广泛，几乎不存在于健康成人血清中。研究表明，小细胞肺癌病人的肿瘤细胞可以合成并释放GRP。GRP 是小细胞肺癌组织的重要表达产物，同时也是其早期诊断的重要肿瘤标志物。作为小细胞肺癌细胞的自分泌生长因子，结合细胞膜上的 GRP 受体，参与肿瘤的生长、转移。但血浆 GRP 的半衰期仅有 2 分钟，很难直接检测小细胞肺癌病人的血浆 GRP 水平，因此限制了其临床应用。而 ProGRP 是 GRP 的前体，有Pro-GRP31 ~ 98 共同片段的 Pro-GRP 有 3 种分子亚型，能在血浆中稳定存在。大量研究表明，Pro-GRP 的血浆检测水平能够准确反映 GRP 在人体中的水平，是一种新的神经内分泌源肿瘤标志物，是目前小细胞内分泌癌早期诊断的首选敏感肿瘤标志物，在肺部肿瘤诊断中更为突出。

临床意义：Pro-GRP 是近年来新发现的一种小细胞肺癌的肿瘤标志物，它不仅可用于小细胞肺癌的早期诊断，还有助于判断治疗效果及早期发现肿瘤复发。

1. **辅助恶性肿瘤的诊断** Pro-GRP 对小细胞肺癌诊断特异性高达 97%，灵敏度为 76%，能够很好地鉴别小细胞肺癌和非小细胞肺癌，以及肺部的良性病变。研究表明，其他肿瘤组及其他良性疾病，以及健康人群的结果并无明显差异，这些情况导致的 Pro-GRP 升高一般不超过 100pg/mL（ng/L），而 Pro-GRP 在小细胞肺癌早期往往升高就超过 150pg/mL。因此，Pro-GRP 已成为小细胞肺癌早期诊断的常规首选检测指标。

2. **有助于对病情和预后的判断** 研究发现，血清 Pro-GRP 检测水平低于临界值的小细胞肺癌部分缓解者与 Pro-GRP 持续高水平的缓解病人相比，其生存期明显延长。临床证实 94% 的初治病人经治疗后获得完全缓解或部分缓解后在复发前血Pro-GRP 检测水平再次升高 37%，而且在小细胞肺癌复发前 35 天病人血清 Pro-GRP 检测水平就已经开始升高。因此，与其他肿瘤标志物相比，Pro-GRP 在监测小细胞肺癌疾病进展和复发中有更高、更确切的临床应用价值，可以通过对小细胞肺癌病人定期进行血浆 Pro-GRP 水平检测来有效评判临床治疗效果和早期发现肿瘤复发。

3. **对肿瘤分期和病变程度的判断** 研究显示，血浆 Pro-GRP 浓度水平随小细胞肺癌临床分期增加而升高；小细胞肺癌病人化疗有效后血浆 Pro-GRP 浓度水平显著降低；统计对比小细胞肺癌病人的临床疗效与血浆 Pro-GRP 浓度值的变化发现，治疗后达到完全缓解的小细胞肺癌病人中，血浆 Pro-GRP 浓度值低于临界值者高达100%；部分缓解者的血浆 Pro-GRP 浓度值低于临界值者也达到了 50%；而病情恶化的小细胞肺癌病人血清 Pro-GRP 检测水平则明显升高。

四、细胞角蛋白 21 – 1（Cyfra21 – 1）

细胞角蛋白是上皮细胞结构上存在的一种中间丝亚单位，依据其分子量和电泳可分为多达 20 种类型。Cyfra21 – 1 指的是细胞角蛋白 19 的一种可溶性片段，是一种酸性多肽，水溶性细胞角蛋白主要分布在肺泡上皮，为角蛋白家族中最小的成员，广泛分布在正常组织表面。在恶性上皮细胞中，激活的蛋白酶加速了细胞的降解，使大量细胞角蛋白片段释放入血，其可溶性片段与两株单克隆抗体（KS19.1、BM19.21）发生特异性结合，使血清中 Cyfra21 – 1 含量升高。研究发现在非小细胞肺癌中会有不同程度的升高。

临床意义：Cyfra21 – 1 是鳞状上皮细胞癌目前首选的肿瘤标志物，与肺鳞癌病人的病程呈正相关，在非小细胞肺癌中表达最强，腺癌次之，小细胞肺癌最弱。它对非小细胞肺癌的早期诊断、疗效监测和预后判断均有重要意义。

1. **辅助恶性肿瘤的诊断** Cyfra21 – 1 对非小细胞肺癌的诊断灵敏度达 59.6%，特异性可达 90.5%。研究表明，恶性组中检测的血清 Cyfra21 – 1 水平数值是良性组的 5.9 倍，两者之间比较有差异（$P < 0.05$），同时超过正常参考值上限达 6.1 倍。

2. **有助于对病情和预后的判断** Cyfra21 – 1 作为上皮细胞中角蛋白 19 的可溶性片段，在正常人中浓度非常低，然而对于存在癌基因者，其血液中 Cyfra21 – 1 浓度即呈现上升趋势。研究结果中，对于治疗后病情得到缓解或者有效者，其 Cyfra21 – 1 水平均呈降低趋势。肺癌根治术后 Cyfra21 – 1 的浓度显著下降，若持续升高，应考虑肿瘤进展和复发。

3. **对肿瘤分期和病变程度的判断** 研究表明，肺癌分期越高，血清水平越高，各分期两两比较差异具有统计学意义（$P < 0.05$）。结果证实，血清 Cyfra21 – 1 的检测，能有效地在肺癌诊断和临床分期当中应用，体现出其典型的价值。

五、鳞状细胞癌相关抗原（SCCAg）

SCCAg 是应用单克隆技术从肿瘤相关抗原 TA4 中提纯的糖蛋白片段，可以用于特异性表征鳞癌的辅助诊断，早期肺癌病人血清中 SCCAg 的阳性表达率低，随着肺癌的发展而不断升高。

临床意义：SCCAg 是肺泡上皮细胞凋亡时，由鳞状上皮细胞产生的一种特异性抗原，肺鳞癌病人中的水平明显高于小细胞肺癌和肺腺癌病人，并且其随肿瘤分期增加，血清中的浓度明显升高，特异性为 95.24%。与鳞状细胞癌的 TMN 分期、侵袭程度、发生发展及预后密切相关。

1. **辅助恶性肿瘤的诊断** 正常鳞状上皮细胞表达 SCCAg，其含量不受年龄、妊娠、月经周期、吸烟等影响，正常血清水平为 < 1.5ng/mL（μg/L）。血清 SCCAg 主要用于肺鳞癌、乳腺鳞状细胞癌、宫颈鳞癌、食管鳞癌及头颈部鳞癌的

诊断，是一个较好的特异性的鳞癌标志物，SCCAg 含量的增多主要取决于肿瘤细胞内在的特性，其次为肿瘤组织的大小。特异性较高，并且在癌症早期有异常增高趋势，但敏感性相对较低。

2 **有助于对病情和预后的判断** 晚期非小细胞肺癌病人，部分缓解组治疗后血清 SCCAg 水平均有改善，差异有统计学意义（$P < 0.05$）。治疗后，有效组病人 SCCAg 水平低于无效组（$P < 0.05$），无效组治疗前后差异无统计学意义（$P > 0.05$）。血清 SCCAg 水平能够反映肿瘤侵袭程度及疗效。

3. **对肿瘤分期和病变程度的判断** 血清 SCCAg 与肿瘤分期有关，其灵敏度也随肿瘤分期升高而提高，有数据显示肺癌病人血清 SCCAg 总阳性率为 52.7%，Ⅰ期肺癌病人阳性率仅为 14% ~ 53%，Ⅳ期可达 55% ~ 100%。

六、糖基类抗原（CA）

CA125 是一种高分子糖蛋白聚合物，类似黏蛋白，传统认为 CA125 是卵巢癌的优秀诊断指标，现发现它在许多腺癌类型上也呈高表达。CA125 是由免疫卵巢癌细胞株产生的单克隆抗体 OC125 所识别的抗原决定簇，由于与免疫肺腺癌细胞识别的分子 OC125 相同，因此 CA125 是卵巢癌和肺癌细胞共同具有的抗原。肺癌病人血清 CA125 检测灵敏度为 47.41%，特异性为 72.59%。和小细胞肺癌病人相比，鳞癌和腺癌病人有较高的血清 CA125 水平。

CA153 属于特异性标志物，存在于多种腺癌内，如乳腺癌、肺腺癌、卵巢癌及胰腺癌，在乳腺癌诊断中发挥着重要作用，对其他癌症也有阳性显示率。CA153 对支气管肺癌病人，是一个具有较高价值的标志物，尤其是对肺腺癌的诊断特异性相对较高，血清 CA153 异常升高，则应考虑为肺癌的可能。如肺癌病人有较高的 CA153 水平，那么较其他病人就有较早的转移发生时间，因此 CA153 能够监视肺癌转移。临床治疗时，如 CA153 水平持续提升，则应考虑对化疗进行强化，并积极采取其他控制疾病的方法。肺癌病人血清 CA153 检测的灵敏度为 47.41%，特异性为 72.59%。

CA199 属于类糖脂成分，也可以叫胃肠癌相关性抗原，多存在于胃肠和胰腺上皮组织中，和腺癌存在密切的关系，CA199 对于消化系统存在恶性肿瘤的诊断判定要比其他标志物更为优越。

CA242 是酸化黏蛋白型糖类抗原，最初从人直肠癌细胞中发现，主要存在于胚胎组织，其抗原决定簇的表达特异性较强，可用来筛查肺癌、胰腺癌、大肠癌等，在良性疾病病人及正常人血清中含量极低。

CA724 通常存在于上皮细胞，是细胞表面高分子抗原，属糖蛋白抗原，在组织发生癌变时会迅速释放入血，对胃癌、结肠癌诊断具有较高的灵敏度和特异性。

七、组织多肽抗原（TPA）

TPA 大量存在于各类上皮癌中，迅速增生的肿瘤块内部由于缺血缺氧，导致肿瘤细胞大量坏死并同时释放蛋白水解酶，使细胞结构破坏和蛋白水解，但细胞角蛋白本身不可溶，当被蛋白酶溶解为可溶性片段后，角蛋白 18 即 TPA 可释放入血。

TPA 水平升高多见于肺鳞癌、膀胱癌、宫颈癌等鳞状上皮癌，良性疾病如急性肝炎、肺炎、尿道感染也可升高，但均为暂时性的，恶性肿瘤血清中的 TPA 水平可显著且持续性增高。TPA 是鳞状上皮细胞的标志物，可反映体内肿瘤细胞的增殖和凋亡情况，肺癌病人的阳性率达 60%，尤其在肺鳞癌的诊断和预后判断方面，TPA 是目前最好的一项肿瘤标志物。

连续多次监测除用于恶性肿瘤与良性病变的鉴别外，还可以判断预后和病情，如增高非常显著者多提示预后不良，经治疗好转后再次增高者常提示复发的可能，如 TPA 降至正常，说明肿瘤治疗有效。

八、联合检测优于单项检测

肿瘤标志物为细胞癌变阶段所分泌可以证明肿瘤存在的一类化学物质。其存在与量变均为肿瘤不同性质的象征，可以达到掌握肿瘤细胞分化、功能与组织出现情况的目的，用来进一步诊断肿瘤疾病，也可对接下来肿瘤的鉴别与治疗提供很好的辅助作用。但是肿瘤标志物却不属于特异性抗原，依靠单一标志物检测的准确度与灵敏度都将大打折扣。众多研究表明，使用多标志物联合检测，对肺癌有明显的诊断效能和价值，可为临床如何选择肿瘤项目组合提供重要的参考价值，对高危人群的肺癌早期筛查具有重要临床意义。

此外，除了检测血清标志物，肺泡灌洗液、胸腔积液等样本中肿瘤标志物水平对于临床也有一定诊断价值。研究认为，肺泡灌洗液中肿瘤标志物出现早、浓度高，这是由于肺癌细胞分泌及代谢物首先进入支气管肺泡，后进入血循环的缘故。因此，检测肺泡灌洗液中的肿瘤标志物含量可以辅助肺癌的诊断。在恶性胸腔积液的诊断中，进行脱落细胞学诊断的准确率接近 60%，胸膜活检的准确率在 39% ~ 75%。利用胸腔镜实施有创检查能够获得更高的诊断准确率，不过这类诊断方法容易受设备的影响，并且病人方面的因素也容易对检查造成影响。随着研究的逐渐深入，临床慢慢开始应用胸腔积液中的肺癌标志物进行胸腔积液的诊断，肺癌标志物检测具有非侵袭性特点；研究证实，从胸腔积液中收集肿瘤标志物标本测定的价值要优于血清。

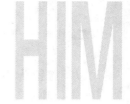

晚期肺癌病人介入技术的整合治疗

◎王洪武

以前觉得呼吸科医生"没出息"：病人如果是感冒，不用治也能好，医生的作用显现不出来；如果是肺癌或慢性阻塞性肺疾病（COPD），虽然很常见，但医生却治不好，显示不出医生的威力。然而，现在情况发生了变化，临床上遇到晚期肺癌病人，往往外科没有办法，放疗科也没有办法，但我们呼吸科有很多办法。

对于晚期肺癌，手术或放、化疗无法实施，此时治疗的主要目的是减轻病人痛苦、提高生存质量、延长生命。从整合医学的角度看，可以进行微创治疗、介入治疗、分子靶向治疗和免疫治疗；此外，中医药可能发挥更大的作用。我们不但要从身体上解决病灶，还要从心理上解决病根，要从医疗、康复、心理等各个方面做好顶层设计。

我们提出对中晚期肺癌实施"一二三"整合治疗的策略。"一"是建立一套完整的肺脏介入体系，我提出过"陆海空"概念，即通过内镜解决腔道里的肿瘤，通过血管介入解决血管堵塞或血供问题，通过影像引导经皮穿刺。"二"是倡导肺癌的双靶区治疗，要通过生物靶区解决病灶问题，同时要解决全身转移灶和隐性病灶。"三"是"三定原则"，即遵循美国国立综合癌症网络（NCCN）指南提出的定性、定位、定期。对肺癌的整合治疗要做到"三位一体"，即通过气管内与气管外的整合、血管内和血管外的整合、胸腔内和胸腔外的整合，实现局部和全身病灶的整合治疗，以最小代价取得最佳效果。

关于"三定"原则，在定性上，不只是从病理角度而言，还要从基因角度检测基因突变或基因移位情况，定性非常重要，对小细胞肺癌以全身治疗为主，对非小细胞肺癌以局部治疗为主，包括手术、放疗、微创治疗等。在定位上，对周围型、中央型的治疗不尽相同；周围型以手术治疗为主，不能手术时可经皮穿刺，做胸腔镜或放射治疗；纵隔内肿瘤采取内镜和影像介入治疗及放疗；胸膜腔种植时以胸腔镜为主。在定期上，早期时需要手术，Ia 期肺癌手术 5 年存活率为 100%，晚期不能手术时，可采取一些其他治疗策略。

支气管镜的应用是呼吸科医生的强项，现在外科也在用支气管镜，但内科比外科用得更熟练。支气管镜不仅可解决气道内的问题，还可解决气道周围及周围型肺内病变，即"陆海空"的概念："陆"是解决气道内的问题；"海"是解决达气道周围的病变，通过超声支气管镜（EBUS）引导去做活检，甚至做治疗；"空"是解决周围型肺内病变的问题，支气管镜看不到可以导航做。以后支气管镜的重点应该是解决气道周围及肺内的病变，这也是我们的难点。

我最早提出中央型气道的"八分区"法。从外科角度而言，局限在 1 个区有手术指征，超过 2 个区基本没有手术指征。从放疗角度看，局限在 1 个区比较好放疗，超过 2 个区放疗有一定难度。支气管镜在各个区域都可以发挥作用。气道癌以前分为 3 型，现在分为 4 型，即管内型、管外型、管壁型、混合型。以前只要气道有狭窄就放支架，其实狭窄超过 75% 才需放支架，70% 以内没必要放支架，这些基本原则必须掌握。我们目前已做了 2500 多例恶性气道肿瘤，通过大数据分析得出结论，8 个区每个区都是恶性肿瘤的发病部位。Ⅰ区主要是鳞癌、甲状腺癌；Ⅱ区、Ⅲ区主要是鳞癌、腺样囊性癌（ACC）、食管癌；Ⅳ区是鳞癌、ACC；Ⅴ区、Ⅵ区虽然都在右侧，但不太一样，Ⅴ区主要是鳞癌和 ACC，Ⅵ区主要是鳞癌和黏液表皮样癌；Ⅶ区、Ⅷ区虽然都在左侧，但也不太一样，Ⅶ以鳞癌、食管癌、黏液表皮样癌为主，Ⅷ区则以腺癌、食管癌和黏液表皮样癌为主。

我曾组织北京 20 多位知名专家在 2014 年做了一个专家共识，对气管不同区域的肿瘤，有不同的选择方法。最近又推出了中央型气道狭窄经支气管镜介入治疗专家共识，代表国内最高的研究水平。管内型、管外型和管壁型气道肿瘤治疗方法不一样，管内型基本以氩等离子体凝固术（APC）治疗为主，也可通过冷冻或圈套器治疗，或通过铲切、激光等解决，现在方法很多。甲状腺癌侵犯气管时要靠外科手术，如果外科不能做，则需要通过气管镜把腔内肿瘤处理掉。腔内用气管镜取，管外的不能通过管内消融，要在管外放粒子。我们做过五六十例甲状腺癌的病人，外科已判"死刑"，结果经过我们的治疗，有 20% 的病人治愈了。

最近我们又推出了一个继发性气道消化道瘘的专家诊治共识，对临床有很大帮助。因为气管食管瘘涉及各个学科，消化科和介入科都得放支架，支架很容易下移造成很多问题，现在提出根据瘘口的大小、部位、性质选择不同形状的支架，更有针对性，效果更好。例如，对Ⅴ、Ⅵ区、右上叶的部位放 OK 支架。我们已经做过 200 多例气管食管瘘的病人，对Ⅰ区、Ⅵ区、Ⅷ区放直支架，对Ⅱ、Ⅲ、Ⅳ、Ⅴ、Ⅶ区放"Y"形支架，都取得了很好效果，有的病人完全治愈。特别是"Y"形支架治愈率达 96%，病人可以吃东西，可以喝水，症状也得到明显改善。很大的Ⅲ区的瘘放一个"Y"形支架就能解决问题。有的病人因放食管支架造成二次瘘，非常麻烦，直接放一个"Y"形支架就顶住了。对没有食管狭窄的病人，放食管支架是没必要的，这些已逐渐被大家接受。通过专家共识形成了很好的意见，可以有针对性地给病人进行治疗。

以往认为出现肺不张时不能做气管镜，全程放化疗。我们为 1000 多例肺不张的病人做了气管镜。Ⅳ区、Ⅴ区、Ⅶ区引起的全肺不张，基本可以打通，50% 以上可以完全复张。Ⅵ区堵塞主要是引起右中下叶不张。肺段不张基本是一段支气管堵塞，要找准支气管开口，明确部位对下一步治疗非常有帮助。所以肺不张只要找准了堵塞部位，应该能取得很好的疗效。

此外，通过影像引导下的经皮穿刺，可以做消融治疗，还可行放疗粒子、化疗粒子的植入，以及血管介入。我们每年有一两千例的病例，可以做氩氦刀、射频、微波等。通常肿瘤 <3cm 行放射性粒子植入或激光、微波等，3 ~ 7cm 可以做氩氦刀、射频、微波，>7cm 可以做射频或微波。术前一般先做血管增强 CT。富血管的肿瘤先栓塞，再做其他消融治疗，乏血管可以直接做消融治疗，做时要有不同选择。栓塞后可使肿瘤缩小 1/3，后期治疗会简单得多。富血管的先栓塞后做氩氦刀，1/3 病人可达完全缓解。氩氦刀对骨转移疼痛效果非常好。对气管外压型狭窄病人，绝对不能做消融治疗，可先放一个气管支架，再经皮穿刺放 40 个放疗粒子，2 个月后把支架取出来，基本达到治愈。肺不张的病人，先通过气管镜打通，肺完全张开后再做增强扫描，确定肿瘤的位置，然后做粒子植入，可达到较好的控制效果。导航系统的应用近来广受关注，通过导航系统做周围病灶的消融治疗也是以后的发展方向。总之，每种方法都有其优缺点，在实践中要不断总结，找到最佳的适应证，实际上就是怎么整合的问题。

我们要采取积极的策略，通过"三位一体"的治疗方案，尽力延缓病人的死亡时间，提高病人的生存质量。在肿瘤治疗中需要把各种技术整合起来，才能更好地为病人服务。

心肺功能的相互作用在临床
诊治中的关系

◎朱　蕾

　　心肺之间的关系远比传统描述得复杂，例如曾有一名慢性阻塞性肺疾病（COPD）呼吸衰竭病人，行气管插管机械通气；病人基础心脏功能正常，经治疗后呼吸衰竭改善，肺感染改善，但在逐渐好转过程中，出现低血压、休克，且越来越重。当地医生考虑心脏有问题，机械通气加重了心力衰竭，这也是休克发生和加重的主要因素，于是降低潮气量（VT），从 450mL 降至 430mL，最后降至380mL，认为这样机械通气的抑制作用会减轻，情况应该改善，但实际上休克越来越严重，心率明显增快、呼吸窘迫，升压药的使用明显增多，并出现无尿。为什么？怎么办？这个病人能否救活？

　　心肺之间有密切关系，例如右心功能与气体交换相关，呼吸变化与心律不齐相关等，但这些都是表面现象。机械通气有一个基本原则，即改善气体交换，维持生命，为原发病的治疗提供时机；但一般认为机械通气会抑制心功能，病人若有心肌梗死、休克，抑制作用将更明显，需降低通气支持。该病人明显降低了 VT，但病情反而日益加重，到底该怎么办？心肺关系的核心是什么？肺泡和肺毛细血管基底膜融合在一起，称为"肺泡毛细血管膜"，非常薄，特别适合气体交换；此外还有肺泡外毛细血管、淋巴管，是液体交换的部分，以保持肺内液体的平衡和肺泡的相对干燥。以上两部分与呼吸的关系非常大。吸气时，肺泡扩大，压力增大，肺泡毛细血管受压，血管阻力增大；肺泡外血管随胸腔负压增大而出现循环阻力下降，总肺循环阻力（PVR）变化与体循环有明显差别，在功能残气量（FRC）位置最低，肺容积降低或升高，PVR 皆会升高，但无论是心脏专科还是呼吸专科医生实际上都不重视该特点。

　　左心衰竭导致肺水肿、呼吸衰竭，容易理解；通过针对前、后负荷和心脏本身的治疗，加上氧疗，多数病人也容易改善；部分病人需机械通气，但常强调避免过度，以免加重机械通气对心功能的抑制，特别是心脏本身有问题的病人，如心肌梗死或低血压病人更应注意，很多单位或学者仍把心肌梗死作为机械通气的禁忌证。

理解机械通气与心源性肺水肿的关系，先从病理变化开始。发生急性左心衰竭时，肺毛细血管静脉压增高，肺间质呈负压，水分首先进入间质，称为早期间质水肿期，表现为气急、干咳，还出现代偿性血压增高，心率增快；但基本不影响气体交换，氧分压基本正常。到了典型肺间质水肿期，仍以干咳为主，但因肺泡受压，气体交换受到轻度影响，出现轻度低氧血症。若病情进一步加重，将进入肺泡水肿期，出现肺底部湿啰音，咳白色泡沫样痰，进一步加重时，红细胞多漏出，呈粉红色泡沫样痰，此时治好的机会将明显降低。

再进一步看病理生理的内在关系，肺水肿出现气体交换障碍和上述临床变化；而呼吸增强、增快，胸腔负压显著增加，一般正常胸腔内压约 $-5mmHg$，健康人猛吸气升至约 $-20mmHg$，病人可达 $-30 \sim -50mmHg$，即负压显著增加，不仅加重气体交换障碍，关键是对心脏产生明显的不良影响。但我们在理论和实践上一直忽略该问题，甚至完全错误理解。胸腔负压显著增大将加重心脏后负荷，对前负荷影响不大，最终结果是血压不稳定，循环功能进一步减退，形成恶性循环。

影响心功能的因素主要前、后负荷和心脏本身，治疗上也一直这么讲。针对后负荷，临床上常选择扩血管治疗，血压可能有所下降，严格讲血压不完全是后负荷。举两例说明，一是主动脉狭窄，血压低，后负荷高，即后负荷主要在瓣膜上；二是肥厚型梗阻性心肌病，血压也低，后负荷也高，但主要在流出道上，上述情况意味血压不是后负荷。左心室后负荷应该是左心射血时遇到的阻力，包括收缩期和舒张期的阻力，以收缩期阻力为主。一般描述心脏后负荷时常用血压（外周动脉血压，即血液对血管壁的压强与大气压的差值），事实上胸腔内动脉受胸腔负压影响，实际压力要比胸腔外高，因此表示左心室后负荷时，用胸腔内血压（血液对血管壁的压强与胸腔内压的差值）更准确。由于心室射血还受心室流出道和心瓣膜的影响，因此用左心室内压与心室周围压（胸腔内压）之差，即左心室跨壁压表示后负荷较胸腔内血压或外周血压皆更准确，当然该压力也比血压要高。健康人胸腔内压约 $-5mmHg$，且相对恒定，可忽略不计，血压与心室内压直接相关，可较好表示后负荷。在呼吸显著增强的情况下，左心室跨壁压将显著高于血压，后负荷明显升高。自主呼吸导致胸腔负压的周期性增大是前负荷增加的主要动力，但胸腔负压增加前负荷的作用有一定的限度。由于静脉壁缺乏弹性支持，胸腔负压显著增大会使中心静脉压（CVP）下降，甚至变为负压，并在胸腔（高负压）与腹腔（高正压）交界部位（横膈）引起静脉塌陷，下腔静脉血回流阻力升高；胸腔负压越大，静脉塌陷越明显，回流阻力越高，出现"限流现象"，即回心血流量不能继续增加，前负荷也相对稳定。根据 Frank Starling 定律，随着前负荷增大，心排出量（CO）增加；若前负荷过高，即左心室舒张末压超过15mmHg甚至18mmHg时，心肌收缩力和心排血量将不再增大。因此，对于急性心源性肺水肿病人而言，心功能受损，前负荷处于过高水平，出现明显的呼吸代偿时，胸腔负压显著增加，容易发生"限流效应"，心排血量不再增加。给予适度持续气道正压/呼气末正压（CPAP/PEEP）可适当降低后负荷，前负荷仅轻度下降或维持在适当水平，同时避免了限流效应，心排血量增加，因此代偿性胸腔负压显著增大时，前负荷不变或维持在适当水平，后负荷显著增大（选择性升高后负荷），心排出量下降；如此恶性循环，将产生致命性呼吸衰竭和心力衰竭，特别是对于急性心肌梗死病人，一旦发生泵衰竭，病死率将高达80%以上。

机械通气治疗首选CPAP，因为压力稳定，大部分病人容易耐受，且适当压力即可取得较好的效果，重症病人则宜选择压力支持通气（PSV）联合PEEP。

最后注意两个问题：机械通气过度，胸腔负压降低或变为正值不合适；但机械通气不足，呼吸过度增加也不合适，临床都需重视。

上述病人发生心功能不全后，呼吸窘迫越来越明显，胸腔负压越来越大，造成后负荷扩大，心功能恶化。当时会诊时，影像科医生床旁拍胸片，我把机械通气调整好，并阐述明白前面的理论后，再回来看病人，收缩压已升至150mmHg以上，随后减少升压药，病人病情持续改善。因此在合理应用呼吸机的情况下，机械通气相当于改善心功能的药物，但前提是要正确理解心肺之间的相互关系。

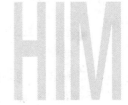

呼吸系统疾病整合诊疗方法的探讨

◎李时悦

在进行呼吸系统疾病的诊疗前，首先要了解呼吸系统的功能，同时要了解呼吸系统疾病的病因、发病机制、影响因素、检查方法和治疗手段，这样才能对呼吸系统疾病的诊疗进行全面分析。

肺脏的功能不只是通气和换气，还有气道防御屏障和免疫方面的作用，以及储血、造血的功能。最近还发现，支气管基底层细胞有多能干细胞的作用，把基底干细胞分离、增殖后可治疗某些呼吸系统疾病。

呼吸系统疾病大多数病因不清，呼吸系统疾病的病因不同，引起的生理、病理及其后续的一系列反应有所不同，很难用单一手段来治疗。插管后气管狭窄是呼吸系统常见且目前难以解决的临床问题，为了做这方面的研究，我们做了一个动物模型，对狗进行插管，发现不同的插管时间、套囊压力和导管型号对模型都有很大影响。先从时间看，在套囊压力和导管型号不变的情况下，插管12小时对气管壁没有明显影响，18小时稍有变化，到24小时后变化非常明显，气管狭窄的模型造出来了。在插管时间和导管型号（8号）不变的情况下，套囊压力小于100mmHg时变化不明显，增加到200mmHg时才有狭窄模型出来。在套囊压力和插管时间固定的情况下，小型号对气道影响比较小，要达到一定管径才能造出插管后狭窄的模型。上述动物模型研究与临床实践非常相似，得出的结论是，偏大的导管和加大套囊压力，并保持24小时后，可以建成气管插管后气管狭窄的动物模型。虽然插管后狭窄一般认为是由套囊压力过大引起，但实际上是多因素所致。进一步分析，在同样情况下，有些人容易发生插管后狭窄，有些人则不易发生。我们分析了70多例病人，发现在所有危险因素中，糖尿病是最重要的因素，插管后气管狭窄的病人大概20%有糖尿病；在同样疾病的情况下，不同背景、不同的体质基础对疾病发生发展也有重要影响。

肺部功能多样、病因复杂、影响因素多、参与机制多，因此相对于其他系统，呼吸系统更加复杂。仅从器官移植角度看，肾脏移植相对简单，但肺移植后续处理就非常复杂，要求也非常高。肺部疾病可以影响全身，其他部位的疾病也可影响到肺部，全身性疾病除了影响其他器官，也可引起肺部疾病，因此，尽管我们已有很多新的诊疗方法，但重要的是要用整合医学来处理呼吸系统疾病。慢性阻塞性肺疾病（COPD）是最常见的呼吸系统疾病，2017 年 GOLD 指南明确指出，COPD 除肺部本身的病变外，也是一种全身炎症性疾病，因此，我们对呼吸系统疾病一定要用整体观念来分析和处理。

呼吸系统疾病在诊断上包括很多检查和辅助检查，如影像学、病理学、病原学、功能学、生物标志物等，在临床上要求用整体观选择最适合每个疾病的检查手段。目前检查手段非常多，要根据不同疾病、不同阶段、不同背景选择最适合病人的检查手段，有的放矢对疾病进行最优、最合适的整合诊治。例如弥漫性间质性肺疾病，病情非常复杂，目前有 200 多个病种，是呼吸科医生面临的临床难题。从诊断方面，要从各个层面了解相应疾病的信息，包括病史、影像学、肺功能，以及全身系统的检查。从病理科取材方面，可以选择经皮、经支气管镜和外科手术。经皮和经支气管镜的常规活检取材，因为标本小、病变小，对疾病整体判断的临床价值有限，诊断阳性率往往只有 20%～30%；外科肺活检虽然诊断价值高，但创伤大且费用高，目前很难普及。最近发展的冷冻活检方法值得关注。冷冻活检理念是 2008 年提出的，冷冻活检标本比常规活检钳获得的标本大 3～5 倍，且不会出现活检钳对组织挤压的情况，不影响病理检查，最近几年逐步受到关注，发表文章逐步增多。前瞻性研究发现，不明原因的间质性肺炎病人有 80% 左右通过冷冻活检得到了病理诊断。相关的副作用有轻中度出血（比活检钳的比例高），而且需要做好充分的应对大出血的措施，如堵塞球囊、血管介入或外科介入。除获取标本外，对间质性肺炎，还需将各种信息汇集后开展多学科讨论，包括呼吸科、放射科、病理科等，如涉及其他方面，还要请风湿科、肾内科等。会诊的作用非常大，我们单位坚持了三四十年，取得了很好的效果。最近又开展了网络直播，每次都有数百家医院参与。

呼吸系统疾病的治疗手段非常多，除经典药物治疗外，还有吸入治疗、手术治疗、机械通气、康复治疗等，治疗要从几个方面考虑：首先是病因，其次是发病机制的不同环节，再有疾病的不同阶段，还要针对不同临床表型进行治疗。对重度呼吸系统疾病，可以通过支气管镜置入单向活瓣的方法，其病理生理机制主要是通过肺减容使肺功能更好恢复。

20 世纪 50 年代的外科肺减容有关研究显示，外科肺减容术后的运动耐力、肺功能、生活质量、呼吸困难程度等可得到明显改善，但围手术期并发症发生率非常高，达到 30%～60%，病死率也偏高，这限制了该技术的进一步发展。能不能达到更好治疗效果，同时又减少副作用呢？经过不断尝试，目前通过介入方法能达到肺减容目的，包括气道旁路通气、密封剂、热损伤、弹簧条、支气管活瓣等。支气管活瓣目前研究最多，2015 年和 2016 年，《新英格兰医学杂志》《柳叶刀》等国际著名期刊发表的研究证实，单向活瓣肺减容术后其主要研究终点 FEV_1 及生活质量、步行距离等都有显著性改善。我国的多中心肺减容术治疗重度肺气肿的研究显示，副作用没有超出预期，主要是 COPD 急性加重、麻醉相关并发症、气胸、肺部感染等。主要研究终点 FEV_1 得到了显著改善，研究结果与国际类似的研究一致。行经支气管镜肺减容术治疗肺气肿有一定的要求，如活瓣有完整的叶间裂，非均一的重度肺气肿；但能够达到这样标准的比例不大，因此适合单向活瓣的病人比较少。对不适合支气管活瓣治疗的其他临床表型病人，可以通过新的治疗手段如热蒸汽消融治疗，把肺段作为治疗区，主要研究终点包括生活质量、肺功能等也可得到改善，副作用相对较少，安全且可重复。通过近几年的临床研究，2017 年 GOLD 指南首次把经支气管镜肺减容术列入重度肺气肿的治疗手段之一。

肺生理功能多样、复杂，呼吸系统疾病病因也很复杂，影响因素比较多，有多种机制参与。针对疾病的特征，从结构、生理、生化和生物标志物等方面、从整合医学角度选择合理、有针对性的检查。治疗要从发病机制不同环节，对不同的临床表型制订合理的治疗方案，整合医学是呼吸病学未来的发展趋势。

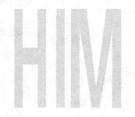

良性中心气道狭窄的整合治疗方案

◎张 杰

　　良性中心气道狭窄是指气管、左右主支气管及右中间段支气管因各类良性病变引起的气道狭窄,可导致病人在临床上出现不同程度的呼吸困难,甚至窒息、死亡。与恶性气道狭窄相比,良性气道狭窄的处理更为困难,更易出现远期并发症。同时,由于病人生存期长,病人及家属期望值更高,对手术引起的近、远期严重并发症难以接受。因此,良性中心气道狭窄的处理是介入呼吸病学领域的一个难点。对于良性中心气道狭窄,我们应该全面考虑,而不是单纯从治疗角度出发。首先要把它看成是一组病因不同的疾病,治疗上也不是单纯解除气道狭窄,还要知道哪种方法获益最大,经济花费最少。治疗方案主要是外科和内镜介入治疗,其中内镜介入治疗是当前主要的治疗方法。但治疗是多方位的,包括预防,尤其应该考虑病变病因及形态学分类对治疗的影响,而不是单纯地关注内镜介入治疗本身。

　　中国古语讲"治已病不如治未病"。对良性气道狭窄,治疗还是比较困难的,应更多从预防角度考虑。预防角度就需要关注良性气道狭窄的病因,例如,气管切开后所致的瘢痕性气道狭窄,其气道狭窄的发生机制很多是由于颈段气管切开位置不当所致。气管切开的最佳位置是在第 2～4 气管环之间,选择余地不大;一旦影响到环状软骨,发生良性气道狭窄,治疗起来非常困难。正常人低头时颈段气管会进入胸腔内,导致气切套管瘘口部位频繁的摩擦,从而刺激气管瘘口局部组织导致狭窄的发生。对于肥胖、颈短,尤其是睡眠呼吸暂停综合征病人,颈段气管非常短,做气管切开时选择恰当的部位非常困难,更容易发生此问题。气管插管后所致的瘢痕性气道狭窄,其气道狭窄的发生机制则多是由于球囊压力过高所致。动物实验表明:球囊压力过大时,气管壁的毛细血管受压,15 分钟后就可发生气管黏膜缺血损伤,时间再长可导致黏膜坏死、软骨受损、气管狭窄,甚至形成软化塌陷。因此球囊压力过大导致的瘢痕挛缩性狭窄并不需要很长时间，既往认为 2 周或 1 个月时间才能形成狭窄的观念是错误的，如果球囊压力足够大，几个小时就可形成狭窄，而临床上球囊压力过大的情况十分普遍。

如上所述，由气管切开和气管插管引起的良性气道狭窄，80% 都可以预防。除了少数病人，如糖尿病、危重症、过度肥胖、颈短等病人较难避免外，大多数情况可以预防。

在中国，结核所致的瘢痕性气管狭窄比气管插管和气管切开后气道狭窄还要多见，目前排在良性气道狭窄病因的第一位。我国虽然是结核大国，但结核所致气道狭窄的比例目前尚无统计学资料。韩国的结核后气道狭窄发病率占结核总体发病率的 6% 左右，我国的发病率应该不会比这个低，因此相比于治疗，预防就显得更为重要。有关结核后瘢痕气道狭窄，举一个惨痛的例子。曾经有一名护士咳嗽，一直按感冒、气管炎治疗，治疗期间时好时坏。一年后因咳嗽伴气短，拍胸片发现左肺突然肺不张了，立即行支气管镜检查发现左主支气管狭窄、闭塞，支气管镜活检诊断为支气管结核，而她一直不知道自己患的是结核，如果能够得到早期检查及诊断，则完全可以预防左肺闭塞的严重并发症。临床上我们可以见到很多结核后的气道狭窄，尤其是左主支气管狭窄非常多，很多都是年轻女性。对于长期咳嗽的病人，应早期进行支气管镜检查，早期发现、诊断，通过早期强化抗结核治疗是完全可以预防这种气道狭窄发生的。

良性中心气道狭窄早期无症状时多被忽视，出现呼吸困难症状时往往气道狭窄已经很重，给治疗带来一定的风险和困难。良性中心气道狭窄的治疗分为外科治疗和经支气管镜介入治疗。以往对于良性气道狭窄的治疗多为外科切除和手术重建。然而，一方面由于外科手术创伤大、风险高，另一方面由于部分病人病变部位解剖学的限制（如病变区域过长）或基础情况差等原因，使得外科手术的适应证非常有限，并且术后仍存在吻合口瘢痕形成导致再狭窄的问题。随着球囊扩张、高频电刀、激光、冷冻、气道支架等新技术的发展，经支气管镜介入治疗已逐渐成为处理良性气道狭窄的主要手段。

如前所述，良性中心气道狭窄应按照病因及形态学分类进行个体化治疗。

1. **管腔内生长（1 型）**　多见于各种各样的气道良性肿瘤，单纯炎性肉芽增生导致的气道狭窄并不多见，且多有因可寻，如结核、异物刺激及气管切开等，不明原因的炎性息肉少见。其他的包括肉芽肿性血管炎（旧称韦格纳肉芽肿）和气管支气管淀粉样变等疾病。对于肉芽增生性气道狭窄来说，电刀、氩离子凝固（APC）或钬激光均具有满意的疗效，诸如气道再狭窄、气道软化及气道穿孔等并发症相对少见。基底部较浅及较窄的良性肿瘤，如脂肪瘤、错构瘤、单发的乳头状瘤、结核瘤、平滑肌瘤等，内镜下直接切除，很少复发，比较容易达到根治效果。基底部较深及较宽大的良性肿瘤，如纤维组织细胞瘤、某些腺瘤、神经鞘瘤、神经纤维瘤等，内镜下无法切除干净，常复发，应采取外科手术切除以达到根治的效果。

2. 外源性压迫（2 型）　此型多见于各种良性病变（如增大的淋巴结、甲状腺肿、大血管或其他纵隔结构，包括非肺源性肿瘤等）压迫所致的外压型气道狭窄。如危及生命，治疗原则是先置入临时可取出的气道支架解决通气问题，待压迫因素解除后再将临时放置的气道支架取出。经治疗解除压迫因素后，就应尽快将临时放置的气道支架取出，以免发生相关的气道支架并发症，甚至导致支架无法取出的严重并发症。对于穷尽其他方法无法解除的压迫，则只能放置永久的气道支架维持病人的生存，病人的预后取决于其病变的发展和相关的气道支架并发症。

3. 瘢痕挛缩（3 型）　瘢痕挛缩性气道狭窄是最常见的获得性良性气道狭窄，主要是瘢痕收缩导致的狭窄。多发生于气管切开或插管后、烧伤后、气道重建手术后，国内更多见于气管支气管结核后。瘢痕挛缩性气道狭窄还可细化为两种类型：长度 <1cm 的气道狭窄称为蹼状网眼狭窄，相对容易处理、预后好；长度 ≥1cm 的瘢痕挛缩性气道狭窄则处理周期长、处理次数多，部分病人最终可能需要气道支架治疗。

4. 扭曲变形（4 型）　此型主要以气道出现扭曲变形为特征，可能是病变对气道的牵拉所致。其管壁厚度可能正常，但是偏离中心的畸形将导致狭窄段扭曲变形。此型气道狭窄较难处理，即使气道狭窄程度大于 50%，但病人无明显呼吸系统症状时，建议不予治疗。有症状者需要处理时，首选外科手术治疗，如果无法进行外科手术，则可选用经支气管镜介入治疗，尽量不要放置气道支架。但此型狭窄球囊扩张多效果不佳，最终可能不得不选择气道支架治疗。

5. 气道膜部向内膨出（5 型）　此类型多见于老年肺气肿病人，表现为松软的气道膜部向腔内膨出，导致气道狭窄，呼气或咳嗽时更显著。症状不明显者无须治疗，症状严重有呼吸困难的病人应给予治疗，姑息的方法是采用无创正压通气治疗，呼气末正压（PEEP）可在一定程度上减轻气道塌陷的程度，缓解呼吸困难；而有效的治疗是行外科气管膜部成形术，但该手术复杂、风险高，国内经验不足。经支气管镜激光气管支气管成形术国外有少数医生开展，但目前例数非常少，疗效尚不十分明确。当病人气道塌陷导致无法生存时，可选择气道支架治疗，但疗效有限，远期并发症多。

6. 气道软化（6 型）　气管软化症是指由于各种原因造成的气管弹性纤维萎缩和减少，或气管软骨完整性受到破坏导致的气道变软且易塌陷的疾病。软化可能发生于局部气管软骨或影响所有气管软骨，甚至涉及支气管。

气道软化的治疗颇为困难，与病因、管腔塌陷的程度、肺部萎陷的程度和肺功能损害的严重程度有关。无症状的动力性气道塌陷病人不建议给予任何干预措施，包括内镜下的气道介入治疗，以观察为主。如果保守治疗无效或病人病情紧急，可以短期应用连续气道内正压通气（CPAP），通过增加肺潮气量和 PEEP 减轻气道塌陷，以保证气道开放，有一定的疗效。上述治疗无效时，应选择外科切除软化的气道或进行气管支气管成形术，如无外科手术指征，放置气道支架则是维持病人生命的唯一有效方法。

支架治疗应作为良性气道狭窄治疗最后选择的技术，启动气道支架治疗的指征包括：①应用前述各种治疗方法疗效不佳，气道不能维持稳定的通畅；②在确定外科手术前临时放置；③外压性气道狭窄；④气道软化、塌陷且无法或不准备行外科手术治疗。良性狭窄的支架治疗首选 Dumon 硅酮支架。当无法放置硅酮支架时，放置覆膜金属支架是另一选择，疗效类似，但移位率高于硅酮支架，且不能长期放置，建议 3~6 个月定期取出更换。不推荐在良性气道狭窄放置金属裸支架，除非别无他选，因其可造成更为严重、处理更为困难、治疗风险更高的再狭窄。对于声门下狭窄，"T"管是一个较好的选择。"T"管的材质与 Dumon 硅酮支架相同，但相比 Dumon 硅酮支架，"T"管的优势在于：①几乎不会移位，"T"管体外侧支起到非常好的固定作用；②由于"T"管靠侧支固定在气管造口处，无须支架的气管内部分对气道壁施加压力而加强固定，"T"管直径的选择可以略小于气道的直径，从而减少了边缘管壁两端刺激气道壁产生肉芽组织的机会；③由于气管造口的存在，"T"管的放置和取出过程都更加安全，对于声门下狭窄放置的普通 Dumon 硅酮支架在取出时，如发生气道塌陷，病人将面临窒息死亡的危险，而"T"管由于气管造口的存在，取出时即使气道塌陷，其风险相对较小，便于抢救；④气道护理方便，体外侧支开放时可以通过侧孔清除气道分泌物，虽然因为侧支角度直，吸痰效果不如普通气管切开套管，但侧支关闭时病人可以发声。

对于复发性多软骨炎导致的气管支气管软化，应同时给予药物治疗，皮质类固醇对早期复发性多软骨炎累及气道的治疗有效并可延缓疾病进展，疾病晚期中心气道塌陷可植入气道支架，合并远端气道塌陷的病人可行气管切开给予 PEEP 通气以维持气道扩张，提高生存率。

综上所述，良性中心气道狭窄支气管镜下处理方式的选择依赖于病因、病情的严重程度、病变类型、疾病分期、病人的一般情况和医生的经验。其治疗是多方位的，我们应该从整合医学角度全方位考虑，使病人最大获益。

呼吸 ICU 的整合医学初探

◎黄建安

1958 年，心肺复苏之父 Safar 在美国巴尔的摩城市医院建立了世界第一个综合性重症监护病房（ICU），随后综合性 ICU 不断涌现；20 世纪 70 年代美国成立了危重症医学会，标志着危重症医学作为一个新型学科的出现。呼吸 ICU（RICU）的发展历史已有 60 年，未来将何去何从，或许整合医学可以为我们提供一种思路。

ICU 的功能主要是利用先进的诊断、监护、治疗技术，多学科介入，对病情进行连续、动态的观察和有效干预，为危重症病人提供规范、高质量的生命支持，从而提高危重症病人抢救的成功率。目前，ICU 的分类越来越多，由综合变成了细分的 ICU，逐渐把病人分开来治疗。ICU 最大的问题是把人体作为器官来看待。病人来了，不是把整体收进来，而是根据哪个器官的问题比较严重就收到哪里，那么，多脏器功能衰竭的病人到底上哪去？这是我的困惑。

呼吸危重症医学科主要研究危及生命的呼吸系统疾病的发生、发展规律，以呼吸为核心，同时涉及循环、消化、泌尿、免疫及中枢神经系统等多功能的支持。多脏器功能不全的病人死亡率很高，需要我们有整合医学的理念。医生要全面掌握知识，只有这样，学科才能迅速发展、正确发展。

我曾处理过一个病人，诊断是呼吸衰竭，CT 检查肺部尚可，但间质水肿明显，有少许胸腔积液。降钙素原（PCT）和脑钠肽（BNP）升高明显，血小板计数很低（$<30 \times 10^9/L$），有糖尿病病史。磁共振提示有肝脓肿（低密度影）。采用广谱抗生素治疗后病情稳定，但水肿越来越明显，且双下肢不一致。下肢静脉血栓探测为阴性。CT 肺血管造影（CTPA）排除了肺栓塞，但胸腔积液越来越多，确定为漏出液，提示病人在治疗中产生了血栓，胸腔积液是因为心功能不全所致，经过治疗病人逐渐好转。该病例涉及的学科非常多，包括呼吸、循环、血液、内分泌、消化、感染等。人体各器官的功能既相互影响，又相互调控。一种疾病可以涉及

多个器官，要抓关键。上述病人是感染诱发的一系列问题，因此我们要有较强的整合处理的能力。

再比如，在 RICU 中经常遇到一些难治的重症病毒性肺炎病人，常有 I 型呼吸衰竭，治疗后胸闷气急症状持续不能缓解，病人的肺炎没有加重，也没有明显的胸腔积液，同时排除了心肌炎和继发性感染。后来发现病人的肺血管压力越来越高，最终确诊发生了肺栓塞，通过治疗好转。曾有名晚期鳞癌病人刚出院，便感觉明显胸闷，又来到急诊室。病人收进来就出现了休克，心脏停搏，在复苏过程中我们通过 CT 阅片发现病人有大量心包积液，经病人家属同意，我们在没有心跳的情况下做了心包穿刺，穿刺后心肺复苏成功，后来病人又出现了心力衰竭、肾衰竭、严重代谢性酸中毒，经过血液滤过治疗恢复出院。综上可以看出整合思维的重要性。

此外，RICU 还需用新技术，例如支气管镜、肺泡灌洗、肺泡液测序等。在应对危重症时需要的技能越来越高，有时需要呼吸科医生单独面对和处理。RICU 医务人员对呼吸支持、呼吸介入、呼吸力学方面的知识要更新。要掌握各种监护仪器和各种操作，包括动静脉穿刺、气管切开等。有的 RICU 病人出现气道梗阻，可通过支气管镜放支架，这也是最新用到临床的技术。

RICU 面对的是整体的病人，所以，我们必须加强整合医学的理论和实践。RICU 的整合目标，不单是处理呼吸，而要注重整体救治概念；不是以症状为目标，要还症状为疾病。另外，要结合最新的医学知识，做到身心、医护、防治并重，并正确处理终末期肺病的救治。还要注重中西医的整合。RICU 在不断成长和发展，机遇和挑战并存；更多的不是知识的挑战，也不是仪器设备的挑战，而是理念和观念的挑战。我们相信在整合医学理念指导下，未来 RICU 会发展成为现代医学一个重要的领域、一支重要的力量。

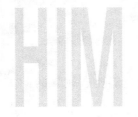

整合医学模式下循环肿瘤细胞的
检测与肺癌诊疗

◎王　琪

　　肺癌的发病率和死亡率在中国乃至全世界都很高，危害严重。传统诊疗手段，如影像、病理、活检及手术、放化疗等不断出现，但仍然存在很大问题。在我国，肺癌人群总体生存率尚不足 20%，形势十分严峻。

　　整合医学看似和精准医学是相反的，其实不然，它们是事物的两个方面。二者应该握手言和，使我们既可以从精准的角度，又可以从整体的角度对疾病进行全面认知。樊代明院士给出的整合医学概念，至少包含两个方面，即技术和理论，二者要有效整合。我们对肺癌的治疗要以精准为基础，最后以精准为归宿，中间必须有整合才能达到目标。

　　当前的诊疗模式需要转变。肺癌从放疗到免疫治疗等是一个纵向转变，有的只是线性思维。尽管肿瘤有各种治疗方法，但重要的是综合治疗。综合治疗需要网络化思维，这个网络涉及很多学科，如内科、外科、肿瘤科，还有放射科、介入科等。因此，我们必须要用整合医学的理念来认识疾病，认识肺癌。

　　整合医学从生物、心理、社会、技术到理论形成了一个体系，这一体系真正使临床医生在诊疗过程中还器官为病人，还症状为疾病。那么，用这样的理念，我们又该如何看待循环肿瘤细胞（CTC）在肺癌诊断和治疗中的应用呢？循环肿瘤细胞是指从原发或继发肿瘤病灶脱落，进入外周血液循环的肿瘤细胞，在外周血中含量稀少，平均每 10^9 个血细胞中仅有 1～100 个。利用不同手段对循环肿瘤细胞进行检测和分离，是液体活检技术非常重要的组成部分。当然，循环肿瘤细胞的检测不仅限于血液，其他体液如胸腔积液、腹腔积液，甚至尿液中也都能找到它们的踪迹。

　　事实上，循环肿瘤细胞的概念早在 100 年前就被提出了；但由于循环肿瘤细胞的含量少，没有非常灵敏的技术难以实现检测。此外，循环肿瘤细胞的数量还与肿瘤负荷有关，早期病人外周血中是否存在循环肿瘤细胞还没有完全得到公认，但晚期病人循环中普遍存在较多的循环肿瘤细胞。因此，如何检测这些稀有的循环肿瘤细胞，并兼顾不同临床分期等情况，是我们需要思考的问题。

分离循环肿瘤细胞的方法很多，可以根据它的物理特性进行分选，比如细胞大小的差异、电荷差异、密度差异等。还可用生物学标记的办法，肿瘤细胞通常为上皮来源，可以用上皮细胞标记物进行筛选。目前应用的循环肿瘤细胞检测技术，除了美国 FDA 批准的 Cellsearch 系统，还在研发其他检测手段，我们也做了一些相关工作。

我们使用的是微流控芯片，又称为"芯片实验室"，可以将整体实验室的工作，如细胞或组织的分离检测在一张芯片上全部完成。我们自主研发的芯片，是在国家"863"计划支持下的一个项目。芯片包括两个模块：第一个是分离模块，由于红细胞体积很小，白细胞和肿瘤细胞大小相近，第一个模块可把小细胞分离到两侧通道，把大细胞聚集在中央通道，大细胞里有白细胞，也有肿瘤细胞；第二个模块可以进一步区分两者，就这样通过一个芯片装置把外周血中的肿瘤细胞分离出来。这个实验的主要流程也很简单，取肺癌病人的外周血，通过上述装置，分离并鉴定肿瘤细胞。我们也将这个芯片转化为仪器，进行了许多临床病例的检测，并申请了国家发明专利。对比发现，我们的实验结果和 Cellsearch 的检测结果基本一致，但我们的装置费用较低、耗时短，具有很大的优势。

循环肿瘤细胞对诊断、治疗、预后判断等都有很大价值，但未来要想成为肺癌诊断的重要手段，仍然离不开和其他学科的整合。肺癌在呼吸科是第一站，很多早期肺癌的诊断都是在呼吸科完成的。慢性阻塞性肺疾病（COPD）是肺癌的重要危险因素，在 COPD 病人外周血中找到循环肿瘤细胞，可用于肺癌预警和早期诊断。

循环肿瘤细胞相关检测在肿瘤科颇有用武之地。以 EGFR 突变为例，现在的 EGFR 突变检测利用外周血或组织都可实现，利用循环肿瘤细胞也同样可以完成，可为靶向药物的选择提供帮助。

对于胸外科，无论是肿瘤手术还是磨玻璃样结节的手术，手术操作对循环肿瘤细胞的影响，一直以来都有学者对此进行研究，即探讨如何既完成手术又不导致循环肿瘤细胞的波动，其结果将可能影响未来外科治疗的理念。

此外，影像科也做了很多与循环肿瘤细胞相关的工作。结合循环肿瘤细胞检测与影像检查结果，有助于病人预后的判断。

放疗是肺癌治疗的重要手段，放疗和循环肿瘤细胞的关系如何？例如，不同放射剂量、不同放射时间下，循环肿瘤细胞会发生哪些变化。追踪循环肿瘤细胞表面 PDL1 的表达变化，将循环肿瘤细胞检测与免疫治疗结合起来，也将有很大发展前景。

　　介人也是肺癌重要的治疗手段，尤其是对于癌栓或较大的肿块。那么，介入手术会不会引起循环肿瘤细胞改变，介入手术之后病人的预后如何，这些都可以通过循环肿瘤细胞监测来判断。在这个过程中，整体评估是要思考的问题。

　　面对循环肿瘤细胞，面对肺癌，我们仍然有许多问题需要思考。不论是放射科、肿瘤科，还是胸外科，现阶段的研究大多是零散的。不同学科对循环肿瘤细胞的认识可能大相径庭，因此需要全方位整合，需要用整合医学的理念思考问题。

　　现在提倡 3S 的模式：第一是学习（study），不同学科共同学习、相互学习；第二是标准化（standarize），不论对循环肿瘤细胞检测或是其他疾病，提出整合首先应该有标准化的观念；第三是信息共享（share），每个人都有很多的信息，如果不能共享，对同一个问题就不会有相同的认识。总之，这三个方面都应该提倡，才能更好地实现整合医学。以肺癌为例，以循环肿瘤细胞为检测对象，辅以整合医学的理念，打造整合医学模式。这不但有利于实现肺癌早期诊断的多样化，还能提高效率，从而促进我们的工作。

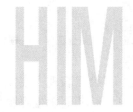

非典型性肺癌与肺部感染的
影像学鉴别

◎阎锡新

随着整合医学理念逐步深入人心，业内已对整合医学有了更明晰的认识和认同，期待着整合医学能够逐渐深入基层，在临床一线医生中得到认可。整合呼吸病学也应尽快找到抓手，利用好整合医学的舞台把工作做得更好。下面就非典型肺癌与肺部感染的影像学鉴别做一简要介绍。

肺隐球菌病典型的影像学表现是1~3个周围型团片状病变，少数有空洞。国内有研究曾统计了400多例病人，发现有34例是隐球菌感染，其中只有5%有空洞，多数疑似为肺癌，直到活检或术后病理才确诊。我曾遇到过一个病人，既往健康，因轻微咳嗽做CT后发现右下肺不规则斑片状病变，后行两次穿刺，第一次怀疑为结核，第二次才发现了隐球菌。经过9个月治疗（6个月氟康唑+3个月伏立康唑）病变完全消失。因此，肺隐球菌病的影像学并非全都是典型的团片状或类似球菌病变，也可以是斑片状阴影。

支原体肺炎比较多见，以斑片状阴影为特点，但有些病人可以出现支气管壁明显增厚，病人咳嗽症状比较顽固，可能与病理改变有关。

金黄色葡萄球菌肺炎临床比较多见，特别是血源性肺部迁徙性病灶，都是周边部位出现多发性团片状或斑片状病变，发热5~7天时会出现空洞。

军团菌肺炎临床上并不多见，20年前曾出现过小流行，但个体病例得到确诊的比较少，多数是从教科书上看到的。影像学可表现为大片实变，周边部位空腔改变，也可出现磨玻璃样改变。根据笔者个人的经验，军团菌肺炎的影像学表现是多形性组织坏死性病变，疾病相对比较柔和，预后个体差异更大。

克雷白杆菌肺炎并不少见，多数表现是支气管肺炎，典型的病变是在右肺上叶后段。笔者曾遇到一名78岁的病人，大量抽烟，肺气肿，右上肺出现典型肺气

201 >>

肿样表现，在家摔伤后脑出血，做了 2 次手术抢救脑疝，带着呼吸机来到我科，住院期间发生呼吸机相关性肺炎，右肺上叶后段出现典型的液体，脓液比重大，出现叶间裂下坠倾向，最后控制了感染。后因肺癌咯血死亡。

铜绿假单胞菌是我国医院获得性肺炎（HAP）最常见的病原体之一，影像学不太被 ICU 关注，通常是支气管感染为主或为支气管肺炎表现，既可出现磨玻璃样改变，也可出现肺脓肿改变。

奴卡菌肺炎临床确实不多，致病性相对较低，发病率不高。近期河北省呼吸沙龙依靠微生物学检查确诊了四五个病例，也是周边部位斑片或团片状病变，有空洞，多数发生在免疫功能低下的病人。

曲霉菌肺炎呼吸科同道见得最多，不论哪种类型影像学都比较有特点，如曲菌球改变，也可出现一般肺炎表现。我科曾收治一名 57 岁的慢性阻塞性肺疾病病人，合并亚急性曲霉菌病，出现典型空洞，空洞不规则，也可有薄壁空洞。除曲霉菌外，有几种真菌在发病比较缓慢时可以出现肉芽肿表现，曲霉菌比隐球菌引起组织坏死的倾向更显著，当然也取决于宿主因素，免疫功能越差越明显。我们遇到过 1 例细支气管炎性肺曲霉菌病病人，80 岁男性，住在 ICU。2014 年 7 月的第 1 张 CT 显示为弥漫性肺炎，当地医院考虑为弥漫性泛细支气管炎（DPB），采用抗生素治疗，加用激素，有一定疗效；虽无原则性错误，但未注意其他病原体的问题，最终确诊为细支气管的曲霉菌病，激素是主要的治疗措施。文献报道肺部念珠菌病非常少见，北京协和医院有 38 例活检报告，美国纽约曼哈顿有 151 例报告，文献都有病理或尸检材料，临床诊断念珠菌肺病的病人只有不到 12% 通过病理能证实。需注意：当用抗生素疗效不好，影像学改变不明显，反复痰液涂片中找到菌丝时要考虑该病的诊断。

放线菌肺炎临床比较少见，通常临床表现不特别重，肺里出现单侧顽固的化脓样改变，会影响到胸壁，甚至造成胸膜瘘，可在胸壁瘘口处吸出来较多带有脓液或硫黄颗粒样的脓性物质。

肺包虫病肺炎在北方相对少见，临床特点不太重，肺影像学主要表现为周边部位的空洞样改变，里面有液体，液体里有漂浮荷叶征。卡氏肺孢子虫病，常呈弥漫性表现，从肺间到肺底，从内带到外带，为弥漫性磨玻璃阴影，有的肺段或肺叶比较多，有的较少，或有继发感染，或是病变迁延，可出现空腔样改变。

过敏性肺炎，不同诱因和疾病不同时期临床表现差别很大，影像学差别也可很大。疾病早期可出现弥漫性肺泡渗出、磨玻璃样改变，由于气管、血管有液体渗出，造成某几个气管血管叶间裂增粗变大，像额头一样改变。随时间推移可变成亚急性肺泡炎，肺段边界变得比较清楚，出现马赛克征，有的病变肺泡出现实变，周围可见牵拉，成囊性改变，出现"猪头肉冻征"，临床上比较常见。

弥漫性泛细支气管炎门诊上不太少见，表现为典型的细支气管周围炎，伴有相应的炎症和远端相关肺泡群的扩张，呼吸时出现胸壁塌陷，通常双侧对称。

病毒性感染临床很多见。我们对甲型、乙型流感病毒性肺炎比较熟悉，但对巨细胞病毒和腺病毒肺炎影像学不好鉴别，可有结节病样表现，也可有间质改变，还可有大小不等颗粒样改变。所以，对复合型改变在感染中毒征不太典型时，要想到病毒性肺炎，特别是巨细胞病毒性肺炎的可能性。

球形肺炎是影像学的特征，任何感染都可出现，但最常见的是细菌感染形成，在疾病吸收消散过程中的阶段，主要需和肿瘤鉴别，防止把肺段炎症当成肺癌做了手术。

肺结核可表现为大叶或小叶肺炎样肺结核，所谓的腺泡实变，还可出现转移癌样的表现，通常不会认为是结核，而认为是实体细胞转移，从甲状腺或肾上腺来。也可出现肺脓肿改变，应该理解为是结核合并了化脓性感染。

粟粒性结核，或称"浸润型结核"，临床比较多见，两肺都可出现浸润性结核，都在肺门，这种情况临床要鉴别。做支气管镜灌洗通常能发现支气管病变或支气管肺泡液有慢性炎症的证据。

肿瘤样结核，有时特别像周围性肺癌，但病灶内有钙化对结核的判断有帮助，它比常见的结核大很多。我有一个病人，影像表现像结核，病变比较多。当时诊断正确，治疗有效，但两年后有个地方出现了癌症表现，证明是腺癌。当然肺结核还可出现磨玻璃样改变，肺结核常有多形性改变，常有腺泡样实变。

支气管结核，有支气管肺炎，既有支气管受累，又有肺实质受累，影像学表现像肺曲霉菌病，经病理证实是支气管和肺的结核。但若发生在纵隔窗，还需和炎性肺癌鉴别，要靠临床进展过程、治疗反应，以及相应微生物学检测来综合判断，单靠影像学很难办到。

肺结节病有随机分布的特点，可出现气管血管壁增厚，支气管壁增厚，管腔受累，也有肺实质增厚。但结节病的主要特点是病变很不均匀，很不一致。通常伴有淋巴结肿大，而且没有明显中毒症状。有时需将肺实质结节病和癌性淋巴管炎进行鉴别，据文献记载，在难以鉴别时，如果结节状小叶间隔增厚越明显，越倾向于结节病诊断；如伴有肺结构明显扭曲，也常常是结节病；如伴有胸腔积液，通常是癌性淋巴管炎，结节病一般不出现胸腔积液。

反晕征现在经常见到，过去常见于隐源性机会性肺炎，后来发现结核、肺真菌病、结节病、肺水肿、肺腺癌，在某些时期都可出现反晕征表现，中间密度低，边缘密度反而高，多发，相对比较局限。诊断取决于病变的性质到底是渗出为主还是增生为主，以及增生位置等。

空泡征，在结节或团块样病变中央出现空腔，自然支气管没有被完全浸润，自然支气管也可被周围癌组织牵拉、变形、扩大，这种情况都提示周围性肺癌的可能性，但不能以此作为诊断证据，还需要病理结果。

癌性空洞，无论是单发还是多发，共同特点是内壁凹凸不平，可以薄也可以厚，壁上会有一些结节样改变，这与化脓性空洞不同。当然曲霉菌性空洞也会出现类似表现，找到微生物学证据，诊断后者可能性大。

癌性结节样病变，结节性病变里有支气管中断现象，或出现混合性磨玻璃影（MGGO）表现，提示增生改变。

周围性肺癌可表现典型的毛刺征，可以出现典型的胸膜受牵拉，受累变形，也可出现 MGGO 的表现。临床动态观察对于鉴别磨玻璃影（GGO）和 MGGO 很重要，通常癌性病变是 GGO，而后逐渐变成 MGGO，随后变成团块。我个人体会，不论是哪个类型的磨玻璃样表现，只要初始发现和正常肺组织之间有比较清晰的边界，没有过渡性改变，通常要警惕早期腺癌。

炎性结节，中央有 MGGO 表现，但看不清楚边界，这种情况炎症可能性较大，特别是结核。

炎性肺癌临床上非常不典型，影像学上既可出现气管变形，也可出现"空气支气管征"，没有痰液分泌物、感染、中毒症状，只能想办法用穿刺获得病理。

最后一个基本类型是非霍奇金肺淋巴瘤，这种情况不是有淋巴结的病变，就是气管壁外淋巴组织有淋巴瘤表现。可出现团片状表现，也可出现弥漫性表现。

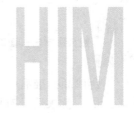

肺弥漫性病变与整合医学

◎陈成水

    肺弥漫性病变位于实质或间质，病因非常多，包括感染、吸入、过敏、药物等因素，有一些病因不明（如特发性间质性肺炎，IIP），因此在诊断与治疗上特别需要整合医学思维。肺弥漫性病变的影像学、病理学及临床表现因病因不同而不同，可能涉及呼吸科、风湿免疫科、皮肤科等多个科室。在临床诊治思路上，要特别注意临床表现、既往病史、影像学变化等因素。肺弥漫性病变可呈急性、亚急性或慢性表现。

    传统上，狭义的肺弥漫性病变可能指间质性病变，其起病、症状、肺功能或血气变化各有特点，但在影像学上有很多相似之处，也有很多不同的地方，所以可能是多个疾病一个表现，也可是一种疾病有多种表现。同样的影像学的表现，其病理基础可能不一样，穿刺结果令人大失所望的情况很多。急性呼吸窘迫综合征（ARDS）和急性间质性肺炎（AIP），单从影像学上如果只看一侧肺，无法看出来，这时要有起病情况和临床信息才能做出综合判断。非特异性间质性肺炎（NSIP）有的以淋巴细胞等浸润为主，有的以纤维化为主，也有混合型的表现，在影像学上有时无法区别。

    面对复杂的影像学变化、病理学上的多样性、临床症状的非特异性，以及众多的病因，临床的整合诊断需要多学科参与，比如肺里出现间质性病变，请风湿科看看是不是结缔组织病（CTD），请皮肤科看皮肤表现；风湿免疫科看到关节或皮肤的表现，要想想呼吸有没有受影响。同一个疾病或同样病因引起的病变，在不同部位、不同器官表现不一样，临床分科也不一样的，但真正的本质是一样的，如何整合、协作是一个非常重要的问题。间质性病变涉及 CTD 的病例，临床非常多，有的非常明确；有的诊断特征不能满足 CTD，但有间质性肺疾病（ILD）表现，虽然暂时不符合诊断标准，但很多指标因为疾病处于进展过程，从发病到符合诊断标准有一个过程，这个过程中会有一些不典型表现，如果用诊断标准去衡量，就永远没有早期诊断了，所以一定要从病理生理、发病中思考这个过程。

2016年，欧洲呼吸协会（ERS）／美国胸科协会（ATS）成立了"结缔组织病相关性间质性肺疾病特别工作组"，对特发性间质性肺炎伴有自身免疫特征的情况提出了一个新的概念，即自身免疫特征的间质性肺炎（IPAF）。主要从临床表现、血清学、形态学三方面衡量，其中有两项符合即可诊断IPAF，即有自身免疫性特征，也有肺间质性病变，比如"技工手"或伸侧皮疹。

血清学检测需要风湿免疫科指导，一些不典型表现或在不同进展期的免疫学改变，更需要风湿免疫科引导。但我认为风湿免疫科有很多误区，临床过程中有时需要结合原发病的知识确诊。此外，还有形态学，影像和病理都属于形态学，把这些整合起来，才能做出基本判断。

找到病因后该如何治疗呢？有些无法治疗，有些可采用激素、免疫抑制剂、抗纤维化药物、氧疗和康复治疗，还有一些对症性治疗，更多是支持、免疫调节和防治感染等。这么多的治疗方法需要根据情况进行选择。在使用激素和免疫抑制剂时，风湿免疫科医生非常积极，但呼吸科医生看到的更多是感染和其他并发症，因此会比较谨慎，会出现剂量不足或不规范的情况。要实现免疫抑制剂和激素的合理选择，不同病人要因人而异，这些都需要在整合医学基础上去考虑，也就是需要用社会、环境、心理因素进行调整和修正。在获益的评估上，主要是呼吸症状改善、肺功能改善。但药物副作用显而易见，很多病人死于副作用或因副作用致残。下面列举两个病例。

病人26岁，CT见左上、右上有点状病变，有呼吸困难，入院治疗，逐渐出现呼吸困难加重，双羟睾酮（DHT）增高，其他无异常。近1月两肺病变明显进展。我们考虑，年轻男性，呼吸困难持续加重，DHT升高，没有肺栓塞，CT有两肺进展的变化。病变很难做诊断，只好做经支气管镜透壁肺活检（TBLB），结果显示是转移性腺癌，免疫组化提示消化道来源可能性大，病人很快死亡。查找资料发现，肺肿瘤血栓性微血管病造成肺动脉高压、肺栓塞，但是由肿瘤引起的相关病例报道很少。如果没有广泛思维，没有积极追查病因，可能会误诊。

另一个病人是35岁女性，发热2周入院，门诊用过抗感染和激素等治疗，两肺的病变逐渐发展为磨玻璃样改变，用激素治疗无效，肺弥散功能下降，中度贫血，β2微球蛋白增高，支气管镜下无出血等表现。TBLB发现肺泡毛细血管里有大量淋巴细胞聚集，免疫组化发现很多特征。诊断为大B淋巴细胞瘤，经血液科治疗，1周后死于多脏器功能衰竭，从临床诊治看没有严重失误而造成多脏器功能衰竭。对这样的病人要用整合思维来调整诊治方案，不能单纯从某一个疾病单一机械地进行诊断或干预，这是我对肺弥漫性疾病的思考，即用整合医学思考诊治问题。

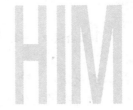

肠道微生态：免疫调节的重要靶点

◎黄奕江

呼吸科医护人员在对呼吸系统疾病的诊治中要关注其他系统疾病的管理，尤其是对 ICU 呼吸科重症病人。本文浅谈肠道微生态与重症病人的关系。

一、肠道微生态认知

过去仅把肠道视为消化器官，20 世纪 80 年代黎介寿教授提出"肠道应作为人体应激时的中心器官之一"，肠道的屏障功能、免疫功能与其他器官的紧密联系，以及肠道细菌微生态逐渐被学界认识。

1. 肠道微生态的屏障功能　肠道微生态系统是人体最复杂、最庞大的微生态系统。肠道微生态的核心是肠道菌群，它是人体最大的细菌库及毒素库。经基因检测分析肠内共有 1000~1500 种细菌，其中 99% 都是益生菌，不到 1% 的细菌是条件致病菌。益生菌的生长能够抑制致病菌生长，因而肠道微生态具有重要的屏障功能。

2. 肠道微生态的免疫功能　正常的肠道菌群可维持免疫功能的动态平衡，保持肠道的完整性，同时具有免疫刺激性。肠道共生菌可激发人体的补体系统、抗原递呈、细胞因子等自然免疫。产生自发性免疫，目的是维持肠道正常的生理性炎症状态。

肠道细菌激活体内免疫系统，创建肠内免疫内环境，增加 HA 多肽的分泌，促进幼稚 Th 细胞转变成具有免疫功能的 Th1，维持 T 细胞数量及细胞因子分泌，调节炎症反应和免疫耐受之间的动态平衡，允许 B 细胞数量及免疫球蛋白的分泌出现免疫监视和免疫自我稳定。

二、重症病人肠道微生态的变化

重症病人肠黏膜萎缩、肠黏膜通透性增加、肠运动功能障碍，从而导致菌群载量增加，清除功能减弱。肠道免疫受损、抗生素滥用等综合原因加重病人肠道微生态的变化，主要表现为以下两方面。

1. **致病菌种和致病率大大增加** 重症病人肠道微生态往往失衡，特别是烧伤、创伤时，在短短几个小时内肠道菌群载量呈指数增长，机会致病菌大量增殖会导致致病菌种和致病率大大增加，如厚壁菌、拟杆菌、放线菌等。

2. **肠道菌群易位** 菌群失调后，重症病人的肠外器官，如胰腺、肝脾或肠系膜淋巴结都可出现感染现象，可以培养出源于肠腔的大肠杆菌、摩根变形杆菌、克雷白杆菌等，它们可以通过肠道黏膜屏障，导致肠道菌群易位，发生脓毒血症。在呼吸科，紊乱的肠道菌群可以通过肠—肺轴导致肺部感染。在重症监护病房，从病人的粪便中可以培养出一些杆菌，表现为变形杆菌和厚壁杆菌数量增多，拟杆菌数量减少。

三、重症病人肠道微生态变化的原因

重症病人肠道微生态紊乱是内因及外因双重作用的结果，即病原菌通过受损的肠屏障破坏整个免疫系统，机体内环境失衡加重病原菌增殖和易位，使病原菌占优势。

1. **内因：肠屏障受损** 重症病人肠道微生态紊乱的主要内因是肠屏障的损伤。首先是肠道黏液层的破坏，出现菌群易位，肠道局部营养供应改变、氧供改变，黏液抗菌多肽损失。继之肠黏膜损伤萎缩，肠道通透性增加，肠道微生物屏障失调，细菌易位更加显著，诱发和加重全身炎症反应，或引发多器官功能衰竭。病原菌可以破坏整个免疫系统，导致正常肠道微生物群严重受损，使病原菌占优势。病原体定植后可以破坏整个免疫系统，导致宿主免疫反应恶化。

2. **外因：宿主内环境失衡** 重症病人肠道微生态失衡的外因是可以控制的，例如广谱抗生素的使用、全胃肠外营养（TPN）或肠外营养的应用，以及炎症、代谢紊乱等，特别是抗生素、TPN 及肠外营养。

广谱抗生素的使用是诱发艰难梭状芽孢杆菌感染发病的高危因素，抗生素会导致肠内微生态破坏，从而有利于艰难梭状芽孢杆菌的生长和疾病复发。对重症病人要严格管理抗生素的使用，避免产生肠道菌群失衡；必须根据病人的情况使用敏感的抗生素，尽量避免频繁更换抗生素；病情稳定或感染控制后要尽快停用抗生素。

不宜长期使用 TPN，肠腔黏膜细胞主要靠肠内营养物供应，长时间肠外营养会使肠道菌群多样性下降。采用 TPN 7 天后，空肠、回肠和盲肠细菌载量明显降低。长期肠外营养还会导致致病菌增加，克罗恩病病人经 TPN 后，粪便大肠杆菌数量增加。

肠道炎症、代谢紊乱可以改变病人的肠道微生态，出现高血糖、肠道低灌注、胆汁浓度降低、内源性炎症因子产生等，以上均会导致菌群易位、敏感菌群清扫

和胃肠运动降低。

此外，益生菌的增加并不能靠外源补充，过去在治疗中会给予病人外源性益生菌；但美国重症医学会营养指南指出，益生菌的增加不能靠外源性补充，所以不推荐 ICU 中常规使用益生菌。外源性益生菌并不能降低病人的死亡率，也不会降低败血症的发生率。

四、营养对免疫的影响

合适的肠内营养有助于维持正常肠道菌群，可以保证肠上皮细胞分泌多种类型的抗 HA 抗体，可以促进肠组织细胞的正常功能，如黏附因子增加、lgA 分泌增加。

肠内营养可以抑制致病菌定植，包括沙门杆菌、产肠毒素大肠杆菌及艰难梭状芽孢杆菌生长。如果没有遵循合适的肠内营养，致病菌数量会增加；但进行肠内营养，肠道致病菌群下降。

研究发现果糖及膳食纤维有助于改善病人的肠道菌群及肠道功能。可溶性膳食纤维可以增加病人自身的益生菌，可溶性膳食纤维经细菌酵解后可形成短链脂肪酸，短链脂肪酸可以修复病人的肠道屏障、调节免疫功能。同时添加膳食纤维的肠内营养，可以保持肠内菌群平衡，提高病人的耐受性，用低剂量果糖可降低艰难梭状芽孢杆菌及梭形杆菌数量，腹泻、腹胀也明显减少。

细菌的一些代谢产物可以提高肠道免疫功能，如短链脂肪酸、次级胆汁酸、牛磺酸、B 族维生素、多糖 A、ATP 等，都可提高肠道营养，通过调节肠道营养成分，来改善肠道免疫功能。短链脂肪酸具有抗炎作用，可调节 T 细胞（特别是调节性 T 细胞）的数量。牛磺酸可抑制肠道有害细菌的增殖，减少病原性杆菌，尤其是幽门螺杆菌的数量。牛磺酸可以增加短链脂肪酸的浓度，抑制脂多糖合成。肠道细菌合成的 ATP、多糖 A 也具有调节免疫的功能。

在肠道微生态失衡的防控上，首先，要规范抗生素的使用，有证据表明有肠道细菌易位时，应尽量选择窄谱、敏感的抗生素。其次，要保证足够的血流灌注，改善肠道微循环。第三，进行肠内营养时尽可能采用含有可溶性膳食纤维及牛磺酸的营养素。笔者在 ICU 工作已有很长时间，对于整合医学的认识尤为深刻。对于急危重症病人，不开展整合医学没有出路。

气管镜下测定气管内局部温度
筛查肺癌的初步尝试

◎卢　晔

肺癌的早期筛查和诊断对肺癌的预后非常重要。目前有多种诊断方法，包括经皮肺穿刺、CT、气管镜等。

笔者受国外一篇文章启发，与北京库兰公司合作设计了一种非常长的体温计，通过气管镜工作通道放到病人的气管腔内。国外学者报道通过呼吸气测温度做无创肺癌筛查，灵敏度为 100%，特异性为 93%。但他们的试验没有排除细菌性肺炎、结核、气道炎症性疾病，以及支气管扩张症急性加重，也没有排除鼻咽喉及食管、胃等重要脏器对呼吸器的温度影响。我们的初步检测结果如下。

男性 70 岁，CT 提示右下肺有一个巨大肿块。做气管镜，气管温度 35.5℃，中间支气管温度 36.7℃，相差 1.8℃。刷检后找到癌细胞，倾向于鳞癌。

男性 68 岁，左侧肺门占位，上叶支气管狭窄伴部分肺不张，CT 报告左上叶有一个病灶。测温发现气管温度 34.5℃，左主支气管 36.4℃，相差 1.9℃。病理活检诊断为低分化鳞癌。

男性 60 岁，有肺气肿、肺大疱，左肺上叶占位，肿瘤标志物高。左上叶有空洞性病变。气管温度 34.7℃，左上叶气管达 36.5℃，相差 1.8℃。刷检未找到肿瘤细胞，经 CT 引导穿刺诊断为低分化鳞癌。

男性 70 岁，发现右下肺磨玻璃样结节，1.8cm×1.1cm，肿瘤标志物正常，CT 见右下叶外基底段有一磨玻璃影，气管温度 34.8℃，但右下叶外基底段，B9a 和 B9b 间 36.6℃，相差 1.8℃，在目标支气管处灌洗，细胞学提示可疑腺癌，术后证实为低分化腺癌。

通过以上病例我们提出一个想法，在排除细菌性肺炎、结核等情况下，用内镜测温筛查肺癌。文献检索发现，目前肺癌的风险明显增加，肺癌发病与慢性肺部炎症有关，国外学者研究表明，气道炎症和新生血管发生有关，这在肺癌发病机制中起重要作用。

我们与北京库兰公司做了温度测试仪，选择对象是肺癌高危人群，首次探讨气管内区域温度设定对肺癌筛查有无实际意义，并采用软式温度测试仪对气管、支气管温度进行测试，是一个低侵袭性的鉴别诊断早期肺癌的方法。不仅可以观察局部有无复发，也可对气管镜无法看到的地方，用温度测试仪测试，从而初步确定目标支气管，随后视不同情况给予活检、刷检、针吸活检和灌洗等检查，以明确诊断。完全避免了鼻、咽、喉、食管、胃等重要脏器对于呼出气温度的影响。我们申请了国家发明专利和实用型专利，正待审批。

我们的技术路线是，确定高危人群，选择临床疑诊病人，发热（体温超过 37℃）病人除外，同时在镇静支气管技术下实施，避免病人挣扎或大口喘气对温度的影响。采用的是大孔径气管镜，温度测试仪的直径是 2.6mm。

白介素 4（IL-4）和白介素 8（IL-8）是与肿瘤发生、发展及血管新生等有密切关系的两种细胞因子，我们发现，无论是炎症还是肺癌，IL-4 和 IL-8 都升高，两者升高程度在肺癌中有无差别，以及升高程度与气体温度有无相关性，这些值得进一步研究。

气管内气体温度，作为鉴别诊断肺癌的临界预计值是多少？该技术能否用于肺癌筛查和早期诊断，对气管镜无法看见的及沿管壁浸润生长的肺癌，能否作为早期诊断的手段之一？我们通过不同年龄、性别、吸烟指数、肺癌病理类型及肺癌分期亚组数据分析，探讨了气管内温度在不同亚组人群中的临床价值，发现其有可能为判断预后和术后监测肺癌局部复发的一种新手段。国外发现，呼出气温度测定可以作为肺癌筛查的一种方法，我们的初步临床观察研究表明，气管内气体温度和肺癌的发生、发展有密切关系，但机制还不清楚。初步发现气体温度与 IL-4、IL-8 有相关性。

我们现已积累了 96 例检测病例，发现气管内气体温度在肺炎、结核、支气管扩张症急性加重期、慢性阻塞性肺疾病急性加重期等也有不同程度的升高，如何采用受试者工作曲线来寻找肺癌气管内区域气体温度的临界阈值是本研究未来的关键点和难点。

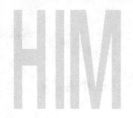

整合护理学

浅析正念的理论和实践

◎卡巴金

　　现在大家对正念谈论很多。在过去的 39 年里我一直在努力把正念及其影响带到日常生活及医学领域中。正念在美国非常年轻，但在中国文化里却很古老；而在当代中国，正念又引发了人们新的兴趣。正念的定义是觉知，并没有什么特殊；但它同时又极其特殊，因为没有它，我们对所有的事情都一无所知，我们也不可能在这个世界上做任何事情。在护理领域，大多数护理工作者对病人的需求非常了解，这样才能与病人产生联系。要了解病人正在经历的压力及他们的情感和情绪状态。哈佛医学院有一个教授，他说照顾病人的秘密就是要亲自照顾病人、关爱病人，如果人都不在场，没有完全知觉，就很难做到这一点。正念的定义是，我们对当下加以有意识的、有意图的、不加评判的关注时所升起的觉知。听上去很简单，但很难认识。实际上我们真的处在一种持续性分心状态，我们经常有很多任务要完成，或者我们需要多任务工作。所有科学研究都指向多任务运作，这是一个比较神秘的误解，当你不断增加任务时，每个任务的表现都会越来越下降。觉知或正念需要关注当下的全然存在，而不被分心。

　　这说起来容易做起来很难，需要培育，例如你要肌肉强壮，就需要锻炼肌肉，要用重一些的、有抵抗力的器材去练习，这可能需要很自律，有时不是一件愉悦的事情。这样的自律同时又是无为，美国人对"无为"很难理解。中国社会现在比美国社会发展得更快，大家都在忙着做事情，过去 20 年中国基础设施建设的成果令人赞叹。

　　我们可以回溯到老子庄子时代的中国传统，"孰能浊以止？静之徐清。孰能安以久？动之徐生"，这不是古老的迷信，比起4000年以前的中国，这样的话对2018年的现代人更有用。另外，"众鸟高飞尽，孤云独去闲。相看两不厌，只有敬亭山"，这首古老的诗指出我们具有各种各样不同的智力或智慧，但我们其实很少谈及有关觉知和觉察的智慧。在学校，我们有很多课程去训练如何思考，很多时候想得太多，甚至晚上都不能睡觉。有时太多的思考成为很大的压力源，在心理学和心理科有一种障碍是思维上的，我们每个人实际上都有思维障碍。很多时间里我们很焦虑，花很多时间为未来不断做规划或担忧，花很多时间在为过去反省，哪些不该发生的事情为什么发生了，哪些应该发生的事情为什么没有发生，应该责怪谁，当然不责怪自己。稍微想一下，我们只活在当下，你对你的病人要说有用的话，你必须在当下对病人有用，首先需要你对病人当下的忧伤、愤怒或恐惧有觉察。

　　对病人的关爱来自你的内心，以及你对自己这份专业的热爱，因为你自己选择了护理这个行业。我们总是忙着要到下一个更好的时刻，反而错过和错失了当下的时刻，从这个角度讲，我们都有思维障碍；表现在对那些我们非常相信但还没得到的东西非常执着，总是想抗拒或推开那些压力、恐惧或失衡状态。天平是一个平衡，如果培养觉察，就会在思考之间达到一种平衡。我们在学校里受过很多有关思考的训练，但很少受觉察方面的训练。正念是什么？是每时每刻不加评判的觉察。要做到非评判或不加评判非常难。我们看世界，通常是通过自己喜欢的或不喜欢的，自己想要的或不想要的这样一个棱镜来看世界。实际上我们每时每刻都在做自动的评判，这份正念就是对注意力的培育。我们经常不能关注，经常很分心，例如对手机这样的工具就是这样。我们需要检验自己与自己身心的关系，需要检验自己与我们所接触到的、要去关照的那些人的关系。

　　如果你们做过病人，可能会感到有的医生实际上心不在焉，并没有关注在你们身上，那能让你感觉好吗？行业根植于心里，需要从外在具体行动上体现出来；如果人家需要你关注，但你没有关注，人家能感觉到，这实际上是一种伤害形式。整合医学在美国得到发展，原因就是把病人的体验带进来，看怎样提供更加适合病人的关照。我在比较年轻时在麻省理工学院读分子生物学博士，实际上我不是很喜欢分子生物学，我很喜欢冥想，以至于想把冥想带入医学。结果自己获益很大，别人也从中获益了。1979年，当我想把冥想带进医学时，别人认为是一件疯狂的事情。病人认为可能是一种危险的东西，因为要把冥想的东西带进一个用科学形成的领域。我知道科学研究很重要，所以在1982年，发表了第一篇有关正念减压课程在慢性疼痛中的作用的论文。到2016年有667篇相关研究的文献发表，呈指数级增长。2017年发表的文献数和2016年相近，可能进入了一个平台期。

　　现在，冥想已经完全被整合到医学中去了，没有人再认为在医学中没有冥想的一席之地。中国文化中还有修行或者练习的内容，内涵极其丰富，通常正念被认为是佛学、禅修，或是佛学禅修的需要；其所代表的并不是一种迷信，而是一种存在之道，不是上帝也不是神。正念实际上涉及当下的所有维度，向当下所有的维度学习。当觉知稍微多一点时，你就会看到更多、感觉到更多。所以在为病人提供服务时，不仅只是穿着制服为他们服务，而是用你整个生命的存在为他们服务。可以想象，很多时候去上班，实际上匆匆忙忙，就像在自动导航状态中。人在那里但不全然在那里，因为我们迷失在思绪当中，很多时间都很分心，或者被各种各样的情绪、各种各样的压力左右。情绪本身并没什么过错，即便是忧伤、愤怒、恐惧，但如果我们不能很好、很智慧地跟它们相处，它们就会侵蚀到我们，甚至把我们毁掉。

与觉醒相对的是没有觉醒，而处在自动导航状态。这种生活方式实际意味着你从来没有生活在此刻，老子或李白他们很多的冥想传承都谈到这一点。如果没有觉醒，没有觉察，就是处在梦中，活在梦中。如果要谈整合性整体健康，如果总是四处奔忙去把这个弄好、那个弄好，本身就不是非常健康。医学实际上很少有什么东西真的能把人修补好，医学也很少能真正让人痊愈。我认为一定要弄清楚治愈和疗愈间的区别。疗愈的定义是通过医学努力解除病痛，达成一种妥协。我写了一本书——《多舛的生命》，讲的就是正念减压。我提到过很难去思考它、谈论它，而是需要去体验它，不然过一辈子错过了它，在死亡之前突然醒过来，发现把所有事情都弄错了。我们经常生活在自己的头脑里，和现实不在一起，而且觉醒得太晚。

我谈的并不是佛学，在这个地球上没有其他国家像中国这样有丰富的传统，中国对世界贡献很多，我觉得正念是最大的贡献之一。我们已经在中国举办了第一届正念减压课程的专业师资培训，2013 年在北京和中国心理学会一起开展的。我们热爱庄子、老子，如果没有现代科学实证支持，不可能像现在这样。近期的正念减压课程及对照研究，是在哈佛医学院、麻省总医院的实验室做的。8 周课程后，大脑的一些功能结构得到改变。虽然这个课程很多部分从外面看上去好像什么都没做，比如海马区与学习、记忆和情绪有关。我在麻省医学院正念中心的同事，他自己在研究扣带回这一区域，发现冥想可以获得自我了解，这种了解是其他方式（比如心理学的方式）无法获得的。研究发现，正念组的灰质密度都增高了，也显示大脑这一区域的结构性改变；医院里的病人杏仁核会变薄，杏仁核与压力反应和觉醒有关，是对环境中危险信号起反应的结构。在美国的学校里，正念非常受欢迎，1994 年美国有一位老师首先把正念带入课堂。这些孩子现在都是成年人了，已经有自己的孩子了。我们现在正在做 25 年后的随访性研究，发现正念是与孩子相处中非常有用的东西，在家里正念也是非常重要的，如果在家里对家人心不在焉，不太关注，孩子马上就会知道，会给他们造成很多的压力。美国运动员对正念也非常感兴趣，因为他们想得到更好的业绩，那就得把身和心整合到一起。

要这样做只有一个时间，就是当下，这需要得到训练。1984 年我训练过美国的奥林匹克划艇队。我的同事在芝加哥公牛队，他训练这个队很多年。这些队员都是亿万富翁，他们也需要冥想。在金州勇士队（美国的一支职业篮球队），正念的练习是非常关键的，在 50 年前的美国，这几乎是不可思议和不可想象的。在英国，有 200 多位上议院和下议院的议员，参加了和正念课程相似的 8 周课程，他们想尝试改变卫生、教育、司法、企业等领域的政策，这些都需要提供一些基于正念的改变。这是史无前例的，从来没有发生过。英国政府出过一本《正念国度》的报告，在卫生、教育、司法及其他工作场合提倡正念。可见，来自中国的智慧传承，已在全球范围内得到推广。

正念并不是一个好的主意，也不是一份哲学和教条，它是一种练习。有很多种练习方法，不一定用我的方法或正念减压方法，你可以找到自己的方法。比如你的孩子可以成为你的老师，你的病人也可以成为你的老师，同事、伴侣、大自然同样在每个时间教会你自己的本真。无论是整合医学，还是整合护理学，总体上倡导的是一个完整圆满的理念。我们需要认识到，我们的一切已经圆满，不需要去完成自己。疗愈和健康有关，也和完整有关，就像诗里说的"众鸟高飞尽，孤云独去闲。相看两不厌，只有敬亭山"，这实际上对你的健康有很大贡献。不仅是可以改变神经可塑性，同时会带来基因表达的改变，冥想也会使染色体两端的端粒降解减缓，端粒是一个细胞老化的生物性指标，在高压力下端粒降解会加速。我们有能力应对很大的压力，而不是让我们的端粒加速降解。这是一个学习的过程，不要被压力、疼痛或慢性病所影响。

最重要的事情是要去练习，每天都要这样。要和那些参加正念减压的病人说，不要喜欢它才去练习它，如果在整个课程中觉得很不喜欢，依然要去练习，8 周课程完成后，再来和我们分享你的体验。防病可通过生命本身去练习，生活本身也是一个老师。15 分钟和 50 分钟两个时间都有无限多的当下，即便只有 1 分钟，也是足够的时间。因为生活本身就是一样一样展开的，生命就是一口气一口气进行的。中国人说"人活一口气"，就是一口进去的气。当这口气进入时，我们很幸运。如果我说"我在呼吸""你们在呼吸"，真的是这样吗？我不认为是这样。举个例子，如果我自己来掌控呼吸，可能很早就死了。因为有一个短信进来，我要看一看，结果把呼吸忘记了，于是就死了？实际上呼吸调控在脑干，经过神经系统，并非由我掌控呼吸中枢；即使我想自杀，我不能屏住气就说我死了，我无法屏住呼吸来自杀。生物本身不会让我这样死，这是不能自控的。

再看中国古老的智慧，就是我们并不知道自己是谁，我们只是认为我们是谁。好像我们为自己建造了一个监狱，自己囚禁自己，自己死亡。即便你非常成功，也有可能错失生命。所以要练习，要沉入当下。带大家做一个坐姿的冥想，不需要双盘腿，可以离开椅子背往前坐一点，这样使身体变得非常安稳，你的背可自我支撑。把手舒适地放在腿上，同时把手机关掉，这样你不会分心，哪怕是想到要把手机关掉，都有一定分心。在此刻要对什么加以觉察呢？首先是听房间里有声音，可能有空调的声音，还有外面的声音传进来，稍微静听一下，听到了什么？沐浴在空气带给我们的声音中，我们不需要被这个声音牵着鼻子走，或者对声音产生一种自动的反应，或者不喜欢它们，只是把它们当作声音。安住在声音中，不仅是声音，还有声音之间的空隙，换句话，是在声音下的寂静。此刻不仅声音在，因为我们在呼吸，呼吸也在发声。当气息进入你的身体及离开你的身体时，会有气息进出时相关的感觉。去感觉这一切，如果你是站着而不是坐着，那也没关系，站着也是另一种冥想的姿势。看看能不能让自己的觉知来驾驭你的呼吸之浪，不是以任何一种方式去控制它，而只是当气息进出时去驾驭它。在每一个瞬间，每一口气息当中来感受呼吸。

看有没有可能把自己安住在对这份呼吸的觉知当中，放下未来，放下过去，全然的觉知，无论此刻呈现的是什么，此刻在你的觉知视野舞台的中央把这个呼吸的感觉放在那里。接下来把这份觉知从呼吸的感知上拓展开来，一直到把整个身体包含进去，感觉身体坐着、呼吸着，或者你站着，感觉整个身体站着、呼吸着，并不想要任何事情去发生，你只是去体验这份呼吸展开。此刻还有其他的东西，比如声音等，它们依旧在这里，虽然不在我的觉知的中央。如果刚才谈到的这首诗在任何一个层面上触动到你，你可以感觉一下自己站着或者坐着，就像一座山一样，或许可以去培育一份这样站着或者坐着稳定的平衡。同样要友善地对待寂寞和静止，不必要用任何其他东西去充斥某一个时刻。在这个被称为"当下"的时刻里，我们可以感知到自己的圆满和完整。不用多久你就会发现，你的心有着自己的生命，她不只待在呼吸的感觉或身体的感觉上，很快就会陷入某一种思虑中。在做正念练习后，留意一下，你的心念有什么改变。有意地再把注意力带到腹部，带到身体，带到呼吸。心的飘忽和漂移，本身并不是一个问题，每一次分心时可以看看头脑中有一些什么改变，然后再一次带回到腹部，带回到身体里，带回到呼吸上。

渐渐地你会学会怎样安住在自己的觉知中，可以非常自在地和自己相处，就像刚才提到的，在当下圆满，全然体现。在接下来的片刻时间里，有没有可能把注意力安放在你的呼吸上，就好像驾驭你的呼吸波浪一样。把自己交给这样一份觉醒的静止，只是这样存在，而不去做任何别的事情，就是存在，就是觉醒。安住在自己身体的当中，在你唯一拥有的当下，结束这个练习前看一看自己的身体，此刻身体有些什么变化，此刻的心又怎样，这份心念怎样，这是对一切保持觉察和一种十分重要和有益的身心体验。

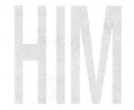

整体整合生理学相关理念的提出及研究

◎孙兴国

　　作为一名临床医生，我一直在从事整体整合生理学探索，即把生命当成一个有机整体进行一体化整体调控的机制及其相关应用的研究。樊代明院士提出的整体整合医学就是把人当作一个整体，在"天人合一"的概念下，在人体功能有机不可分割的理念下来理解和开展医学，但是现在相关的生理学基础探索和研究非常薄弱。因此，我一直想要解释的是：生命是什么？什么是生命之灵？生命什么时候开始？为什么能够延续？为什么需要呼吸？为什么需要心跳？为什么要吃饭、睡觉、觉醒？等等。我们目前做的最简单的就是管理自己的呼吸，这是一种意念，如果能够理解正常呼吸是怎样形成的，就可以管理自己的呼吸，从而有利于身体健康。实际上美国及欧洲的一些学者早在 20 世纪 70 年代就开始探索"整合医学"，他们是在不否定传统系统生理学基础上讨论两个或者多个不同系统或者脏器之间的相互联系与整合。他们讲的"整合医学"和樊代明院士讲的整合医学不一样，和我们讲的整体整合生理学也不一样，我们的整合医学就是整体整合医学，是以整体整合生理学人体功能一体化调控为理论基础的，讲的是整体上的整合，叫 Holistic Integrative Medicine。以整体存在的人体生命并不等于所有个体细胞的生命。2018 中国整合医学大会安排了 6 个团队就"谁是未来医学的领跑者"这一辩题进行辩论，转化医学、循证医学、精准医学、全科医学、中医学、人文学 6 个团队的观点都对，但 6 个团队都只是我们整体整合医学中的一部分，整合医学还包含了其他内容，所以未来真正领跑医学的应该是整体整合医学。

　　人体整体的生命不等于某个、某些或者所有个体细胞的生命，但现在很多研究就是培养细胞、改变基因，在细胞和基因上所做的研究中忘了人是一个整体，忘记了从整体出发得出来的结果才是正确的方向；因此多数研究可能就是误导性研究，大多数研究结果都会得出误导性的结论。

医学从基础、临床到公共卫生的预防各自为政，越分越细，现在行医时没有把病人当成完整的人，而是把病人当成了某个系统、器官或者疾病。现在病人去医院看病时，基本都是根据病人的主诉，导医员猜测是哪个系统或器官出现问题，是感染、炎症、肿瘤还是劳损，然后给病人挂号看病。我们的国学讲天人合一，讲整体，中医学也讲整体观，但是几千年来逐渐形成的中医的评估只包括精气神、阴阳、虚实、寒热、表里等的描述，而"精气神"等没有一个是现代科学客观定量测定的。我们老祖宗留下的正确的哲学思辨概念不错，但所有这些东西按现代科学定义来讲都是虚的，我们必须将正确的国学思辨和经验与现代科学技术的客观定量评估和监测相整合。

我十分推崇"整体整合"的理念。当年（近30年前）为了进行整体论下的人体生理学研究，我离开中国到美国加州大学洛杉矶分校，在呼吸危重症生理学与医学科进行临床和实验研究，同时兼着几个专业的教授及为病人服务的工作；还投入地做着整体人体生理学相关的研究，但一直没有显著进展。当年我当麻醉学系主任时经常讲，医学必须回归整体，要用整体论指导现代医学体系，从而提出整体医学的概念。对整体医学概念下的生理学基础的理解、实施，要靠整合，我们首先整合心肺代谢一体化的生命调控，但是生理学系统的整体整合非常困难，我在美国非常迷茫地待了16年没有办法走出来，第17年为什么敢回国了呢？因为中医的"血为气之母，气为血之帅"10个字使我突然从混沌变得豁然开朗，"整体整合"这4个字让我走进了整体人体生理学的框架体系。

中医的很多观念很正确，中国传统文化博大精深，例如《道德经》中有一个提法，意为"静能清浊"，从生命的层面上理解，就是人要安静，包括正念静下来后代谢率降低，更好地清除体内在运动或高代谢状态时产生的代谢产物，如二氧化碳、乳酸等，这叫"清浊"。我们通过运动快速摄取氧气，增加生命活力，所以动能增强体质，即"动能强体，静能清浊"。

《道德经》中讲"道生一，一生二，二生三，三生万物"。我研究生命以呼吸、循环代谢为核心，我把它叫作"一二三"的概念。生命要从受精卵讲起，从虚无生一炁（qì）。虚无生成没有呼吸的生命，四周都是水的环境状态是子宫，离开孕育我们10个月的子宫，分娩出来我们第一声啼哭便产生了呼吸，这就是阴阳，就是"二"。摄进来的氧气和消化吸收产生的能量整合并进入细胞，通过氧化能量产生热量，进一步形成循环，就是"三"。所以无论是转化医学、循证医学还是精准医学，包括社会伦理、一切生物生命等，全都被整合在整合医学里面了。未来的医学会以心血管病为核心。现代医学体系的客观定量将人体碎片化，把整体都扔掉了，所以只见疾病不见人。我为什么特别强调医护整合，现在所有帮我执行的人全是护士，所有要我们按照"指南"治疗疾病的全是医生和专家们。我在全国和国际的人工智能大会上曾经列举了很多人工智能（AI）在医学上的应用，但后来我不再讲了，因为讲人工智能缺少一个正确的医学理念，即生命整体整合的理念，人工智能可以帮助部分医生，但现在帮不了病人疾病的痊愈，至少是起不了明显的作用，所以我改讲题为"需要 AI 帮助的正确医学——整体整合医学理论体系"。

现代医学对感染性疾病如细菌、病毒和寄生虫等的致病具有较为强大的控制能力，但是对暴发性递增的"慢性病"似乎起不了很大作用，否则，中国的慢性病发病率也不会越来越高。把慢性病发病率控制住了，病人就少了，再能把慢性病治好或者让病人痊愈必然能把病人减少，如果两样都做不到，现代医学的方向是对还是错？我在极力推动以健康为主导的慢性病防治康养一体化管理理念。有时，我们医护之间配合不佳，是因为护士的职能是护理活着的人，而医生都在按照指南治疗单个的病，所以难以治愈患有慢性病的整个人。

二三十年前，我当了 8 年系主任，反复讲未来的医学是在整体论指导下的新医学体系；但如何实现，我一直解释不了、解决不了。很多人说我误入歧途，"这个东西你解决不了"。但 30 多年前我非常幸运遇到了大师的肯定和指点，一位是北京大学医学部生理学系的王志钧院士，另一位是航天系统科学与工程研究院的钱学森院士，他们告诉我：方向是对的，从临床去理解心肺代谢不可分，要有心肺代谢一体化的概念，要对氧气、二氧化碳的进出到细胞连续动态多个生理学系统的过程进行整体研究，但这还不全面。在美国待了 16 年，正是气血相关理念才使我走出生理学系统论，回国又用了 3 年多，逐渐完成了一个体系，我称之为"整体整合生理学"，2015 年 9 月份终于在第 4 期《中国应用生理学杂志》发表（全文近 120 页），而这恰好又是 30 年前大师们告诉我方向是对的的日子，花了 30 年才完成自圆其说。而完成了自圆其说不意味着别人就接受了，还需要 50～100 年让别人接受，这是历史规律。但"你是一个医生，只要有了正确理论，你的临床实践就可能更加正确，你就可能治好别人治不好的疾病"，所以现在大家不接受我的理念，我不气馁，因为需要时间让大家思考和观察我们的疗效，但我要努力争取一切机会给年轻人传输理念。

生命是什么？从生命的表征来说，中医叫"人活一口气"，西医叫"呼吸"；但无论是近 400 年来的呼吸生理学，还是 400 年来的循环生理学，都没有找到本，这是因为传统生理学各个系统功能调控是各自为政。比如，在呼吸背后隐藏着的是循环系统、细胞代谢系统、消化吸收系统。肺脏完成气体交换，但感受血氧和二氧化碳的外周化学感受器官在主动脉体、主动脉弓，以及颈动脉体、颈动脉上，肺里的气体经过心脏左心室舒缩产生的血液循环到这些地方来了。研究呼吸的人从来不细究血液循环，所以方向永远是不对的，基本上就不可能获得正确的呼吸调控机制。

血氧分压、二氧化碳分压和氢离子浓度的改变，是典型的生理学调控呼吸的概念。正常人的平均动脉血氧分压在 100mmHg 左右，二氧化碳分压在 40mmHg 左右，那么呼吸怎么控制？我在大动物身上做研究，把主动脉弓断开，安装上氧分压计，再把两端用线扎起来，现在看到的就是一吸一呼的状态。在这种状态下，收缩压、舒张压不清楚（清晰度不高），实际对应的是心率，用呼吸机给气，对二氧化碳进行监控。我请加州大学洛杉矶分校、南佛罗里达大学、牛津大学和中国科学院大连化物所给我做快反应氧电极记录技术，结果牛津大学 2017 年给我做出了一个快反应氧电极，血氧分压的反应在 10 ~ 100 毫秒（后面有动物实验证据）。在没有电极之前，我让阜外医院胡盛寿院长的一名博士生给我逐搏取血，每一次心跳取一个血样，大概 5 ~ 6 次心跳是一个呼吸周期。黑色是心功能正常人的氧分压，看到的波浪大概是十几毫米汞柱；而红色是等待心脏移植的心力衰竭病人的，只有五六毫米汞柱，即波浪式信号幅度降低了。当时我同时在左侧颈动脉、右侧颈动脉和股动脉放了 3 个探针，我们的呼吸是如何实现调控的？呼吸机给实验动物通气时间是 53 秒，在 2 秒后（也就是 55 秒左右），左右两侧颈动脉氧分压才上升；在 60 秒左右停掉呼吸开始呼吸机放气，血氧分压还继续上升，约 2 秒后左右两侧颈动脉氧分压才开始下降；所以动物需要 2 秒钟，而我们实验动物的心率大概是每分钟 90 次，2 秒约等于 3 次心跳，这和我们在人体上做出来的 3 次心跳对应半个呼吸周期，即吸气或者呼气，基本一致，五六个心跳对应一个呼吸，这是我在 2011 年在美国生理学会年会上讲的一个理论体系，叫"人在出生后呼吸调控的工作模式"。在美国生理学会年会上，我把血液循环从不同的部位，即混合静脉到肺循环再到动脉系统，画一个大箭头用来表示走行方向：与肺泡气压平衡的动脉化血液离开肺毛细血管进入肺静脉，再到左心房，再到左心室。大约 3 次心跳血液才能到达主动脉弓和颈动脉的外周化学感受器。所以吸气在肺脏产生的信号，经过左心延迟 3 次心跳后到达了主动脉和颈动脉的化学感受器部位，经过上传神经、中枢整合、下传神经和神经肌肉接头，给人仅仅 0.1 ~ 0.3 秒完成神经的整合和神经肌肉的传递，控制了呼吸。吸气的信号中断了吸气，转化为呼气；呼气的信号中断呼气，转化为下一次吸气。这就是呼吸调控的过程。

正常胎儿和出生后的新生儿及成年人有什么区别？出生前后我们有两套不同的呼吸调控系统吗？如果是这样，另一套呼吸系统又是如何工作的？胎儿的动脉血氧分压是 28 ~ 30mmHg，非常稳定，用呼吸生理学的正常状态称之为"病理生理状态"。正常的胎儿是怎样呼吸的？回国后，我和学生们经常去产房，请两名有经验的护士长，在孩子一生出来还没有出现哭声之前，赶快做动脉加静脉穿刺，一个穿刺脐带动脉，一个穿刺脐带静脉。研究发现，吸氧的母亲脐带静脉血形成大的氧分压波浪，脐带动脉血的波浪明显低于脐带静脉血，即母亲的呼吸经过脐带静脉带到了新生儿身体上；当然在时间上延迟了好多个呼吸，因为是经过新生儿血管中很多环节回到了脐带动脉抽出来的血。不吸氧的母亲的脐带静脉血也有波浪，因为母亲在正常呼吸喘气、孩子才开始哭时血氧呈现渐进性下降，在哭了 8 ~ 10 次心跳的时间后血液氧分压又出现了突然的跳升，这就是后面我要讲到的生命调控的概念。

讨论生命、生理学、健康、疾病和医学，我为什么要讲"道生一、一生二、二生三，三生万物"呢？如何用它来解释我们的生命活动呢？最初的生命是由一个受精卵分裂形成一个细胞团，这个胚胎细胞团着床在子宫里，再形成胎盘、脐带和我们身体相连，在没出生前胎儿没有呼吸，一直是母亲的正常呼吸经过胎盘脐带让胎儿的动脉血氧分压维持在 $28\sim30$ mmHg，而动脉二氧化碳分压很高。出生后离开母体成为新生儿但还没有呼吸的时候动脉血氧必然是逐渐下降的，下降到一定程度，即达到个体的阈值时就开始了人生第一次吸气（第一次哭）；动脉血二氧化碳与氧气方向相反，模式基本一致。第一声哭产生吸气，空气进入肺脏、肺泡和毛细血管，血氧迅速上升达 150mmHg 左右（正常最高极限），肺泡和血氧急剧上升使肺血管全面扩张，需要 $6\sim8$ 次心跳使血液充满肺脏，才能使左右心之间的肺循环血管充满，左心 3 次心跳后才能收到肺静脉的高氧血液，所以要大约 10 次心跳来运输高氧血液进入动脉系统。整个人生过程中只有新生儿出现第一次呼吸时才发生这一反应。

我们在第一声哭后有延迟 $6\sim8$ 次心跳，再加上肺静脉、左心房、左心室血液运行均需 1 次心跳，大约 10 次心跳就到达动脉外周化学感受器触发中断第一次吸气，开始第一次呼气，由于肺循环已经充满血液，呼气只要 3 秒就输送信号到达动脉外周化学感受器而被中断。所以第一次吸气是 10 秒，第一次呼气是 3 秒，这7 秒的差异建立了功能残气量，即肺泡中永远存着一部分气，$5\sim10$ 次呼吸我们就建立了基本稳定的功能残气量。由此，人体的呼吸使肺泡和动脉就建立在一个平均动脉氧分压在 100mmHg 左右（波动范围在 20mmHg 上下）的波浪状态；人老气绝，就是血氧逐渐下降，细胞功能逐渐降低，直至死亡。这就是我们整体生命调控中呼吸调控的产生。台湾大学前校长杨泮池先生和著名学者南怀瑾先生到美国洛杉矶和我讨论，他们认为这是"唯一正确的对人生的解释"。

我们的生命之灵来自父母的基因和养育。没有母亲供应能量和营养，受精卵不可能发育成一个具备各个系统、功能完备的新生儿。胎儿成熟了，出生离开母体，开始呼吸，这一呼一吸就是一阴一阳，这是生命最强调的阴和阳。当你静下心来，能感觉到自己在一呼一吸，如果屏住气，还能感觉到心脏在跳，这就是正念呼吸让你感觉到的。正念管理，实际上就是希望我们理解自己的身体在生命运作之中，在生命的控制和主动调控之中。第一声哭的吸是为了摄入氧气，呼是为了排出二氧化碳。第二声哭是因为饿了，要能量。

下面讲讲循环系统。胎儿状态时肺动脉和主动脉相连接，动脉导管开放。出生后，心血管解剖生理学的结构改变主要有三：一是动脉导管关闭，二是卵圆孔闭合，三是脐带挛缩。脐带为什么要闭合？我在美国问学生，学生回答是因为助产士剪断结扎了，我否定了这个概念。我们在野生哺乳类动物世界何曾见过动物拖着一根脐带流血死掉？它们的脐带血管是通过挛缩自己闭合的。前面讲过，胎儿期的低氧分压状态使肺血管一直处于收缩状态，肺循环阻力极大，肺血流占总血流即左心血流的不足5%或6%，其余约95%的血液经过卵圆孔直接进入左心房经左心室进入动脉系统供应全身。出生后没有呼吸（几十秒或几分钟内）时动脉血氧分压还是在20mmHg上下，直到血氧下降到阈值触发了第一声哭（呼吸），第一次吸气使肺泡和血管中的氧分压突然升高，肺泡暴露在150mmHg左右的环境，导致肺血管全面扩张。右心室后方的阻力血管全面开放，肺循环阻力骤降，右心室只要一收缩，血液全部打到已经扩张了的肺血管里。当150mmHg高氧动脉化血液经过8～10次心跳，肺部充满了血液，血液就被推向了肺静脉、左心房，在第3次心跳进入左心室，到达了动脉系统，主动脉高氧血液进入动脉导管（对氧分压的生理性反应与肺血管相反，与脐带血管相似）的主动脉端使之收缩，这样连接主动脉和肺动脉的动脉导管全程就迅速完全地闭合了。进入动脉系统的高氧动脉血经降主动脉进入脐带动脉，脐带动脉见到高氧血液也发生挛缩就闭合了。那么，卵圆孔是怎么闭合的？在第一声哭造成的肺泡高氧状态下突然血管扩张，右心室后方没有了阻力，只要一收缩，血液迅速打到已经扩张的肺血管里。由于右心室比右心房的容量大，右心室在舒张时就把右心房里的血液几乎都吸了进来，形成右心房的相对负压。因为出生前卵圆孔左侧的压力显著低于右侧，血液一直是从右心房往左心房转移，现在突然右心房血液被右心室舒张抽吸变成了负压，卵圆孔的左侧有一个膜状的东西，就像门一样，一下子被左心房侧的相对高压力血液紧紧地推到卵圆孔上，第一声哭就这样产生了卵圆孔的关闭。后文将讲到循环调控受到呼吸的影响，心血管循环专业领域的专家们都在关注和研究心率变异和收缩压变异，这些都被归因于自主张力的变异，其实研究和理解了整体整合生理学理论很容易理解所有心率、收缩压和自主张力的变异全部都是呼吸影响所致。

我为什么说生命归因于呼吸呢？呼吸每时每刻都有，每五六次心跳才对应着一个呼吸，三次心跳对应一个上升值或一个下降值，化学感受器信号经神经上传后，最终会直接或间接影响到心房、心室、窦房结及各级血管，从而指挥心脏和血管的神经活动。因此，所有的功能都取决于呼吸。180多年前，有一个叫Cheyne的医生，150多年前还有一个叫Stokes的医生，分别描述了左心衰竭的病理生理表现；那时与现在不同，心血管病人并没有测定或描述压力、阻力、血流和心排量等指标，他们描述的现象被称为"潮式呼吸"，又称"陈-施呼吸"（Cheyne-Stokes respiration）：呼吸由浅慢逐渐加快加深，达高潮后，又逐渐变浅变慢，暂停数秒之后，又出现上述状态的呼吸，如此周而复始，呼吸呈潮水涨落样。潮式呼吸的特点是呼吸逐步减弱以至停止和呼吸逐渐增强两者交替出现。正常人的呼吸本来是一吸一呼很平稳的波浪，但潮式呼吸病人的呼吸变成一段时间内过度通气，一段时间内过低通气，呈交替出现的波浪。目前已有百余篇解释左心衰竭为何发生潮式呼吸机制的文献，我认为目前没有一篇是完全正确的。我采用对比极度心力衰竭（左心室射血分数为25%）和正常心功能（左心室射血分数为75%）者对动脉血液氧分压平均值和呼吸波浪式幅度的影响，来解释心力衰竭产生潮式呼吸的机制。研究发现，是因为心力衰竭时下降的每搏量、射血分数和血流导致呼吸的改变，这是左心衰竭发生波浪式呼吸机制的基础。

在系统生理学中探讨代谢时，很少讨论同时发生的呼吸、循环等所有系统的一体化变化。实际上人在做运动时心和肺都在做功。心排出量在每分钟五六升的情况下，肌肉的血流只占心排出量的约20%。以往都认为血流分配是以交感儿茶酚胺的神经内分泌调控为核心，但我想以运动为例讲讲代谢是核心的观点。人体在极度运动状态下（心排量增大了3~5倍），最显著的是以骨骼肌为核心，血流灌注占了全部心排出量的近90%，心脏和呼吸肌肉的血流保持不变或略有增加，而其他所有非运动组织的血流分配比例比静息时显著降低，甚至接近于零。这一系统性血流调控主要就是交感儿茶酚胺产生的血管收缩所致，不运动的肌肉组织也是如此。为什么运动肌肉的血流如此显著地增加呢？研究中的运动是蹬自行车，蹬车要克服阻力，克服阻力就需要能量。氧气和能量物质在线粒体产生氧化反应产生热量，这种代谢过程产生了局部氧气和能量物质的降低，热量及代谢产物的生成等，进一步会发生更为复杂的生化、生理和物理学相关反应。一氧化氮（NO）、一氧化硫（SO）和一氧化碳（CO）中的"氧"（O）全部来自氧气（O_2），因此，局部组织氧气代谢平衡状态的失调改变了各种复杂的生化、生理和物理学相关反应，改变了NO、SO和CO等的局部、血液及全身的浓度与分布，这也是决定血流灌注再分布的核心因素。在呼吸调控时，从外周化学感受器、上传神经、中枢整合、整合中枢表面的中枢化学感受器、下传神经（膈神经和肋间神经）神经肌肉接头、膈肌和肋间肌之间组成调控环路。近400年呼吸生理专家们一直研究不出来人体呼吸调控的真正机制，因为他们没有呼吸调控环路的概念。我们要让呼吸调控形成一个主环路，至少得把肺毛细血管后的肺静脉、左心房、左心室和主动脉弓到颈动脉这些解剖结构的循环部分放进去，才能形成一个完整的调控环路。

要维持呼吸的调控，血液循环直接参与其中。只要把主动脉弓扎起来，动物就没有自主呼吸。我曾做过国家自然科学基金心肺脑复苏项目，为完成杂种犬不直接干扰呼吸系统的呼吸停止模型，最直接的方法就是把左心室后主动脉起始处夹闭，呼吸马上就停止了；为完成不直接干扰循环系统的心跳停止模型，最简单的方法就是把接呼吸机的气管导管夹闭，2~5分钟心跳就停止。循环呼吸是一体的，就这么简单。高氧和高营养的动脉血到了细胞要进入线粒体产生代谢，从而氧化能量物质，产生热量和代谢产物。日常情况下，静坐时是基础代谢状态，劳动和运动增加代谢，睡眠降低代谢，人生就在这三个过程里来回转化，因此，阴阳的变化可用细胞代谢变化来描述。

人是不可分割的有机整体，生命调控只存在于整体的人。正常人的呼吸是生命活动的表征，循环是呼吸存在的基础，细胞代谢是呼吸、循环、消化存在的前提。我们人体以呼吸、血液循环、消化吸收、细胞代谢为主轴形成了神经体液整体调控。大家在神经体液一体化整体调控下，所有系统相互配合，趋于某种动态平衡但永远不能达到真正平衡。生命的调控需要从时间和空间相结合进行理解，这就有了正确的生理学理念，也就是我们称之为"整体整合生理学"的新理论体系。例如，肺要么在吸气，要么在呼气；心脏要么在舒张，要么在收缩。在左心室，收缩可有循环系统的最高血压，舒张也可有循环系统的最低血压，舒张期甚至呈一过性负压，在收缩期超过了主动脉的压力。在血管系统，主动脉、大动脉、各级分支动脉、毛细血管前动脉、毛细血管及后面各级静脉的压力逐渐变低，但是也都随着心动周期的时间呈现血压的上升与下降。理解了整体整合生理学我们就能用来解释疾病的病理生理，解释疾病发生、发展、转归、防治和康复机制的规律，特别是以慢性病为核心的因长期不良生活习惯导致的疾病，理解了整体整合的病理生理学概念，就可以根据时间和空间找出正确方式来预防和纠正。

中医学的一些理念很正确，我从医学生理学系统论中能走出来，能把循环、呼吸、代谢整合成一体化，靠的就是中医中血和气关系的 10 个字"血为气之母，气为血之帅"。血液中红细胞的血红蛋白运载氧气解释"血为气之母"很容易，但是解释"气为血之帅"就比较困难。红细胞血红蛋白里有 2 个 α 亚基和 2 个 β 亚基，可以结合 4 个氧分子，就像一个四人座的小汽车。从运动的人体抽静脉血，从未发现血氧饱和度低于 25% 的情况。所有红细胞里血红蛋白上面都有氧，不可能低于 1/4 的氧结合；也就是总有留下的，这就像开车的司机，要把车开回到装载氧气的地方（肺脏）。所以"气为血之帅"就可解释为氧气在指挥血液往哪走。把中医"气血"这个理念推到生理学的循环、呼吸、代谢等功能，就可理解成以氧气为核心、为主轴的细胞代谢过程。

1986 年，首个心肺移植指南运用在心肺移植选择指标时，唯一看到的数字是每千克体重的最大（峰值）摄氧量：峰值摄氧量小于 10mL/(kg·min) 是需紧急心脏移植的标准，小于 14mL/(kg·min) 是等待心脏移植的标准，大于 15mL/(kg·min) 不符合心脏移植等待标准。现在心脏移植第 6 版指南已推出，也仅加了一个经年龄、性别、身高、体重校正的峰值摄氧量的百分预计值。心肺运动试验用于药物、器械和疾病手术治疗的客观定量评估概念更是如此，例如一些研究表述为，心力衰竭强心治疗 2 周后峰值摄氧量提高了约 50%。

2010 年我在 *JACC* 和 *Chest* 杂志上发表了有关心肺运动试验指标精准预测死亡的文章。我院 60%~70% 做心脏移植的病人，实际上在清醒运动中是典型的潮式呼吸，其后还会看到纺锤状的波浪式呼吸即左心衰竭睡眠期间典型的表现。二氧化碳排出通气有效性和波浪式呼吸结合可以预测半年内死亡（死亡率是对照组的 38.9 倍），摄氧量通气有效性和波浪式呼吸结合可以更加显著地预测半年内死亡（死亡率是对照组的 56.4 倍）。当时，*JACC* 和 *Chest* 杂志的编辑都问我是不是写错了，因为从来没有过这么高的预测值。根据心肺运动试验峰值摄氧量、无氧阈和摄氧量通气有效性等指标，指导我们用人工心脏救治了很多等待心脏移植的病人。

　　如何做安全有效的慢性病管理呢？最好的指标应该是摄氧量。极限运动时的摄氧量最大数值就是峰值摄氧量，发生无氧酵解代偿时的摄氧量就是无氧阈（由有氧代谢为主开始向无氧代谢过渡的临界点），可从通气摄氧量和二氧化碳排出量两者的动态变化关系做出无氧阈的精确计算。无论心率还是血压都不能可靠地保证安全有效地慢性病治疗，只有使用个体化精准运动强度才能使之实现。这个精准强度一定要高于无氧阈，否则疗效大打折扣；但是一定要远低于峰值，这样才能规避风险，所以最常用的简单方案就是介于峰值和无氧阈中间对应的精准功率计算运动强度。切记，一定要做以个体化精准强度运动为核心的整体方案来治疗慢性病的血糖、血脂、血压、血尿酸、体重等各种异常，一整套方案同时治疗各种异常，属于异病同治，再加上两种以上的辅助运动手段和康复"五大处方"或"九大处方"及精神心理生活方式相关的辅助性管理，以及药物、器械、手术等治疗的优化。我们在美国和中国都已经用于右心衰竭、左心衰竭和慢性阻塞性肺疾病病人的管理，取得了前所未有的惊人效果，而且安全可靠。现在我更多关注于各种慢性病表现出来的血糖、血脂、血压等各种异常的有效控制。关于血压个体化精准运动的 12 周强化管理，本院首批职工 6 个人，所有人无论是否用药，每天运动后收缩压和舒张压均下降 4～15mmHg；使用药物的第 1 周（5 天）和已经完全不用药的第 12 周（5 天）比较，后者还低了大约 10mmHg。血糖和血脂在第 1 周吃药情况下还有部分血生化异常，经过 12 周运动后停用药物，所有血生化指标全部变为阴性。随后本院的 39 名职工参加进来，3 个月后，19 人坚持完成运动的（＞3 次/周，＞9/12 周）全部停药了；"三天打鱼，两天晒网"的 20 人中（＜3 次/周，＜9/12 周）也有 11 人（＞50%）停掉了药物。我们的运动整体方案有效管控了血糖、血脂、血压等异常。我们配合使用连续每搏血压监测和连续心电图、脉搏与呼吸的监测，每 20～30 分钟测定一次的一般动态血压信息满足不了需要。一名近 20 年靠药物维持的高血压病人，在连续每搏血压监测下，制订出个体化精准功率运动（30 分钟进行运动强度滴定）后收缩压显著下降，维持时间达到 6～8 小时，也明显低于运动前一个和后一个晚上的睡眠期间血压；给他的个体化精准运动就是每天早、晚相隔 6～8 小时重复，每天做 2 次，结果第 4 周停掉全部降压药。

　　血糖精准管理也要讲连续动态微创组织糖浓度监测，一天监测记录 480 次血糖。我们采用运动整体方案进行血糖管理全部是精准的，我们不仅关注病人空腹血糖的高低，更要使血糖平均水平逐渐降低，餐后和空腹上下波动明显减小，一般 3～6 个月后进行心肺运动试验，整体功能状态显著提升，血糖基本维持在正常范围。

　　慢性病病人的血糖、血脂、血压、尿酸等异常需要整体管理，癌症治疗也是这样。有效管理要落地，要把人当作一个整体来管理。我们申报了一个科技部的重大项目，做 90 天的管理，几乎所有无创伤的检测和动态功能监测都被记录分析。

90 天内实现血糖、血脂、血压等异常指标的正常转归，90～100 天停掉药物，然后回归家庭和社区，再通过便携可穿戴式物联网技术进行远程、全程（全生命周期）的监控和指导，以维持健康。

　　临床医学只有在整体整合生理学观念下才能落实整合。临床医学实践中医生和护士二者不能分割，只有大力推动整体整合的医护结合，才能在整体整合生理学理论体系指导下实施整体整合医学，以最优化、有效地管控慢性病病人的各种异常指标，减药停药无反弹，真正实现健康回归。

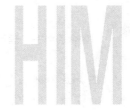

整合护理学的思考和实践

◎徐桂华

近5年来，中医药发展非常迅速，国家推出了《中医药发展战略规划纲要（2016—2030年）》，其中提到一个很重要的目标，即2020年要实现人人享有中医药服务。如果50%多的护理人员不参与进来，很难实现这一目标。我们的护士用双手，把很多中医的非药物性治疗带给了病房的病人、社群和家庭；因此，必须让护理加入健康大军中，才能实现上述伟大目标。同时我们要实现中医药服务领域的全覆盖，正是因为这个中长期规划，使我萌生了在教学和研究中的互联网整合思维。

互联网与我们的生活已密不可分，互联网与医疗健康和教育息息相关，互联网改变了我们的生活和思维，互联网已经深入一线的护理工作中。摆在我们面前的问题是：如何去熟悉、使用并参与建设它，甚至我们护士如何设计和开发它？首先需要提高护理人员的信息化能力，这是目前"互联网＋护理"面临的一个大问题。解决这个问题我认为学校教育必须先行，把信息化手段、理念和方法整合到大学的教学中，使她们毕业走上临床，就能很快融入"互联网＋护理"的大潮中去。在《教育信息化十年发展规划（2011—2020年）》中对数字化、信息化教学、平台等都有很多要求，很重要的一点就是培养学生自主学习、自我管理和自我服务的意识，需要给他们建立一些平台。

中医护理是中医药的重要组成部分，在中医药健康服务中发挥重要作用。近几年，我们紧紧围绕以下三个问题，进行了大量的教学改革。第一，在教学中解决学校中医药的知识储备和能力转化不足问题；第二，打破时空限制，建成线上线下、随时随地、多点互动的学习环境；第三，把服务场所延伸到社区、家庭和机构，形成四位一体的中医健康服务体系。我校的教学理念是突出重围、夯实西医、加强人文、注重整体。在教学过程中，重点在这四点上做文章，以体现中医药大学护理学专业和西医院校护理学专业的不同。要求学校的学生要有扎实的新护理知识和技能，同时还要掌握中医护理的特点，大力培养中西医结合的护理人才。具体的做法是建立分级的人才培养体系，立足学校构建互联网的教学平台；面向医院，多点互动；延伸社区，微信推送；走进机构，远程监测。使学生形成服务型学习理念，在"做"中"学"，在"学"中"做"。这就是我们四位一体的人才培养体系，把四位一体的理念融入教材建设、平台建设、评价体系的建设中。四位一体首先是立足学校，通过学校对理论和技能的授课，利用媒体终端，让学习的学生融入周围的环境中，能把医学常识、技术应用、中医知识和养生保健应用到社会服务和健康促进中去。过去认为学生毕业后才会全心全意为病人服务，现在的学习理念是在"学"中"做"、在"做"中"学"，每一门课程都是值得推介和推广的知识和体系，在学习中应用，在应用中学习，打破了原来的理念，是一个很重要的改革。

在改革中，我们把重点放在理论和实践上。理论上首先构建中医药健康服务课程体系，建立辩证思理的理论框架，包括日常生活中怎么吃、怎么动、怎么教、怎么养、怎么服药等，构建课程体系后用在四位一体的能力培养当中，形成网络环境下的理论学习和活动设计体系。在实际中，融入课前、课中和课后，课前利用移动媒介，借助网络学习模式，形成不同时间的学习活动。这些学习活动的平台和载体就是示范网络课程，我们的主干课程已经全部形成网络课程，除了中医护理的特色，西医护理也全都进入了网络课程。我们主编了系列教材，有用在临床的，也有延伸到社区的和服务机构的，其中还有一些英文教材，推广到全球。我们的专业课程已形成网络课程群，其中很多内容可以交互学习。在交互学习中，有学生的自主性学习，也有网络学习，还有一些研究性学习。

老师的课件、操作的视频随处可查，学生随时可以采集和应用。还有一些研究性文章推荐给学生。在课间还可以通过公共社交平台和微信平台提供一些知识点的推送及提醒等。课中还可利用 QQ 群投票等功能了解学生课前的预习情况和到课情况，把反转课堂、游戏教学、案例分析和讲授法完全和"互联网＋"课程平台整合到一起。我们有一个大的 IPAD，老师讲授的 PPS 课程随时同步录像上传到平台，学生下课后，可以把课堂的内容随时调出来。游戏教学法解决了"低头族"的问题，把手机用起来，现场做选择题，前期设计好发给学生，学生用手机马上可以判断正确率多少。我们希望学生用手机参与到教学活动中，把一个问题抛出去，教室全都有无线网络，马上让学生检索，上台来回答问题，并和老师进行讨论。

改变和打破传统教学面临巨大挑战，通常是上有政策，下有对策，困住了很多老师和学生。有些学校用手机袋，上课时把手机放在手机袋里，才能走进座位；但这不是解决问题的根本办法，利用各种手段和学生进行互动很重要。以前的课题设计都是一件一件要老师辅导，现在学生只要上网查往届学生的优秀作品，再进行模拟和创新设计就可以了。常见的讨论区都由学生操作，现在的学生课后作业都是上传视频，而不是理论作业，我们已基本没有理论作业了，做些讨论、上传作业，把共性的问题呈现出来，学生的自主性学习分成8个组，每组的主题不一样，各个小组的内容、幻灯片、设计全部在网上供学生互相学习。自主性学习中学生写的综述和文章，全部传到网上。还有学生自主学习的成果展示，有的作业首先让同学之间互评，然后由老师进行评价和指导，这样就全部动起来了，学生与学生之间的交流，老师和学生之间的交流，让学生感觉到他们在学中做、在做中学，在不断提高。我们的形成性评价是一套完整的体系。现在我们要求，主干课程期末考试成绩占比不超过50分，其他成绩都在平时，平时的各种研究性教学、视频上传、课后训练、PPS教学、创新性设计等，真正把学生赶到了图书馆，赶到了设计当中，不是仅靠最后一张试卷定成绩，这样学生的能力有了大大提高。

在实践方面，我们有非常好的条件——国家级实验教学示范中心。我们引进了实践教学平台，形成了8个实践教学系统，可以通过录播视频、资源下载、在线辅导、师生互动、网上评价，然后同步摄录、手术直播、实时查房，实现和医院对接，真正从课堂走到了课外，从课外再反馈到课堂。有了这套系统，学生在上实践课时，可以随时回访老师上课的视频，或学校提供的标准视频，老师的操作也能上传，可以高清交互。实验室课后可以进行开放平台管理，实行网上预约，学生可以回访教师的视频，也可实时将自己录制的视频上传到课程平台。

我们有门禁、对讲和视频管理系统，从办公室可以直接控制楼下的每个房间进行对讲。每次上课的阶段性视频会做成二维码，让学生用手机扫码，可以看到并固定视频，学生随时随地都可调取教学资源。老师在办公室的电脑上可以调到想看的那间实验室学生的学习情况和课后操作情况，记录有每个学生出入实验室的时间。这个高清交互系统可以和教室进行联动，从教室采集所有信息，部分学生还可在实验室搞仿真教学，可以互动、对话，还可以远程互动、远程听课。使传统实验室的管理真正变为智能化实践教学的管理系统。经过几年的实践，现在大家感到非常方便、实用，节省了人力资源。

在学校学习理论后，我们建立了和医院多点互动的网络环境，重庆临港中西医结合医院可以调度到我们护理实验室的很多资源，比如邀请一些知名专家授课，或典型案例的讨论，医院护士不用到我们南京来，就在医院里组织护士听课，真正与医院实现了资源共享。同时，医院很多经典的手术及教学场景可以传到学校来，使医院与学校、与教学实现了无缝对接。

我们希望学生能为病人提供远程健康咨询管理，希望学生能从每一门课程中提炼出一些知识点，形成健康教育的内容。比如，我们设计的对溃疡性结肠炎病人的远程自我管理系统，很多病人都在这个群里，老师和学生都在给病人答疑解惑。

在延伸社区方面，我们形成了一个移动学习环境下的服务性学习模式，提倡的理念就是泛在学习和服务性学习。泛在学习就是无时无处、线上线下、课内课后、校内校外的学习。服务性学习环境就是要让学生明白，所有的学习都是为服务而学的。一定要把服务理念贯穿于教学中，让学生觉得学习的知识有用，这个有用首先是对自己有用，对家人有用，当然对服务对象更有用，这样才能大大提高学生的学习兴趣。在这个过程中，我们立足护理课程，将护理服务延伸到移动终端，在移动终端有一些视频或微信公众号，特别是把妇产、社区护理等推到社区。同时发挥专业优势，惠及社会大众，其中有一些培训基地及线下服务，还有一些移动健康教育。另外，我们做了中医特色的微信公众号，并将其推到社区，我们自己做的微信公众号，都是中医养生、保健等内容。线下就是走进社区，用中医方法来为社区的居民服务，把一些中医技术带到社区去。

我们充分发挥中医护理在老年病、慢性病防治和养生康复中的作用，老年护理是我们主要的研究方向。我们建立了养老信息化服务平台，包括老年人的能力评估、需求分析、护理服务和人才对接；我们还建立了老年人分级照护的网络平台，同时把一些护理内容、养老内容、中医内容在线下延伸到养老机构去，为老人服务。

我觉得中医护理课程信息化建设很重要，其中要强调中医护理的特色。我们建立了我国第一门中医护理的慕课课程，已在中国大学慕课网上线，现在是免费开放的。它会教你怎么吃、怎么动、怎么养。课程目录一共 38 个章节，都非常实用，比如辨证施护是精髓、顺应四时调阴阳、七情调护有技巧、中药煎煮有门道、春夏秋冬话饮食、巧用刮痧治感冒、善用中医治便秘、巧用技术护关节，以及养生"十六宜"，等等。其中我做了 8 讲，从古代中医到近代和现代的中医。课程中有动画，我一直在和大家讲怎么喝药茶，怎么养生，也讲经络、刮痧。我研究了10 年刮痧疗法，例如，头部刮痧治疗失眠，面部刮痧美容，颈部刮痧治疗颈椎病，背部刮痧治疗腰椎间盘突出症，面部刮痧调节肠胃功能，下肢刮痧缓解疲劳和风湿性疾病，等等，我们都花了很多时间去研究，拍成视频，全部放到课程的平台上。宋代讲的中医养生"十六宜"，如发宜多梳、面宜常擦、目宜常运、耳宜常弹等，每人每天做一遍，一定会延年益寿，常葆青春；我们把宋代的养生"十六宜"全都动起来了，教大家去做。中医还有很多食疗方，我们也把食材的选用、配方等都通过微信讲给大家，非常实用。

未来，在移动互联网的应用上我们还有很多路可走，需要利用各种媒介、手段和方法，真正对护理专业内部进行整合，将中医护理和西医护理整合，将整体观念和整体护理整合，使自己融入整合医学的大潮中去，从而充分彰显护理的特色和优势，在为人类健康的服务中扮演好自己的角色，履行专业承载的使命。

护理的社会学研究

◎李　红

我一直在思考，整合护理学概念提出后，我们的护理研究怎样融入这一理念？我们该用什么方法进行护理研究呢？本文想简单介绍社会学研究的方法，笔者在英国巴斯大学读博士时接触过社会学研究。我觉得，社会学研究指导护理研究非常重要，从某种角度看，把护理学放到社会学范畴可能更合适。

我们把什么样的东西称为科学呢？那就是符合逻辑的经验，既是科学，又是经验。科学必须根植于经验，甚至依赖于经验。当然，科学有各种各样的表现形式和逻辑结构。因此，每一类科学都有一套完整的体系。任何学科如果没有研究，这个学科就是没有生命力的。我们说的南丁戈尔精神就是科学和艺术的统一。因此，护理同样需要科学研究，大家觉得自己是临床护士或者护校的老师，不是科学家，做科研很难。事实上科学研究的本质是要把我们的经验进行系统搜集成为资料，把经验加以分组、控制从而凝炼出对病人的干预手段，通过特殊的干预得到特别的效果。只要有系统、有控制，做的就是科学研究。当然，所有研究都是以经验为基础的，不是凌驾于经验之上的。我们研究的目的是为解决临床上的问题。

社会最基本的单位就是人，比人再大的系统就是家庭，家庭组成了社会。社会学就是研究人与人的基本关系。有人说，医学既是社会学，也是人文学，也是自然科学，我们护理属于哪一类？我想护理专业也是三类都有。比如，我们可以用物理或化学的原理解释护理行为，如胸腔闭式引流管的管径到底有多粗，管子要多长，这涉及物理性质；因为我们护理的是人，怎样解决人的问题属于社会学；护理学也是人文学。社会学研究是专门的一类研究。社会学家是用专业学科的方式来诠释社会、解释社会的专业人士。我们的很多知识来源于经验，社会学研究也注重以经验的方式来解释世界中人与人之间的关系，也就是社会现象。社会学中也有科学研究的部分，但社会学研究的主题是把人放在社会背景上来解释，它并不是偏自然的，而更多是写实的。社会学强调的不是社会知识本身，而更强调的是社会学的研究方法。

社会学中有科学的部分，但不属于科学，却又离不开科学。著名的社会学研究者迪尔凯姆曾研究了欧洲十几个国家1841—1878年发生的自杀事件，他发现社会的自杀率有一定规律，开始是摇摆，然后是突升，再上升到平台稳定期，所呈现的是一种趋势和规律性。他说这种趋势的规律性与欧洲的战争、社会的变迁关系密切。他发现对比很多因素后的结果有显著差异：在那个时代自杀的人中，男性比女性多，离婚者比已婚者多，军官比士兵多，富人比穷人多，夏天比冬天多。这些数据都是社会信息，要用社会学的背景来解释，这就叫社会研究。迪尔凯姆用了很多统计学数据，通过对欧洲19世纪社会、战争的变迁研究，觉得应该从欧洲工业文明的性质来解释这一系列数据。他解释夏天自杀的人多，是因为夏天白天时间长，冬天白天时间短，白天时间越长，白天的事务就越多，人际交往就越错综复杂，社会生活就越紧张；真正造成夏天比冬天自杀率高的原因，是白天人际关系复杂性增加所致。所以很多研究需要用社会学脉络去解释，他的结论是社会结构的整合决定了自杀率的变化。

再举一个身边的例子，我担任福建省疾控中心主任时有一些数据。从2015年到2017年，福建省三甲医院上报的跌倒发生率一年比一年高，虽然幅度不大，但逐渐上升。结论的背后是什么？是护理管理文化的变迁，至少我是这么认为的。因为2015年我们号召三甲医院上报不良事件，大家开始非常担心，害怕上报后受到惩罚。我们一再宣传，告知大家不惩罚不良事件的报告，我们是希望分享失败，更好地分析和改进工作，所以后面上报的跌倒发生人数逐渐增多。虽然我们福建省跌倒发生率连年增高，但我很高兴，因为是我们管理者的文化发生了改变，我们愿意分享错误。我们统计了病人跌倒的时间，发现39%的跌倒发生在护士上班的下夜，其次是中午12点到晚上8点，再其次是晚上8点到12点，跌倒最少的是早上8点到12点。我问过护士长，为什么跌倒都发生在下夜呢？因为下夜家属睡着了，病人起来上厕所不小心跌倒了。我问为什么下午和晚上发生率又高呢？有人说，因为有的家属回家了。为什么早上8点到12点又少呢？家属又回来了。如果单纯从数据解释，是福建省的病人夜间特别爱跌倒。护士长的解释是家属的问题。难道病人的跌倒和护士没有关系吗？为什么早上跌倒最少，因为病人都在输液，下不了床。我和管理者的解释是，问题出在我们的护理对跌倒处于一种无干预状态、无管理状态。无论是管理数据，还是研究数据，其背后一定有文化、有管理、有制度方面的原因。

社会学研究有很多形式，包括纯粹的理论研究、实地的研究，通过二手资料、统计图或直接从期刊等路径研究，以及实验研究等，这些都属于社会学研究的范畴。社会学研究过程包括确定研究的问题和主题，聚焦问题，做文献调研，然后做研究设计、搜集数据、分析资料，很重要的是对结果的解释。社会学研究通常有 3 个维度——应用、目的和时间。从应用方面，有基础的和应用研究；从目的上说，有的研究是探索性的，也有描述性的，还有解释性的；从时间维度上有横断面、纵贯面和个案研究。

在社会学研究中，基础研究是非常重要的，它诠释我们这个社会应用的一些法则和规则，比如，应用研究不可以超越基础研究，也就是说应用研究违反了社会发展的规律，那种应用研究是不存在的。应用研究常见有 3 种类型——评估性研究、社会影响力研究及行动研究。评估性研究很多类似于调查性研究，比如我曾主持过福建省全民健康发展状态的评估性研究，包括调研整个福建省的体育医疗设施、全民健身运动的方式方法，还包括体检等一些大数据。社会影响力研究是研究某项政策和措施会对行业或社会产生怎样的影响，比如护士多点执业对护理产业、护理服务会产生怎样的影响，会对社会有何影响。行动研究是我们非常爱采用的研究方式，通过行动研究来推动一个小的改革，不断改进干预方案，促进问题的解决。我曾经做过一项研究，有关痴呆病人的进食路径，通过不断完善这个路径，计划、行动、观察、反思（PDCA 环），通过几轮形成了针对痴呆病人的进食路径。行动研究最大的特点是研究者要参与研究，研究者本身也是一个措施的推进者。我们一共开展了 3 轮的行动研究，每一轮行动研究都不断进行改进，包括营养效果的比较、自信的观察、自信的访谈，不断完善方案。

对护理小项目做改进，或做 PDCA 管理都可用行动研究。从社会研究的目的和维度看，有些研究是探索性的，有些研究是描述性的，还有一些研究是解释性的。比如有些研究包括中国专科护士使用的现状，我们在不断培养专科护士，但医院在使用吗？待遇怎么样？这些都是探索性研究。我们做的调查报告、调查分析，比如男护士就业岗位的调查分析等，就属于描述性研究，这类研究非常多。还有一些是解释性的研究，特别是现在做的自信研究、扎根理论研究等。

在时间维度上，有的是横向的，比如现状调查，我曾经做过一个城乡接合部的系列课题，针对城乡接合部慢性病管理做了现状横断面的研究。时间序列分析研究就更加深入了，有一个非常著名的和护理有关的研究，就是新生儿重症监护（NICU）护理对早产儿 18 年身心变化的影响，观察对早产儿进行 NICU 的护理并追踪 18 年，和非早产儿相比，身心变化有什么不同。这个研究很著名，结论确实有差异，而且是在心理上有差异。这也是一个从社会学角度对护理效果的研究。

再一个时间维度叫纵贯研究，是专门成立一个专题小组，对某一个现状长时间跟踪分析，最著名的是美国的 FHS 队列研究，这项研究在美国弗明汉小镇从1948 年就开始，专门研究这个小镇人群心血管事件的发生情况。1948 年研究的是第一代，再研究他们的儿子，再研究他们的孙子，再研究他们的重孙，一直持续到现在。这个非常著名的流行病学研究，堪称流行病学研究的典范。在他们的研究中，不只是研究心血管病事件，还观察社会的变迁、饮食结构的发展、生活模式的改变，自 1948 年以来美国生活模式的改变对现在的疾病研究非常有意义。因此这很像社会学研究。还有一个纵贯研究，就是两次或多次观察相同经历的人，很多社会学研究都喜欢研究"知青"，包括电影也爱拍这个特殊人群。再有一些个案研究，即特殊的个案，或一个团体或某一个地方或某一个特殊事件，这都是社会学研究的范畴。

社会学研究方法从宏观来说，有方法论，还有研究方式和研究技术。社会学研究有两个基本的方法论，一是实证，这也是护理学现在一直在强调的；还有一个是人文的研究，应该说社会学研究的两个基本方法和护理主题都非常契合，也与整合护理学、人文与医术的整合，以及人文与科学的整合非常契合。实证的方法论一般采用定量研究，人文的方法论常常采用定性研究。现在的护理研究很喜欢把定量研究和定性研究相整合，因为很多量性研究不能解释，所以量性和质性研究的整合，是世界范围内护理研究中都非常喜欢采用的方式。这样的整合体现了社会学研究的方法论，包括选择问题、设计、方法，最终得出比较完整的相对可靠的解释。具体方法包括调查、实验研究、实地观察，文献研究，都可成为社会学研究的方法。技术上有问卷法、德尔菲法，或者访谈、定量等。不管将来是否成为社会学研究者，我们都要用到社会学研究的思维、方法，以及社会学研究的推论，即运用社会学眼光去解释护理学数据，用人文背景去解释护理现象，从而设计和获得护理的干预效果。

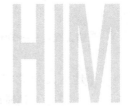

整合急救医学

灾害救援医学与智慧医疗

◎郑静晨

一、灾害救援医学的发展与实践

人类的进步史就是与大自然抗争的历史。甲骨文中已对火灾、水灾、兵灾这3种灾害有所记载,从女娲补天到大禹治水都是在治灾。当前的灾害也很严重,联合国减灾报告中说"过去10年是上一个10年灾害损失的13倍"。世界卫生组织对灾害有一个定义,即任何能引起设施破坏、经济严重损失、人员伤亡、人的健康状况及社会卫生服务条件恶化的情况,当其破坏力超过了所发生地区所能承受的程度,必须向外求援时,这一事件就可以定义为灾害。我国把灾害分成四大类——自然灾害、事故灾难、公共卫生事件及社会安全事件。自然灾害越来越多。随着生活方式改变、科技进步和人群集中、交通发达,事故灾难也越来越多。公共卫生事件也越来越恐怖,老的传染病消灭,新的传染病又出现;过去对传染病可以御敌在国门之外,现在国内国外之隔只是一扇机舱门。总体上我国是安全的,但也决不能轻视社会安全事件的威胁;现在部分欧洲国家的恐怖事件防不胜防。

发生灾害后会产生大批伤员,伤员比较集中,伤亡很惨重,伤情很紧急、复杂。与平时急诊科派一辆救护车出诊不同,灾害医学充分体现了整合医学的重要性,要与急诊医学整合,再与重症、通信、建筑等多学科密切配合,就像樊代明院士所说的"难在整合,贵在整合,赢在整合"。

联合国具体负责救灾事务的部门叫联合国人道主义事务协调办公室。每当一个地区发生灾害，向联合国发出呼吁，请求国际社会援助时，联合国会向全世界发出呼吁，请求有国际救援队的国家去帮助受灾国救灾。我国接到呼吁会向国务院请示，国务院同意后会立即出动。我国是 2001 年 4 月 27 日成立的中国国际救援队，集搜索、营救、医疗于一体。目前联合国每 5 年会对国际救援队进行一次评估，2009 年我们通过首次评估，2014 年再次评估时是满分通过。全世界有 12 支这样的队伍，亚洲只有 2 支。我们是"国际重型救援队"，这需要几个前提：一是有综合救援能力，要搜索、营救、医疗三位一体；二是人员、装备要达标，从接到救灾指令开始，到向本国汇报，再到队伍集结机场，过海关到现场救援，全流程36 小时不间断。鉴于我国救援队的优秀表现，联合国授予了我们特殊资质，即我们救援队早于联合国相关人员到达现场，就可以代替联合国行使指挥权，其他国家救援队再来向我国救援队报到。获此资质的仅有少数几个国家。我们共开展了30 批次救援外交，2004 年印度尼西亚发生海啸，中国救援队第一个赶到，做了大量工作，得到了当地的高度认可。习近平总书记 2013 年去印尼访问时专门讲到了这些。

我们的救援实践案例很多。2005 年黑龙江发生森林大火，救火的 35 名森林警察官兵被烧伤，中央批示不许发生人员死亡。我们派一架飞机去救，把座椅拆掉，改成病房。到现场后发现伤员的伤势非常重，绝大部分是面部烧伤，导致呼吸道烧伤，很多人有生命危险。我们第一件事是做气管切开，有的人血压下降、酸碱紊乱，气管一切开就可以维持。35 个人迅速转至 301 医院、协和医院，北京多家医院的教授联合抢救。记得当时是我带队，由于那时的黑河县医院很小，只有一辆救护车，而我们要 35 辆，所以就将周边所有县里的救护车都调来，把面包车改造后，做好编号，带担架进去；一号的医生、一号的护士、一号的担架员，上飞机一号位，一号运力回北京住哪个医院，速度很快，最后 35 个人无一例死亡。在汶川地震中，中国国际救援队最快到达，转战 5 地，历时 17 天。2018 年是"5·12"汶川大地震发生 10 周年，我们要不断总结经验，找出不足，持续改进。印尼海啸灾害后我们是第一个到达的救援队。地震一般在 5 级以上可引起海啸。记得当时美国有一个十几岁的小孩全家在印尼度假，当时海水一下退下去了，鱼都来不及游，大家都跑去捡鱼，这个孩子想到突然的降潮预示海啸来临，他就喊海啸要来了，周围听到的人都跑，往山上跑的都活了下来。我们到海滩上看时，海滩上干干净净，大海到山上 33 米以下寸草不生。灾害带给人的伤痛和记忆刻骨铭心。

二、智慧医疗在救援中的应用

智慧医疗是智慧城市的重要组成部分，互联网、人工智能、大数据等正在改变我们的生活、医疗及灾害救援方式。2009 年 1 月 15 日，美国有一架飞机撞上了鸟，最后飞机迫降，所有人生还。这次救援就得益于信息支持下的智慧救援，各相关部门协调到位，避免了悲剧的发生。

在智慧医疗与救援探索中，很重要的是收集信息、研判信息、调度信息，也就是基于信息支持的决策系统。过去，我们强调救援的四大技术，包括止血、包扎、固定、搬运，而现在是以信息化为主导的五项技术体系。在一些特殊情况如肺出血、大出血下需要现场手术，手术就要搭建平台。我们一定要把现在的医学知识汇集到灾害救治领域去。未来的应急救援一定要和智慧医疗搭载一辆车，这样才能为美好城市建设贡献一份力量。

灾害救援关系到千家万户的幸福和社会的和谐稳定，成功的救援离不开方方面面的协作。我们相信，整合医学的理念在今后的灾害救援工作中将发挥举足轻重的作用。

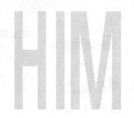

整合医学大讨论

◎于学忠　陈玉国　吕传柱　赵晓东

于学忠：现代医学把人体分成各个系统，如消化系统、呼吸系统，按系统分成专科。分到现在问题来了，越来越细，而且太细。小小的眼球分成十几个专科。内分泌有数不清的专科，有糖尿病、甲状腺、肾上腺，等等。一个糖尿病病人曾到北京一家著名医院看病，排了几天几夜挂上了内分泌专家的号，结果挂的专家只会看甲状腺。整合医学究竟是整合疾病、整合专科还是整合人？现在很多内分泌科医生只要求病人把血糖控制在多少，但血糖在多少以上多长时间会发生糖尿病的并发症，如糖尿病微血管病变等，还没有大数据的支持。再比如，曾有一个出血病人，生命体征不平稳，消化内镜检查后发现是一个很大的溃疡，内镜医生建议做介入治疗，介入医生说动态出血止不住，建议外科手术，外科医生说建议进一步观察，观察到这个病人呼吸停了，最后上手术台没有下来，去世了。因此，这些疾病的处理该怎么整合？

有学者提出以症状群为导向，来了什么病人启动多少学科。贵在整合、难在整合、赢在整合。但人谁来整？哪个科为主导？似乎没有发现一个能够落地可以操作的方法。我希望大家讨论找出一种好方法来，所以我们就针对"整什么、怎么整、谁来整"进行讨论。

我讲讲整合观下的共识依从性，最近几年指南和共识非常多，但一个共识一个指南看完了，作为一个没有经验或经验不足的一线医生会开医嘱吗？根本不会，要想做到对共识或指南的依从性强，首先要告诉医生究竟应该干什么，假如是胰腺炎，不能只是列出很多药，还要告诉医生在什么情况下应该怎么组合。我建议应该研究出套餐似的方案，根据病人的个体情况，选择适合的套餐。最好做一个信息系统，共识出套餐，这样共识的依从性就强了。

陈玉国：我们急诊学科的跨度非常大，从院前完成政府交办的各种自然灾害、突发事件处理，到院内各种病人的救治，应该说我们急诊学科是典型的整合医学的代表。多次听樊代明院士讲他对整合医学的理解，我完全同意樊院士的意见和建议。急诊作为典型的整合医学代表，看病必须全面，必须要看整体，分科太细对我们专业而言要出问题，而且一出问题就是大问题。

国家的医改现已进入第三轮阶段。第二轮是2009年启动的，当时提出全民医保、信息化建设和分级诊疗，分级诊疗给学科发展带来的机遇不言而喻。两三年之前我谈过分级治疗给急诊急救带来的难得机遇，所有慢性病人都在基层治疗。急性病和突发事件（包括中毒等）一定要靠急诊急救学科。2017年国家搞了113家医院的疑难病诊治能力提升工程，这项工程涉及不少学科，也包括急诊医学，这对我们学科的推进大有好处。

吕传柱：我参加了历届整合医学大会，樊代明院士还到我校做过两次报告。整合医学在急诊医学里体现最深刻，深刻到我觉得应该拿急诊医学作为整合医学的范例，无论怎么讲，都可以从里到外、从头到脚讲得出神入化。刚才于学忠主委讲的溃疡病病人，我比较吃惊。看到创伤，我们经常是铁路警察各管一段，每个科会诊都说本科问题暂不危及生命，请兄弟科室处理完了再由我科协诊，谁都没有大事，但加在一起病人就死了，谁来、谁能把这个病人的病情整合起来？把创伤作为一个整体，是整合人还是整合病？

我是一个球迷，上学时踢后卫。那时就知道荷兰有一个 W 阵型，前锋和后卫只是相对划分，分工并不严格。但中国有些非常蠢的教练，说后卫跑出30米就犯规了。就是说作为后卫，跑到对方门前，如果球就在脚下，难道停下来让前锋跑来踢进去吗？这个例子不一定准确，但急诊医生应准备好一切，该射门时急诊医生就要射门，甚至变后卫为前锋。

2011年，相比10年前的2001年，我们心肌梗死的发病率翻了一番，但病死率和严重并发症发生率没有下降。我感觉我们的心内科已经武装到牙齿，美国有的机器我们都有，中国人手又巧，什么样的梗死都可以把支架放进去，为什么病死率没有下降呢？就是刚才我讲的前锋只管射门，其他什么都不管，没有能力管，也不愿去管。我们的院前医生也好，院内医生也好，属于喂球的，球没喂过去，他就守在门前，等送到心内科手上，病人已错过时间窗。现在急性脑卒中的溶栓，除个别医院做得很好，大部分医院的溶栓率都非常低，人人都是"我的地盘我做主"，专科瞧不起急诊，急诊瞧不起院前。作为基层医院管理者，我认同如下观点：学科再这么割裂下去，真是要把病人切碎了处理。

我在研究"学科发展模式"，在全国同道的帮助下，尤其在主委们的带领下，我们共同设计了一个急诊大平台建设，已通过试用方案，如果能说服管理者赞同这个大平台建设意见，我认为这是急诊学科未来发展的春天。将来院前、院内、ICU、专科都在同一个平台上，对危重病人，无论是胸痛、创伤、卒中，还是中毒甚至更多的危重病人，都放到一个平台上运转。在大平台的所有设计中，互联网起穿针引线和神经系统的作用。从接到病人电话开始，无论是院前医生、院内急诊，还是专科医生都在一个信息平台上，共享病人的信息、治疗进展和现有资料，不用再反复问病人的姓名、既往史等，所有信息平台串起来。急诊未来提供给专科的是一个舞台，有救命手术室，有杂交手术室，对于危及生命的伤病或能确诊的心肌梗死，我们直接切换，所有科室绿色通道，直达这里。到了平台上谁能做、谁来做，球在谁脚底下谁就踢。未来的急诊科应是一个大舞台，这个舞台的主角就是时间，就是让病人在最短的时间内得到损伤控制性手术，得到再通，得到溶栓，至于谁做的手术不重要。过去是独唱，现在改成合唱，合唱就一个主旋律，以病人的生命需要为准，这就是我们急诊的根基。急诊科的使命是搭建一个足球场，前锋、后卫都在这里踢球，主旋律是病人的生命。我们必须把院前整合进来，经常是院前不到位，导致病人出问题。

最后，总指挥是谁？总指挥应是急诊医生，因为他们经过整合，知道病人最高的危机值决定这个病人应进专科治疗还是在急诊室大平台上一起零通道解决问题。我相信急诊医生能当好总指挥，总指挥就是整合大势，总指挥就是明白人，能整合成一支优美的交响乐，这个交响乐就是病人的生命之歌，而不是哀乐。

赵晓东：我想谈谈整合医学创伤救治的资源配置问题。我是一个军人，我军在早期做战伤救治时是一体化的，就像大家熟知的白求恩医生，他的所有手术都是一体的，都是他自己完成的。这些年经过创伤医学及各专科医学的发展，大家做得越来越精细，但如果是一个复合性伤员需要手术，一个医生根本完不成，需要多个医生，恨不得十个医生一起上手术，这不但浪费资源，病人的结果也可想而知。我们也在反思，一旦打起仗来，我们的创伤医生能不能很好地救治伤员。最近几年，美军的前沿外科手术队为全世界提供了范例，我国也在尝试前沿手术队模式和训练模式，以培养军队用得上的军医。

整合医学的理念对战伤救治很重要，战伤性救治手术要求每一个战伤军医都要会做，无论是腹部、胸部、头部、四肢，还是大血管，伤员的整体评估更为重要，而不单纯是手术。只有整合很多学科的知识，才能做好伤员的救治。

创伤救治要一体化，就是从院前到院内、到急诊、到 ICU，要使伤员在最短时间得到救治，这样才能挽救伤员生命。整合创伤学就是节约时间、挽救生命，创伤整合和战伤整合，可以挽救伤员生命，降低死亡率。这是最根本的。

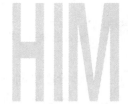

院内感染管理中的整合医学思维

◎曹　钰

本文从整合医学角度，对院内感染（以下简称"院感"）的管理谈几点体会。说到院感管理，很多人第一反应认为这是护士的事，更多好像是重症监护室护士的事，因为有传播的风险。那么，急诊科是否应关注院感管理呢？

一、院感管理离急诊有多远

2017年上半年发生了一个事件令业界震惊，也产生了很大的社会影响，有媒体对此报道的标题写的是"重大医疗事故"，还有的直接写成"为什么医院管不住一根管子"，其实这个事件本不应该发生。在这个事件中，有5对夫妇做生殖前不孕不育治疗，因使用不洁导管，导致这几对夫妇出现严重问题。这暴露出什么问题？首先，不是医院没有钱买管子；其次，人员不是没经过培训，他们不仅接受过培训，而且还有很高学历。之所以犯这样的低级错误，很多人分析是缺乏监管。很多日常的做法仅靠习惯养成，如果习惯养成之初没去确认是否规范，日后就可能会出现大乱子。院感培训大家觉得看不到效果，但如果不去做，后面必出大事，只是时间而已。

急诊病人病情非常复杂，尤其是基础情况比较差，如免疫力低下的病人、术后病人、肿瘤病人……这些病人都会出现免疫应答障碍，容易并发感染。而且医院之间有病人相互转院，在医院大循环中，院与院之间如果没有做好管控，很容易出问题。2016年我科发现，在整个多药耐药感染中有30%的病人是院外感染，进一步细化发现还有部分病人早期没有表现出来，也可能是院外带入。

急诊医生急救时容易忽略院感，有人说抢救病人没有时间消毒，直接就去插管了；但病人的体液可能污染到我们，也让医护人员自身陷入风险之中。急诊医生要考虑救治时怎么做好职业防护，只有保护好了自己才能更好地打胜仗。此外，急诊抢救空间有限，经常有加床情况，院感防护、消毒等措施就得跟上。周末科室加床更多，有很多医疗隐患发生在这时。

不同团队的院感防护能力不一样，我们要搞整合院感管理，不仅医生、护士要关注，护工、保安和保洁也需要关注，这些人没有做好院感防控，也可能出问题。

如果院感管理没有做好，会给急诊带来院感风险，降低医疗质量，增加可能出现公共卫生事件暴发的风险。因此，院感管理非常重要，在临床急诊也有很高风险。

二、以整合医学思维拓展急诊院感管理思路

两三年前我们就在考虑怎么去做，学习了樊代明院士提出的整合医学理念后，我们以整合思路思考在院感防控上应该去做哪些事。院感包括住院病人在院内获得的感染，也包括医院工作人员在院内获得的感染。院感应该管的既有病人也有医务人员，既要考虑内源性病人因素，也要考虑交叉感染。因此，院感防控管的人不少，管的范围不小，需要院间整合，如医务人员的整合。在具体防控中需要支出很多成本（如手纸、洗手液等），费用谁来管，谁去付？此外，怎么得到病人理解，怎么得到信息管控，以及新技术的开发和科研的设计等，这些都在院感管理中占有非常重要的地位。因此，院感是一个整体管理概念，并不是某一个人只管某一段，不只是医生管好洗手，护士管好处理，而是一起做才能真正做好。

整合医学是把所有的先进知识、相关措施作为一个整体考虑，整合是以人为整体考虑，院感管理也应该考虑方方面面。整合思路是多维度管理方式，包括对整个医疗体系相关措施的管理，包括传染病管控、多药耐药的管控，以及医联体的管理与培训等。做院感最重要的不是出现问题去"救火"、"灭火"，而是要防患于未然，在出现苗头的第一时间去控制。

在院感防控中，首先是源头管理，尽早评估和识别。在临床中可能会碰到某些常见的传染病，比如有很多流感病人就诊，这时要控制院内暴发。还有对多药耐药病人的管控，对多药耐药病人的管理要像对待传染病一样，因为病人一旦控制不当可能会在整个医院甚至更大区域产生不良影响。其次是切断传播途径，包括手卫生、标准防护、消毒等，及时发现及时隔离。第三是及时救治，包括现场评估救治，特别是一次发现多个病人时，后续还应有相关的预防措施，职业防护的紧急处理也是需要关注的内容。第四是医联体协作，病人相互转诊，不仅是急诊科、ICU 和病房，应该是整个医院参与，上下联动才对。

我们要开展基础的医疗培训，包括具体措施的落实，如转诊之前的信息获取，转诊给其他医院的资料交代，要让当地医院有据可查。因此，做好医院间、科室间的信息传输网络非常重要。

三、急诊院感管理的具体措施

首先是转变观念，确立目标。要做好培训，强调院感无小事，类似于消防安全，加强整体意识。要求各科室、各部门统一协作，有依从性，包括疫情报告、多药耐药管理、培训等。

其次是医院搭台，多学科联动，改进管理模式。从管理部门到后勤支持部门，都要将院感内容纳入绩效考核。各专科间要联动，这有助于信息的及时反馈。有些辅助部门，如安保、保洁部门也要进行座谈，了解职业防护的情况。科室内实行"医护一体多维度"管理模式，有院感管理小组，每个区都要有院感医生、护士，纵向要有，横向也要有，每个人员的职责都需要明确，每个月有常规项目，也会有专项项目。

第三是梳理关键环节，建立可测量的临床质控管理指标。医院管理层专门讨论具体项目和细节，出现问题对每一个关键环节要逐个讨论怎么改进，如多药耐药菌的防控，包括早期的筛查，碰到病人后的隔离措施和防护用品的配备，危险值随时报告，每天早晨交班的信息获取等。早期筛查要在 24 小时内完成，每一班都要有人员管理；在查房时，对多药耐药菌感染病人，要明确医生该怎么做，护士该怎么做，怎么佩戴手套，什么时候穿隔离衣，要求所有人必须学习实施。清洁消毒的过程要有结果评定，保证整个消毒清洁层面不留死角。

医疗废物管理，包括医用垃圾处理的分类、储存、交接要有专门要求。消毒管理部门及其常规消毒管理设备，要有专人负责。对职业暴露的预防、处置与随访，要建立专门的流程和措施，医院所有医务人员职业暴露后，要紧急处理，现场处理后到急诊科备案，急诊科要有一名工作人员为全院所有职业暴露后的人员进行紧急处理。

第四是多层次、多形式培训。要求所有内容进行滚动，每年培训 3 次，随着知识的更新，每次内容会有一定补充和加强，补充时要根据人员要求，会检查错误，形式上包括角色互换、问卷、现场演练等。对多药耐药菌防护的培训包括集中讲授、穿隔离衣，保证人员措施落地。职业防护人员覆盖不仅包括本科室医护人员，保洁、护工等也都需要了解，以多种形式帮助他们学习认识。

第五是加强监管、反馈和持续改进。每个月各科室都会有自己区域内的自查，同时招募志愿者在旁边观察、拍照，信息会上传到科室群里反馈为什么没有做好，保证相关措施的落实、监管和实施。

四、思考与展望

院感防控带动的不仅仅是一个具体事情，而更多的是让大家有更强的防控意识，有了意识就会有更好的措施，从而避免医疗风险。对于院感，一定要早期干预，要有整合思维，要用数据说话。

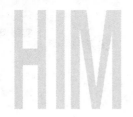

整合医学思维下的急诊实践

◎聂时南

"天下大势，合久必分，分久必合"，这是事物发展的必然规律，医学的发展也遵循这一规律。医学发展初期是以"合"为主，现代医学的问题是专科过度细化、专业过多分化；以分为主的发展方式和弊端使病人成了器官、疾病成了症状、临床成了检验、医生成了药师、心理与躯体分离、重治疗轻预防、城乡医疗差距水平继续拉大。以急诊科为例，在急诊经常遇到这样的情况：一名肾脏疾病已开始进行透析治疗的病人发生脑出血，神经外科建议透析后手术，肾内科建议手术后透析，到底应该怎么处理？一些大型综合医院急诊科的急危重病病人经常会遭遇这样的"扯皮"。

如何破解上述难题？樊代明院士适时提出了整合医学的理念，他指出，"整合医学是将医学各领域最先进的知识理论和临床各专科最有效的实践经验分别加以有机整合，并根据社会、环境、心理的现实进行修正、调整"，整合医学中的"整"是方法、手段，"合"是要求、标准、结果。目前各学科都在进行整合，比如肾脏中心，南京总医院被称为中国肾脏病的"梅奥诊所"，他们将基础实验、临床诊治、内科透析和肾移植整合在一起，但也产生了相应的问题。心脏中心的整合使临床医生不仅会开药和做手术，也对疾病的理解更透彻，面对一个血管三支病变的病人，共同探讨治疗方法，最终达成一致意见。脑卒中中心大家很熟悉，发生脑梗死后最好 3 小时内开通血管，否则可能导致终生偏瘫；将院前、急诊科、导管室的功能整合可显著缩短救治时间，极大可能挽救病人。消化中心将消化内科、内镜、外科整合在一起完成诊治，获得的性价比和质量最高。

急诊科的危重病人往往同时存在多脏器功能障碍，我们应运用整合医学整体观、整合观、医学观的三观原则，切实解决临床实践中遇到的难题。很有必要在组织管理层面，借力整合医学思维推动急诊学的建设与发展。加强串联式整合，还症状为疾病，还器官为病人；加强并联式整合，从检验到临床，从药师到医生；加强交联式整合，严密观察，迅速行动。这样方能与时俱进，有力提高医疗技能，有效提高医治水平。

以消化道出血的急诊整合诊治为例，这类病人比较多，但消化道出血仅仅是症状，其根本病因纷繁复杂，例如，有很多消化道出血病例是冠状动脉支架术后使用双抗药物引发的出血。因此，在诊断时，要有整合医学的思维，须详尽了解病史，认真关注症状和体征，要注意细节，在实验室检查中要包括粪便隐血试验（OB 试验）、血红蛋白动态变化、尿素氮测定等，必要时要进行造影。在消化道出血的治疗上也要有整合的思想，涵盖各个方面，包括常规治疗、降低门静脉压、停用单双抗、镜下止血、气囊压迫、外科手术干预等。消化道出血的治疗需体现整体化与规范化，由单一学科"单打独斗"的时代已经过去了，应该成立有多学科人员共同参与制定的诊治流程、救治方案、诊疗常规、技术操作规程、健康宣教方案等。此外，院前急救也非常重要，院前急救是在"120"救护车接到病人后及转送病人中间进行的早期紧急处理。总之，在整个诊治过程中，需要消化内科、消化外科、介入科、ICU、内镜室、检验科、医学影像科等的通力合作，例如，消化外科组负责手术治疗和围手术期管理，判断手术指征；ICU 配备多功能中央监护系统、正压呼吸机、除颤器等。此外，三分治疗七分护理，护理团队须负责配合医生严密观察病情变化，提供专业的护理措施和心理护理，保证治疗的及时性和有效性。营养科也非常重要，要负责饮食治疗，进行饮食指导。很多病人出院后因饮食不注意，重复住院率高，因此整合医学也包括饮食、睡眠等。从以上可以看出，在消化道出血中，无论是诊断还是治疗、随访都体现了整合医学的重要性。

通过以上整合可带来如下获益。首先，有利于降低病人的病死率和并发症的发生率，通过加强多学科密切合作，可实现知识的互通融合、技术的相互配合、专业的相互协调互补，也会增加多学科的协作能力。其次，提高工作效率，有利于缩短救治时间。时间就是生命，减少病人在会诊、分诊、专科的时间浪费，使病人得到及时救治。第三，缩短住院时间，减少医疗费用，多学科合作可以促进学科间的学术交流，有效缩短诊疗消耗的时间和医疗流程，降低医疗费用。由此可以带来"1+1＞2"的效益。综上所述，我们要大力提倡急诊科设立多学科联合会诊机制，组织不同专业的学者一起开会研讨，解决疑难问题。将医学专科和专业的过度细化、医学知识碎片化的趋势扭转过来。此外，科室建设要标准规范，把价值观、管理模式、诊疗措施等创新整合在一起科室才有发展，其中应有规划、方向、人才培养、硬件设施、管理流程、急救技术。回到实际工作中，整合医学虽好，但现在没人兜底，也有无奈的时候。

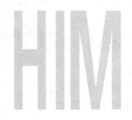

社区获得性肺炎的整合思维决策

◎王　仲

　　"整合"一词，简单地讲，就是把东西放在一起、装在一起。把各科室放在一起是整合，把不同手段放在一起也是整合，但首要的一点是观念的整合。

　　关于社区获得性肺炎的问题，我自己整合出"9＋C"原则。当然，这不只针对社区获得性肺炎，也可用于临床其他感染。具体包括：①确定感染；②感染部位；③病情轻重；④当地感染最常见的病原体是什么；⑤感染用哪个抗生素可以覆盖；⑥抗生素的应用疗程；⑦抗生素的副作用；⑧用药频率；⑨价格。

　　1. 感染　感染是外来病原体侵入人体组织造成损害，机体会有反应。第一是发热，第二是白细胞（WBC）、C反应蛋白（CRP）、降钙素原（PCT）等会有变化。呼吸道感染分为上呼吸道感染和下呼吸道感染。例如肺炎，可由不同病原体引起，一定是感染发生在肺实质，包括肺泡。感染可引起很多症状，有全身的、局部的，全身症状包括发热、全身酸疼、乏力、WBC变化、CRP升高；局部会有一些迹象，如下呼吸道感染的相关症状，包括咳嗽、咳痰等。

　　2. 感染部位　如果怀疑是肺部感染，胸片一定要有异常。感染再重，如果胸片正常则没有理由考虑肺部感染，如果胸片出现问题，再结合下呼吸道症状，考虑病变在肺脏，就可能是肺炎。分泌物检查、培养检查、酶联免疫试验可以帮助确定病原体，结合各种生物标志物可提高肺炎诊断率。

　　按照感染获得的地点，肺炎可以分为社区获得性肺炎和医院获得性肺炎。两者的区别在于，医院会有大量耐药菌，但社区没有，特别是环境非常好的地方，细菌可能从来没有接触过抗生素，因此只要用上抗生素就很敏感；但医院不一样，用大量抗生素可能也打不死细菌。按照病原体区分，有细菌性肺炎、病毒性肺炎、真菌性肺炎、支原体肺炎、衣原体肺炎等和其他肺部炎症，如放射性肺炎。通常非典型肺炎由病毒、支原体、衣原体等引起。肺炎的分类告诉我们该如何选择治疗手段，如果是社区获得性肺炎，病原体耐药性比较低；如果是医院获得性肺炎，病原体有很多种类，而且可能耐药；老年人的肺炎常不典型，要调整抗生素。

3. **病情轻重**　鉴定肺炎轻重有很多标准，如肺炎严重指数评分，这比较复杂；常用的还有 CURB-65 评分，1 分以下者可以回家，大于 3 分者一定要进监护室，2 分者可以留观。高龄、吸烟史长、有糖尿病或肝病等基础疾病，或为军团菌感染等，都可能是促使病情加重的因素，需要考虑。

4. **病原体**　引起社区获得性肺炎的病原体包括肺炎链球菌、肺炎支原体、流感嗜血杆菌等，世界各国的情况相似，但不同地区还是稍有不同。

5. **敏感抗生素**　社区获得性肺炎最常见的病原体是肺炎链球菌，医生可以参考指南选择抗生素，但要学会了解指南背后的故事和知识，门诊病人、住院病人，以及其中的老年病人要根据实际情况进行选择和调整。

6. **抗生素的疗程**　应该使用足疗程，该用多少天就多少天，否则易于诱发耐药。

7. **药物副作用**　针对儿童、老人及有不同病史，如癫痫、心脏病、溃疡病、过敏史等的病人应谨慎选用。

8. **用药频率**　大多数人愿意接受每天服用（注射）次数少、刺激性小，又能保证治疗的药物。

9. **价格**　根据病人的经济承受情况选择性价比高的药物。

最后加一个"C"，即小心培养。老年人尸检发现，有很多肺炎病人死亡前没有发热症状；此外，有很多情况都会导致胸片异常，需要仔细鉴别，因此病原体检查非常重要。

任何感染我都推崇"9+C"原则，前面 4 项是针对病人与疾病，后面 5 项中的 3 项是针对病原体与药物间的关系，最后 2 个考虑用药的方便程度和病人的接受程度。补充的"C"主要针对的是非典型情况下的病原体检测。

我认为，"9+C"就是整合医学思维的体现。

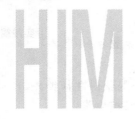

从整合医学角度看创伤镇痛的困惑与实施策略

◎ 刘明华

提到创伤镇痛，可能大家觉得这是一个没有什么要讨论的问题。但事实上，创伤镇痛不是一个小事，从院前接到创伤病人，到病人进入抢救室，再到进入病房，其间都涉及镇痛的问题。

一、创伤镇痛的困惑

急诊创伤伤员就诊最常见的症状是疼痛，这是绝大部分创伤病人的主诉，但现实中，最令人不满意的也是疼痛的处理。创伤疼痛是一种由伤害性刺激引起组织损伤或潜在的组织损伤而产生的痛苦感觉。经历 4 个阶段，损伤转化为神经传导，通过神经元到神经根到脊髓，再传递到大脑。国际疼痛学会指出疼痛是实际的或潜在的组织损伤引起的不愉快的感觉或情感经历。疼痛是一把双刃剑，通过疼痛可以判断伤情的严重程度；但疼痛本身可以导致伤情恶化，导致休克的原因除失血外，就是疼痛。疼痛对各个系统功能都有较大影响，包括循环、代谢、消化、呼吸、泌尿、血液系统等。在青壮年可能不会短时间凸显出来，但对于老年人或有慢性疾病的人，疼痛可能会带来很大的危险。

在急诊抢救室或诊室面对一个创伤病人，医生往往过多关注骨折、创面，但很少去关注疼痛症状的处理。据统计，95% 的病人的疼痛程度被低估，仅 19% ~ 31% 的创伤病人接受止痛剂，尤其是院前或者抢救室很少有医生想到用止痛剂，74% 的病人带着中度到重度疼痛离开医院。这实际上是比较惊人的数字。

在创伤发生的整个病理过程中，有 3 个死亡高峰，一是现场立刻死亡，二是 24 小时内大出血死亡，三是远期死亡。从整个病理过程考虑，疼痛是一个很重要的中间环节，它会增强全身反应。现在特别重视创伤的微创处理，或者再损伤处理,疼痛会引起很强烈的炎症反应,如果不注意控制疼痛,会导致炎症反应的急剧加重,人体功能会失衡,这是很重要的因素。

不恰当的疼痛处理非常普遍,比如伤员因为疼痛叫喊,医生却不以为然,认为疼痛是正常的,直到创伤病人痛到难以忍受,才考虑注射一支哌替啶,这样的处理实际上不完全正确,至少不是规范的处理。院前的大量调查显示,针对创伤病人,疼痛处理不到位的原因主要有以下几个方面:医生认为疼痛对创伤预后的影响不大,镇痛会对伤情诊断有不利影响,镇痛药有成瘾性。这些都是需要纠正的观念和值得思考的问题。

最近两年开展了相关研究,例如,有研究对 3 组不同的创伤病人进行了观察分析:一组使用镇痛泵,另一组是在疼痛难忍的情况下使用哌替啶或吗啡,而第三组病人因一些原因拒绝镇痛。结果发现,3 组病人创伤后的炎症反应有明显差别。回归分析显示,病人的皮质醇、肿瘤坏死因子水平均与疼痛水平呈正相关,采用镇痛泵对心率、血压的影响比较轻微。我们早在 1998 年就建立了创伤病房,而镇痛就是要做无痛创伤病房,我们 2007 年开始了这项工作,即开展规范镇痛,病人到病房来,就要让他无痛,我们采取了一些比较规范的办法,例如通过镇痛泵等,让病人感觉到比较舒适。很多人认为重症颅脑损伤的昏迷病人,疼痛感觉比较差或者没有感觉,但实际并非如此,我们可以看到很多昏迷病人评分到 3 分,疼痛感相当明显,这些病人应激反应相当强,因此颅脑损伤的病人也一样要镇痛。关于镇痛对伤者意识状态评估的影响,并没有充分的证据;现在的影像学评估手段非常先进,使用镇痛药会掩盖症状从而对伤情误判的观念需要改变。相关共识指出,对颅脑创伤病人使用镇痛治疗,除可改善舒适外,还能降低细胞能量代谢率,这对颅脑创伤病人意义重大,而且有很强的证据支持。有很多机制导致颅脑创伤病人颅内压升高,处理得当可缓解缺氧,降低脑的代谢率,总体获益明显。

我们应该提高认识,对创伤病人进行合理、及时的疼痛处理,而不是像以前一样觉得疼痛无所谓,或者受了伤就该痛。无痛也是病人的权利,我们在这方面有传统观念;美国给他们的战士直接配备吗啡,在战场受伤后直接可用。总之,良好的疼痛管理对病人的康复、缩短住院时间等都有明显益处。

二、创伤疼痛的评估

疼痛的评估方法包括视觉模拟评分法、数字等级评估量表、语言等级评定量表、面部表情量表等,这些都带有很强的主观印象和色彩。语言等级评分是病人自己表述无痛、轻度痛还是重度痛等。实际情况中,常使用表情量表,对儿童及一些交流比较困难的人用表情量表可以相对准确地判断病人处于哪种疼痛状态。

创伤病人的疼痛评估比较困难,此外,意识不清、头部创伤、面部创伤、酒精或药物依赖、创伤所致情绪障碍、恐惧、焦虑、悲痛,以及伤口大小、失血量、组织损伤与疼痛强度、镇痛需求之间常不成比例。

对创伤程度判断也可以依据年龄段采用相应方法，比如小于 4 岁无法表达，或表达不准确、不精确者，主要通过一些指标，如通过面部、上肢、下肢、哭闹等进行疼痛评估。对于 4 ~ 12 岁的儿童，主要通过面部表情进行评估。大于 12 岁者用数字评定、语言评定、视觉模拟进行评估。

对疼痛评估要实现常规化、量化、动态化、全面化，通过静息和运动两个时相进行评估，给药后要进行效果评估，看是否达到效果。临床上发现剧痛时，要考虑有无其他因素，如创伤病人发生静脉血栓时有比较突出的特点，如局部肿胀、剧痛，此时要特别考虑有血栓形成的可能。

三、创伤镇痛的实施策略

创伤病人从院前受伤到抢救室，大家更多的是处理损伤、休克，对疼痛不太重视。有些医院没有创伤病房，对创伤镇痛更不会重视。现在确实要高度重视这一问题。整体镇痛包括全身给药和局部给药，创伤病房基本上用镇痛泵，通过标配处方自控镇痛效果很好。非药物治疗、药物治疗，局部用药、全身用药要权衡考虑。创伤镇痛要考虑阶梯治疗，轻微疼痛、中度疼痛、严重疼痛要评分，采用的办法不一样，可参考现有的阶梯建议方案。

创伤急诊阶段的病人需要禁食，因此静脉镇痛用药是主要方式。最开始用小剂量滴定，再用泵做调整，镇痛效果比较差时可反复评定，再调整剂量。镇痛用药后出现低血压提示血容量不足。一般不建议皮下或肌内注射给药。镇痛辅助药物包括抗抑郁药、抗癫痫药、肌松药、镇静药、抗焦虑药等。

镇痛的原则包括：正确判断伤情和疼痛程度，根据部位选择方法，根据反应调整剂量，在镇痛治疗的同时尽快去除致痛的病因。把镇痛上升到损伤控制层面，早期确定救治方案是创伤病人救治的一个重要原则。

疼痛体验刻骨铭心，对于创伤病人，医生、护士、患方要共同努力，提高对创伤镇痛的认识，要建立无痛创伤病房，给病人创造无痛苦世界。

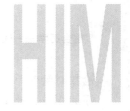

严重创伤救治中的损伤控制

◎许硕贵

要做好严重创伤的精准救治，应该有天时、地利与人和，这就需要在外力的干预和支持下把平台和团队加以整合。

急诊病人送到急诊室来，很多医院出现的状况是一窝蜂，很多医护人员往往不知道自己的角色定位。前几年在上海试飞水上飞机时出现事故，两三个病人送到医院的急诊室，现场非常混乱，院长在指挥，副院长也在指挥，急诊室主任高喊一声"听我的"，这就是我们现实中碰到的很客观的问题。

统计表明，病人在急诊室滞留的时间是创伤预后和死亡的独立预测因素。我提出"开放自调式救治团队架构与内涵建设"。我们接待过几乎所有制定国际创伤规范的专家，他们说目前很多地方的创伤团队架构与内涵建设基本是空白，或者在有关方案中提出上述工作很重要，但具体如何实施并没有涉及。我们建立的这个架构，内涵有三个词"角色直观化、职责细分化、医嘱套餐化"，即参与抢救的人员都要知道自己的角色定位，规范细化职责，有些创伤病人根据不同的伤情应有一定的套餐医嘱。平时长海医院的标牌是白色，黄色是确定的角色，比如病人来了，1 号伤员指挥者就是 1—D1。为什么叫"开放自调式"？有时来几个病人，可能先期到了 5 名医生，有经验丰富的和不丰富的，护士分不清楚，科室间彼此了解也不深入。标牌全是可粘贴式，一看张教授作为指挥者可以放在他身上，这样角色非常直观，把职责也非常清晰地说出来了。具体的时间、地点和状况，具体医院，大家也可以进行开放式讨论，规范好后就会非常清晰，这就是职责细分化，例如护士的职责，有气道护士、外勤人员等，使抢救工作有条不紊。医嘱套餐化可以避免混乱嘈杂，创伤病人多时，现场嘈杂严重影响抢救的开展；如果我是指挥者，我直接把套餐往上面一写，只要救治人员看到就知道原来这个人是大动脉没有情况，可以选套餐医嘱 B，等等。我们对套餐反复讨论进行规范，这样至少在抢救时会非常迅速、便捷。我们的开放自调式救治团队架构与内涵建设取得了很好的疗效，比如在处理上海崇明横沙岛车祸中，病人全部分流到位，急诊室滞留时间最短，要么进手术室，要么进 ICU 等，取得了很好的效果。

在抢救复苏时要注意 O 型红细胞悬液的使用，在战争时早就有 O 型红细胞悬液的使用，非常安全，只要不超过 7000 毫升都不会带来其他问题，在配型前先直接输上红细胞悬液，已经救治了不少病人。

创伤中经常会提到损伤控制外科的概念，这非常符合整合医学的理念。我们曾遇到从 6 楼坠落的病人，因为是下巴和四肢落地，内脏没有受到大的伤害，但双侧颈内动脉受到影响，经良好的损伤控制，后来恢复很好。要想提升创伤救治的水平，必须首先发展损伤控制外科的技艺，最关键的是微创，如微创的支架成形血管、骨折固定等。发生四肢骨折时，支架一固定就觉得比较稳妥，实际上带来的问题也不容忽视。曾有一个 33 岁的病人从江苏最著名的医院转到我院，当地救治得非常好，之所以转院就是因为支架引起了脓肿感染。当地的 ICU 主任说只要能帮助他们把骨折穿上钉子，病人就没问题。实际上骨头没有对位，支架有问题，稍微一动在救治过程中就引起感染。最后我们救治成功了。

四肢骨折能否进行一期确定性治疗？答案是肯定的。但一定要把钉子打准，实际上并不那么简单，一期确定性治疗的意义做急诊的人都知道，不但可以减轻伤残，而且可能挽救生命。怎么才能使骨折一期归位，这牵扯到大整合。精准定位是一直存在的问题，现在大家迷信机器人，实际上外科医生训练好了也可以做得很好。四肢骨折一期确定性治疗中，只要把骨折固定好就不会痛，至少会减轻痛苦。按照损伤外科理论，早期不能把骨折固定，通过支架一期固定，可以避免脓肿的发生。

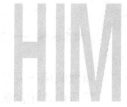

整合检验医学

肝癌蛋白质组学研究及其意义

◎贺福初　姜　颖

　　我国是肝癌高发国，我们的工作是希望利用蛋白质组学研究对肝癌进行精准的分子分型和靶向治疗。

　　美国的肿瘤基因组图谱（TCGA）整体计划开展至今已有十几年了，在肿瘤领域的基因组学研究上取得了重要进步，发现了与肿瘤发生相关的 770 多个突变基因及参与的 13 个重要的信号通路。其实，肿瘤蛋白质组的研究也发展得非常迅速。在 TCGA 计划开展 10 年时，美国启动了肿瘤蛋白质组研究计划（CPTAP），该计划的基本想法是在前期 TCGA 产生大规模基因组数据基础上，在同样的样本中同时进行蛋白质组研究。先期启动的 CPTAP 计划共包括 5 种肿瘤，目前见刊发表的有 3 种肿瘤——结肠直肠癌、乳腺癌和卵巢癌。

　　美国 CPTAP 计划的基本主导思想是基因和蛋白质组研究，希望按照从基因到蛋白这个中心法则的规律，用组学分子分型，将肿瘤学的基因与蛋白进行整合研究。我国贺福初院士早在 2014 年就启动了一个计划，叫"中国人类蛋白质组计划"，这一计划与 CPTAP 计划理念不太一样，我们希望从蛋白质组角度对重大疾病（先期包括 10 个脏器及对应的重大疾病）进行规模化的蛋白质组研究。以蛋白质组研究为主，再用基因组、转录组或其他组学研究来对蛋白质组研究整合分析。

　　先期研究的 10 个人体器官包括肺脏、肝脏、胰腺、肾脏、膀胱、食管、心脏、胃、肠和血液病血细胞的蛋白质组研究，这是一个非常庞大的计划，所有的计划都包括一半做基础研究的团队，一半做临床研究的团队。贺院士希望做基础研究和做临床研究的团队能够紧密整合，解决医学面临的重大问题。本文主要介绍肝脏蛋白质组的研究。

贺院士是国际肝脏蛋白质组计划的主席，我国是国际肝脏蛋白质组计划的领衔国家，所以也作为"领头羊"引领整个项目的开展。中国是肝癌大国。肝癌在全球范围内与其他肿瘤比，发病率和死亡率都位居前列，其他肿瘤死亡率在逐渐降低，但肝癌的死亡率却在逐渐上升。原因是什么？肝癌发病复杂，并不是单纯的肿瘤，在发生发展中，会伴有肝炎、纤维化、肝硬化等多种肝脏的复杂疾病，最后发展到肝癌。所以，肝癌靶向治疗的探索一直没有找到很好的靶标，也没有发现针对肝癌的特异性药物，唯一经美国 FDA 批准的药物索拉非尼，目前的有效率也非常有限，就是说目前对肝癌并没有很好的靶向治疗药物进行针对性治疗。

在该项目研究之初，我们与很多临床团队讨论，做蛋白质组研究，到底能解决临床上现在面临的什么问题，或者说，最困扰肝癌医生的是什么问题，或者是需要基础研究帮他们解决什么问题。讨论了很长时间，最后提出一个问题双方都感兴趣，就是在临床外科治疗中，肝癌的手术治疗都是根据国际上巴塞罗那的分期标准去进行判断，什么样的人适合手术，什么样的人适合化疗，什么样的人适合栓塞。按照巴塞罗那的标准，被定义在早期肝癌的病人适合手术切除，手术切除后再进行相应的栓塞和后续配套的化疗；但问题是按照巴塞罗那的分期标准，早期肝癌进行手术根治性切除后，仍有 50%～70% 的人会有转移和复发，此时就很难有治愈的可能性了。肝癌不是死在发生，而是死在转移和复发，因此，后续的转移和复发是致命的问题。所以从早期肝癌中发现什么样的病人更容易有早期转移和复发的潜能，除临床根治性手术切除外，还需要更进一步的靶向药物治疗，或其他干预，这是我们与临床医生讨论后希望要解决的医学问题。

针对这一问题，我们蛋白质组的整体研究策略是希望临床帮我们采集按照国际规范标准（巴塞罗那分期）定义为早期肝癌且适于手术治疗的样本。采集的组织配对，一个是癌，一个癌旁的样本；然后对采集的样本进行大规模多组学研究，主要产出的是蛋白质组的数据，蛋白质组进一步细分，产出 4 套数据，包括蛋白质表达谱的数据、蛋白质磷酸化数据谱、蛋白质转录因子对应数据及同一套样本转录组和基因组的数据。我们希望这样一个多组学数据相互间有互补的关系，对肝癌机制及其治疗靶标有更深入的研究。

当时项目计划的数据采集、数据分析到后面的整体实验，无疑是一个非常庞大的计划，在大规模临床样本的组学研究中，有非常重要的两点：一是入组样本的临床信息和规范的实验操作，二是要用高精尖的组学技术。这样，临床上好的取材，临床信息的规范采集，加顶级组学技术的整合，基础研究才会有很好的发现。我们从两家医院采集了 125 例样本，同时采集社会学信息及肿瘤学信息，临床上采集到的样本与我国肝癌的发病特点非常一致。以 50～70 岁男性为主，绝大部分是在肝硬化基础上发展的肝癌，绝大部分是乙肝病毒（HBV）感染的肝癌。在肿瘤学特征上，甲胎蛋白（AFP）是肝癌主要的检测指标，我们入组的样本是早期肝癌，绝大部分 AFP 是阴性，AFP 的特异性比较高，但灵敏度并不高。入组的样本中约 50% 的 AFP 不高。我们特意入组的是按巴塞罗那标准在早期可行根治性手术的样本，肿瘤直径定义在 5cm 之下，有一半小于 3cm。我们还采集了癌栓及 5 年生存率的临床数据，这样数据与后续的组学数据联系会得出非常重要的临床结论。

用临床样本要想产出理想的数据，对组学的技术要求很高。要取到 0.5 克的组织样本，才能做出后续的所有数据。我们一方面对技术路线进行优化和整合，一方面与临床医生反复沟通，用尽量少的临床样本产出尽量多的组学数据。

蛋白质组学数据产出有一个非常重要的过程，数据产出数据平台，其稳定性非常重要。因为 100 多对临床样本，采集时间在 3~6 个月，这一期间平台产出数据的重复性和稳定性非常重要，我们经过评估，质谱数据的稳定性非常好。产出的基本数据是配对样本，癌和癌旁，过去组学的通量没有那么大，一般是把样本放到一起；但这次是一例一例做，而且每例都有配对的样本，全部是单个样本一例一例产出数据。

我们发现癌与癌旁有明显区别，另外，肿瘤的两个特征——AFP 含量和微血管侵犯（MVI）——对检测有显著影响，AFP 含量高及有癌栓的样本，蛋白鉴定量显著高于 AFP 阴性和没有癌栓的样本。这是首次在数据中看到的现象，即随着肿瘤恶性程度增高，蛋白鉴定的数目也在增加。我们同时做了相应配对样本的转录组数据，结果也支持这一结论。

肿瘤样本与癌旁样本比较，下调的蛋白比较少，有 359 个，但上调的蛋白非常多，有 1649 个。这些上调的蛋白与增殖相关，与大家非常关注的肿瘤的细胞外基质（ECM）和免疫相关的信号通路相关；但下调的蛋白主要是集中在肝脏基础代谢的基本功能，也就是说肝癌在发生过程中，肝脏基本的代谢功能降低了，而获得了更多肿瘤增殖和肿瘤转移相关的分子特性。

高 AFP 的肿瘤样本和低 AFP 的肿瘤样本，其通路差异在哪里？高表达者主要与免疫相关的重要信号通路有关，也与是否有 MVI 有关。上调的分子主要与肿瘤转移相关的通路有关。看起来肿瘤蛋白质组能够反映肿瘤的基本生物学特征。同时采集磷酸化蛋白质的数据，肿瘤组织磷酸化蛋白质数据在转录组的表达谱未见重要信息，磷酸化蛋白质代表信号通路的激活。在早期肝癌，最活跃的信号通路是 P38 通路、RA 通路、IL-1 通路和 α 通路，更多是与免疫相关和炎症相关信号通路的高度激活。

在早期肝癌中，基因组的改变仍是 TP53 和 CTNNB1 的高频突变，已有的大规模基因组研究，并没有集中在早期肝癌，而是所有分型的肝癌全在其中。对基因组、转录组和蛋白质组的整合分析发现，蛋白质组和转录组上调者更多集中在与肿瘤增殖、蛋白质翻译相关的基因上。也就是说上调活跃的更多与肿瘤相关，以满足肿瘤的增殖；而与肝脏原有代谢相关的功能性蛋白，它的表达量是下调的。

　　基因组和蛋白质组的整合，可见 TSC12 的突变，它是该通路的关键分子，是上游分子，我们可看到通路下游激活的靶基因的 RPS6 磷酸化在突变样本中是显著上调的。同样 CTNNB1 有高频突变，在 CTNNB1 高频突变的样本中，靶基因明显上调，而负责肝脏代谢的靶基因有下调，也就是说肿瘤发生、发展的关键基因，与其所对应的蛋白质变化之间能找到一种关联关系，从而可以发现驱动肝癌发生、发展的通路。转录组与蛋白质组的整合，发现在早期肝癌中它们是正相关，但相关性不高（相关系数约为 0.47），与其他肿瘤没有太多区别，亦即转录组与蛋白质组各有各的分子特征。

　　分别对癌与癌旁蛋白质组分析，发现了一个重要现象，即癌旁的蛋白分子总是聚在一起，而肿瘤的蛋白分子总是分散的。托尔斯泰说过："幸福的家庭都是相似的，不幸的家庭各有各的不幸。"肿瘤也是这样，在癌旁，更多是汇聚；在肿瘤，则各行其是。后续的组学研究能否对分子分布如此广的肿瘤进行精准的分子分型，为临床诊断提供根据，还需下大力气。

　　我们针对蛋白质组分子，用蛋白质组对早期肝癌进行了分子分型，看到了初步结果。蛋白质组可对分散非常广的肿瘤分成 3 型，AFP 高的样本聚集在 D3 型，有 MVI 的样本也聚集在 D3 型。D3 型的无病生存期和总生存期都最差；从临床特征及其预后上，D3 型也最差。肝癌恶变的分子特征非常相似，CYP1 是药物代谢酶，也是肝脏重要的转运分子，它在癌旁和肿瘤样本中都很明显，癌旁最高。与肿瘤相关的也是与增殖相关的，另有一些与肿瘤干细胞特征相关，还有一些与肿瘤转移相关。我们用蛋白质组分出来的早期肝癌的 D3 型，是恶性程度非常高的一型。D3 型涉及的重要分子，与肿瘤增殖和肿瘤转移有关。

　　细胞骨架的重塑与肿瘤的增殖和肿瘤的迁移能力非常有关。在 D3 型肝癌，免疫抑制性的分子显著上调。与增殖相关的候选靶分子在 D2 型和 D3 型非常高，也就是说通过蛋白质组分出来的 D2 型和 D3 型人群，需要更多的是抑制增殖的靶向药物进行治疗。除对增殖的靶向分子进行抑制外，D3 型还有非常重要的独有的免疫分子的参与，还有与转移相关的候选药物靶分子上调，以及与代谢相关的分子的重排。因此，对 D3 型病人，除了抑制增殖，还要抑制肿瘤的转移和调节免疫相关的分子。

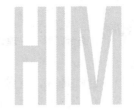

反向病原学

◎徐建国

2010 年，青海玉树发生了地震。地震影响区域是青藏高原喜马拉雅旱獭鼠疫自然疫源地的核心区域。有人说，世界鼠疫看青海，青海鼠疫看玉树。玉树的鼠疫比较活跃。旱獭是主要动物宿主，是一种冬眠动物。有国外学者认为，玉树地震会影响处于冬眠状态的旱獭，出眠的时间可能会提前，出眠后的活动可能会增加。因此，玉树灾后发生鼠疫暴发的危险性提高。有关观点在《科学》杂志上发表。

地震毁灭了玉树州疾病预防控制中心的实验室。检测标本中是否存在鼠疫杆菌，需要运送到 800 千米以外的西宁市相关实验室。鼠疫控制，争分夺秒，这种情况是不可接受的。因此，卫生部（现卫生健康委员会）和国家疾病预防控制中心，要求我们把移动P3级生物安全实验室开到玉树，承担检测任务，确保大灾之后没有鼠疫发生。这是我国有史以来第一次把 P3 级移动实验室开到现场，开展传染病预防控制工作。

几年前，军事医学科学院的杨瑞馥研究员与国外专家合作，在《自然遗传学》杂志发表了一篇论文。论文的主要论点是，第三次鼠疫大流行源于中国。鼠疫杆菌是从中国传出去的。

中国曾有 12 块自然疫源地，分布很广，包括广西、福建、黑龙江、内蒙古、西藏、云南等。也就是说，这些疫源地的主要宿主动物携带了鼠疫杆菌，才造成人间鼠疫。新中国成立后，在鼠疫自然疫源地理论的指导下，我国开展了大规模的消除鼠疫自然疫源地的活动，也就是消除当地携带鼠疫菌的动物，主要是鼠类。近 10 余年，绝大多数鼠疫自然疫源地没有发生过人间鼠疫。只有青藏高原喜马拉雅旱獭鼠疫自然疫源地周围的省区，发生过人间鼠疫病例，包括青海、西藏、甘肃、宁夏、四川等。

中国科学院地理研究专家的研究认为，青藏高原是由于地壳运动逐步形成的。

也就是说，青藏高原原来处于海底，逐步升高，成为地球第三极。海拔高、缺氧、寒冷，人类生存困难，至今人烟稀少。如果说青藏高原来源于海底，那么应该说，青藏高原野生动物携带的微生物，是原始的，受人类影响很小。研究青藏高原野生动物携带的微生物，有助于我们更好理解传染病是如何从动物传给人的，有助于我们预防和控制未来可能发生的传染病。我们研究的第一种青藏高原野生动物是秃鹫。秃鹫处于食物链的顶端，食用动物死尸。因此，秃鹫体内很可能存在一些特殊的微生物，帮助秃鹫消化死尸，获得营养。

过去我们对人或动物携带细菌的认识，基本上是依据细菌培养的结果。能够培养出来的细菌，是适合我们使用的培养基生长的细菌，但不一定是标本里含量最多的细菌。因此，如何解释培养结果，是一个重大挑战。20 世纪 80 年代以前，一般认为人肠道的主要细菌是大肠杆菌。这是因为我们使用的培养基和培养条件最适合大肠杆菌的生长。每一个人的粪便标本，几乎都能够培养出大肠杆菌。20 世纪 80 年代左右，厌氧培养技术兴起。使用厌氧培养技术，人们发现肠道最优势的细菌，不是大肠杆菌，而是厌氧菌。大肠杆菌的数量是极少的。把粪便标本做系列稀释后，在厌氧条件下培养，大肠杆菌不见了，培养出来许多厌氧菌，如双歧杆菌等。因此人们认为，双歧杆菌等厌氧菌是人肠道的主要菌群。现在看来，这个结论也是错误的，至少是不全面的。造成这种现象的原因，是因为我们使用的培养基和培养条件都是有选择性的。它选择性地培养出一部分适合生长的细菌。细菌的个体很小，肉眼看不见，我们必须要发展一种技术，能够相对准确地判断标本中细菌的种类和数量，即非培养性的，非选择性的。

现在看来，唯一的办法是分析细菌 16s rDNA，所有细菌都有 16s rDNA，不同"种"细菌的 16s rDNA 是不一样的。全长 16s rDNA 分析，是发现和命名新"种"细菌的重要依据之一。因此，通过研究和分析标本中含有细菌 16s rDNA 的种类和数量，我们就有可能了解标本中含有多少种类的细菌及其数量。

我们发展了一种方法，命名为"宏分类学方法"（Metataxonomics）。宏分类学方法的核心内容是获得高通量的细菌全长 16s rDNA 序列，把高度相似（同源性高于 98.7%）的 16s rDNA 序列进行归类，对每一类的代表性序列进行系统发生学分析，明确其系统发生学位置，也就是分类学位置。这个过程称为操作系统发生学单元（OPU）分析策略，也就是说，对高通量的全长 16s rDNA 序列，进行非常严格的分类学分析。

二代测序平台只能够提供部分 16s rDNA 序列，譬如 200bp、400bp、800bp 左右。全长 16s rDNA 序列是 1500bp。使用部分 16s rDNA 序列，只能够检测已知细菌，无法识别未知细菌；能够把常见细菌鉴定到"种"，但不准确；在大多数情况下，只能够鉴定到"属"的水平。这对医学微生物来说，特别是对传染病的病原学诊断来说，是无法接受的。

使用宏分类学方法，发现青藏高原秃鹫粪便标本的第一优势细菌是产气荚膜梭菌。一般来说，可以把一个 OPU 看作一个"种"。我们发现，秃鹫粪便标本含有 314 个 OPU，也就是大约 314 个"种"。其中，只有102 个是已知细菌。大多数是未知的，有待于我们去发现、分离、命名和研究。在这 102 个已知细菌里面，40 余个可以引起感染性疾病。有科学文献报道，曾经引起过临床感染。有意思的是，在 9 只秃鹫粪便标本发现的 314 个 OPU 中，只有 6 个 OPU 是所有秃鹫都有的，亦即"共有种"。在 6 种秃鹫共有细菌种，有 2 种含量很高。含量最高的是产气荚膜梭菌。产气荚膜梭菌毒力强，可引起气性坏疽和食物中毒。在美国，10% 的食物中毒是由产气荚膜梭菌引起的。秃鹫为什么需要这么多的产气荚膜梭菌呢？产气荚膜梭菌含有很多酶类，可消化肌肉、组织等。我们设想，秃鹫以死尸为食，它需要产气荚膜梭菌把动物死尸消化，成为营养，供自己生长。对秃鹫来说，产气荚膜细菌可能是生活必需的。可是，人类不小心感染了该菌，发生了气性坏疽。秃鹫携带产气荚膜梭菌，并不是有意与人类为敌的。

喜马拉雅旱獭是一种非常美丽的动物，也是鼠疫杆菌最重要的宿主，居住在青藏高原。喜马拉雅旱獭粪便标本中 98.7% 的细菌（个数）是未知细菌。藏羚羊也是青藏高原的一种重要动物，粪便标本中 99.8% 的细菌（个数）是未知细菌。

喜马拉雅旱獭粪便标本的大肠杆菌特别有意思。我长期从事致病性大肠杆菌的研究，特别是肠出血性大肠杆菌 O157：H7。有记载的人类认识大肠杆菌始于 1885 年，19 世纪 50 年代命名为"大肠杆菌"。最初认为是人肠道正常菌群，是不致病的。后来发现，一部分大肠杆菌是致病性的。致病性大肠杆菌包括许多种类，如肠产毒性大肠杆菌、肠侵袭性大肠杆菌、肠出血性大肠杆菌、肠黏附性大肠杆菌、肠致病性大肠杆菌、新生儿脑膜炎大肠杆菌及泌尿道致病性大肠杆菌等。每一类致病性大肠杆菌都有独特的毒力基因，可依据毒力基因的有无，对致病性大肠杆菌进行分类。国人比较熟悉的是产志贺毒素大肠杆菌 O104：H4，2010 年在欧洲多国造成流行（"毒黄瓜"事件）。我国 1999 年发生过世界上最大的一起肠出血性大肠杆菌暴发事件，死亡 170 余人，估计 2 万余人感染，造成感染的病原菌是独特的，地域在徐州的黄河故道周围。

我们的研究发现，喜马拉雅旱獭粪便标本的大肠杆菌，按照现在的标准，都是致病性的。我们对 120 余只旱獭的 125 株大肠杆菌进行了基因组测序。生物信息学研究发现，喜马拉雅旱獭粪便标本几乎包含了世界上所有的致病性大肠杆菌的毒力基因，包括肠产毒性大肠杆菌、肠侵袭性大肠杆菌、肠出血性大肠杆菌、肠黏附性大肠杆菌、肠致病性大肠杆菌、新生儿脑膜炎大肠杆菌及泌尿道致病性大肠杆菌，以及不同的排列组合。绝大多数菌株包括多种毒力基因，即大多数菌株是"杂合子"，无法使用现在的标准进行分类。

回顾致病性大肠杆菌的发现历史，可能会更有意思。肠出血性大肠杆菌O157：H7于 1882 年在美国引起暴发，数十人感染；1996 年在日本引起暴发，1 万余人感染；1999 年在中国苏皖接壤地区引起感染，2 万余人发病。我们一直在研究致病性大肠杆菌是如何传播的。可是，无论如何没有想到，青藏高原喜马拉雅旱獭的粪便标本中竟含有几乎全世界发现的所有致病性大肠杆菌，及其多种"杂合"致病性大肠杆菌。如何把青藏高原喜马拉雅旱獭的致病性大肠杆菌，和中国乃至世界的大肠杆菌感染联系起来，是一个极大的挑战，也是非常有意思的科学问题。

我们还在青藏高原野生动物发现了一些其他的病原体，譬如在旱獭呼吸道发现了喜马拉雅型蜱传脑炎病毒，这个病毒是由俄罗斯科学家在远东发现的。最早在远东地区引起森林脑炎，病情凶险，病死率高。在我国很多地方引起人间感染。蜱传脑炎病毒分可为欧洲型和亚洲型。亚洲型毒力强一点，包括从西伯利亚等地分离的远东型。分子钟分析发现，喜马拉雅型蜱传脑炎病毒是亚洲型蜱传脑炎病毒的祖先，在系统发生上早于任何一种亚洲型蜱传脑炎病毒。但到目前为止，没有发现此类病人。

旱獭传播鼠疫，我国鼠疫很可能来源于喜马拉雅旱獭。历史上我国有 1000 余万人死于鼠疫。鼠疫是甲类法定传染病，过去俗称"一号病"。喜马拉雅旱獭还携带所有种类的致病性大肠杆菌、小双节 RNA 病毒、旱獭甲肝病毒、喜马拉雅型蜱传脑炎病毒等。但旱獭不是故意与人类为敌的，它来到地球的时间比人类早许多。我们应该认真考虑这个问题——人和动物的关系。

到现在为止，我们应对传染病的策略还是被动的。疾病出现了，造成死亡了，才开始研究。现在，新发传染病成为国家生物安全最重要的内容，我们应该做前瞻性研究来提前考虑这个问题。

国家自然科学基金委员会重大研究项目"动物源性病原体及其对人类致病性"课题组，通过多种动物微生物的研究，提出我们存在 18 种新传染病的风险，譬如温州病毒。我国科学家在浙江温州啮齿类动物中发现了一种沙粒病毒，命名为"温州病毒"，没有发现人间感染。国外学者在柬埔寨和老挝边界发现人间病例。我国可能存在温州病毒感染的风险。

传统医学微生物学的核心是病原微生物，病原微生物学基本内容如下：传染病发生了，我们假设是由某种微生物引起的，就设计方案分离鉴定可疑微生物；按照科赫三原则，确定病原体；然后才是发现传染源、动物宿主研究、传播途径研究、诊断治疗研究及预防控制研究。这是传统的路线，是成功的。我们是否可以反方向思考，来预防传染病的发生呢？譬如，发现并命名新的微生物，评估新发现的微生物的致病性或者公共卫生意义，提出未来可能发生的传染病病原体目录，研究预防控制措施，预防传染病的发生。至少能够预防像 SARS 这样的传染病的发生。因此，我们提出反向病原学的设想。我们现在已具备了这种能力。

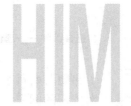

生物特征识别技术在侦查破案中的应用

◎刘　耀

公安部在侦查破案时要运用生物特征技术。今天讲整合医学，实际上真正定案、判案前是需要整合多方面证据的，不能只靠某一个特征。

生物特征技术是指通过计算机利用人体固有的生理特征，包括指纹、虹膜、人脸、DNA 等，或行为特征如步态等的不同来进行鉴定。很多管理部门也在用行为特征或生物特征，像门禁、考勤等，政府部门、出入境管理也在用，其中指纹用得最多。以掌纹、足迹、人脸、虹膜、声纹等生物特征为代表的生物特征识别技术已日趋成熟。现在的二代身份证就是指纹身份证。早期识别技术主要通过人工比对，基于经验对检材和样本进行比较。随着计算机技术的开展，开始出现自动识别系统。世界各国政府和国际组织高度重视生物识别技术的研究和应用，相关技术和产品在边检通关、居民证照、公安司法、金融证券、电子商务、社保福利、信息网络等公共安全领域和门禁、考勤、学校、医院、超市等民用领域都得到了广泛应用，形成了信息技术的新兴产业。美国联邦调查局（FBI）的指纹自动识别系统（AFIS）非常完善；此外，2015 年他们的人脸识别数据已经达 5200 万，2017 年 9 月大概已经过亿，掌纹也有 2400 多万。目前，我国已建立以企业为主体、市场为导向、产学研相结合的生物识别技术体系，中科院自动化研究所等部门在牵头做这项工作，以更好地服务于公安侦破。

生物特征识别技术的大体流程如下。首先要掌握对象的特征，取下特征，建成库存，建库后，再遇到案件拿指纹在库里来比对，虽然流程看似简单，但操作起来很复杂。

指纹识别技术是最古老的生物特征识别技术，指纹识别用于案件鉴定，最早是在 1892 年，当时阿根廷的警官胡安·沃塞蒂希利用犯罪现场的一枚血指印破获了弗朗西斯科杀害亲子案。1896 年，阿根廷成为世界上第一个立法确定指纹为定案依据的国家。最初的指纹识别技术主要通过人工对比，现在已发展出指纹自动识别系统。指纹是手指上皮肤花纹的形态，专业人员看手指纹理分簸箕和斗，但簸箕和斗的特征不一样，以中心三角为要点。现在发现，人的指纹没有相同的。此外，指纹终生不变。只要接触一下，就能留下指纹。目前，通过计算机比对，可以先完成 90% 的工作，因为指纹库大小不一样，有上百万、上千万的指纹库，量很大。缩小范围后再进行人工检索，最后定案还是人工检索。选出来最相近的再进行人工比对，比对上了就可以定案。目前我们整个公安系统大概有 1 亿人次的总存储量，二三十年前美国已建了很大的库，我们和他们比较，指纹鉴定水平基本接近。我们每年利用指纹识别系统破案总数达 10 万余起。现在有识别系统工作站 6000 多个，装备在基层的基站有 5 万余台。

笔者经历过很多典型案例，例如，北京市东城区有个幼儿园，一个小偷入园盗窃，发现阿姨还没睡着，就把阿姨杀害了。随后潜进孩子们睡觉的地方，很多孩子睡着了，但有一个小孩醒了，醒后害怕，结果他把这个孩子也杀了。这个事件轰动了北京市，影响非常大。当时，我们首先是看现场有无留下指纹，结果找到了指纹。我们在当时的北京市流动人口库中一查就查出了这个人，当时对指纹不是只对 1 个点，而是对 10 个点以上（按国际标准，对上 16 个点才算对上），还将别的信息整合起来，第二天就抓住了嫌疑人，他对犯罪事实供认不讳。如果没有指纹库，没有暂住人口信息库，找不到指纹，就找不到这个人，案子恐怕就破不了。

人脸识别国内这几年才用上，它是一种基于人脸部特征进行身份识别的技术。有的汽车站、火车站都已经用上了。这个识别技术是在 19 世纪末出现，20 世纪 60 年代开始受重视的，经历了二维识别和三维识别。随着计算机深度学习等技术的应用，人脸识别进展迅速。人脸识别具有非接触、无须配合、应用方便、符合人的认知习惯等优势，目前在出入境管理、公安身份查重、公安重点人群监控等领域都有应用。人脸识别也是要取特征，建库，建库后再识别。现在深圳市公安局警察手机上有一个程序，用程序照一下，画面中有百八十个人像都可分辨出来。如果发现一个可疑分子，可以点他的脸，他一整天的轨迹都在监控中，非常精准。此外，监控录像也在用人脸识别。如果现在各地的设施配备都能达到这个水平，那么寻找犯罪嫌疑人就容易得多了。

对于一些整过容或者面部特征被遮盖的情况，虹膜识别就可以发挥作用。面部特征可以改变，但虹膜的特征变不了。现在中科院建立了个虹膜库，应用在煤矿上，因为煤矿工人下煤矿后，面部比较脏，用人脸识别不行，就用虹膜。原来进行虹膜识别时要有一定距离，现在近距离、远距离扫描都可以。

声纹识别技术的发展时间并不长，声纹是基于语音中包含的说话人特有的个性信息，利用计算机及信息识别技术，鉴定语音对应的讲话人身份的一种生物特征识别技术，声纹是一种行为特征。

DNA 是一种遗传物质，不同的人的遗传 DNA 不同，但同一个人身体里的 DNA 是相同的，如血液和组织的是相同的。DNA 鉴定是英国遗传学家杰弗·里斯于 1984 年最先提出的，应用到案件界定中效果很好。国内从 1986 年开始应用。

在公安侦破中，今后要更好地实践整合医学的理念，充分整合生物特征技术，获取充分信息，提高侦破效率，维护社会长治久安。

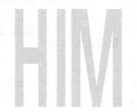

医学检验的正常标准

◎潘伯申

　　本文谈一谈检验医学的参考区间或正常标准的问题，包括三部分内容：一是我国的现状；二是标准的建立；三是标准的应用和推广。

　　我们针对各种人群做过很多检测，检测结果是有变化的，因此需要一个标准判断什么是正常。以前我国用的标准基本上是引用或沿用国外的，多数是几十年前欧美小范围人群的标准。国内也有很多单位做了一些小范围的检测，但无法代表整个中国人群。要改变这样的状态，必须付出努力。以最常见的谷丙转氨酶（ALT）为例，我们10年前对全国1000多家单位调查过一次，参考单位的上限值从25U到100U以上，相差非常大。这种情况会对我们的医疗有很大影响。

　　我们先后在卫生部（现卫生健康委员会）、科技部的支持下，分阶段、分步骤做了中国人群常用检测项目的参考范围或参考区间。全国有6家单位牵头，7个单位参与，也纳入了社区。我国幅员广阔，考虑到代表性，我们选择了东北、华北、西北、华东、中南、西南6大地区，每个地区选一个点负责所在地区人群的招募。由卫生部相关中心负责6大区6个中心实验室检测资料的一致性。整个工作完全按照国家标准进行，所以是一项大规模完全标准化的检测工作。所选6家单位都通过了ISO15189认证，达到国际标准化实验室的基本要求。在实验前进行了比对，使检测结果高度一致，在整个过程中，还不断进行标准比对，使6个实验室的检测保持高度一致性，数据完全整合在一起。研究考虑了人群、城市和农村，以及男女的比例，筛选标准完全一致，也通过临床医生和流行病学专家反复讨论，非常符合国际上常用选择参考人群的标准。我们有一个高质量的专家委员会，从设计到资料质量的分析，不断讨论，研究和解决实践中发生的问题。用一个统一标准解答6大地区做的结果。

　　第一阶段尝试性地做了最常用的血常规及临床生化项目。既采用进口仪器

（在国内广泛使用的仪器），也采用国产仪器。所用试剂都经过严格校准，我们做了 30 多个最常用的生化检测项目，包括血红蛋白、ALT、谷草转氨酶（AST）、γ－谷氨酰转肽酶（γ－GT）、离子等。参考人群的筛选有比较详细的入组和排除标准。计划募集 18 000 人，事实上比计划的要多很多。经过问卷调查，初步体格检查，入组的只有 6000 多人，约 2/3 的人被排除了，完全符合条件的最终入组者共 3000 多人，因此标准很严格。

进行多中心检测前，我们非常注重质量控制，不断对检测结果进行分析，从标本采集、保存、处理到检测的整个过程进行详细分析，经过 5 次培训，每个点每次的检测都留有标本，从采样、搜集标本到处理都完全标准化，保证检测结果的一致性，把分析前的因素控制在最小误差范围。分析中的控制更加严格，6 个实验室之间的差异非常小，非常稳定，6 个实验室的结果可以合并在一起计算。为了确保数据录入环节不出差错，要求每个实验室在数据录入时都是双人录入，录入后，另一个人再录入，同时找出两个数据的差异。还有一个人对所有数据进行审核，保证数据录入中不出差错，保存标本以便复查或进行进一步的研究。

在统计分析时完全按照国际标准进行，我们邀请了国际上对参考范围统计最有权威的日本专家审核我们的数据统计方法，看选择和处理是否准确，结果完全合乎要求。最后结果发现，我们做的结果和国外报道的及现行使用的参考值之间是有差别的，比如发现 ALT 有明显的性别差异，还有一些检验结果有年龄差异，而碱性磷酸酶不但有性别差异还有年龄差异，常用的电解质钾、钠、氯没有明显的性别差异，而尿素和肌酐有很明显的性别差异和年龄差异。

结果出来后，我们首先征求了相应临床学会的专家意见，例如肝功能、肾功能，我们和专家进行了多次探讨，特别是肝功能，它一个非常敏感的项目。肝病学会专家提出了很多很好的意见，在此基础上，我们把人群召回来，对很多标本再进行检测，如做了 DNA 检测，还进行了超声检测，排除脂肪肝或隐性肝纤维化或其他隐性原因引起的肝脏疾病，来反证我们的检测结果，以验证得到的人群是否为标准化的表面健康人群。这使我们的数据更加可靠。对肾功能检测的项目，我们征求了肾病专家的意见，他们认为要提供年龄特异性的参考区间，这个参考区间可能有统计学差异，结果显示差异不像想象的那么大。各种指标有无性别差异，有无年龄差异，临床怎样使用最方便，这些我们都反复征求临床医生意见。此外，我们发现有很多现象值得关注，而以前并未引起重视，比如红细胞和血小板。我们发现华南特别是广州地区人群的红细胞计数特别低，而成都地区人群的血小板计数与其他地区有差异。起初我们怀疑是检测仪器方法学的差异，对仪器方法进行了再次校正，发现不存在检测上的问题。那么，是不是人群上有问题或者有其他原因？我们核对了红细胞的体积，成都地区的也核对了，最后发现广州地区可能受地平影响非常大，这可能是重要因素；我们甚至做了一些分子生物学检测，证实入组的有些表面健康的人群有部分确实是受地平影响，特别是隐性地平,我们没有发现。如果排除地平影响,广州地区的红细胞检测和其他地区并无差异。在入组时事先没有预计到地平等隐性因素。成都地区血小板计数和其他5个地区有差别,如果同一标本在6个地区同时检测,结果完全一致,也就是排除了检测方法学的差异,到现在为止没有发现其他原因,推测是环境因素引起人群、人种与其他地区稍有不同。成都地区的同事还在继续研究。总体结果发现,我们最终得到的参考区间和检测仪器厂商提供的以欧美人群为主的参考区间存在差异。中国人群和以前的结果完全不一样,这是第一次全国大规模的研究。

我们的研究主要有以下优点或特点。第一,完全按照国际标准化指南进行,也得到国际检验专家的认可;第二,结果经过国家21个临床研究中心的验证,证明适合国人使用。这些单位完全按照国际惯例,采用20份标本验证,如果有90%即18分标本的结果符合参考范围,就提出新参考范围,适合现在的检测方法。从统计结果看,都达到了95%甚至更高,也就是说检测结果完全适合现在的检测方法。现在各种检测方法的符合率都达90%以上,达到国际公认的判断标准。但在肌酐检测中,由于检测方法有差异导致检测结果有差异,我们用的肌酐检测方法是美国的方法,参加验证的部分单位没有注意,用了碱性苦味酸,有的还用的是终点比色法而非动力学方法去检测;如果把方法学不一致的因素去除,则符合率达95%以上。

在上述基础上,经过反复验证,并征求临床医生意见,最后形成我国的检验标准,共发布了两批,第一批是血常规,第二批是常用临床生化,共有几十个项目,最常用的检测项目已在全国范围内应用,给我国医学卫生健康事业提供了很多帮助。比如肝脏功能中的ALT,判断标准的标准化和一致性使很多原来误判为肝功能损伤的病人得到了校正,大大减少了误判现象,节约了医疗资源。对肾脏疾病也是这样,我们用了一个可靠的标准来判断,减少了误判,提高了检测的准确性和灵敏度。教育部招生、国防部招兵,以及人社部对国家公务员的考核都采用了我们的标准,对于全国各项工作的开展及规范起到了很大帮助。

由于采用了新的符合中国实际情况的参考区间,每年用血量可少浪费几十吨,这是非常大的数字。在此基础上,我们进行了第二阶段工作,即对免疫学检测项目进行了同样类型的中国人群参考区间的研究。当时(七八年前),国产化学发光仪还没有形成气候,主要采用的是国际知名品牌的设备,包括罗氏、贝克曼、西门子、雅培等,这些也是在中国用得最广泛的检测系统,检测项目共30多项,参考人群入组和判断标准也是全国统一的,标准化工作和以前一样。做出来的结果非常有价值,例如CA125,发现女性明显高于男性,50岁后女性有明显下降趋势。特定蛋白IgM有年龄和性别差异。前白蛋白、β2-微球蛋白(β2-MG)等也有明显的年龄或性别差异,这些都是以前检测设备厂商提供的参考区间上没有的,以前没有明确认识。我们做的这几十个检测项目的检测范围,和厂商提供的以欧美人群为主的资料相比有比较明显的差异,有的是负差异,有的是正差异。

在此基础上，我们制定了适合于中国人群的参考区间。本次研究有一个很重要的特征——完全采用新鲜标本，避免了标本反复冻融产生的影响。和其他很多研究完全不一样，特别是在完全采用统一的标准、统一的步骤，保持质量一致的前提下，得到的参考区间的可信度、准确性、科学性都比以前很多研究要高得多。检测结果不仅适用于三级医院，也适用于二级医院，只要真正符合检测质量标准，检测系统都可以采用同一个检测方法和判断标准。当然，我们的检测项目很多，临床检验项目有几百甚至上千项，我们所做的还不到其中的 100 项。

未来的工作难度更高，但我们有信心把这些工作一项一项做好，能够真正为中国人提供一个符合中国人群的规范化参考标准，推动临床判断，推动医学的规范化发展，这既是检验医学的贡献，也是检验人重要的职责。

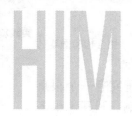

临床医学和临床检验对感染病的
整合管理

◎胡必杰

    2015 年，世界卫生组织发布的前 10 位死因有 3 个是感染性疾病，而下呼吸道感染是非常麻烦的。一是本身疾病病原体的复杂性，二是耐药性不断增加。其他很多疾病，到最后直接的死因还是感染性疾病。降低感染的病死率，快速、准确的病原学诊断非常重要。

    过去几年，中国抗生素的应用提升了很多。总的看来，预防性抗生素使用、"快刀斩乱麻"、不断乱用的情形已得到了有效遏制；但治疗性抗菌药物的应用其实没有根本扭转，问题依然非常严重，包括把非感染性疾病判断为感染病而给予抗生素，病原体的种类判断错误选择无效抗生素，病原体的耐药判断失误选择不敏感的抗生素，检验报告单的解读错误，以及疗程过长、没有按照 PK/PD 方案去制订给药方案，等等。预防性应用或抗生素的不良使用，扭转比较简单，循证医学很多证据告诉我们，这种情况应该怎么用，那种情况应该怎么用；但治疗性应用真的是一个系统工程，需要微生物的检验及影像学资料、感染病的流行病学、耐药发展的情况等，来整合判别。

    2017 年，笔者参加欧洲临床微生物和感染病年会（ECCMID），与会人数有 1 万多人，是目前全球最具影响力的会议。以前到美国参会，他们只是几个学科的整合。现在更多的人去欧洲参加 ECCMID 会议，2017 年有一个微生物学最新进展的报告，讲了一些新技术，可用于感染性疾病的诊断，其中谈到新的检测技术。除了 MALDI-TOF 和微生物自动化检验技术外，还有很多进展。前不久我又参加了 2018 年的 ECCMID，在微生物检验年度报告里再次强调了新技术在这个领域的应用，特别是三代测序技术，作为感染病原的诊断，从而实现抗生素的正确选择。作为临床医生，目前还用不到三代测序技术，我们可能更需要快速的比较便宜的技术。尽管二代测序没有三代测序好，精准度不够，但已经比传统的细菌培养升级了很多倍。

　　基因技术不仅快速，还能检测常规微生物检验所不能发现的病原，随着技术的进步、费用的下降，相信其应用会越来越多，而常规的细菌培养可能越来越少。问题是我们要对这项技术做好准备，学会相关的技术及报告的解读。所以从现在开始，我们需要学习和认识整合医学，并用其指导临床检验医学的开展。

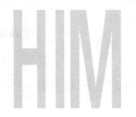

整合健康学

健康中国　策略为先

◎ 王陇德

政策和策略对所有具有管理内涵的事业发展而言是至关重要的决定因素，本文讨论健康中国相关策略，从以下三个方面分述。

一、健康中国战略制定的背景

我国自改革开放以来，在健康领域取得了显著的成绩，但工业化、城镇化、人口老龄化和生活方式的快速变迁，给维护健康带来了新的挑战，特别是一些疾病广泛而严重的流行。2016 年第 66 届联合国大会就慢性病的防控召开了高级别会议，会后发表的宣言明确指出健康问题涉及政府的所有部门，要求各国政府制定多部门的卫生工作方针。

联合国制定的"2030 年可持续发展目标"共 17 项，几乎每一项都和健康有关，有些还明确指出了一些健康问题。例如目标 2 提出了改善营养状况，目标 3 提出要确保健康的生活方式，目标 6 提到了水和环境问题等。世界卫生组织从 1986 年起开始召开全球健康促进大会，每次大会都对健康促进提出一些原则和指导意见，像 1986 年明确了健康促进的意义，2013 年提出将健康融入所有政策。2016 年的第九届全球健康促进大会在上海召开，主题是把健康促进和联合国可持续发展战略紧密结合在一起。我国的很多经验向国际社会做了很好的展示。

二、健康中国战略的主要内涵

党的十八届五中全会确立了推进健康中国建设的战略目标，提出"三医"联动。在 2016 年召开的全国卫生与健康大会上，习总书记代表中央发布了新时期卫生与健康工作方针，"把健康融入所有政策"，这是开创健康中国建设事业的一个新内容。会后不久发布了《"健康中国 2030"规划纲要》，坚持以人民健康为中心的发展思想，调整优化健康服务体系，显著改善健康公益。

党的十九大报告重申要实施"健康中国"战略，完善国民健康政策。"2030 规划纲要"提出了四项原则：健康优先、改革创新、科学发展和公平公正。在目标中提了 5 大方面共 13 项指标。13 项指标中有些是以往的指标，也有关注影响健康的一些重大问题的指标，如居民健康素养。现在居民健康素养实在太低，10 个人中只有 1 人具有相应的健康素养，这是影响健康的一个关键问题，要把这个指标纳入进去。另外还关注到慢性病的严重影响，即以重大慢性病过早死亡率作为一个指标，降低死亡率，从而控制慢性病，另外还包括健康环境、健康产业等。

我们还使用了一个以往不使用的指标，就是健康期望寿命，它能更好地代表国民健康水平。发达国家基本上期望寿命和健康期望寿命之间相差 10 岁左右，我国到目前为止还没有全国数据测算健康期望寿命。有些地方做了开创性探索，例如，北京 2014 年对北京市民的健康期望寿命做了一个调查评估，结论是北京居民的期望寿命和健康期望寿命相差 20 岁，北京 18 岁居民的健康期望寿命只有 40 年，也就是说 18 岁的人健康活着的状态不到 60 岁。这个问题非常严重，这是慢性病的重大影响。

三、推进上述目标的探索和体会

要实现一个重要目标，就要研究影响这一目标实现的重大问题。慢性病广泛而严重流行是影响"健康中国"目标实现的重大问题。从管理层面，慢性病防控需要全社会协同，这就是为什么中央要提出"把健康纳入所有政策"。但我们的实际行动还差得很远，到现在为止没有看到哪个部门明确制定了健康相关政策，去研究制定购买服务的政策，确定政府在促进健康政策中的责任。以实现分级诊疗为例，最重要的是要把基层水平提高，最主要的手段是上级医疗机构的医生到基层去，但谁来支付保障？现在都是给三级机构任务，得支持这个、支持那个，但三级医疗机构本身也要自我收支运转。这些政策需要去研究。

慢性病防控仅靠疾控中心不够。慢性病的个体化特异性非常清楚，需要医疗机构来找出群众的个体危险因素，从而给予有效干预，但我们医疗机构绝大部分是在等着病人发病。从这个意义上来说，我们的慢性病服务体系要尽快建立。由于国民健康素养低下，缺乏运动、吸烟、过量饮酒这些不良生活习惯广泛存在，造成慢性病的广泛流行。

我们最近分析了近几年脑卒中病人在劳动力人口中的比重，近 50% 的卒中病人是中年人；不只是普通老百姓，就连医护人员的情况也很严重。我去过一个康复病房，看到一个年轻病人在做康复，院长告诉我病人是一名眼科医生，才 42 岁，已做了 1 个月的康复，但基本没怎么恢复。中年人出问题，对于家庭、社会的影响是非常严重的。

慢性病高发人群中，中年人占了 60%。这个趋势非常严重，如果不尽快控制，慢性病年轻化趋势还要明显，例如现在就经常有 30 多岁的人发生卒中。我们给中央写了一个"院士建议"——筛查和干预中年人的卒中风险刻不容缓。

对于慢性病防控应该采取哪些策略？一是明确职责，包括通过立法来保障。二是提高素养，构建基础。三是防控危因，狠抓关键。四是组建体系，创新模式。我们要把大部分医疗机构的工作方向进行调整。五是监测督查，力求实效。就是工作要落实，其实很重要的是督导，要检查有没有制订方案，工作有没有年度计划，是否落实等。

1. **明确职责**　"健康入万策"怎么实施？卫生系统得给其他部门提出建议。别的部门不研究健康，不知道在职责范围内怎么制定相关政策，我们必须给他们提出来。例如医保部门，现在可支付重大疾病，特别是晚期疾病，但对危险因素的控制很少支付：例如，脑卒中静脉溶栓是一个非常重要的措施，但很多地方费用比较高，医保不予报销；又比如民政部门，我曾对民政部门的一个领导说，你们不能只管发结婚证，还要教他们育儿知识，改革开放 40 年，我们的儿童超重、肥胖率涨了 30 倍，这个问题不解决，2030 年建不成"健康中国"。所以很多政策要明确各部门的职责。

2. **提高素养**　生活方式和行为对于健康的影响权重很大，调整好生活方式可以预防大部分慢性病。习总书记在讲话中明确提出要重视重大疾病防控，他认为这是保障人民健康的关键举措，实现终极目标要最大限度减少人群患病，而不是得了病再去治。中央的要求很明确。美国总结 100 年来脑卒中发病、死亡率持续下降的原因是控制血压，只要血压控制好，40% 的脑卒中是不会发病的。我国血压控制率、治疗率非常低。控制血压实际上根本不是问题，我们能不能开展一个"30 岁以上知血压"的行动？英国现在就开展了全民测血压行动。我们国家能不能将其列到政府的工作目标上，所有的单位都必须让 30 岁以上的人知道血压，从而控制重大疾病。

3. **组建体系**　在最近几年脑卒中的筛查过程中，我们动员了 318 家三级甲等医院参与该工作。这项工作本身对医院发展也非常有好处。我们探索了 32 字的技术策略："关口前移、重心下沉"，帮助老百姓发现其潜在而又重大的需求；"提高素养、宣教先行""学科合作、规范防治"，我们探索临床学科间的整合，在 40 多家基地医院的心血管科开展了心血管科脑卒中一级预防，发现从心血管科去筛查脑卒中的高危人群高达 47%，所以心血管科、内分泌科等多科室密切合作才能真正防控好慢性病；"高危筛查、目标干预"是找出高危人群来，并尽早进行干预。在这项工程中我们推广适宜技术，颈动脉内膜剥脱术（CEA）以前开展很少，如果开展了 CEA 手术，卒中风险就会大幅度降低，这是医疗措施用于预防的一个很重要的手段。

最近几年我们开展了溶栓治疗，给 13 000 多名颈动脉严重狭窄的病人实施了手术，避免了风险。我要强调老百姓非常需要这样的抢救措施。发达国家的静脉溶栓率为 20%～30%，我们不到 20%，很多医院没有开展这项工作。开展这项工作要具备的条件就是 CT，只要有 CT 的医院就能开展溶栓。我们所有县级以上医院都有 CT，但实际情况是很多三甲医院都还没有开展静脉溶栓。湖南浏阳一个街道医院的院长，参加了几次全国脑卒中大会，认识到这个问题的重要性，派了 26 个人到天津去学回技术，现在这家医院一年溶栓 200～300 例；不但溶栓会做了，还学会了取栓。我前段时间到那家医院，见到一名 54 岁的病人，前一天发生大动脉梗死，但很快取了栓，第二天他正往康复室转。"天下无难事，只怕有心人"，街道医院都可以做起来，其他医院有理由不做吗？如果做了，可以大量减少残疾和死亡。天津原来一年只做 10～20 例的溶栓，现在一年 4000 例。像这样的防控技术，我们应该大力推广。

4. **加强监督**　我们还在组建健康教育体系，加强对工作的监督，下一步准备开展全国检查。希望在政府主导、多部门合作、全社会共同参与的机制下，落实"把健康融入所有政策"，推动"健康中国"建设的目标早日实现。

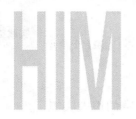

肿瘤治疗之我见

◎于金明

　　导致肿瘤的原因包括两个方面：一是内因，即基因因素；二是外因，是行为因素。不同的肿瘤，两者的权重不一样，例如肺癌的发生，行为因素比基因因素重要；而乳腺癌则是基因因素比行为因素重要。肿瘤的死亡率很高，超过了心血管疾病；肿瘤的病因不详，很难预防，这一点与心血管疾病不同。

　　2017 年的报道显示，我国的肿瘤 5 年生存率还不到美国的一半，我国是 30% 多，美国是 66%，日本是 64%。其中有 3 个原因。第一，肿瘤的种类不一样，疗效就不一样，中国的肿瘤主要是肝癌、胃癌、食管癌等，治疗难度大；而美国主要是前列腺癌、乳腺癌，治疗效果较好。2017 年，美国的前列腺癌 5 年生存率是 59%，乳腺癌是 41%。美国的肿瘤 10 年生存率提高更明显，从 1975 年的 35% 提高到了 2015 年的 40%，当然老年病人的情况仍然很差，老年人免疫力差，经不起任何打击。第二，机体对肿瘤的耐受性。第三，治疗手段的差异。整体上我们的治疗效果还是比较差。在肿瘤的诊治中，还存在肿瘤的异质性、抗药性和未知性问题，同时机体又是极其复杂的，因此，虽然我们从实验或试验中得到了很多数据，但却和真实世界差别很大。临床要靠疗效，而不是靠 P 值。此外，各个医院之间治疗水平有差异性，这也会影响到整体的治疗结局。

　　肿瘤细胞是最聪明的细胞，我们很难战胜它；我们可能好不容易找到一条通道，把它堵死了，但肿瘤细胞却转弯又绕过去了。有一位美国学者曾说，肿瘤是地球上最强大的物种，我们几乎很难去控制它。肿瘤治疗有 3 个模式：一是循证医学，表现为个体化；二是个体医学，解决优化与完善；三是精准医疗，被认为是疗效最高、损伤最低、花钱最少。虽然看上去都很诱人，但并没有解决根本问题。在做出治疗决策时，一定要依靠临床证据、临床经验，并结合病人的状况，只有把这些整合起来考虑才可能实现较为正确的诊疗。

很多医生想通过精准医学去打破当今的困境。国外有学者说，我们再也不能根据肿瘤的解剖和病理来治疗了，而应该根据每个病人的分子和基因选择治疗。现在很多化疗、放疗都是在做无用功，无疗效反而有害。精准医疗的内涵是要多专业、多学科、多领域集成跨界，是在临床学科的平台上，把各科各专业的知识和经验整合起来，实现正确合理的诊疗。现在 CT 扫描查出的早期肺癌很多，基本上都是女性、年轻、不吸烟、很爱干净，因此已经不是传统意义上的肺癌高危人群了。这就需要我们结合现实情况，进行精准筛查。

肿瘤治疗需要全程管理，是一个系统工程，从症状到肿瘤到系统到病人，同样要从分子到细胞到功能再到解剖，重心越前移，效果就越好。不仅要明确分子机制，更关键的是分子间的相互作用。肺癌研究是人类投入最多但产出最少的领域，因为病因不明，病因太复杂，它不是单一基因的突变，治疗上常常两三个月就耐药了。有些肿瘤早期时是单一的基因突变，到后期变成多基因突变，很难应对。

在精准医疗的热潮中我们要有冷思考，不能把精准做成了伪精准，不能忽略传统的治疗手段。精准医学是一种理念，而不是一种技术；是一种思维模式，而不是一条生产线。影响肿瘤发生发展的因素非常复杂，一种药不可能适合所有的病人，免疫治疗或许能解决根本问题，但目前还无法做到。未来的肿瘤治疗应该是一种"智疗"，即融入更多智慧的治疗。

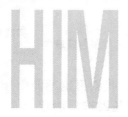

健康管理的学科建设和技术支撑

◎曾　强

　　健康管理的必要性日渐凸显。首先，我国老龄化的趋势不可避免。其次，慢性病呈井喷式增长，很多国家特别是美国的心脑血管疾病已经出现拐点，但我国无论是心脑血管疾病还是癌症都呈持续上升状态。再者，民众的健康素质不高，这是大问题，以高血压为例，我国人群知道自己有高血压的只有46%，开始治疗的只有11%。最后，民众对健康的需求不断增加。

　　上述这种情况促使政府高度关注健康和健康管理，《"健康中国2030"规划纲要》的颁布给出了未来健康中国建设的行动纲领规划，其中反复强调了健康管理，就是说民众和政府对健康管理都充满了期待，认为健康管理是改变我国健康状况的一剂良药。我们从原来的"卫计委"改成了"卫健委"，即国家卫生健康委员会。我们的健康管理分会也得到了国家和政府前所未有的重视，国家准备给全国2亿~3亿城市人口中没有医保的人做体检，这项工作交给了我们分会，我们很多人都要参与到这项工作中。

　　民众对健康管理充满了期待，现在很多人想创建健康管理公司，有些人不缺资金，但并不知道怎么做健康管理。我们希望健康管理学会的从业人员能够成为国家健康管理标准的制定者、行动的实施者和技术的研发者。

　　毋庸置疑，健康管理作为一个新兴学科，通过10年的努力，我们确实取得了很大成绩。已经有多个学校开展了专科、本科、硕士和博士教育，岗位培训开展得也很好。北京开展得比较多，包括健康管理师等一系列的培训，制定了各种路径指南。我们学会也出了从概念到体检等各种指南，也评选出了近300家示范基地，基本遍布了全国。

　　虽然有以上的成绩，但还存在很多不足，比如健康管理学科还没有正式进入国家目录，发展不平衡，有的省市已把健康管理学科评为重点学科；师资教育不足，健康管理师的整体教育师资不够或不理想，有"乱培训"和"培训乱"的问题存在。最重要的是，我们的体检路径和指南既不能满足自身需求，也不能满足指导社区基层服务的需求；我们虽然有慢性病管理流程，但很不完善。这条路还比较长，但通过共同努力，在不久的将来应该能完成相关工作。此外，示范基地建设不足，入选率越来越低，其实这也是好事，说明我们的标准越来越严格。目前存在的问题发生了较大的变化，原来评不上主要是因为规模小、人才匮乏，现在是因为科研不足，这暴露出了很多地方学科建设和科研做得不到位的问题。

要想让健康管理在"健康中国"中发挥更重要的作用，有几点必须注意。首先，健康管理中心要去行政化，绝不可以把健康管理中心当成门诊部看，门诊部的医生是轮流的，门诊部主任做的工作是协调工作，当然也有单位是两边兼顾的。其次，必须完成单纯经营向学科经营转变。第三，人才培养问题。体检机构普遍存在人才梯队不合理、人员不足的现况，当然现在已经比原来好了很多。2015年我当体检中心主任时说过一句话：体检中心主任是好人不愿干，坏人干不了的活。现在体检中心主任中博士、博士后，留学归来的很多，我们健康管理有一个博士联盟，必须是博士才能加入，这个队伍现在越来越强大。此外，我还要强调科研课题申报问题，科研是健康管理中心的一个弱项，有条件要直接申报，没有条件要培养，要参与多中心研究，全世界范围内的基金全是锦上添花，没有雪中送炭的。参加不只是参与，参加过几个课题，才能有机会去负责，这个过程是学习和提高。

健康管理行业要建立从零级到三级的慢性病预防的管理模式和路径，研发和探索癌症及心脑血管疾病早期预警的技术和方法；而不是病人患了癌症、卒中、心肌梗死，才开始查。我们要学习相关技术，为下一步做"健联体"提供支撑，要以构建全民健康体系为己任。目前采用的正常值有很大问题，需要我们体检机构来改变。

我们在中国健康促进基金会、国家疾控中心慢性病中心、中华医学会健康管理学分会建立了一个大数据平台，为国家的健康中国决策提供帮助。学科发展没有技术支撑不可能做好。试想，消化科不做胃肠镜，心血管科不做造影和支架，学科能发展到今天吗？健康管理也一样，我们要关注几大技术。第一，人工智能技术。2018年年初在 *Cell* 上刊登了一篇有关人工智能的文章，用一个眼底诊断的学习模型，能够诊断肺小结节，深度学习的人工智能能帮助诊断，非常强大。虽说螺旋CT已列为重要的癌症筛查项目，但多数人在体检中最缺乏的仍是专家、医生，依靠人工智能能帮助我们完成大多数正常人的诊断。再以乳腺触诊为例，检查乳腺的方法最常用的是B超和触诊。每个人手法不一样，经验不一样，结果会不一样。通过人工智能把触诊标准化，千百个医生用一个机器手法，诊断结果是一样的，这在今后一定会发挥重要作用。第二，功能医学，有可能在健康管理中成为很有价值的落地技术。它不仅能早期发现病变，也可对发现的病变实施去除；

而且用的不仅是药物、手术，它的干预和健康管理一样，不仅找到疾病，同时能发现潜在因素，这是今后健康管理过程中有用的利器。一个以"疾病"为中心，一个以"健康"为中心，对药物和手术解决不了的问题，用这个方法可以解决。功能医学本来就是整体健康观。疾病产生是一个非常复杂的过程，一种功能的改变可以发生多种疾病，一种疾病也可能是多种功能下降的结果，这就是一因多果或多因一果，都是功能医学要解决的问题。通过多种功能的检测能够评价我们的身体和功能，对健康维护提供有益的帮助。第三，宏基因组技术。肠道菌群正常情况下与我们共生，不平衡时就会得病。肠道菌群和所有疾病的发生或发展都存在密切关系，一定要关注肠道菌群的研究。长期以来大家都关注的是宿主基因，基因型一生是不会改变的，但改变肠道菌群很容易，这符合健康管理的原则。如果诊断一个疾病无法医治，或许利用宏基因组肠道菌群是有办法的。技术的发展远远超出我们的想象，原来测全基因组要花费几万美元，现在 500 美元就可以了。相信总有一天，宏基因组测定也会像测血糖一样简单且价廉。

关注上述几项技术，有技术支撑，健康管理会得到更好发展，健康管理也一定能够在实现"健康中国"的目标中发挥更重要的作用。

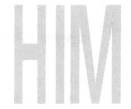

健康中国与慢性病管理

◎郭　清

　　党的十九大报告中对健康问题高度关注，这对于 10 多年来一直在研究和探讨健康管理理论的我而言，感到无比欣慰、备受鼓舞。报告中"完善国民健康政策"这一主题非常鲜明，不是完善医药卫生政策，而是完善国民健康政策，这是完全不同的两个概念。我国在深化"医改"的过程中，不断谈医药卫生改革相关的卫生策略，而战略高于策略，战略是解决方向的问题，因此，以"健康为中心"的战略非常重要。

　　我们要为国民提供的不是单纯的医疗服务，而是要提供一种全方位、全周期的健康服务，健康管理一直在强调全人、全程、全方位的理念，比如这其中需要予以关注的是预防控制重大疾病，这是到 21 世纪中叶一直摆在我们面前的非常艰巨的任务，到目前为止，重大疾病尚未得到有效控制，这是不争的事实。有一组数据发现，我国所有慢性病的发病率、死亡率、致残率都是上升的，因此，在确定以"健康为中心"的战略后，预防控制重大疾病要有具体的策略和措施。

　　党的十九大报告中也特别提到了发展健康产业的问题。早在 2013 年，国务院就印发了《关于促进健康服务业发展的若干意见》，当时对健康产业的调研结果显示，健康产业的规模是 4 万亿元，提出 2020 年达到 8 万亿元，到 2030 年达到16 万亿元。而从全球角度看，全世界都看好健康产业，这已成共识。

　　关于应对人口老龄化的问题，同样是一个巨大的挑战，10 多年来我的研究主要围绕着慢性病控制及老龄化问题。我们面对的人群是"三八、六一、九九"人群，即妇女、儿童、老人，而"九九"是两个概念，一个是慢性病，一个是老年人。"九九"是重中之重，是健康管理未来面临的最重要的任务；而慢性病控制和老龄化这两个问题到目前为止还没有形成完善的应对策略和措施，显得十分棘手。

　　最近 20 年，我在不同场合做报告时经常谈到，当我走进世界卫生组织

（WHO）大厅，令我最为震撼的是看到用联合国规定的六种文字写了同一句话："追求最高的健康水准是每一个人的基本权利"，这也是人类永恒的追求，我们在为之不断努力，这也正是医学的终极目的。我在哈佛大学学习时看到，哈佛大学的公共卫生学院最高楼上刻着和 WHO 大厅中同样的一句话。2005 年，高强部长到哈佛大学访问，我请他一同去看这句话，这是医学永恒的追求，也是每个人的愿望。但现实是，我们遇到了非常大的挑战。中国人口老龄化在不断加速，最近10 多年我到世界多地做过调研，感到压力很大，当中国未来有 3 亿、4 亿甚至接近5 亿老年人时，我们怎么办？

最近我们在比较中国、日本和美国 3 个国家同年龄组老年人的健康状况，结果中国最差，其次是美国，日本最好，差距非常大。单就慢性病这一项数据来看，从 1978 年到 2016 年，我国的卫生费用上涨速度非常快，超过了 GDP 的增长速度。过去 40 年，中国改革开放创造了人类发展史上的经济奇迹，没有一个国家和地区的经济发展能够像我国这样持续 40 年发展得这么好，但中国医疗费用的上涨速度也是非常惊人的。

近 20 年，美国的历届总统都对医疗支出不断上涨感到很大的压力，医疗费用占 GDP 的比重很大，这是美国总统要进行健康保险改革的重要原因。医疗费用负担过重，全世界都将此看作是一个难题，但到底难在哪？我想，是难在健康需求的水平不断提升，但资源的有限性导致不可能无限地满足这种需求，全世界没有一个国家敢对国民做出满足其无限健康需求的承诺，不管是政府主导还是市场调控，都无法达到这一目标，因此，医改是世界难题。

当今医务工作者的工作压力越来越大，很多医疗机构还在不断扩建，但这能满足需要吗？我对此表示怀疑。我国在试点地区进行的卫生服务调查已进行了5 次，结果显示，我国 15 岁以上人口慢性病患病率在持续上升，只有 2003 年突然下降，这种下降趋势在城市特别明显，这主要是因为 2003 年中国出现了"非典"，很多人吓得不敢到医院看病，其实总的患病率并没有下降，趋势还是上升的。

在《"健康中国 2030"规划纲要》中，有两个指标很重要。其中一个是人均期望寿命，其实这个指标有点落伍，全世界关注的是健康期望寿命。我国现在的人均期望寿命大概是 76.3 岁，但健康期望寿命还不到 70 岁。人口老龄化和慢性病对应的生存质量需要用健康期望寿命来评价，而不是单纯的寿命延长。另一个指标是重大慢性病的过早死亡率，这是一个很敏感的指标。因慢性病引起的过早死亡是中国慢性病的一个显著特点，我国的这一数据和国际上比较，仍然有很大差距。

在健康管理中，我们不能忽视中医药的作用。屠呦呦教授因青蒿素的研究获得诺贝尔医学或生理学奖，极大提振了中医药研究者和临床从业者的士气，虽然很多人认为不能把这个奖项单纯归为中医，但至少是中医给了屠呦呦灵感，使她在研究过程中受到了巨大的启发，使团队在这一领域去研究、去突破。

几十年来，我们放弃了对生活方式的管理，放弃了对健康的管理，觉得疾病就要诊断治疗。我们不断配置更好的医疗条件，但结果仍然不理想。这正是由于我们仅仅研究疾病，而不研究健康。今天中国的医学院校还是用绝大多数时间告诉学生关于疾病的知识，而很少告诉学生关于健康的知识。

健康管理在中国会有很大发展，因为我们的政策环境特别好。2017 年，我们争取到国家自然科学基金中一个独立代码叫"G040605"，今年已有大批项目参与申报并开始评审，我们这个行业还需要培养一大批受过职业训练的健康管理师，健康管理师已被国家列入职业目录，获得认可。

我们应该坚定信心，健康中国已上升为国家战略，全面小康和中华民族伟大复兴都需要以健康作为坚实基石，这需要大家共同努力！

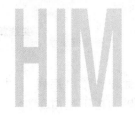

EAP 心理健康管理的创新模式

◎杜　兵

　　EAP 是"员工心理援助项目"的英文缩写，也可以叫作"员工帮助计划或全员心理管理技术"。本文拟从 EAP 的背景、服务现状，以及心理健康管理的发展方向三方面进行介绍。健康体检中心应该是做 EAP 的主战场。

　　世界卫生组织的数据显示，截至 2015 年，世界上每 25 人中有 1 人是患抑郁症的，也就是每 100 人中就有 4 人患有抑郁症。我国 2005—2015 年的数据表明，10年间全国的抑郁症人数增加了 18.4%，抑郁症病人就在我们身边，即便是很多医务人员及其家属也遭受着抑郁症的困扰和痛苦。有一家医院的一位优秀的中年科主任，因抑郁症结束了自己的生命，令人扼腕叹息，这件事刺激了全院的医务人员，现在院领导对全院的心理健康体检非常重视。我认识一名抑郁症病人，是国内一所著名大学的学生，患上抑郁症后有明显的自杀倾向，父母天天守着他，就怕他自杀，两位老人精神压力很大，一下子苍老了很多。因此，抑郁症不仅给病人，还会给家庭带来沉重的负担。

　　随着经济社会的发展，现在的精神卫生问题越来越多；而职业群体一旦发生心理问题，对企业发展及社会经济的影响都是巨大的。随着老龄化社会的到来，人口红利在减少，在职人群心理问题的增加，会使劳动力大大减损。全球 20% 的在职人群有心理健康问题，按照我们对一些职业人群的测试，还远远高于这一数字，且心理问题的表现多种多样。

　　2014 年中国的疾病死亡中有 87% 是由非传染性疾病造成的，已经证实，这其中很多都是心身疾病，有些是慢性病导致了心理疾病，心理疾病又引发了心身疾病。2016 年上海某机构发布的企业健康福利数据表明，35% 的员工存在 2 项以上的心理问题，特别是压力和倦怠；我们得到的一些调查数据也显示压力和倦怠在职业人群中非常明显。一些研究提示，如果投入 1 美元进行心理健康维护，可能得到 3.27 美元或更多的健康产出。美国密歇根大学的研究发现，投资 1 美元做健康管理，企业得到的收益是 10 美元。心理和生理之间互为因果，心身疾病就是心理疾病导致的躯体化表现。鉴于此，国家对民众的心理健康问题高度重视，中央组织部、公安部、中华全国总工会都下发过专门文件；特别是在"健康中国"战略提出后，国家在政策层面给予更多的关注和支持。2016 年 12 月，国家 22 部委联合下发了《关于加强心理健康服务的指导意见》，旨在大力发展各类心理健康服务、加强重点人群心理健康服务、建立健全心理健康服务体系、加强心理健康人才队伍建设、加强组织领导和工作保障。作为企事业单位，要把心理健康融入员工的思想政治工作中，制订实施员工心理健康的援助计划，这就是 EAP，即在关心职工工作、生活和其他方面的同时，要关心职工的心理健康。例如，单位的地址搬迁，如果上班要到很远的地方，会给员工造成心理焦虑，他们会担心孩子上学、照顾老人等一系列问题；这种情况下，实施 EAP 是非常必要的，应该为员工提供健康宣传、心理评估及传授情绪管理、压力管理的方法等，进行心理疏导和援助。

实施 EAP 的第一步首先是评估，进行心理健康评估后，应该通过评估的结果制定员工的援助计划。应根据不同的团队、企业及职业制订心理健康计划，而且应该是一个全周期、长期的计划。在一些发达国家或地区，90% 的企业都开展了 EAP 服务。国内近几年才对心理健康比较重视。记得 2015 年我们刚开始做心理健康体检时，国内一家知名 IT 企业的人事部门的经理把电话打到我们协会，希望找两位最棒的心理专家到电话上做心理急救。原来他们公司有一个 23 岁的年轻人在办公场所突然发病，现场抢救无效死亡，同部门的 12 个年轻同事目睹了这一切，精神上受到了很大冲击。这件事对我触动很大，国内的机关团体在遇到这样的情况时，大多数是先把后事处理好，很少有领导赶紧找心理医生给职工做心理急救；很多领导对员工患了癌症或肝炎很重视，而对员工患心理疾病的重视程度和认知是比较差的。心理健康的"三率"——知晓率、控制率、治疗率，应纳入今后统计的范畴。

一家跨国公司为员工提供 EAP 服务，使员工的总体缺勤率下降了 78%。美国密歇根大学给美国通用公司做健康管理，10 年做了 20 万职工，结果公司的出勤率提高、效率提高、医疗支出下降，这就是健康管理的结果。北京健康管理协会从 2014 年开展心理健康体检，2015 年我们与京津冀地区的 42 家医疗机构合作，完成了 5 万多人的心理健康大数据采集和分析，出具了心理健康大数据的报告，进入了《北京市政府居民心理健康白皮书》，对整个心理健康现状有了初步了解。2017 年我们协会成立了工作场所职工健康管理工作协会，涵盖了国家中职机关 39 个部委及北京市公安局、银监会、保监会、中海油等单位，这些单位年年做工作场所体检，也很接受心理健康体检，我认为这些工作场所是 EAP 服务的主战场。

现在很多单位都在创建健康机关，名医进机关讲健康。此外，还有体医融合，体医融合也与心理有关。我们更多需要具备心理健康、运动医学、营养学的知识，才能做好人群的健康管理，这也就是整合医学提倡的跨学科合作。

北京市总工会已在北京建立了130多个职工心理驿站，活动做得非常好。我们的专家也曾去授课，讲述如何做美丽的女性，如何和爱人、子女调节好关系等，提高他们对心理健康的认知能力，有的人意识不到自己有心理疾病。我们还建立了一个政府团队，和政府的"12320"一起做志愿者热线，这个热线为我们做心理体检提供了一个渠道。做完心理体检如果发现有问题，可以转诊到安定医院，有的人会被转诊到心身科做一些治疗。

未来，做健康管理，EAP是一个非常重要的方面和发展方向。体检中心做EAP有特别优势：第一，我们是医疗专业团队；第二，我们有品牌优势；第三，我们有互联网技术支持，能节省很多人力；第四，我们有市场运作优势。80%的健康体检来自机关和企事业单位的人员，把这些人群作为开发客户，在做健康体检的同时做心理体检，做心理体检的同时做全年的心理管理。我们有健康管理的团队优势，是一个线上线下结合、院内院外联动的健康管理，我们把人群分成心理健康人群、亚健康人群和疾病人群。

现在大多数体检中心都开展了心理体检，而且也有一些网上的延伸服务，线上线下同时做好心理咨询。现在很多单位都在搞"健康小屋"，里面融入心理健康的元素，有心理平衡室、冥想训练。现在很多医务人员的健康状况不容乐观，我们每年专门组织重要岗位的医务人员进行心理健康辅助、促进减压，例如安排他们去小汤山疗养院放松。总之，开展EAP对企业和员工的帮助，以及对健康体检机构的价值都是非常大的。我们现在正在做工作场所职工健康管理的标准，这也是一个很重要的方面。

健康体检中心是心理健康管理的主力军，工作场所是EAP心理健康服务的主战场。

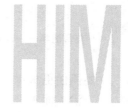

整合健康学与亚健康诊疗

◎李永奇

本文探讨和分享近几年我们在健康管理理论、技术或方法研究中的一些工作和收获。

我曾接诊过一个病人，是一名 61 岁的农村妇女。40 年前曾晕倒在工地上，但不是癫痫抽搐，当时没有做出任何病理性的结论；此后约一年半发作一次，每次送到急诊后只是对症处理，症状缓解后就回家了，一直没有明确诊断。但她长期失眠，服用过很多失眠药，效果不好，反反复复，逐渐加重。17 年前开始出现关节疼痛，逐渐出现指关节变形，诊断为类风湿性关节炎；5 年前出现反复的上腹疼痛和记忆力下降，胃镜显示疣状胃炎。此次来我院就诊是因为下腹疼痛，非常严重。我了解完病情后问她小时候是否受过惊吓，起初她很快否认了，但后来回忆起，有一次家里父母争吵打架的场景把她吓到了，随后她在学校运动时晕倒，这应该是第一次发作。我给她推荐了一种抗焦虑抑郁的药物，叫黛力新（氟哌噻吨美利曲辛片），服药后所有症状都明显减轻，唯有一点口干的感觉。

为什么会这样呢？当时我考虑她是惊恐发作，内在机制是焦虑。自从她首次发病到现在，一直有抑郁和焦虑，以焦虑为主。此外，从中医角度讲，病人怕冷，有阳虚的表现，是阴虚和阳虚并重，需要中医调理。第二次来就诊，我给她开了两种中成药，大概吃了半个月，她的自觉症状又好了很多。如果不用这样的方法治疗，她相当于有 4 种疾病，涉及 3 个科室。现在病人之所以这么多，医院人满为患，就是因为一个病人变成了 N 个病人。我们用一招儿解决几个问题，降低了门诊量（全国的年门诊量约 80 亿人次）和医疗费用，最关键的是减少了病人的痛苦。

从生物医学角度看，所有的疾病都是有形化发展，但很多疾病是在无形化中产生的，临床医生只是在疾病达到临床标准后才给予治疗，而我们做健康管理的要抓住更根本的问题。如果说疾病像一棵大树，我们要抓住的就是树根，要标本兼治；而不是去和临床抢病人，我们一定不是按照某种疾病诊疗的思路走，就像这个病人诊断的类风湿性关节炎、疣状胃炎等，那只是树枝树叶，那不是我们的初衷和本意。我们体检中心和健康管理中心需要践行整合医学思想，并在各科落地。

任何超过健康标准，但又没有达到疾病诊断标准的都属于亚健康范畴。一些医学难以解释的症状（MUS），就属于这个范畴，在门诊就诊病人中占到了 1/3 甚至一半，很多病人经过检查但没有明确的疾病诊断。MUS 是非疾病的功能学变化，这些变化提示了身体已处于异常状态，比如失眠可以当成疾病，也可以当成亚健康状态。很多亚健康状态是心理问题的躯体化，也是生理学、形态学变化的表达形式。亚健康状态具有一过性、短期性、间断性、反复性、变异性、自限性、可逆性特征。在健康管理中要明确亚健康状态，但我们常常不敢确定，缺乏自信。把亚健康状态处理好可以预防很多疾病，我们先把"魂"和"形"树立起来，才能使健康管理中心真正落实健康中国的战略；当然疾病也要治，那也是医学的本质和使命，但不是医学的全部。现在我们以健康为中心，而不是以疾病为中心。一个人从健康走向疾病，是在多种风险因子作用下发生的。疾病有一个阈值，没有达到疾病的阈值，在此之前的状态，就是亚健康状态。当异常状态达到临床诊断标准后就变成了专科医生要干预的事情，而在之前的这个阶段和空间都是我们健康管理中心要关心、挖掘的，我们要建立技术方法去完成更好的健康管理。我们不能守株待兔，等病人生病了或病入膏肓了才去下功夫，而是要主动出击寻找致病的风险，发现高危人群，并积极干预。

对于亚健康状态的确定除了依靠西医的实验室检查、形态学检查外，中医在其中具有非常重要的作用。中医是有中国特色的心身医学，它视生命为整体功能的表现，通过证象辨别，可以分为阳虚和阴虚等，还可再分为 9 种体质，即 1 种平和体质和 8 种异常体质，可以相应用不同的方法调节亚健康状态。

在应对亚健康中，需充分应用西医、中医、心理学与生命科学的最新进展，结合现代科学最新技术手段。此外，亚健康涉及能量医学的问题，生命是一个能量体，身体能量下降到一定程度就容易感冒。有什么方法使能量提升？心理学可以帮助解决，中医的补阳也可以解决这个问题。解决健康问题或许更多需要中医。

人体健康要的是一个阳光明媚的状态，亚健康是雾霾或乌云蔽日，疾病是阴雨连绵或电闪雷鸣。医学和医生的职责就是尽力让所有人享受到明媚的阳光。

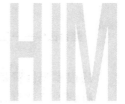

肠道菌群在慢性病治疗中的作用

◎岳　朋

15 年前，我师从杨宝峰院士。当时的第一个愿望是发明新药，但后来新药没找到，找到了作用机制，找到作用机制之后继续出国做研究，发表了一些文章，但是后来我感到很困惑。当年进医学院的时候，我们讲健康所系、性命相托，其实我们都想找到疾病的早期诊断方式和治疗方式。

《"健康中国 2030"规划纲要》中提到自主自律的健康行为，在这方面，我通过自己的亲身实践感到了它的重要意义，其实很多医生缺乏自主自律的健康行为。据统计，我国目前有 5 亿慢性病病人及 9 亿的亚健康人群，但我更关注这 5 亿的慢性病病人。我们常说"管住嘴、迈开腿、拥有好心情"，但该怎么去做，怎么从生物医学的路径去实现？应该说，我们的很多健康管理是欠缺的。

以前我对中医有些偏见，偏见来源于不了解。学西医看不到阴和阳之分，但是后来赵立平院士发表了一篇通过肠道菌群找到"葛根芩连汤"作用机制的文章，让我觉得这是一条路径，于是开始尝试。恰好 2017 年接触到整合医学，它告诉我们不能只是看到疾病，而忘记了疾病中的那个人。但是只讲宏观也不行，得解决问题。我们希望通过糖尿病来实现突破。如何突破呢？通过肠道菌群。

肠道菌群研究是我们人类第二基因组计划，在我国被列入"十三五"规划，在美国已经是比肩航空研究的一项计划。研究发现，心理上的很多问题，例如抑郁，可以通过调节肠道菌群得到缓解，因为嗜铬细胞分泌的 99% 的 5 - 羟色胺和 50% 的多巴胺都受到肠道菌群影响。近期发表于很多权威杂志的文章都显示了肠道菌群与疾病之间明确的关联性。高血压已经明确与肠道菌群有关，高血糖亦如此，例如，赵国屏院士发现调节肠道菌群可改善糖尿病的病情，宁光院士也认为阿卡波糖的有效作用与肠道菌群密切相关。此外，不少研究也发现肠道菌群和血脂代谢密切相关。我们发现，通过调节肠道菌群可改善 IgA 肾病以及因 $PM_{2.5}$ 导致的很多膜性肾病。既然疾病与肠道菌群紊乱密切相关，那么肠道菌群与我们的健康管理究竟有什么关系？

肠道菌群的调理是通过益生元发挥作用的，益生元是一种营养物质，那么，怎样通过营养物质的方式来找出作用模式呢？有些人在我们这里做快速基因检测，我们不同于传统的基因检测，很重要的一点是要做相关基因的检测，对于相关基因我们只测 30 个门类。这 30 个门类我们从生物模式的角度叫功能群，功能群中还有功能的种属，我们测完基因的时候还要问一个问题：疾病导致了菌群失调之后，怎么把疾病逆转回来？如果用药物干预菌群，我觉得不算是健康管理，但是恰好这个干预用的是营养物质。营养学家让我们多吃粗粮，多吃水果，多摄入膳食纤维，再往前深想一下，这些物质中都有化学结构，这些化学结构是和基因相关的，先找到基因再去对照它的化学结构，从化学结构中把临床相关的基因给干预回来。

通过这个干预，就能解决我这个门外汉从生物学、药理学角度不能随意干预的问题，我们已经证实了菌群和疾病之间存在的关系，如果我们能干预回来，是不是就代表疾病能被逆转回来了呢？我们有实际案例，最早回国时我做移动医疗，想做疾病的早期发现，也帮助很多病人在早期发现了肾病，但是对一个创业者来说，这个痛点不足够痛，客户并不感兴趣，发现了又能怎么样？客户更关心的是怎么把它改善过来。实际上，在慢性疾病的治疗中不是医生无能，而是要考虑人文和社会问题。33% 的高血压病人不认为自己有血压疾病，因为在中国这个忙碌的社会，身处某个位置上，我们没办法，我们必须要去应酬，我们想健康饮食，但是我们有各式各样的社会功能，各种各样的因素使得我们没办法做到健康饮食。这种情况下，我们希望以人文的角度去考虑这个问题，所以我们形成了移动医疗方式。我们移动医疗的方式就是，从客户的角度通过调解肠道菌群方式解决问题，因为它涉及营养物质，所以是安全的，另外我认为它还回归了医疗治本的问题。健康管理做健康管理的事情，疾病治疗做疾病治疗的事情。

下面和大家分享一个案例，它对我的触动非常大，它不是简单的数据上的改变，而是一个家庭的改变。我的这个客户有 12 年的糖尿病肾病，在医院治疗，偶尔觉得肾区痛，前段时间他的一个朋友因为相同情况去世了，他很害怕，后来我重新帮他做了一次肾穿刺，看到底什么问题，并且在这个基础上做了一次菌群调理，两者进行互补。不经意间把他的胰岛素撤掉了，肾功能有部分好转，血压也有所改善。现在已明确证明这种方法可以减少二甲双胍的副作用和用量。由此，我觉得我们可以改变原来那种拿小白鼠做实验，获得数据的研究方法。我们可以做新的尝试，就是从改善病人的生活方式（例如通过对饮食中营养物质的干预，改变肠道菌群）的角度为他们提供健康管理和服务，这或许是对医疗本质的一种更好的回归。

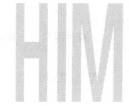

整合康复医学

数学调控模型在医学中的应用

◎ 来颖诚

本文谈谈关于细胞调控的应用网络问题，这对于医学有什么用处？很多疾病都不是孤立的，不同的疾病经过复杂的方式联系在一起，所以要治愈一个疾病，就要从整个网络进行调控。人体细胞既然可以"变坏"，自然也可以"变好"。那么问题是：怎样把变坏的细胞通过调控变好？

有一种白血病被称为 T 细胞大颗粒淋巴细胞白血病（T-LGL），以外周血大颗粒淋巴细胞持续增多为特征。我们构建了把各种不同因素联系在一起的数学模型，能够通过基因调控把已经变坏的细胞变好。这个网络很复杂，有三种最终状态（吸引子）：两种是癌症（C1，C2），一种是正常状态（N）。如果系统已经到了 C1 或 C2 状态，通过控制，加一些参数扰动，可使网络的动力学状态发生变化，从 C1 变成 N，或从 C2 变成 N。

数学上有两种控制：线性调控和非线性调控。现在有很多文章是关于网络的线性调控。线性调控已经有非常严格的数学理论，不足之处是真实世界中没有线性网络，而都是非线性网络。对非线性网络调控，现在最困难的是没有一个统一的数学框架。

在生态系统里面，真实的网络都是非线性的。用简单的非线性动力学系统来举例，动力学系统可用牛顿定律把方程写出来。从动力学角度看，这个系统有两个终态（吸引子）。一个系统初始状态可在某个吸引子附近，但稍加一点变化因素（扰动），就会发生变化，也就是可以到达不同的最终状态。这说起来比较抽象，但如果对动力学系统比较了解就非常简单。

这是简单的非线性动力学数学模型，但它和真实系统具有很强的相关性。例如一个基因网络，细胞最终形成两种颜色：红色和绿色。红色和绿色分别表示坏的和好的两种不同状态或称为两个不同的吸引子。但基因网络上细胞展现出来的这两种状态根本就没有规律，有的地方是绿的，有的地方是红的，完全是随机的。

在系统生物学里，两个基因调控可用简单的数学模型描述出来。这个系统具有 4 个吸引子：A、B、C 和 D。怎么调控？通过我们的理论可以找出办法。例如，通过变化参数，可以让系统从一个吸引子转到另一个吸引子。假如要把系统从 A 转到 B，先让一个关键参数为一个固定值，然后改变这个参数，这时就可发现 A 的吸引域消失了，也就是 A 和 B 的吸引域合到一起了，系统转到了吸引子 B。调控完成后，再把该参数调整到初始值，也就是可以让系统的终态或吸引子发生变化，然后把系统恢复到原来状态，这时系统整个状态就从坏的变成了好的。

非线性网络尽管很难控制，但有一个好处，就是在一定程度下，非线性网络的可控性可以用噪声来加强，即非线性动力学里的随机共振现象。系统产生的信号（信噪比）比较低。如果有噪声，随机共振产生后，可提高信噪比。

在现代网络科学应用中，关注的问题比较复杂，主要是多样性。如果想让基因调控网络从一个坏的状态变成好的状态，可以通过控制的手段，利用非线性系统的特性，实现控制的目标。非线性系统不像线性系统那样好控制，无法用单一的数学模型实现。非线性网络要看不同情况。比如，不同的花吸引不同的蜜蜂，蜜蜂和花之间又相互作用，有些花变了，有些蜜蜂就会死掉。非线性控制有不同应用途径，我希望这种控制方法可以用到医学上、康复学上。如果把人类疾病或健康看成一个网络，那就应该有用处。

从整合医学看脊椎疾病

◎岳寿伟

　　在康复中，脊椎疾病是很常见的疾病。从致残、对工作的影响及功能障碍的程度而言，腰椎病和颈椎病应该分别排在第一位和第二位。颈椎和腰椎疾病的患病率约达98％，疾病的发生与脊椎的结构和功能有很大关系，脊柱结构特别是解剖结构又与生物力学有密切关系。脊柱有4个生理弯曲，在临床诊断中起很重要的作用。

　　颈椎的结构与胸椎和腰椎有部分区别，除基本结构外，特点是有钩椎关节，有横突孔，椎动、静脉从横突孔穿过。钩椎关节如果增生，可压迫脊神经或椎血管，引起相应的临床症状和体征。颈椎中有一个常见的概念叫UTAC，即由颈椎钩突、横突和关节突组成的复合体，复合体的任何病变均可引起神经、血管压迫和刺激症状。

　　现在很多孩子天天低头看平板电脑或手机，很小就有寰枢关节功能紊乱。寰枢关节承担50％的头部旋转功能，如果寰枢关节发生病变或功能障碍，对脊椎活动度的影响十分明显。寰枢关节依靠很多坚强的韧带固定。诊断寰枢关节功能紊乱最常用的方法是拍张口位的X线片，表现为齿状突与寰椎侧块间距离不对称。

　　临床上经常遇到颈源性头疼的病例（颈椎病引起的头疼），发病率非常高，与结构有很大关系。枕大神经从头后大直肌内部穿过，颈椎周围肌肉发生痉挛和紧张会挤压枕大神经，所以最常见的表现为颈后部疼痛。颈椎病的定义是，由颈椎椎间盘退行病变及由此继发的颈椎组织的病理变化累及神经根、脊髓、椎动脉、交感神经引起的一系列临床症状和体征。包括软组织型颈椎病（颈型颈椎病）、神经根型颈椎病、脊髓型颈椎病、椎动脉型颈椎病、交感神经型颈椎病及其他型；如有2种类型同时存在，也叫混合型颈椎病。椎间盘退行性变是引发颈椎病的首要原因，退变有多种表现形式，除椎间盘突出外，椎间盘积气也比较常见。

神经根型颈椎病是最常见的类型，在所有类型中占 70% ~ 75%，该型神经受挤压引起的症状最明显，上肢可出现疼痛、麻木。脊髓型颈椎病，从 CT 横断面扫描可以看到椎间盘突出，占据部分椎管的有效面积，致使脊髓受压。脊髓型颈椎病最典型的特点是病人走路感觉像踩棉花一样，非常形象。胸椎黄韧带肥厚造成的椎管狭窄也会出现这种情况。椎动脉型颈椎病与其结构特点有很大关系。椎动脉走行到了上颈椎（寰枢椎）时，上折角度大于 90°，如果寰枢椎结构发生变化或损伤，则对椎动脉的影响比较明显，病人首发症状是头晕。交感神经型颈椎病每与椎动脉型颈椎病并行，与颈部交感神经节和丰富的交感神经有很大关系，临床表现千差万别。

胸椎椎间盘突出非常少见，胸椎出现最多的是黄韧带肥厚或者骨化。黄韧带骨化症可以造成椎管狭窄，压迫整个脊髓，类似于脊髓型颈椎病或脊髓受压的表现。在临床中我们遇到过颈椎椎管狭窄出现相应的症状和体征，但做了颈椎手术后，症状没有缓解；后经 CT 扫描胸椎，发现黄韧带明显肥厚，但手术不能说是错误，因为颈椎的异常也非常明显。

腰椎疾病在整个肌肉、骨骼疼痛中占第一位。腰椎间盘由髓核、纤维环和软骨终板组成。整个由纤维环包围在中间，软骨终板位于相邻两个椎体的上缘和下缘，组成一个非常密闭的空间。腰椎间盘与机体的承力和力的吸收有很大关系。不同层面的纤维环彼此呈 30 ~ 60° 的交角，这种结构决定了腰椎间盘的承载力非常大，髓核组织被牢固地固定在中间，垂直承载力最大。但其最大的缺陷是难以承载旋转应力。人体做旋转时，只是部分纤维起作用，其余部分容易引起应力损伤。应力损伤可致纤维核撕裂，撕裂后再遇到垂直载荷，就成了破裂口，慢慢就会形成腰椎间盘突出。

椎间盘的功能包括：保持脊柱的高度；保持椎间盘上下两个椎体的连接；保持脊椎有一定活动度，使椎体表面承受相同压力，对纵向负荷起缓冲作用，保持椎间孔大小，维持脊柱的生理曲度。脊柱有 4 个弯曲，与椎间盘的功能有很大关系，椎间孔的大小与治疗有很大关系。椎间盘突出是否手术要根据临床判定，90% 的椎间盘突出不需要做手术，但很多人却做了不该做的椎间盘手术，无论是椎间孔镜介入治疗，还是常规的椎间盘手术。手术后病人的椎间高度下降了，椎间孔变小，椎间孔变小就会挤压神经根，起到的作用还是椎间盘突出，病理机制是一样。多数椎间盘突出不需要做手术，就是这个原因，因为功能还存在，不要及早把功能破坏了。

软骨终板破裂也可引起腰痛。椎间盘突出、椎间盘退变和小关节退变，从力学角度发生了哪些变化呢？正常椎间盘的载荷，通过应力集中作用，从髓核中间走过。发生退变后，由于脱垂造成吸收力减弱，垂直载荷从椎体边缘通过，很容易引起椎体的压缩性骨折。老年人之所以容易发生压缩性骨折，除了结构特点外，与应力改变有很大关系。椎间盘突出做手术后，应力大多数集中在后部结构，就是小关节突上，它承载重大应力后就会发生退变，引起小关节的滑膜嵌顿，这种疼痛非常剧烈，而且弯腰抬起时可一下子出现剧烈腰痛，非常明显。

比较严重的椎弓根断裂造成滑脱，会对周围神经及神经根产生刺激引起腰痛。我们经常见到很多由于退变造成的假性滑脱，这种滑脱不是椎体向前走，而是朝后退，我们叫退变性腰椎滑脱。

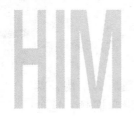

痉挛控制在神经重症康复中的应用

◎曹　宁

关于痉挛控制的病理生理机制和治疗手段，目前仍是难点。医疗行为的改变，有赖于基础医学研究的跟进和创新。

中枢神经系统损伤后，会导致痉挛或软瘫。除了康复治疗外，对软瘫没有特别好的治疗办法。软瘫造成的制动、病人软组织重塑性的改变会造成挛缩。目前有一些治疗手段来应对挛缩，但康复医生最主要的工作是要进行早期控制，防止挛缩发生。中枢神经系统损伤后出现的肌张力过高，称之为"痉挛"，其实它是一个症候群。临床表现首先是抽搐，病人会有各种主诉，包括肌肉很紧、肌肉很僵硬或颤抖等。有的病人至晚期造成了残障和变形，其实通过临床评估可以早期发现，有的病人关节活动减低，会出现不同的体位及肢体变形。

重症病人会有一些发生痉挛的高危因素，有些制动的病人会存在后期发生痉挛的高危因素。软瘫病人也会发生痉挛。研究表明，缺血性或缺氧性脑损伤更易诱发痉挛。对于重症脑损伤病人或脊髓损伤病人，我们要清楚一点，有些病人处于意识不清或昏迷状态，无法进行言语交流，所以一定要排除继发因素，包括骨折、感染及自主神经紊乱等，这些病人都容易发生痉挛。虽然可以用药物控制痉挛，但首先要排除继发因素。此外，在 ICU 有些病人用的是神经阻滞性麻醉药，会掩盖肌痉挛的表现；用麻醉类药品、镇静药、镇痛药都会掩盖肌痉挛状态，转出 ICU 后肌痉挛就表现出来了。

对于痉挛的临床评估可采用量表或病人的自述性评估，以评估痉挛发生的现象、次数及频率。还可以利用设备仪器进行评估，虽然临床应用起来比较烦琐，但对科研工作者比较重要。痉挛评估有一个流程图，首先从金字塔的最底端开始。在病人意识不清或不能交流的情况下，可以观察其关节活动度进行评估；然后排除其他因素或医源性原因造成的继发性痉挛，根据评估设计物理治疗和药物治疗方案。

对早期重度脑损伤病人，首先可用物理治疗，方法很多，使用程度不同，每种方法都涉及很多知识和技术，需要钻研学习。尤其是摆位及轮椅的坐位，我们在这方面的意识特别需要强化。每个病人都有自己的专用轮椅，从 ICU 开始下床，到轮椅怎样摆位、摆什么样的姿势等，这些都非常重要。

注射治疗现在非常流行，因为保险政策不同，各个地方应用注射技术的程度也不同；这是康复医生应该掌握的基本技能，也是规范化培训的基本要求。除了肉毒素注射，还有神经阻滞技术。神经阻滞对技术要求比较高，但药品成本会比较低，应在国内推广。

虽然药物治疗很普遍，但我要强调，对重症脑损伤病人，有些药物对病人的认知功能有损伤，要选择对认知障碍影响比较小或副作用比较少的药物，一般首选丹曲林，尤其是对重症脑损伤病人。也经常使用巴氯酚，它一般用在多发性硬化症引起的骨骼肌痉挛，感染性、退行性、外伤性、肿瘤或原因不明的脊髓疾病引起的痉挛状态或脑源性肌痉挛。安定是一个对认知功能障碍有损伤的药物，所以只在脊髓性肌张力障碍的病人中使用比较多。此外，还有其他不同作用机制的药物，如可乐定、替扎尼定、加巴喷丁等。加巴喷丁是一种抗癫痫药物，但对神经性疼痛和降低肌张力也有很好的疗效。

总之，除了口服药物治疗和注射治疗外，还有一些治疗仍处在探索阶段，目前还没有大量循证医学证据支持。如果已经发生了挛缩或残障、变形，最终还是要去外科或骨科进行手术治疗。

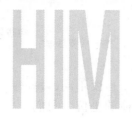

重症脑损伤的无创性脑功能
检测及精准干预

◎吴　毅

现代康复学越来越向精准化、智能化和个性化发展，因此康复的评定非常重要。现在有很多方法可进行康复评定，除常规评定外，还有很多新手段可以做客观评定，包括影像学、脑电检测等，通过这些方法对脑损伤进行精准定位、精准诊断，从而实现病人的精准康复。

如果要观察脑细胞活动，可以做脑电生理检测；观察脑的氧和糖代谢活动，可以做氧饱和度测试或磁共振；检测脑血流供应可做经颅多普勒（TCD）；看脑灌注，可做 CT、磁共振。对脑损伤的干预方法包括有创的和无创的，有创的包括脑部深度电刺激术（DBS）、脊髓电刺激术（SCS）、迷走神经刺激术等。

脑部深度电刺激术很简单，通过开颅把电刺激芯片植入丘脑，进行深度刺激；对很多发作非常频繁、药物无法控制的癫痫病人，深度电刺激可帮助控制癫痫发作。华山医院脑外科和康复科合作，对有些植物状态已经一两年很难再恢复的病人，把电刺激芯片植入两侧丘脑，促进病人的苏醒，但不是百分之百都有效果。此外，脑部深度电刺激术对帕金森病的治疗比较有效。脊髓电刺激是将脊髓刺激器的电极放置于硬膜外腔后部，通过电流刺激脊髓后柱的传导束和后角感觉神经元以达到缓解疼痛及其他治疗目的。脊髓的上面是延髓，延髓是最主要的上皮觉醒中枢，通过对脊髓上段（C2～C4）的刺激，对病人的苏醒非常有效。国内有好几家单位（大部分是公立医院）都在做相关研究。多年的植物状态或一些非常顽固性的疼痛，都可做脊髓电刺激。

实施有创治疗对康复科有一定难度，有创治疗要与神经外科或骨科合作完成。无创检测是康复科医生和治疗师应该掌握的技术，如弥散张量成像（DTI）、衍射增强成像（DEI）或功能磁共振（fMRI）等，这些都是影像学检测，对定位、定性、预测病人的功能和恢复情况，都非常有帮助。脑电检查也属于无创检测，是康复科人员应该掌握的一项技术，很简单，不会让病人感到任何不适，包括体感诱发电位、脑干听觉诱发电位、运动诱发电位等，可以对病人的情况做出预判。经颅磁刺激（TMS）是一种安全的无创治疗，近几年发展很快，适合康复科开展；现在已研发出了具有连续可调重复刺激的经颅磁刺激技术。无创技术为康复学科引入了很多新手段，也带来了新希望。

现在康复学发展非常快，对医生而言，要去定位、诊断和治疗。华山医院对脑损伤昏迷病人有多学科门诊，包括康复学科、神经外科、放射科、中西医结合科共同参与。如果需要手术，则在脑外科进行手术，手术完后转到康复科，通常转来的病人病情都很重，全身插满管子，还包括气管切开。我们先通过康复训练促醒，对昏迷病人首先要促醒，苏醒了才能使病人的所有功能慢慢恢复，逐渐拔管，从卧位到坐位，从坐位变成站立，最终顺利出院。

康复治疗的目的是促进病人整体功能的康复。康复学的发展越来越朝着精准化、个性化发展。团队合作非常重要，要加强业务学习、强化培训，对我们来讲，一定要多读片、多讨论，真正把病人管理好。无创技术对康复科是最好的方法，可以保证病人精准诊断、精准治疗、精准康复。精准康复后进入整合康复，病人的认知、运动、言语、日常生活全都恢复了，就可以回归社会。

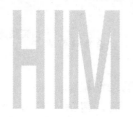

重症康复之我见

◎范建中　张盛全

　　近些年，国内重症康复的开展越来越广泛。在医院，康复可以有两种形式：一种是将专业的康复团队安排到各个专科或到重症医学科去为病人提供康复医疗服务，进行床边康复；另一种是在康复医学科接收重症病人。病人的病情可以是急、危、重症，不稳定、意识障碍或植物状态。时间可以是早期、后期及全程介入，应视病人情况而定。国内外的研究均证实对重症病人的早期、及时、合理的干预，对预防并发症和残疾、改善预后及缩短病程均具有重要意义。这两种形式的重症康复事实上都是对医疗资源的整合。康复团队去临床科室是临床医学对康复医学的整合，临床医生到康复医学科是康复医学对临床医学的整合。重症康复单元收治的病人不局限于单一种类的病人，病人住院的上一站可以是神经内科、神经外科，也可以是骨科，甚至可以是产科、内分泌科、风湿科等科室，重症康复面对的是全院的病人。各病种整合到康复科，康复科是连接医院和家庭、社会的桥梁，而康复科的重症单元则是重症病人整个康复过程必须要经历的"幼儿园"。

　　重症康复面对的病人大部分是早期的病人，但并不都是早期病人。前面我们也提到重症康复的对象可以是急、危、重症、不稳定、意识障碍或植物状态。有研究表明早期康复介入可使血液中炎性因子下降，血脑屏障作用提升。但说到早期康复，对于多早才算是早期康复仍然存有争议。大量文献显示应早于 24 小时，即在生命体征平稳后、发病 24 小时内；也有些文献将早期康复的时间定在 24 小时以后，但几乎均在 2 周之内。

　　临床研究证实，24 小时以后、2 周之内进行康复介入是安全的，也是可行的。不仅可以改善病人的预后，而且对长期康复也有益；还可缩短在 ICU 的住院时间，后期的功能性恢复程度也会增加，所以早期康复很重要。但更重要的是早期康复介入手段的选用，一些研究发现，对重症病人在发病 6 ~ 24 小时进行被动运动，会使炎性因子增加；同时基础训练使躯体耗氧量增加，可引起脑缺血加重，不适当的运动可使功能恢复变得更差。因此，早期康复的介入不宜采用增加病人体能消耗的康复手段，如过于剧烈的被动运动、体位转移等，应避免在 24 小时内进行，此阶段可以考虑良肢位的保持及适宜的物理因子对症治疗等。

强化康复单元（IRCU）团队的构成和 ICU 团队不一样。IRCU 团队除了常规的管床医生和护士外，还有康复治疗师。康复治疗师分工细致，物理治疗师主要负责病人的肢体运动功能，作业治疗师负责病人早期的作业能力及部分辅具的制作和使用，言语治疗师负责病人的言语功能和吞咽功能等，各司其职，保障病人得到全方位的康复。

重症康复病人与常规病人的治疗方式是不一样的。IRCU 治疗的开展首先要有一个体系，对病人各个脏器功能的恢复进行综合考虑。重症病区的治疗师在接触病人前，要先收集其临床资料，再进行康复评定。康复评定可以反映其功能状态和当前存在的主要问题等。根据评估结果，康复医生、康复治疗师和康复护士开康复会议，共同讨论决定治疗方案，方案包括治疗的项目、干预强度、可能出现的不良反应、预期目标等，最后才是康复治疗的实施。而这才仅仅是整个康复过程的开始。在整个过程中我们还将进行多次评估和康复会议，讨论病人对之前制订的治疗方案的反应，对于不合适或无效的康复训练项目及时进行调整。因此在 IRCU，所有病人的治疗方案都是个性定制，而不是按套餐推进的。

事实上，我们科开展重症康复多年，对病人的康复贡献是巨大的。以往在没有重症康复之前，病人因长期卧床而出现很多并发症，如压疮、关节挛缩、直立性低血压、坠积性肺炎、骨质疏松等，给病人带来巨大痛苦。自从我们重症康复团队深入临床科室后，我们发现在转到康复科重症单元的病人中这些并发症的发生率明显下降，而在 IRCU 的病人中发生压疮是绝对不允许的。通过康复治疗师的康复训练，病人的关节活动度得到维持，肌张力得到控制，这样就可以减轻关节挛缩出现的概率。各种感觉功能的输入更缩短了昏迷病人的昏迷时间。早期各种物理因子疗法和站床训练可以预防和治疗病人的直立性低血压和其他并发症。经历过重症康复的病人，脱离重症期进行全面康复治疗时，就像上过"幼儿园"的学生进入小学学习，有更好的基础且更容易进入康复训练的状态。在此条件下，病人的"学习成绩"当然会更好，也可以缩短病人回归家庭和社会的时间，病人的状态将不再是过去仅仅维持生存状态，而是生活。事实上，自从病人搭上医疗列车后，康复是病人的最后一站，也是非常重要的一站，康复医疗决定了病人下车的地点是坎坷泥泞还是春暖花开。

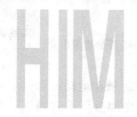

重症病人实施康复中的评估

◎陆　晓

对重症病人实施康复，首先要进行评估，以明确病人是否适合做康复。给不适合做康复的病人做了会出问题，适合做的病人康复介入晚了会对病人产生不利影响，会出现很多并发症。重症病人的早期康复一种是在医院大的重症监护病房（ICU）进行，还有一种是到各个 ICU 中去实施，比如呼吸 ICU、脑外 ICU、心外 ICU、胸外 ICU、老年 ICU 等。评估后如果确认病人适合做康复，接下来的关键就是给病人开具什么样的康复处方，应制定个性化的康复指标。由此可见，评估非常重要。

在对重症病人的评估中，首先要评估的是神经功能；其次是心血管功能和稳定性评估；第三是呼吸功能评估；第四是运动功能评估，例如有无肌肉萎缩、活动能力评估等。

在神经系统评估中，首先要评估格拉斯哥昏迷评分，其次是觉醒水平评估（可采用 RASS 评分）。在 RASS 评分中 0 分是意识清醒，平静；－1 分是有些嗜睡，但能被叫醒，清醒状态可维持 10 秒以上；－2 分是轻度镇静状态，对声音有轻度反应，清醒状态维持时间小于 10 秒；负值分数再降低代表更深的镇静状态直至昏迷。+1 分代表有不安焦虑，但身体只有轻微移动；+2 分是躁动焦虑状态，有频繁却没有目的的活动，可能会有呼吸机抵抗；正值分数再升高代表躁动焦虑越来越严重，会有拔管、攻击行为出现。评分在 －2 ~ +2 分这个分段的病人是可以做康复的。

很多 ICU 的病人会出现谵妄，谵妄分为几种类型：一种是亢奋型，病人躁动不安、不安静，或试图拔管；还有一种是抑制型，表现为退缩、冷漠，呈昏睡状态；也可呈混合型。谵妄是一种可逆的意识障碍，特征是急性发作和注意力波动，伴随认知和知觉障碍。谵妄的评估主要采用 CAM 评分，但首先必须要确定病人的

RASS 评分在 −3 分上，然后才能进行评估。评分流程的第一条是意识状态急性改变或波动，即病人和以前相比，意识状态有急性改变或在过去 24 小时的意识状态有波动。如果有上述情况，接着评估第二条，即注意力，例如说一个数字，告诉病人当数到 8 时，捏一下手，数到 8 时病人没有捏手或在其他数字时做了捏手动作，就是错误：如果有 0 ~ 2 个错误，评分阴性，即没有谵妄；如果是 2 个以上错误，要评估第三条——意识水平，即 RASS 评分，如果 RASS 评分是 0 以外的情况，即存在谵妄。如果 RASS 评分是 0 分，就看病人的思维情况：可以问一些问题，比如石头是不是浮在水面上；还可做执行指令的评估，比如让病人伸出两个指头，如果他伸出了两个指头，就再看他应对这些问题时的错误率，如果大于 1 个错误表明存在谵妄，如果是 0 ~ 1 个错误则可排除谵妄。判断谵妄很重要的一点是要求特征一（急性发作或症状波动）加特征二（注意力障碍）加特征三（思维不连贯），这是 "and" 的关系，但特征三和特征四（意识水平改变）之间是 "or" 的关系。诊断谵妄还要评估病人是否合作，这比较简单，比如教病人甄别，看其能否跟随，或让病人看着你，看其能否跟随；或张开嘴巴伸舌头能否跟着做，或会不会点头，等等。

　　相关的专家共识对康复介入所要求的神经系统状况进行了总结：如果 RASS 评分在 −1 ~ +1 分，床上和床旁康复都可以做；−2 ~ +2 分可以做康复，但要谨慎；如果是昏睡，床上可以做，但床旁不能做；如果是 +2 分以上，躁动很明显，无法实施。如果没有谵妄，当然可以做；如果有谵妄，但能遵嘱，其实也可以做；如果谵妄不能遵嘱，要非常谨慎。颅内压过高不可以做。如果实施康复，颅内压应尽量控制在 20mmHg 以下。脑外科术后颅内压会升高约 7 倍，因此脑外科病人进入脑外科 ICU 要 3 ~ 5 天后才能进行康复。

　　第二是心血管系统。在 ICU 中实施的监测包括有创监测和无创监测，例如有创动脉压等监测、无创血压监测、心电图、脉搏血氧饱和度监测等，由此判断血流动力学状况。

　　在决定是否实施康复时，首先看心率和心律。如果病人心动过缓，需要谨慎去处理，不可以做康复。需要急诊做起搏器者康复也是禁忌。如果不需要药物治疗，不需要等待急诊科做起搏器，心率虽然慢一些，还是可以做康复的，但动作要慢。如果病人是起搏器心率，视情况而定，比如 ICU 碰到房颤导致脑栓塞的病人，有些是快-慢型房颤（快慢综合征），心率既有快的，也有慢的。对于安装起搏器的病人要了解其起搏器是按需起搏还是固定起搏，如果是按需起搏，做康复治疗肯定没问题；如果是固定起搏，康复治疗的量要当心。做康复训练时，身体的耗氧量会增加。正常人的反应是心跳加快，增加供氧。但安装固定起搏器时心率是固定的，无法增快，供氧量不能随心率增加而增加，这时就很危险。对于快速性心律失常，如果心率在 130 次/分以上，通常就不做康复了；如果心率在 120 ~ 150 次/分，需要谨慎；如果心率在 120 次/分以下，当然没有问题。对于血压，特别是急症的高血压，平均动脉压在 110mmHg 以上者，不可以做；如果血压过低，比如舒张压低于 60mmHg，也不可以做。对于体温，基本要求是 36～38.5℃，高于和低于这个范围都不行。射血分数如果大于 30% 可以做，30% 以下不可以做。

我们还接手过一些很严重的病人，例如有个病人发生过两次心肌梗死，第二次心肌梗死后有心力衰竭和神经系统失常。这时，做康复就要考虑安全性。比如康复介入前 8 小时内有无新发或再发胸痛，心肌损伤标志物有无进一步升高。有的心肌标志物发病 15 天后才正常，不可能等到那个时候；所以一般心肌标志物没有进一步的升高，说明心肌损伤没有进一步进展，就可以给病人做康复了。没有明显的心力衰竭代偿症状，过去 8 小时内没有新发严重的心律失常和心电图改变，就完全可以开始做康复。

经系统评估，呼吸病人没有相应临床症状和体征，没有胸闷、心率不快、痰不多、不黏稠等，胸部 CT 未见肺炎、肺损伤，无胸腔积液、慢性阻塞性肺疾病、肺大泡时就可以做。有肺大泡时要谨慎。此外，要进行血气分析，看有无酸碱中毒，血氧饱和度和氧分压是否正常。有时手指血氧饱和度正常不代表血气正常，还要做肺功能检测，观察呼吸运动、频率及膈肌情况等。正常膈肌运动，吸气时腹部鼓起来，呼气时腹部瘪下去；如果是反常呼吸，说明膈肌运动一定有问题。肺功能检测可以发现是阻塞性功能障碍还是限制性功能障碍。阻塞性通气功能障碍主要是呼气障碍，气体呼不出去，所以肺总量是高的，但肺活量是低的。限制性通气功能障碍，是气体吸不进去，肺总量和肺活量都低。所以不同的情况要有不同的训练方法。如果在 ICU 中，血氧饱和度在 80% 以上可以做。

运动功能评估用的是 6 组肌肉。第 1 组是膝关节的外展；第 2 组是肘关节的屈曲；第 3 组是腕的背伸；第 4 组是髋的屈曲；第 5 组是膝关节的伸直；第 6 组是踝的背伸。根据 MMP 评分，得到分值。肌张力测定很简单。要注意关节的挛缩，最容易挛缩的关节是肩、踝及手。其他活动能力的评估主要是 MMI 评分，其他还包括血红蛋白、血糖、血气等，只有这些稳定了才能做康复。

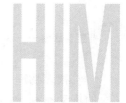

重症病人呼吸功能障碍的康复

◎廖维靖

　　呼吸是人体基础的活动，与生命息息相关。ICU 的病人常常身上布满管子，可能包括脑室、腹腔、胸腔引流等。有的神经外科病人有严重痉挛，做了气管插管，这是呼吸医生要解决的问题；对此，我们是做肉毒素注射，降低肌张力。很多突然发生意外的病人，首先是要保持气道通畅。

　　对重症昏迷的病人，单纯用格拉斯哥昏迷评分来评估，对开展康复显然不够。因为康复介入一般是在病人发病 1 周时，也可能早到发病两三天，这涉及病人是否有气管插管等，因此，现在的评分要更全面。

　　临床上我们可遇到各种各样的病人，有本科的、本院的，还有院外转来的。关于气管切开的位置也会有各种问题。我们在早期处理气管切开的地方有纱布就行了。后来根据病人的痰液情况做相应处理。用抗生素要符合国家临床重点专科的要求，医生用药要做药敏试验，根据痰液、血液、小便的药敏参数用药。或许还要用呼吸机来辅助呼吸，用呼吸机时一定要考虑营养支持，否则是不能做康复的，即便做康复，效果也不好。

　　有的病人痰液很多，不仅从鼻腔流出来，还可从插管的位置出来。此时，要及时清理，并做雾化治疗。长时间插管会带来很多问题，例如导致溃疡等，无论是金属管还是塑料管，都会对组织产生影响。如果插管呈通畅状态，呼吸已经平稳，不存在梗阻现象，就要尽早拔管。我们的步骤是，先堵塞气管套管外口，如果病人 24 小时内没有出现呼吸困难，就可以拔管。医生要向病人及家属说明拔管的步骤、拔管后的注意事项，签知情同意书，并尽可能在上午拔管，因为上午医护人员比较齐，万一出现问题，可以重新插管。拔管前要评估病人的整体情况，病人如果清醒，要进行简单交流，同时检查一下下颌，如果确认很安全，就可以拔管。拔管之前要禁食，防止呕吐，之前曾因此出过很多问题。

很多物理方法对康复有益，还能控制感染。最经典的是胸廓振动排痰，强力的振动有利于黏稠痰液的排出；再加上湿化或者加一些药物，则更有助于排痰。对昏迷病人，虽然看外观没有意识，但可以针对病人以往的生活习惯给予相应的刺激，比如平时喜欢音乐的病人，可以播放音乐给病人听，病人会有情感的表现。我们用综合的方法取得了良好的效果。

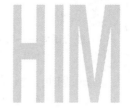

重症病人的呼吸康复

◎黄　怀

　　随着 ICU 的迅速发展，病人的状态和生活质量在临床工作中引起了越来越多的关注，改善病人的生活状态和质量也是重症康复的重要任务。降低死亡率不再是唯一目标，回归家庭才是最终目标。重症康复开展的模式包括以下几种：一是在重症监护病房（ICU），即床边的康复治疗；二是在亚重症康复单元或强化康复病房；三是在呼吸 ICU（RICU）；四是 ICU 自行招收治疗师开展重症康复治疗。这几种形式各有利弊。呼吸康复应该是全面地促进运动、吞咽等多种功能的改善，从而提高整体疗效。

　　我们特别需要关注 ICU 重症病人长期卧床带来的问题。ICU 的病人常伴有呼吸障碍，或肌肉萎缩、感染、谵妄、心血管问题、静脉血栓、心理问题等。长期卧床可出现 ICU 获得性衰弱。机械通气引发的肺炎包括 ICU 获得性肺炎和呼吸机相关性肺炎，发生率高，是中国 ICU 病人发生死亡的主要原因。骨骼肌的功能在重症病人的临床结局中起关键作用。在 ICU 的第 1 周，肌容积每天下降 2%～4%，多脏器功能衰竭的病人肢体肌容积丧失更明显，其膈肌肌力和厚度迅速下降，这与脓毒血症和膈肌收缩活动减少有关；当膈肌完全不活动并合并机械通气一段时间（18～69 小时）后，可导致人体膈肌纤维显著萎缩，这与不活动时膈肌蛋白溶解有关。即便是健康人，持续卧床 2 周后，股四头肌肌肉质量也会下降 5%～9%，肌力下降 20%～27%。谵妄在 ICU 中的发生率约为 70%，出现谵妄病人的病死率会增加。机械通气时间延长，住院时间也会延长。

　　鉴于此，早期做重症呼吸康复十分重要。在澳大利亚和英国的 ICU 进行的一项前瞻性、观察性队列研究发现，ICU 病人进行早期移动性康复治疗较未康复者死亡率下降，回归家庭的比例上升。呼吸康复训练可以控制肺炎、脓毒症，减少感染率及抗生素使用；缩短疗程、减少谵妄，提高脱机成功率，减少机械通气及 ICU

住院时间；增强体质、提高免疫力，促进整体功能恢复、提高疗效。

关于呼吸衰竭机械通气病人早期活动的可行性与安全性，我们曾纳入机械通气长于 4 天的病人共 103 例，进行床边轮椅坐位训练、行走训练共 1449 次，血压升高或下降、血氧饱和度下降、跌倒、导管脱落等不良事件的发生率低于 1%。随着康复治疗技术不断提高，设备不断更新，这些不良事件的发生率也在持续下降。越来越多的证据表明，ICU 病人在机械通气的第 1 天或第 2 天开始进行物理康复治疗，是可行、安全和获益的。超早期运动康复治疗能使卒中病人更快恢复步行功能，日常生活能力更好，达到安全生理标准后，入院 24 小时内即可进行强化转移训练。理论上，在无禁忌证前提下，力争 24 小时内循序渐进实施。具体地说，呼吸康复治疗技术有很多，最重要、难度最大、风险也最大的是运动治疗，我们要遵循专家共识和指南，还要考虑团队的实力及个体差异性。

在重症病人的呼吸康复治疗中需要按照康复治疗团队的管理模式，国外成熟的做法是通常采用四步模式，也就是在总结证据的前提下，识别障碍，建立绩效指标，确保病人接受良好的干预。重症病人的评估要从 3 个方面考虑：第一，评估重症病人的肺功能障碍情况；第二，考虑重症呼吸康复的条件；第三，考虑影响重症呼吸康复的因素。重症呼吸康复评估的要点有 8 个方面，包括与肺功能障碍相关的病史、相关阳性体征及运动能力、血常规、血气分析、痰培养及药敏、胸部 X 线片、膈肌超声、呼吸机参数及转归指标等。不但要关注重症病人呼吸康复的有效性，更多要注意其中止条件，目前比较认可的标准包括：从心脏情况看，心率超过年龄允许的最高心率的 70%，或在静息心率基础上下降 20%（<40 次/分或 >130 次/分）；出现新的心律失常，应用新的抗心律失常药物，出现新的心肌梗死；还有血氧饱和度、血压、机械通气、呼吸频率和其他情况等；此外，还要考虑病人的 Richmond 躁动镇静评分（RASS 评分）。

呼吸康复学技术有很多，最常用的技术有 10 项，其中 4 项是最基础的，每天都要用到，即体位管理、气道廓清技术、胸廓放松训练和呼吸训练。而运动训练、咳嗽训练和疼痛管理要依病人的具体情况实施。一定要进行运动训练，我国提倡在早期开展床上关节活动度训练、良肢位保持、床上坐位训练、体位转移训练、站立训练和行走训练。在脑卒中康复开始阶段，卒中病人每天接受至少 45 分钟相关康复训练，能够提高病人的功能目标；在一定范围内，可增加训练强度以提高训练效果，但要考虑病人的安全性。

重症康复中的营养治疗

◎ 刘朝晖

人们常说"三分治、七分养",七分养在很大程度上指的是营养。一项关于糖尿病的调查设计了 18 个问题,前 6 个问题都是对营养重要性的认识,结果显示:90％的医护人员认识到营养的重要作用,但有 75％的病人家属不知道营养的重要性,很多人认为吃饱就行,病人自身也不重视营养问题;还有 6 个问题是看对病人的营养宣教和指导够不够,结果显示:66％的医护人员参与了病人的营养宣教,但只有 23％的病人家属参与了病人的营养调理。医务工作者只知道营养很重要,但 84％的医护人员并不知道具体怎么去进行营养评估、营养调节或营养方案的制订,相应的病人家属比例达到了 90％,所以问题很严重。大多数人对营养治疗的概念认识不充分。

营养不良在重症病人中发生率很高,营养不良在 ICU 病人中非常常见,发生率可高达 43％,营养不良的发生率和死亡率的增加相关。重症病人出现营养不良的原因有三个方面。一是代谢率增高,能量消耗增多,或者营养代谢障碍、营养不耐受等,如糖尿病病人,为控制感染会有很多消耗。二是进食少,如脑卒中病人有吞咽功能障碍或食欲不佳,或吃进去后不消化。三是需求量增多,在组织器官修复过程中或在康复训练过程中,营养需求量会增加,补充不足,就会发生营养不良。重症病人营养不良时,会出现全身肌力减弱,呼吸肌肌力减弱导致通气障碍、血氧浓度降低,不利于机体的修复,且死亡率、致残率升高。另外,免疫功能下降,感染风险增加,也会降低康复效果。因此,重症病人日常饮食需要充足的优质蛋白,需要足够的能量,要有足够的维生素和矿物质,还要有全面均衡的饮食。此外,大家认为肥胖就是营养过剩,其实不一定,肥胖的人很多实际上营养相对缺乏,常常需要专业医生及营养师指导,必要时要选择具有特殊用途的营养配方食品,作为治疗性食品。

在营养诊疗流程中，首先要进行营养风险的评估，即先看有无营养不良，或者发生营养不良的可能性有多大。如果小于 3 分要定期复查，对于重症病人不能大意，因为病人的整个机能状态下降非常快；如果大于 3 分就存在营养风险，要有营养医生介入，营养师、临床医生、病人家属共同制订个体化营养治疗方案，并进行实施。有时我们给病人制订的饮食可能不错，但病人不一定爱吃，要和家属协商，看病人平时爱吃什么，尽量在其饮食范围内进行调整。另外，要有营养师查房制度，进行指标监测，及时调整，来完善治疗方案。要定期进行营养评估，出院时要把方案带走，让病人回家后能够继续改善、持续改善。

在风险筛查上，临床主要采用美国肠外肠内营养学会和重症医学会 2016 年发布的《成人重症病人营养支持疗法提供与评定指南》进行评分（NRS - 2002 评分）。主要项目有 3 个，即病情严重程度评分、营养素质状况评分和年龄评分；总分数大于 3 分时存在营养风险，要进行营养治疗。此外，还要结合临床其他指标，包括体重指数（BMI）、上臂围、血脂、血清蛋白（包括白蛋白、转铁蛋白、前白蛋白、视黄醇结合蛋白等）。临床上白蛋白和前白蛋白用得比较多，白蛋白的半衰期是 20 天，所以测到白蛋白减少时，是 20 天前的指标。

轻症非卧床病人、轻症卧床病人和重症急性应激期病人，每天的热量和糖脂需求量是不同的，要进行具体测算。经营养评估后如果需要营养治疗，还要评价胃肠道功能，如果胃肠功能缺失，就要进行短期或中长期肠外营养；如果胃肠功能存在，但有受损，要用一些明确的成分，如小肽的蛋白；如果胃肠功能正常，就用整蛋白营养。必要时，可用肠外营养来补充，直到完全可以进行肠内营养；如果比较充足了，就逐渐过渡到口服。原则上只要肠道功能允许，首选肠内营养。

重症病人发病后 1 周内要尽早开始鼻饲。胃肠功能正常时首选整蛋白标准配方，糖尿病病人首选糖尿病适用型配方，低蛋白血症首选高蛋白配方。营养支持的监测要针对病人的功能和代谢特点，加强动态监测，包括营养状态、代谢功能状态、器官功能、临床症状、胃残留液等，每 4 小时记录一次，进行动态观察。营养治疗可以减轻机体应激性反应，预防肌肉衰减，增强体能，改善心肺功能，降低并发症发生率、致残率，甚至降低死亡率，缩短住院时间，减少相关花费。这些都是很明确的。

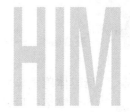

脑卒中后步行、平衡和协调功能
康复的整合思维

◎王 强

　　步行的三要素是负重、迈步和平衡。步行时主要是矢状位的关节活动，初始触地是下肢前伸以将足放到适当位置。为什么足跟先着地？一是因为重心要逐渐转移到支撑相下肢，二是足跟着地后可以通过前足来改变行走方向。正常人重心移至支撑相下肢是逐渐的，缓冲重力的方式有3种：一是膝关节屈曲，二是踝关节跖屈，三是足旋前。在支撑相，下肢所有关节均伸展，为了支撑体重，并使身体重心达到足够高度使对侧下肢离开地面进入摆动期。摆动相是下肢所有关节均缩短以离开地面。

　　步行的随意运动需要激活大脑皮层多个区域，然后投射到脑干及脊髓。步行启动后的步行常常是不随意的，当遇到障碍物时需要对步态进行有意识的调整。步行启动有2种方式：一种是自己想走，属于随意运动；还有一种是情绪启动，比如听到枪声马上就跑，是边缘行为。运动形式有3种：一种是随意运动，一种是模式化运动，还有一种是反射运动。大部分运动是不随意的，推一下不倒，是有平衡反射，反射产生的是不随意运动。

　　脑卒中后的平衡功能是移动能力的预测指标：脑卒中后72小时内获得坐位平衡及髋、膝和踝有部分随意运动的病人在发病6个月时有98%的可能性能够独立步行。相反，脑卒中后72小时内不能独立坐位30秒及患侧下肢肌肉不能收缩者只有27%的可能性能够独立步行。这个预测很重要，即病人3天内能达到坐位平衡，下肢能动一点，就可以预测将来能够步行。

　　步态异常的原因：①首先是全范围关节运动（ROM）受限，关节活动受限一定会影响到病人的步行；②神经肌肉受损，包括肌肉无力、肌张力异常、肌肉收缩时相异常、主动肌与拮抗肌同时收缩（共同收缩）、共济失调；③感觉异常，包括躯体感觉异常、视觉功能异常、前庭功能异常及疼痛。

脑卒中后常见的功能异常如下。①足内翻下垂，踝关节的常见异常是足内翻下垂，原因是胫前肌无力、踝跖屈肌及内翻肌痉挛或挛缩。足内翻下垂导致支撑足着地时足外侧缘接触地面，严重时可引起踝关节扭伤。摆动相时足拖曳、画圈步态。②膝关节异常，包括支撑相膝关节过伸及屈曲，支撑相膝关节过伸很常见，原因是踝跖屈肌挛缩或痉挛，股四头肌无力或痉挛；机制是支撑相踝跖屈肌挛缩或痉挛使胫骨不能前移导致膝关节过伸，股四头肌无力导致过伸才能负重，股四头肌痉挛导致膝关节突然伸展。膝关节异常还表现为膝关节屈曲，即膝关节支撑相屈曲大于10°，原因是腘绳肌痉挛或挛缩。支撑相膝关节屈曲可以导致支撑相时髋关节屈曲及踝背屈增加。③髋关节、骨盆、躯干异常，表现为躯干向支撑相腿倾斜，原因是髋外展肌明显无力，机制是躯干向支撑相腿倾斜代偿了外展肌的无力。髋关节、骨盆、躯干异常还包括摆动相下肢内收，原因是髋内收肌痉挛或挛缩，髋屈肌无力的代偿也可以导致摆动相下肢内收，摆动相下肢内收导致步基变窄、剪刀步态、平衡障碍。髋关节、骨盆、躯干异常还表现为下肢摆动相画圈，髋部上抬，是由于髋屈曲、膝屈曲和踝背伸受限，使摆动相下肢缩短困难，足离地困难，机制是摆动相下肢画圈及髋部上抬后可使足离地。

维持平衡的机制包括感觉输入、中枢整合和运动控制。中枢整合是整合3种感觉，即视觉、躯体感觉和前庭觉。任何一个感觉信息都不能完全正确地提供身体在空间中的位置，3种感觉信息输入在多级平衡觉神经中枢中（脊髓、前庭核、内侧纵束、脑干网状结构、小脑、基底节及大脑皮质等）进行整合加工，形成运动方案。运动控制也就是运动输出，是指中枢神经系统在对多种感觉信息进行分析整合后下达运动指令，运动系统以不同的协同运动模式控制姿势变化，将身体重心调整回到原来的范围内或重新建立新的平衡。因此，训练平衡不能只训练某一块肌肉，它是训练整体、协同的运动输出。姿势控制的反馈机制是自动姿势调节反应，前馈机制是身体在进行不同活动前的姿势调整。

协调是指人体产生平滑、准确、可控制的运动能力，而共济失调就是运动不平滑、不准确、不协调。共济失调的主要康复技术，一是FRENKEL训练技术；二是负重训练，腕部及踝部捆绑沙袋；三是球类引导的运动训练，包括上肢、下肢及躯干。

神经重症昏迷病人的早期
康复和脑保护

◎李立宏

神经重症昏迷是我国死亡率和致残率排在第一位的重大疾病。2013年，世界著名一级方程式赛车车手舒马赫在滑雪过程中发生严重脑创伤，至今还没有完全恢复。目前重症颅脑损伤的救治水平已有大幅提升，我国的死亡率为4.5%，欧洲的死亡率为4.6%，也就是说我们和欧洲的死亡率基本持平；但我们在致残率方面没有明显优势，最主要的原因是早期保护、脑功能评估和早期康复还有很多不足。

降低致残率的核心是脑保护和肢体及脏器功能的康复，两方面相辅相成。早期最好的康复是对大脑的保护，保护住大脑是康复的基础，也就有了苏醒的可能。因此，只要病人生命体征稳定，一定要早期进行康复治疗。很多人认为，病人处于昏迷状态，等稳定了才进行康复，但那样就晚了。

对神经重症昏迷病人如何进行早期脑保护与康复呢？实际上脑保护本身就是康复。大脑的康复主要包括三个方面：第一，早期的急救与评估，对病人生命的支持；第二，病人进入病房或ICU后，进行监测和脑保护，最主要的目的是降低颅压，防止细胞过多损害；第三，脑以外其他脏器功能的支持，器官的保护。急救主要包括院前急救和急诊科急救，现在的治疗已前移到急诊科，甚至前移到"120"救护车上。现在的"120"救护车上可以做到整个信息的联网，有移动式CT，可以扫描全身状况。但更多还是在急诊科的救治，由急诊医生、外科医生、重症医生共同组成救治团队，实现急诊病人手术、ICU和康复的一体化。

在早期急救阶段后，我们要做什么呢？首先就是脑保护，要进行颅压监测、脑血流监测、脑血流维持和脑氧维持。到目前为止，唯一不能再生的组织就是神经组织，因为神经细胞不能再生。要维持神经细胞不死亡，就需要血供和氧供。只要提供血液、氧气和能量，就能保证病人神经组织的成活。我们给病人尽早实施手术降低颅压，其最终的目的就是为了维持大脑的血流和氧气供应，这也是早期康复的一个重要环节。

现在在理念上已有很大进步，原来对脑外伤病人，是尽量少给液体，让病人脱水，出得多一点，入得少一点，但现在已完全摒弃掉了这种观点。虽然在脱水，但容量维持实际很重要。血管里没有血液了，大脑能有血液吗？

在颅脑损伤情况下还要维持内环境的稳定，如血糖的稳定、电解质的稳定。很多文献报道，高血糖、低血糖，高血钠、低血钠等内环境的紊乱都会造成脑组织的直接死亡。因此在治疗过程中，稳定内环境，保障脑的基本功能，是早期康复的重要举措。此外，还要有镇静镇痛治疗。很多医生很不理解，病人已经昏迷，是重度颅脑损伤，是格拉斯哥昏迷评分（GCS）5 分的病人了，为什么还要镇静？镇静治疗最大的优势在于脑保护，降低神经细胞对能量的需求，并使其在早期康复。例如，在地震救助时有"黄金 72 小时"的说法，实际上很多人不是在地震中被砸死的，而是饿死的，在不吃不喝的情况下怎么能维持 72 小时？对于大脑而言也是一样，如果能量供应不上，就降低它的需求，以确保它的存活。因此镇静镇痛对创伤早期至关重要。此外，还有脑低温的治疗，低温治疗是把病人的体温降到 32℃或 33℃，让脑的代谢降到最低，尽可能地保护脑功能。

神经重症早期还需要预防癫痫。癫痫是大脑剧烈异常的放电，放电会消耗大量的血液和氧气，由于重度创伤时，脑部的供氧已经不足，一旦癫痫发作，病人的脑损伤会成倍加剧。目前在急性脑创伤中不推荐用激素，因为会增加死亡率；但在脊髓损伤时推荐早期激素的冲击疗法。可以采用过度通气，但并不推荐这一做法。过度通气是把二氧化碳降到很低水平，使脑血管收缩，降低颅压；后果是脑血流量减少，加重病人缺血。那什么时候可以用呢？紧急情况下可以。感染是神经重症最头疼的问题，除了早期降颅压，后期就是和感染斗争，一旦发生感染，全身的能量代谢就会出现显著不平衡，最终引起病人死亡。静脉血栓的问题也非常重要，经常会有病人猝死的情况，原因就是肺栓塞。神经重症病人由于一直卧床，因此非常容易出现肺栓塞；脱水后容量不足导致血栓风险大大增加也是重要的原因。

重症颅脑损伤，特别是昏迷病人，早期的康复介入十分重要；需要由外科、急诊科、康复科、重症医学等多学科团队整合治疗来达到最终的康复，包括意识障碍、心肺功能、言语、认知、吞咽、运动及并发症的康复，特别是意识障碍的康复管理，苏醒越早预后越好。病人一旦醒过来，很多并发症都会消失，很多功能就能很快恢复。昏迷和清醒时的康复速度明显不同，意识恢复更多是对大脑神经上下网络激活性的保护。

有哪些方法能促进意识恢复呢？首先是药物治疗，虽然所有神经康复和神经营养药物目前都没有循证医学Ⅰ级证据来证明其疗效，但神经催醒治疗可能对病人起到辅助作用，这还是有必要的。昏迷病人采用高压氧治疗有效果，神经组织的恢复最终靠血液和氧气供应，氧气的作用对神经功能恢复非常重要；但需强调，不是所有病人都能做高压氧治疗。生命体征稳定、颅内无活动性出血、无未处理的脑疝及脑室外引流、无严重肺损伤及脑脊液漏的重型颅脑创伤后意识障碍病人早期可进行高压氧治疗。目前康复领域比较流行的电刺激促醒治疗，包括外部电刺激、脊髓电刺激及大脑电刺激，对促进大脑恢复都有帮助。此外，综合感觉刺激治疗、针灸治疗，以及对家属健康的宣教等都对病人的康复有积极作用。病人一旦平稳，应尽快搬出监护室，这需要家属配合。以前听说过一个例子：一个病人喜欢打麻将，脑出血后昏迷醒不了，家属不停播放打麻将的声音，不断刺激，最终病人苏醒了。虽然这是个例，但对病人的恢复一定是有益处的。除催醒治疗外，还有肺损伤的管理。神经重症病人最常发生的感染是肺部感染。肺部一旦出问题，氧供就会有问题，最终影响大脑恢复。康复病人肺损伤主要包括肺炎和肺水肿，相关治疗是重症治疗的重要组成部分。对昏迷病人，需要被动的康复治疗，包括氧气保护、正压通气、肩胛胸壁关节松动、排痰、体位引流、物理因子或电刺激治疗，以及体位训练等，这些都有指南推荐。

对部分意识已经清醒的病人，重点在肺部主动康复上，包括呼吸模式训练、抗阻呼吸训练、局部呼吸功能训练，以及咳嗽的反复训练。大脑损伤后病人会出现言语功能障碍，康复治疗是重要手段。病人一旦意识清醒，就想说话，如果说不出来，心里非常着急，这不利于后期康复。因此对于基础治疗，包括日常功能训练、音乐疗法等，都是康复治疗所需要的。还有发音训练，有的病人能简单发"咿、呀"的音，但不能正常说话；这样的病人需要评估，评估后需要进行言语功能训练，这对于后期恢复、回归社会作用非常大。此外，还有认知功能的问题，清醒不代表认知功能正常。我们曾收治过一名20多岁的战士，严重的脑外伤，清醒后发现他早期的认知功能非常低，像小孩一样；经过后期治疗，认知功能大幅度提高，智力包括正常沟通能力等已基本正常。因此认知功能恢复也是非常重要的内容。加强整个功能的训练及高压氧治疗、药物治疗等，对认知功能非常重要。我们不但要把病人救活、救醒，还要让他回归社会。

吞咽功能也很重要，病人长时间昏迷不醒，很容易造成营养不良、误吸。误吸会造成肺部损伤。对于气管切开后下胃管的病人，既要保证营养，又要保证正常的吞咽功能恢复，这至关重要。最后是运动功能，病人苏醒后要下床走路，要把肢体功能恢复好；很多病人长时间昏迷，长期卧床会造成肌肉萎缩，不利于行走功能恢复，因此，肌肉管理、骨骼管理、关节功能与四肢血管的护理，这些也是非常重要的康复内容。病人肢体长期肌张力高会带来挛缩和残疾，此时，除物理治疗以外，还要有药物治疗。

总之，对于以神经损伤为基础的神经重症昏迷病人，需要在加强监护、加强评估和治疗的基础上进行早期的康复介入。早期康复和脑保护对病人后期苏醒、回归社会至关重要。需要强调的是监测与治疗、监测与评估、评估与治疗之间的动态协调，并不是一成不变的，更不是单打独斗、各自为政，是在监测与评估基础上进行递进式治疗，这需要整合医学的理念和实践。

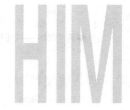

超声技术在重症病人心肺脑功能评估中的应用

◎王　佳

　　重症超声是在重症医学理论指导下，运用超声技术针对重症病人，以问题导向的多目标、整合的动态评估过程，是确定重症治疗，尤其是血流动力学治疗方向及指导精细调整的重要手段。简单地说，就是超声专业多目标、整合的动态的评估。重症超声近年来是热点，发展非常快。它具有不可比拟的优势。第一，它以问题为导向，迅速接近病情本质。重症病人的病情特别重，我们看到的多是临床症状，临床症状背后是疾病的本质；超声能很快接近疾病本质，从而诊断疾病。第二，它可实时实地诊断病情变化。重症病人的病情常常发展变化非常快，超声可以进行床旁多次、及时的探查，跟踪重症病情发展和演变的过程。第三，逐级多项目标，治疗紧随病情发展。重症治疗不仅限于某个器官和组织的治疗，是对各器官组织治疗的整合，是一个流程。超声可在治疗流程中对治疗的有效性进行评估。第四，可从多器官系统整合复杂病情。重症肯定是多器官、多组织病变，超声可对不同器官同时进行临床诊断。简言之，超声的特点是快速、实时、准确、一体化。超声技术在重症可用到多器官、多组织，可以深入全身各个部位，包括心脏、血管、肺脏、颅脑，甚至肾脏、胃肠等，基本上所有的组织器官都可应用。

　　重症时对心脏的评估尤为重要。首先是评估容量状态，可以判断休克类型，如低血容量型休克、心脏暂时性休克等；可以判断容量类型，监测扩容治疗后有无效果，耐受性如何；还可以指导休克治疗。我们可以评价心脏的收缩和舒张功能，诊断心脏疾病，特别是与重症相关的心脏疾病，如急性心肌梗死、主动脉夹层、肺栓塞等。还可以寻找病因，为治疗提供方向。

　　超声检查如何快速对容量状态进行评估呢？第一，看左心室运动状态。在容量不足时，左心室收缩非常亢进、有力，这是要让肺活量达到需求。在超声上表现为收缩特别有力,超过正常的收缩幅度;在短轴切面上可以看到两个室壁可能会贴着,导致乳头肌亲吻征。由于容量不足,所以舒张期不能完全舒张,导致舒张末期面积减少。第二,重症医生不太注意左心室流出道。左心室过度收缩导致左心室流出道狭窄,狭窄时血流通过就会受阻,血流就会加速,超声表现为速度加快。第三,重症医生经常看下腔静脉评价血容量,看下腔静脉的直径随呼吸的变化率。容量不足时,直径一般小于1cm,内径变化率大于50%;容量过饱和时,内径一般大于2.5cm,内径变化率小于30%。以上只适用于自主呼吸时,因为在机械通气时,内径和内径变化率小,内径是宽的。第四,可以判断二尖瓣的血流频谱,血流靠左心室主动舒张、左心房主动收缩产生两个峰,一个是E峰,一个是A峰,根据E峰、A峰的速度可以评价左心室的充盈压力。如果看到小而高动力的心室伴有下腔静脉直径小时提示低血容量状态。

在心功能评价中,最常用的是评价左心功能。有很多原因会导致心功能抑制,如感染、心脏停搏及心血管事件等。评价左心功能时,一般关注的是收缩功能,其实关注舒张功能同样重要。在任何心脏病变时都可早期出现舒张功能异常,超声可定量或定性做出快速判断。对于收缩功能,超声报告上医生可能关注的是射血分数和短轴缩短率,但要注意区分是慢性收缩功能异常还是节段性收缩功能异常。如何评价舒张功能呢?可用二尖瓣的血流速度,还有一个方法就是二尖瓣环组织多普勒。根据速度比,可以区分是主动性(松弛性)舒张功能障碍还是被动性(顺应性)舒张功能障碍。

以前往往关注左心功能,其实右心功能也不容忽视。右心是静脉回流的终点,右心压力经室间隔传播到左心室,从而影响左心功能。当急性压力过负荷,或容量过负荷,或急性收缩功能下降和急性舒张充盈降低时,会发生急性右心功能不全。有研究显示,约有20%的急性呼吸窘迫综合征(ARDS)病人伴有急性右心功能不全。急性病人卧床容易引起肺炎、肺栓塞,表现在超声上也是急性右心功能不全,所以评价右心功能至关重要。快速评价右心功能首先是看右心室大小,右心室和左心室是不一样的,它的肌肉比较薄,因此只要容量和压力负荷发生改变,就可引起右心室增大,这是右心压力变大的主要指标。用右心室舒张后的变值和左心室舒张后变值相比,一般小于0.6,如果大于0.6就认为右心室增大,大于1.0是严重增大。此外,右心室增大时可出现室间隔左移,使右心室呈"D"字表现。右心室功能受损时,收缩和舒张的变化率会变小,可用超声进行快速评估。

超声能诊断很多心脏重症疾病,如急性心肌梗死、肥厚型心肌病、主动脉夹层、大量心包积液等。肺脏超声大家了解得比较少,肺脏疾病重症病人很多,超声诊断肺脏疾病,主要靠肺脏里含气和含液体的比例。重症相关的超声包括可以诊断气胸、ARDS、肺水肿和肺部感染等。超声的独特优势是可以实时指导技术操作,减少并发症。重症病人获得性肌无力的发生率特别高,这样的病人借助机械通气很困难,会造成各方面的损失。超声能早期评价膈肌功能,采取针对性治疗,对预后非常有意义。正常肺脏超声有一条胸膜线，是胸膜和肺脏回声比产生的一条光滑、细（小于 0.5mm）的线；背后可以看到一条 A 线，A 线是皮肤和胸膜之间等距离传播的线。正常肺脏可见肺滑动，就是胸膜和肺之间相对的联动。发生 ARDS 时，胸膜线不连续、不光滑，胸膜下出现肺实变，重症还会出现 B 线，正常肺脏有 A 线没有 B 线。B 线是因肺里含液的气体导致，出现时可以诊断为间质性肺炎、肺水肿。在正常和异常组织间，可以看到正常的肺组织，肺滑动常常减弱或消失。对于介入胸腔操作、对胸腔积液，超声可以定位，实时引导、置管，测量液体范围，可以避免不必要的损伤。

在颅脑超声方面我们也做了很多工作。可以看颅脑结构，看中线，还可看颅内到底有什么病变，还可监测脑血流的状态。重症病人脑血流有几种状态，首先可能是高灌注，血流速度快、阻力低。其次是痉挛，常常在手术中出现，发生在脑水肿期，周围阻力会很高，血管表现为阻力高、血流速度快。还有一个是缺血状态，阻力非常高，常常预示病人的情况不好。脑死亡在超声上表现为典型的振荡波，血流速度逐渐减低，阻力指数反而越来越高。

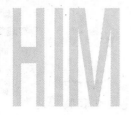

扩散张力成像在脑功能康复评估中的价值

◎王　文　孙　倩

影像科和康复科协作能做很多事，本文介绍给卒中病人康复时测量大脑结构的一种比较常用的影像技术——扩散张量成像（DTI）。卒中病人的脑血管解剖基础主要是 Willis 动脉环，Willis 动脉环是颅内最重要的侧支循环途径，它将两侧半球和前后循环连接起来，由两侧大脑前动脉始段、两侧颈内动脉末段、两侧大脑后动脉借前、后交通动脉连接而成。两侧椎动脉向上走行至脑桥下缘合成基底动脉，并发出大脑后动脉；同时颈内动脉进入颅内，发出大脑前动脉；大脑中动脉是颈内动脉的延续，不参与 Willis 动脉环。大脑前中动脉发出分支，供应大脑半球外侧的血液，大脑后动脉供应大脑后部和内侧的血流。因此，相应血管出现病变，症状具有特征性。

对影像科医生而言，我们首先是要帮助临床医生迅速找到病人的病变发生在哪里。现在有很多方法，例如，用途广泛的扩散加权成像（DWI）技术，它主要是针对自由水的运动来成像。自由水存在于组织间隙，而不是细胞内。正常脑脊液中的水分子状态接近自由水，可以自由运动，无扩散受限。如果某个脑区缺血缺氧，引起细胞水肿，细胞变"胖"了，自由水扩散受限，此时 DWI 会出现高信号。在脑梗死的超急性期（6 小时以内）会有细胞水肿，这时的 MRI 信号是高亮的；到急性期时（6~72 小时），细胞水肿会不断加重，范围扩大；后期可以吸收和修复。影像医生通过该技术可以尽快告知临床医生，病人出现了超急性脑梗死，以使病人得到早期的确诊和治疗。

下面举两个例子。56 岁男性，突发右侧肢体活动受限 6 小时，T1WI、T2WI 成像，发现 T1WI 在左侧基底节区低信号、T2WI 略微高信号，水分子扩散受限。加上 MRA 不显示左侧大脑中动脉，确诊为左侧超急性期脑梗死，病人送外科进行了及时治疗。43 岁男性，头晕、头痛 2 天，T1WI 额叶低信号、T2WI 高信号，DWI 高信号，加上双侧大脑前动脉不显示，诊断为双侧额叶急性期脑梗死，迅速送到神经内科和外科处理，处理后迅速转给康复科。

康复训练最受关注的是：第一，偏瘫，运动障碍，偏瘫的解剖基础在皮质脊髓束；第二，语言障碍，一些脑梗死病人接受康复治疗后，有一些想法想和他人沟通，但说不出来，或者能说出来但不连贯，别人不知所云，这是 Wernicke 区出了问题。连接 Wernicke 区和 Broca 区的白质纤维叫弓状束。所以，我们最终考察的是皮质脊髓束和弓状束，看它们恢复到什么程度才有康复的可能，扩散张量成像（DTI）技术可以看作是一种特殊的 DWI 技术，它能把纤维呈现出来，与传统的 DWI 相比，能够更加准确地反映分子扩散的方向性，在显示脑白质纤维及白质相关的脑部疾病中有明显的优势，可帮助我们进行及时的诊断与治疗。此外，随着康复治疗的进步，除了康复评分和临床指标外，影像科也可帮助评估治疗效果。

扩散张量成像中的扩散，即自由水分子的扩散，它原本是一种随机的杂乱无章的布朗运动，往哪个方向跑的概率都一样；但如果设定一些规矩后布朗运动就受限了，朝一个方向运动得最多。从医学上看，中枢神经系统组织的主要构成单位是神经元，轴突组成神经纤维，形成脑白质。在脑白质中，水分子的扩散呈现各项异性，即水分子在平行于轴突方向的扩散要快于垂直于轴突方向，扩散张量成像就是利用水分子的各向异性扩散来探测组织的微观特征，这是成像分析的基础。那么，怎样来量化和评估呢？数学专家帮我们引入了扩散张量指标，其中一个很重要的就是各向异性分数（FA）。计算出来 FA 等指标后如何应用呢？图像专家又登场了，即将数据转化为 FA 图，白色高信号代表水分子有方向性聚集在一起。先标出左右前后上下，再把颜色放进去。绿色代表前后，红色代表左右，蓝色代表上下。

我们做的方法叫"概率追踪"，也叫"确定性追踪"，通过该方法可以最终把皮质脊髓束非常漂亮地追踪出来了，同时弓状束也可以完全追踪出来，但这并不代表真正的白质纤维束，而是基于数学算法算出来的，方法一改变追出来的就不一样。一名 70 岁女性，左侧偏瘫，右侧皮质脊髓束重建后纤维数量比左侧少了很多，右侧还有陈旧性脑梗死病灶，我们做了白质重塑，看到右侧和左侧对比非常鲜明，右侧数量降低。弓状束用同样的计算方法来追，按照道理，如果是正常，右侧和左侧应该是一样的，但我们只看到了右侧，左侧根本就没有，这样的病人很可能出现失语，后期康复的难度比较大。如左侧能追出来，受损相对少，康复有可能，但存在一定难度。还有一种情况是虽然有梗死灶，但梗死灶周围的弓状束没有受损，病人在康复的过程中语言是不受影响的。

我们希望通过整合医学的实践，用影像之光照亮康复医生和家属的康复之梦。

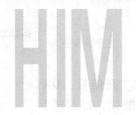

整合口腔医学

乳牙牙髓干细胞聚合体构建生物活性牙的研究及应用

◎郭　晧

　　一个新理念和新技术提出的背后，都有一个临床或科研中亟待解决的问题。牙髓坏死是一种很常见的疾病，根管治疗术发展了这么多年，技术和材料都发生了巨大变化，但治疗后很多牙齿仍是死牙。年轻恒牙牙髓坏死后牙根发育停止，经典方法（根尖诱导成形术）只能在根端形成硬组织屏障。牙髓摘除术在临床广泛应用，是一种重要的推荐疗法。牙床血运重建术不能真正意义上形成正常结构的牙髓组织，经常会出现根管闭锁或慢性干化现象。

　　近年来，组织工程学对牙髓的研究越来越多，但不论是细胞募集技术，还是内源性再生技术，都无法实现真正意义上的牙髓再生。外源性生长因子的安全性和有效性还有待考证。

　　我们提出的细胞聚合体技术可以很好解决牙髓再生的问题。细胞在生长过程中会形成各种各样的生长因子，这为组织工程器官的构建提供了基础。乳牙牙髓干细胞是一种非常原始、分化程度较低的干细胞，来自神经嵴，不仅能分化成血管内皮细胞，还能分化成神经系统的细胞。我们的研究是用乳牙牙髓干细胞去实现牙髓组织再生，从而构建牙髓复合体结构。

　　我们在再生实验中发现，再生的牙髓组织不仅具有和正常牙髓一样的组织结构，还有持续形成新生牙组织的能力，同时也验证了临床使用的安全性及有效性。

我们看到，再生牙髓可以充满整个牙根，具有典型结构，同时具有血管的组织接口。它对机械性刺激有反应，感觉神经 MARK 染色呈阳性；特别有趣的是，在再生牙髓组织中看到了再生的神经元细胞，但目前其形式机制还不是特别清楚。

　　能否通过这种方法，在临床上用自体乳牙干细胞实现临床上牙髓的再生？经过审批，我们开展了世界上首个牙髓再生的临床试验项目。最终 26 例病例进入试验组，16 例进入对照组，研究期限为 2 年。大体治疗过程如下：首先是牙髓坏死，进行根管处理，消毒放药，同时获取自体乳牙牙髓，进行干细胞聚合体培养。复诊时，在清理根管基础上，针刺根尖出血，将干细胞聚合体植入根管内，随后封闭根管观察。疗效主要通过影像学、牙髓活力检测、血流检测和最终的组织学检测来评价。下面介绍几个典型病例。

　　第一例病人，外伤后牙髓完全坏死，如果做传统根尖术，只能在相应部位形成一个硬组织屏障。我们植入干细胞聚合体后看到坏死的牙齿牙根仍继续发育，且发育速率和正常牙齿基本相似。第二例病人，9 岁，外伤导致牙髓坏死，牙根发育基本完成，植入聚合体后，发育基本完成的牙根也可以实现全长的牙髓再生。术后 2 年，牙齿的位置和色泽没有发生明显改变。通过统计学分析，治疗组牙齿的牙根延长和根尖闭合都优于对照组，在血运重建牙髓的感觉上也远远优于对照组。治疗中，有一个病人 2 次外伤，不得不进行根管治疗，我们把他的再生牙髓拔除后，看到再生牙髓和正常基本类似。组织学检测看到再生牙髓组织具有非常标准的牙髓组织结构，还有血管和神经的形成。MARK 染色呈阳性，里面有大量神经纤维结构，我们在再生牙髓组织中也看到再生的神经元细胞。在探寻机制的过程中，遇到一个病例是先天性外胚叶发育不全，患儿除了典型的全身没有痛觉和汗腺外，可以看到大量牙齿缺失、排列不整、形态紊乱，我们想，感觉神经会不会参与牙齿发育和发育稳态。我们随机建了模型，发现去感觉神经后，牙会呈现灰白色，结构发生紊乱，口腔出现糜烂，牙髓干细胞的活性远远低于正常，这提示，感觉神经在牙齿发育中起到了重要作用。研究前期我们曾把牙髓干细胞植入神经节，看到牙髓干细胞可以分化成感觉神经相关细胞。因此，我们提出是感觉神经介导了牙髓组织的功能性再生。我们首次在临床上实现了牙髓的功能性再生，研究成果被《科学》子刊发表。

　　下一个研究是关于外伤导致的牙齿脱落，牙齿脱落的保存和再植时间已非常明确，临床上，不管是即刻再植还是延期再植，想要达到牙周愈合的效果非常难，大多会出现炎症或导致牙齿脱落。主要原因是牙根表面没有足够的干细胞和没有合适的诱导剂去建立牙骨质和牙槽骨之间的纤维连接。根据前面的研究结果，我们想模仿前期模式，实现牙髓、牙周的联合再生。首先我们对牙根表面进行特殊处理，使牙小管充分暴露，包括牙骨质上的胶原也使之充分暴露，通过细胞黏附试验发现特殊处理后牙齿具有更好的生态。

　　我们进行了脱落牙的牙周牙髓再生临床试验。病人第一次就诊时，我们先进行简单预处理，包括临时固定。然后将自体的细胞聚合体植入牙根内，并随机裹在牙根表面，让它进行再植，固定观察。1 年中可以看到，牙髓组织全部实现再生，牙根组织实现一定程度的愈合，同时可行使正常的咬合功能，但对照组大多数牙根都被吸收了。

据此，我们提出了生物活性牙的概念，就是在组织工程原理下构建具有完整、健康存活的牙髓的牙周组织，这种牙周组织能够建立牙槽骨和牙骨质之间的相互连接。

在临床上，常常会遇到病人找不到自己掉的牙或牙已经损毁的情况，所以异体牙移植非常必要。我们正在做异体牙移植的标准化处理。首先获得供者牙齿，进行根面表面处理，随后进行特殊化牙齿表面处理，将其按全齿冠形式制配成个性化牙齿，再给予干细胞聚合体，希望达到异体牙移植牙周牙髓联合再生的效果。我相信未来这个目标一定能实现。

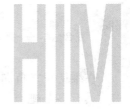

microRNA 缓释系统的构建及其对血管的双向调控作用

◎李　岩

　　血管是人体一道非常重要的生命线，作为重要的输送管道，它经久不息为我们提供必要的营养物质和气体交换。在生理情况下是我们需要它，比如组织再生，这时称之为有利血管；但在病理情况下，丰富的血管会成为疾病发展的帮凶，比如在肿瘤、炎症、动脉粥样硬化时，这时称它为不利血管，真可谓"成也血管，败也血管"。

　　对一系列血管性疾病，目前尚缺乏有效措施。比如，通过化疗手段治疗肿瘤，往往会引起耐药；通过促进心肌再生治疗心肌梗死，常常会形成瘢痕。有无途径通过调控血管化来治疗一系列的血管性疾病？我们关注到了 microRNA。越来越多的研究发现，microRNA 参与了人类各种疾病，包括组织再生、心血管疾病、肿瘤的发生，其中扮演的角色是一类非常有力的调节分子。

　　1993 年学者发现了第一个 microRNA，2001 年发现了第二个 microRNA；2002 年首次发现 microRNA 和肿瘤有关，2006 年首次发现 microRNA 和血管有关。从此，microRNA 的研究越来越受到重视，到 2016 年有 1000 多个 microRNA 被发现。microRNA 几乎参与了血管的发生、生长、重建中的每一个环节。关于microRNA 用于治疗的相关文献，2001 年不到 5 篇，到 2011 年达 5000 篇以上，可见人们对 microRNA 出现了爆发式的关注。microRNA 很可能成为各类疾病治疗的重要手段。

　　机体生长是在正、负向平衡基础上进行的，如果治疗手段打破了平衡，不仅不能达到治疗目的，还会造成一系列并发症，比如，在促进血管组织再生时，直接添加生长因子往往会生成一系列不成熟的血管，导致高血压、血管微渗漏等并发症。microRNA 并不直接作用于蛋白质，它以间接方式调控蛋白分子水平的表达，在维持正、负向平衡基础上实现组织再生。它还有一个优势是一个 microRNA 分子具有多个靶点，即一个 microRNA 分子能同时调节多个通路，起到"一箭多雕"作用。

既然具有如此显著的优势，那么，microRNA 的治疗现状怎样？最近有一篇文献总结，目前只有 7 个 microRNA 分子进入临床 I 期试验阶段，限于 3 类疾病，即肝炎、糖尿病和肿瘤。探索更多的 microRNA 功能，将对临床治疗有十分重要的意义。

microRNA 通过调控血管化治疗血管性疾病，目前相关文献很少。如何从上千个 microRNA 分子中进行筛选？我们通过分析和检测等手段，筛选到几个和血管相关的 microRNA，进一步研究发现，这些 microRNA 在调节血管方面具有特别活性，且能促进多个血管相关生长因子的表达和分泌，显示强有力的促进再生，尤其是促进骨再生的作用。这些 microRNA 能有效促进缺损区的血管生长，促进骨缺损的组织修复。

骨质疏松是骨生长和吸收失衡，生长速度赶不上吸收速度造成的，表现为修复能力下降。血管化是非常重要的因素，microRNA 分子能有效促进骨质疏松缺陷区的血管组织增生，成功逆转骨质疏松的骨缺陷。但将 microRNA 小分子转化成药物用到临床，还有许多挑战。首先，microRNA 和细胞表面都带负电荷，根据同性相斥原理，microRNA 不能自主进入细胞，需要借助一个有效载体。但市面上还没有一个有效载体能在体内对 microRNA 进行高效转染。另外，microRNA 本身的作用没有靶向性，进入人体后，会无选择地进到人体所有细胞中，而且很容易被降解，对局部缺损难以达到有效浓度以实现治疗效果。针对以上问题，我们设计了一个高效的转染载体，能有效将 microRNA 转入细胞，还有一个载体包裹，能保护 microRNA 不被降解，并通过控释使 microRNA 发生作用。在局部发生作用能提高 microRNA 的靶向性。

我们自主设计合成的 microRNA 转染载体与 microRNA 之间的结合是正负电之间的结合，力量远远大于经典的单纯包裹。传统的聚合物和 microRNA 结合，是杂乱无序的排列，很容易导致电荷外露，且和 microRNA 的结合效率非常低。我们自主设计合成的聚合体，形成"三明治"结构，夹心层是有序排列，这在很大程度上降低了转染毒性，提高了 microRNA 的效率。我们自主设计合成的载体，无论是与 microRNA 的结合率还是对细胞的毒性都远远好于市场上传统的载体。自主设计合成的转染载体，先在靶部位破裂，释放聚合物，随着聚合物被完全生物性降解，释放出 microRNA，由于是生物性降解，因此整个过程对细胞几乎无毒副作用。

我们将复合体包裹在 PLJ 的生物口腔中，可以保护 microRNA 不被各种酶作用发生降解，而且实现了可控释放。进一步将微球附着在用细胞设计的支架上，可起到局部靶向作用。我们构建的缓释系统在体内促进生成的血管，大概能维持 4 周，是一个成熟稳定的血管，生长因子促进生成的血管大概在 2 周就发生降解。

我们进一步用缓释系统，有效促进了骨缺损的修复，在不加外源性细胞的情况下，能促进大面积缺损完全修复，甚至可恢复骨分泌结构，这是骨质疏松比较理想的组织再生结果。以上是利用 microRNA 缓释系统有效促进了血管化，从而治疗了血管性疾病。但它对不利血管性疾病的治疗效果如何？我们利用 microRNA 缓释系统有效抑制了体内肿瘤组织区域的血管，从而抑制了肿瘤组织的生长，结果已发表在肿瘤学的权威杂志上。

我们发现一种 microRNA 能有效促进大面积骨缺损修复，能有效逆转骨质疏松干细胞的能力，构建了 microRNA 的缓释系统，发现缓释系统在不加外源性细胞的条件下，能促进大面积骨缺损修复。另外，我们构建了乳腺癌模型，利用 microRNA 缓释系统，有效抑制了肿瘤组织生长。

总之，我们利用 microRNA 通过抑制不利血管，治疗不利血管的疾病；通过促进有利血管，治疗相关血管性疾病。这种一个事物的两个面或双向调节作用，其基本理念就是樊代明院士提倡的整合医学。

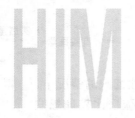

从整合医学角度看间充质干细胞的移植治疗

◎刘世宇

近年来，干细胞移植已广泛应用到多种疾病的治疗中，在不同疾病模型中，包括在一些临床研究中都显示出很好的疗效。在被广泛应用的干细胞中，有一种是间充质干细胞。这种干细胞在20世纪80年代被成功鉴定，90年代第一次应用到临床研究中，2000年首先用于治疗自身免疫疾病。目前间充质干细胞已在多种疾病中得到广泛应用。我们近年在该领域做了多项相关研究，主要想回答一个核心问题——它的治疗机制是什么？

我们首先想到的治疗机制是它的多向分化能力，因为定义干细胞是因为它有多向分化潜能。我们发现间充质干细胞可以通过直接分化实现牙本质和牙周组织的再生，也可通过直接分化促进肌肉组织再生。在皮肤愈合过程中，我们发现间充质干细胞还可通过直接分化为多种成体细胞促进皮肤组织再生。

在干细胞治疗过程中，为外源性的供体细胞和内源性宿主细胞的相互作用创造了机会，外源性供体细胞和受体细胞的相互作用，在干细胞移植治疗中产生了什么效果呢？首先，供体细胞表达多种受体和配体。我们发现间充质干细胞通过表达FasL，激活Fas/FasL通路直接杀伤破骨细胞，从而维持骨稳态。我们还发现，间充质干细胞通过FasL杀伤骨髓瘤细胞，为骨髓瘤治疗带来了新希望。除了直接的相互作用外，它们还可以分泌多种因子，如调控炎症反应的因子，从而促进皮肤再生并抑制瘢痕形成。除了细胞分泌的因子外，还有一些分泌型囊泡也成为研究热点，包括外泌体、微泡及凋亡小体。

在干细胞治疗过程中我们发现了一些非常有趣的现象，例如，间充质干细胞治疗和其他药物治疗最大的区别是能产生持久疗效，单次间充质干细胞注射可以产生数月甚至数年的治疗效果，但机制尚不清楚。我们在骨质疏松模型中发现，单次间充质干细胞移植后，可以恢复疾病模型的骨量，并可至少维持到 3 个月甚至半年。后来发现移植到体内的间充质干细胞是通过分泌囊泡来恢复骨量的。最终证明供体的间充质干细胞通过分泌外泌体来调控表观遗传通路，产生持久疗效。

另一个非常有趣的现象是，间充质干细胞移植到体内后，经过一段时间会出现大量细胞凋亡，关键问题是供体细胞凋亡是否与疗效有关。我们之前的研究发现，供体间充质干细胞植入皮肤组织后虽然出现凋亡，但也会促进皮肤组织再生。在肌肉组织也发现了类似现象。由此提出一个问题，间充质干细胞移植后的大量凋亡和其促进组织再生，这个看似矛盾的现象究竟是怎么发生的？

以往的研究发现，低等动物如水螅，砍掉头部后它可以再生，如果抑制凋亡细胞的功能，就不能再生。在哺乳动物，小鼠的凋亡细胞也能促进肌纤维融合，促进肌肉组织再生。因此，凋亡的供体细胞能否促进组织再生呢？

我们发现间充质干细胞在凋亡过程中能够促进肌肉组织再生，进一步发现，间充质干细胞移植后，在凋亡过程中分泌一种囊泡，这种囊泡既不同于外泌体，也不同于凋亡小体。这种囊泡在产生过程中细胞也产生大量代谢调节因子，并通过囊泡转运到受体细胞。进一步的研究发现，凋亡细胞一方面促进囊泡的释放，另一方面促进代谢调节因子的表达。这样就解释了凋亡引导再生的现象，以及由死促生的观点。

我们知道，囊泡在体内会不断循环运动，它发挥作用需要生物学分布。调控囊泡生物学分布具有重要意义，但是目前还无法用信号通路方式来调控。生物材料有希望实现囊泡生物学分布的调控，近两年我们合成了多种生物材料，这些生物材料能在体内对具有治疗作用的小分子持续化释放和靶向运输，并在疾病模型中证明有治疗作用。随后，我们构建了全新的生物材料，这种生物材料能捕获体内循环的外泌体，并可靶向到特定组织，然后我们利用组织环境，如酸性环境，使连接抗体的化学键断键，使之形成控制释放。

组织形成有赖于发育过程中凝聚区的形成，怎样将发育过程中组织形成和再生过程中组织再生的概念联系起来？细胞在凝聚过程中形成发育和再生需要的细胞外机制和微环境。我们利用细胞聚合体技术重建再生微环境，再生牙髓组织和再生全长牙髓的功能。

软骨形成过程中也有凝聚区的形成，依赖于细胞凝聚，模拟凝聚区形成可在体外建立一个新培养模式。我们发现通过模拟过程，在体外能够形成一个分化良好、各种物理性能均良好的软骨组织。不仅能形成组织，在凝聚培养过程中，也能在一定程度上恢复发育期基因表达的模式。最后把拿到的软骨组织给软骨缺损的病人应用，在一定程度上恢复了行走能力，证明了其出色的治疗效果。

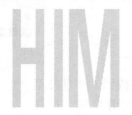

成牙本质细胞在体应力微环境中的构建及意义

◎牛　林

　　牙本质过敏是牙齿受到外界刺激，如冷热刺激、化学刺激、酸甜刺激及机械刺激等引起的酸痛症状。牙本质过敏有三种学说：第一种是神经学说，认为牙本质小管中的神经细胞直接受到外界刺激；第二种是成牙本质细胞学说，认为成牙本质细胞可以直接感受外界刺激，与神经学说相似，但从解剖上看，成牙本质细胞不能直接感受外界刺激，因此这两种学说都没有得到大家的认可；第三种是流体动力学学说，这个学说被大家普遍接受，即牙本质过敏时，牙本质的通透状态发生改变，引发牙本质小管内液体流动，从而刺激神经末梢和细胞突产生过敏症状，同时也刺激成牙本质细胞进行修复。虽然大家普遍接受这一学说，但我们还需要看成牙本质细胞在体内什么样的微环境中产生了牙本质的过敏及修复。

　　成牙本质细胞位于牙本质的牙髓端，成牙本质细胞突伸入牙本质小管，当牙本质小管液流动时对细胞产生刺激，从而出现牙本质过敏。在牙本质小管的电镜照片上，可以很清楚地看到牙髓端、成牙本质细胞和牙髓与牙本质的界面，同时有成牙本质细胞突起伸入牙本质小管。这基本可以证明流体动力学说是成立的。电镜照片中在距牙髓0.4mm时可以看到成牙本质细胞的突起，但在距髓腔1mm处则看不到，所以成牙本质细胞突起只伸入到牙本质里不到1mm的深度。成牙本质细胞是一种刺激感受细胞，有热刺激、化学刺激及机械刺激感受器，接受刺激信号，形成牙本质过敏症状，在接受刺激的同时也启动修复的过程。

　　当外界信号刺激到了牙本质小管，牙本质小管产生形变，引起牙本质小管液体的流动，从而刺激成牙本质细胞的神经末梢产生过敏反应，在产生过敏反应的同时又激活了修复机制。外界刺激与牙本质小管液流动方向是什么关系呢？牙本质小管内产生的流动可能是内向也可能是外向流动，冷刺激时是外向流动（可能是热胀冷缩所致），但机械刺激时可能是内向流动，也可能是外向流动。刺激既可以使牙本质小管液流动，同时又刺激成牙本质细胞突起产生反应。

学者们对牙本质过敏的研究，主要归结为几个方面。第一是模型的模拟，有学者做了一个机械装置，通过压力让流体在牙本质小管流动；再通过数学模型输入各种变量，来模拟牙本质过敏产生的过程。第二是细胞学研究，成牙本质细胞的细胞力学加载，主要是压力或流体剪切力的加载。总结前期研究，我们发现以前的研究并没有完全模拟成牙本质细胞在体的三维微环境；因此我们在研究中通过模拟成牙本质细胞在体微环境，观察在体在三维微环境下受到刺激时如何反应。我们从神经细胞研究中得到启发，神经细胞有细胞突起，有学者用生物芯片培养神经细胞并引导其再生，再生后对神经细胞进行加载。我们首先构建了成牙本质细胞的在体微环境模型，一个是细胞体端，另一个是细胞突端，也就是利用芯片技术模拟构建牙本质小管，让成牙本质细胞突通过模拟牙本质小管的流道长入，加力时尽量把力量加在成牙本质细胞突上，不要加在细胞体上。研究结果发现，细胞接种 7 天后，细胞长过来了，$10\mu m$ 的流道限制不住它的生长，不适合实验。$8\mu m$ 时也是同样的效果，不是细胞突过来而是整个细胞迁移过来。$6\mu m$ 时细胞迁移量比较少，但也是整个细胞迁移。$4\mu m$ 和 $2\mu m$ 时，未见完整细胞迁移，但因为没有染色，细胞是否在中间生长看不出来。所以，$6\mu m$、$8\mu m$ 和 $10\mu m$ 的流道，细胞可以完全迁移过去，不符合研究要求。对于 $4\mu m$ 和 $2\mu m$，由于放大倍数的限制，无法观察细胞突，所以改用染色法进行研究。染色后 $8\mu m$ 的流道，细胞核也通过流道迁移过来；$6\mu m$ 时也是细胞质和细胞核一起迁移；$4\mu m$ 只有部分是细胞核迁移，但有一部分只是细胞突生长。$2\mu m$ 时，只有细胞突生长，没有细胞核迁移，所以 $2\mu m$ 的和在体环境类似，$2\mu m$ 的尺度比较适合进行下一步研究。最后我们选择 $2\mu m$ 芯片生长模式，可以看到细胞突生长在流道内，相当于生长在牙本质小管内。

随着口腔医学的发展，只局限在口腔领域的理念和材料，已经不能满足目前的研究，我们要把生物、化学、医学等多学科的研究整合到一起，以模拟在体三维微环境的方法开展相关疾病机制的研究，为临床治疗提供良好基础。

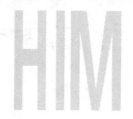

从整合医学看人体微生态

◎李兰娟

　　人体微生态和健康密切相关，微生态和健康学的研究，在国际上是非常前沿、热门的话题。全球各国都非常重视微生态的研究。欧盟在 2008 年启动了 MetaHIT 第一阶段计划，资助 2120 万欧元，研究肠道微生态与人体健康。2013 年欧盟启动了 MetaHIT 第二阶段计划——MGP 计划，资助 2500 万欧元，研究营养与医疗干预，以及肠道菌群与疾病的关系。美国国立卫生院（NIH）在 2009—2012 年投入 1.15 亿美元，启动了人体微生态研究计划（HMP 计划），研究人体各个环境的微生态，如皮肤、肠道和阴道的微生态。2013—2015 年又启动了人体微生态计划第二阶段计划——iHMP 计划，研究怀孕与早产相关微生态、炎症性肠病（IBD）的诊断和治疗，以及早期糖尿病与微生态的关系。其他国家也相应出台了人体微生态研究计划。我国在 2007 年由浙江大学牵头首个中国微生态"973"计划——"肠道细菌微生态与感染和代谢研究"。这个计划对肠道微生态感染干预机制平台方面做了研究。2013 年该项目再获国家"973"计划支持。2018 年，国家自然科学基金提出了微生态重大计划，国家健康保障工程和主动健康工程也将陆续开展，微生态均作为其中重要的研究方向。

　　随着基因组学的发展，我们将口腔整合到其中，从口腔、肠道、肝病、感染病进行研究。人体微生物基因组与人体基因组是超个体的概念。肠道细菌数量是人细胞数量的 10 倍。口腔中的细菌重达约 20 克，眼睛中的约 1 克，鼻腔中的约 10 克。口腔微生态非常重要，口臭、舌苔变化等与口腔微生态密切相关。这 20 克细菌在保持人体健康中起着重要的作用。

　　肠道细菌有屏障功能、免疫调节功能及营养功能。《科学》等国际顶级期刊上曾发表文章认为，肠道微生物是人体不可缺少的"器官"。肠道菌群约有 1 千克重。它们有非常重要的生理功能，人体不能没有细菌。在无菌环境中饲养无菌动物，剖宫产后饲养在无菌的笼子里，吃无菌食物，这些老鼠长不大、毛发稀疏、性功能差。有一次我们观察到老鼠突然活跃起来，仔细检查发现是饲养的笼子发生漏气，外界环境中的细菌进入了笼子。我解剖这种无菌鼠，发现它们的免疫细胞功能很差，说明细菌对机体免疫功能有着非常重要的作用。口腔菌群也具有屏障作用，它具有免疫功能，能抵御外来细菌的侵入。我们平时的一些医疗措施，可能正在破坏着人体微生态，包括抗生素的应用、化疗、放疗等。人工喂养、剖宫产出生的儿童的微生态和自然分娩的不一样，所以尽量要自然生产。不同年龄人群的微生态结构有明显变化。经常运动的人的微生态多样性和不运动的人不一样，运动的人多样性好、菌群结构丰富。饮食和肠道微生态有密切关系，高纤维饮食和高动物蛋白饮食对肠道的微生态有着明显的影响，微生态对肥胖症病人有着重要影响。

抗生素的使用会同时将有害和有益的细菌杀掉，从而导致人体微生态紊乱。放疗、化疗则可使免疫功能全面下降，从而发生肠道微生态紊乱，因此，在化疗、放疗的同时要用微生态制剂，尽量保持微生态平衡。我在研究肠道微生态时发现，在正常肠道菌群的人体中，B/E（双歧杆菌/肠杆菌）的比值大于 1，而小于 1 时则说明肠道微生态紊乱，口腔菌群改变的指标还需进一步研究。破坏人体微生态就是破坏人体健康。

儿童口腔健康的建立过程有两个关键期，儿童口腔菌群和母亲差不多，几乎100% 相似，以后慢慢下降，这和母亲有一定关系。另外，乳牙期唾液菌群的变化与龋齿有显著关系。另有报道，口腔菌群的成熟与过敏体质有关。牙龈炎也与菌群变化有密切关系，口腔细菌胞外多糖在口腔生物膜中能降低抗真菌药物的疗效。

肝病是国际医学难题，肝衰竭病死率很高，肠道微生态和肝脏功能密切相关。我们重点研究了微生态与肝病发生、发展的相互作用机制，包括肝衰竭、慢性肝病、肝硬化和肝癌等发生过程中微生态所起的作用。我发现肝硬化病人口腔微生态存在严重紊乱，而且有些细菌可以到肠道，引起肠道菌群紊乱。肝硬化病人的肠道细菌很多是从口腔进入肠道，肝硬化病人口臭症状特别常见。现代研究表明皮肤表面的细菌不一定都是坏的，此外，微生态也会影响心血管疾病的发生和发展。肠道菌群和肥胖有密切关系，很多肥胖的人尤其是家族性遗传性肥胖者，肠道菌群也会遗传，所以调节菌群结构对遗传性肥胖有益。

很多病人使用了我们研发的微生态制剂"味乐舒"后大便非常通畅。在肝硬化病人中，益生菌的使用能使病情有明显改善。大量抗生素使用可能导致抗生素相关性腹泻，我们祖先早就提出了粪便移植的观点，东晋时代的葛洪提出以人的粪便治疗疾病，"饮粪汁一升即活"。粪菌移植对自闭症也有治疗作用，可改善自闭症儿童的症状。我们在微生态方面出版了《感染微生态学》的中、英文版，在国际上这本书非常畅销。

根据整合医学理念，我们对健康管理提出了"三高"，即"高水平专家、高质量医疗和高品质投入"，"四化"，即"国际化、智能化、标准化、人文化"，达到"三满意"，即"医者满意、病人满意、政府满意"，这和当前的整合医学非常吻合。习近平总书记对健康特别重视，他说实现"两个一百年奋斗"目标，要坚持以人民为中心的发展思想，坚持发展，健康要上去，要做身体健康的民族。为此，我们要倡导整合医学的理念和实践，其中整合微生态学就是一个重要的切入点。

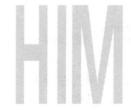

用整合医学理念指导口腔疾病国家临床研究中心的建设

◎张志愿

我国第三批临床研究中心建设中包括口腔专业，共建立了4个口腔疾病国家临床研究中心（北京大学口腔医院、华西口腔医院、上海第九人民医院和空军军医大学口腔医院）。国家研究中心的主要任务有两个：一是建立指南，现在的指南基本都是国外的；二是临床研究，要提高临床水平，所有研究都是为了提高临床治疗水平。从口腔肿瘤角度而言，一些地区的发病率很高，但我们的研究很少，肿瘤的治疗指南相当薄弱，需要多中心、大样本、设计严谨的高水平临床研究。我们最终要提高临床治疗水平，临床治疗必须要找到生物标志物或正确的治疗方法，这必须进行多中心的前瞻性临床研究，而且要有大数据。医学的发展模式从循证医学到转化医学，到精准医学，现在到了整合医学，整合医学需要循证医学、大数据支撑，如果没有循证医学证据、大数据、前瞻性对照性的随机研究，这样的指南拿出来不可靠也不可信，那就更无法向整合医学迈进。

进入21世纪后，业界提出了预测医学、预防医学、个性化医学、参与医学，即4P医学，现在可能有7P或8P，但再多的"P"不整合起来都是片面的。其中最重要的是转化医学，即临床研究要与基础研究对接，如要实现肿瘤的个体化治疗，首先要有分子影像学，没有分子影像学就做不到。在分子水平、基因水平、表达水平上找到生物标志物，来指导病人应该用化疗、放疗，还是手术，这十分重要。

医学需要探索疾病发生、发展的规律，既要找规律，又不能忽视偶然性，要从许多偶然性中找到必然性，没有大数据就找不到规律。尽管在某一点上要研究分子，关注微观；但重要的是研究宏观，多学科交叉整合。

2008年我们完成了一个单中心研究，共纳入256例口腔晚期肿瘤病人，约1/4

病例进行了化疗（术前诱导化疗、术后辅助化疗或同步放化疗），化疗者的生存率提高了 7 个百分点，但统计学上没有显著差异，可能是由于样本量小所致。2006 年 11 月我们增加了 20 家单位参与，再次开展研究。将病人分为 2 组：一组是诱导化疗加手术和放疗，还有一组是手术加放疗，看起来很简单，但真正做到完全标准化、合理化很困难。我们组织了两支队伍：一支以临床医生为主，一支以基础研究为主，希望拿出真正的肿瘤标志物来指导诱导化疗的敏感与非敏感性，以提高疗效。我们的临床研究一定有争议，诱导化疗就有争议。我的老师和北京医院的老院长争论了 30 多年，一个说化疗有效，一个说化疗无效，但都没有循证医学的证据，完全是临床经验。

牙源性感染与全身系统性疾病有关，如糖尿病、动脉粥样硬化、类风湿性关节炎等。美国的牙周病协会与欧洲的牙周病协会已达成共识，即牙周病是心血管疾病独立危险因素的研究证据充分，已从动脉粥样硬化斑块中分离出细菌；问题是细菌是怎么进入动脉粥样斑块的。口腔中的大多数细菌一般不致病，但这些不致病的细菌可以调节致病菌产生口腔疾病甚至全身性疾病。再比如，关于糖尿病和牙周病之间的关系，华西医学院、中国医科大学、北京大学医学院对此都开展了小样本研究，但我们需要大样本数据。我院有近 30 万例糖尿病的资料库，可以对这 30 万例糖尿病进行流行病学调研，看看究竟有多少糖尿病病人患有严重牙周病，这样的研究结果就是大数据。

口腔疾病发病率高，但中国人的发病率究竟是多少，需要大数据的研究。我们积累了 11 个分中心和 44 个核心单位，借助互联网和终端的联系采集数据，相信得到的结果会更加准确、可信。政府对口腔疾病的预防要加强、要重视，口腔牙周病会引起很多全身疾病，我们要拿出研究数据，向政府部门报告，从卫生经济学角度重视口腔疾病的预防。国家研究中心的一项重要工作，就是要组织一支队伍，完成大数据提取，完成前瞻性多中心大样本的随机研究，然后制定指南，积极预防；同时，在国际上要有一席之地，要有话语权。我们 4 个国家临床研究中心应该有所整合，在整合医学的基础上，每个中心发挥强项，如果每个强项都整合起来，我相信，我们的口腔医学事业一定会发展得越来越好，国际地位也会越来越高。

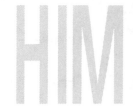

从整合医学看硝酸盐对多病多效的作用机制

◎王松灵

　　20年前，大家认为硝酸盐和癌症有关；最近20年有很多新变化，研究显示硝酸盐可以降低血压，改善心肌缺血，对糖尿病和肥胖都有好处。可见人们对硝酸盐的认知变化非常大，从过去的有害到现在的有益。

　　在健康志愿者中发现，当从食物中硝酸盐摄入不足或吸收低下时，经过机体排出的硝酸盐总量远比摄入的量要大，说明即便不吃硝酸盐，机体也可以合成。如果机体缺乏硝酸盐，会发生什么？2017年发表的研究显示，食物中长期缺乏硝酸盐和亚硝酸盐，会导致代谢综合征，一两年就会出现机体的上皮功能异常，并会导致心血管事件甚至死亡。这说明硝酸盐很重要，身体离不开它，可很多人现在还停留在"它是有害的"认识之中。

　　自然界是一个非常复杂的体系。大自然中含量最多的气体是氮气（占78%），对生命一定有很重要的作用。氮气经土壤吸收后，通过微生物作用变成化合物，如硝酸盐。硝酸盐先经植物和动物摄取，我们吃植物，为机体提供能量和营养。其中甜菜根是一种富含硝酸盐的植物，可用来提取硝酸盐，用作制造饮料和商品；菠菜中的含量也比较高，动画片《大力水手》中经常提到吃菠菜，因为它里面含有硝酸盐，含有能量。

　　食物中5%~7%的硝酸盐在口腔里被微生物（硝酸盐还原菌）还原成亚硝酸盐，硝酸盐进入胃肠后被吸收到全身，约70%通过肾脏排出，25%在唾液腺吸收，分泌到唾液中，经消化系统再循环，形成特有的代谢过程。在生理状态下，唾液中硝酸盐含量是血液的10倍。

　　人体摄入硝酸盐后，10分钟左右基本都在胃里，30分钟到达唾液腺，再到膀胱，由膀胱排出去，体内循环比较快。静脉注射与上述过程类似，基本30分钟分布到全身。硝酸盐被机体代谢掉需 5~6 小时，亚硝酸盐为 2 分钟，一氧化氮则不到 1 秒。唾液腺包括 3 对腮腺、下颌下腺和舌下腺，是哪一种在主导硝酸盐的转运呢？给小型猪腮腺注射甲紫（龙胆紫）可以引起唾液腺萎缩，主导管堵住，腺体就没有细胞了，全是纤维组织，说明腮腺萎缩了；再给它加硝酸盐，发现腮腺萎缩后唾液腺的硝酸盐水平明显下降，机体通过这一途径硝酸盐排不出去（约 1/4），尿液硝酸盐的水平明显上升，以保持机体硝酸盐平衡。当腮腺萎缩后，亚硝酸盐水平也是低的，但过一段时间可恢复正常，说明机体需要时细菌会发生作用，加快硝酸盐转化成亚硝酸盐，从而恢复到正常状态，即需要就可以转变。因此我们的研究率先明确了腮腺是机体转运硝酸盐的主要器官。蔬菜中存在硝酸盐的代谢变化，以硝酸盐、亚硝酸盐和一氧化氮形式存在，唾液腺、肾脏、胃肠、血液及细菌是机体代谢硝酸盐的主要器官和场所。

我们的研究发现，腮腺是主导硝酸盐调节的器官。我们花了 10 年在唾液腺里发现 sialin（先灵）是哺乳动物细胞膜上的硝酸盐转运通道，这个通道对全身一氧化氮的合成产生重要影响，是很重要的环节。我们发现很多重要器官都有这一通道，以腮腺最多，其次是大脑、肾脏、肝脏、胰腺和甲状腺，重要脏器中都比较高。这个通道分子的基因突变表现为一个致死性突变，或是出生时死亡，或是出生后 2 周死亡（死亡时有全身震颤）。腮腺的这一通道主要表达在侧膜，硝酸盐经腮腺转到唾液中，正好在该部位，有些干细胞也有这一通道，说明它有很重要的作用。

正常细胞的生存和功能发挥离不开一氧化氮，以往的大量研究都聚焦在酶源性一氧化氮的产生，这一体系可以转变成硝酸盐、亚硝酸盐，没有外源性硝酸盐摄入时机体就从该系统补充。但当细胞呈病理状态时（如低氧酸性环境），酶源性途径提供不了一氧化氮，就会启动"硝酸盐—亚硝酸盐—一氧化氮"途径来提供。以往大家不知道硝酸盐能否进到细胞中，通过哪里进去，我们找到的通道就相当于硝酸盐进入细胞的"门槛"，硝酸盐是通过我们发现的通道进入细胞，产生一氧化氮，产生重要功能，我们的发现具有重要意义。

硝酸盐主要作用于头颈部、胃肠道、血管和代谢领域，具有抗炎和血管形成的作用，目前还未在临床用于疾病的治疗。国际上有人做了 3 年心血管病防治临床试验，希望能出阳性结果，因为出了阳性结果才能推广应用，在不同领域用起来。人在应激时可能会主动转运硝酸盐，我们课题组做了研究。志愿者从高台跳下去，跳之前测定唾液和血液中的硝酸盐水平，跳完后马上再测，发现唾液里的硝酸盐和亚硝酸盐升高了 20 倍。有文献报道，在鼠应激模型中，结扎鼠腮腺，相当于提供硝酸盐的通道没有了，实验鼠出现了胃穿孔、溃疡及严重出血；而结扎了腮腺却补充硝酸盐，则鼠胃的损害基本恢复正常，这说明唾液硝酸盐对胃肠有保护作用。全身是一个整体，机体需要时口腔的唾液腺呈应激状态，由腮腺转运到唾液再到胃肠道去，这个体系很完善。我们的这项工作得到了国际消化病专家的认可。

在疾病干预上，硝酸盐显示出了良好的应用前景。例如，在葡聚糖硫酸钠

（DSS）诱导的肠炎动物模型中，不处理有血便，用盐水无效，用硝酸盐后可使实验动物恢复正常。我们还发现用硝酸盐能将肠炎菌群调节到基本正常。2006 年《新英格兰医学杂志》发表了一项研究，发现用硝酸盐能降血压。唾液腺损伤很常见的原因是放射损伤，头颈部肿瘤放疗可以把唾液腺破坏得很严重；我们建立小型猪放射损伤模型，发现不用硝酸盐唾液量是明显下降的，只能保持原来的 20% 左右，用硝酸盐开始有些下降，但后面基本恢复正常，局部血流用超声多普勒也证实非常好，局部血管也基本保持正常。硝酸盐对肿瘤放疗还有可能增加敏感性，一个药既能保护唾液腺还能增加肿瘤放疗的敏感性，因此我特别希望能够尽快将其用到临床，造福放射损伤的病人。如果能用于临床头颈部肿瘤放疗的病人，应该是一个全新的治疗模式。在老年疾病，比如骨质疏松和自身免疫病等，也有一定效果。2015 年报道硝酸盐可以通过亚硝酸盐、一氧化氮途径，让白色脂肪变成棕色脂肪，机制也比较清楚。棕色脂肪是好东西，消耗能量，白色脂肪是坏的，我们特别希望用它把白色脂肪变为棕色脂肪。骨质疏松是常见病，用硝酸盐治疗后，骨质疏松的改善具有非常明确的剂量依赖性效果。我们把去势鼠的骨髓间充质干细胞拿出来，发现硝酸盐明显增强了间充质干细胞的增殖和成骨能力，并能抑制其分化。硝酸盐能上调干细胞的转化生长因子 β（TGF－β），自身表达的同时分泌性 TGF－β 也增加了，分泌的 TGF－β 可以调控免疫，对自身免疫病（如干燥综合征）也有效果，因为它通过 TGF－β 来调控，使细胞自身的功能增强。此外，硝酸盐对肝脏损伤和衰老也是有效果的。

大家也一定很关心安全性的问题，最主要的顾虑可能是亚硝胺的致癌性，但这和亚硝酸盐没有关系，不能混在一起。亚硝胺是亚硝酸盐在 pH 值非常低、在炎症环境下和胺结合形成的。正常人体不存在这种环境，因此，机体不会产生这种东西。20 世纪 80 年代业界认为亚硝酸盐可能是致癌物，但 2010 年国际癌症研究署明确表示，没有发现硝酸盐、亚硝酸盐致癌的实证。去年世界卫生组织也非常明确表示，没有发现任何证据。因此用硝酸盐应该是安全也非常稳定的，而且越来越多的证据表明它是安全有益的。

动物实验显示，17 个月长期饮食硝酸盐，对鼠没有损害；我们做过小型猪（体重 50 千克左右）的实验，用比正常食物硝酸盐含量高 100 倍的食物喂养 2 年，这些小型猪的胃、肝、肠没有什么改变，对这些组织进行基因分析，也没有什么改变。我们在肿瘤中观察到，硝酸盐对肿瘤生长没有改变，反倒是在肿瘤放疗时，有增强放疗效果的趋势。放疗后体重会有明显下降，我们也是用硝酸盐来减缓体重下降的发生，这也是对全身的保护作用。

未来，应该将硝酸盐研制成一种药物，最好和维生素 C 这类药品合用，这样更安全，它在变酸的情况下，细胞摄取会更快，在 pH 低的情况下摄取转运都更快，协同效果更好。随着研究的进展，我相信硝酸盐在很多疾病中都能发挥作用。

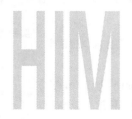

用整合医学理念思考颅底区
肿瘤的诊疗

◎ 郭传瑸

颅底区肿瘤的治疗需要多学科合作，更需要整合医学的理念。颅底区的肿瘤位置比较深在、重要结构比较多，尤其是颈部动脉，操作有风险。很多综合性医院，虽然有口腔外科，但不碰这里的肿瘤，因为有风险，有时风险还很高，这种高风险的疾病诊疗更需要整合医学的理念。

这个区域的肿瘤早期诊断非常困难，病灶很小时，病人不会来就诊。我 10 多年前碰到过一个特别早期的病例，病人因下颌骨骨折拍了一张 CT，结果发现靠近颅底有一个很小的肿瘤，做骨折时正好要把下颌骨劈开，就把肿瘤一次做了。这个地方的肿瘤很难做到扩大根治切除，预后比较差，一定要多学科合作才行。

颅底肿瘤良恶性的比例大概是 1:1，良性的多为神经鞘瘤，恶性的多为横纹肌瘤。在诊断上有一个概念叫"延迟诊断"，但这和误诊有概念上的区别。延迟诊断是指由于技术设备或其他一些外部原因导致没有及时诊断，但最后诊断出来了。我们遇到不少病例，病人可能开始到口腔科，也可能到耳鼻喉科或头颈科去看病，感觉某个地方有点麻，某个部位有点疼，医生一看没什么明显问题，也没有进一步检查，但实际上可能存在面侧颅底区的深部肿瘤。如果是麻木，很可能是恶性肿瘤，良性肿瘤一般表现为会胀感。恶性肿瘤更多表现是疼痛，而且不是早期了，因为肿瘤比较大才会疼痛；此外，张口受限在恶性肿瘤中多一些（占 80% 左右），良性肿瘤大概有 20% 的病人会有此症状。影像学检查非常重要，但一定要做增强扫描。做 CT 要看肿瘤与血管的关系，这与手术设计、手术入路的选择关系很密切。做磁共振增强扫描，可以发现血运丰富的恶性肿瘤，动脉会显示得非常清楚，这对肿瘤诊断、治疗和手术设计有很大的帮助。我有个病人做了咽旁到颅底的磁共振，高度怀疑恶性肿瘤，因为血运太丰富了，非常明显，后经动脉造影确诊，先做栓塞，再做手术，安全性提高了很多。

颅底肿瘤基本无法活检，因为肿瘤小、位置太深，除非在咽部和颞部，肿瘤已经很大可以摸到时，可以做普通穿刺活检。颅底骨筋结构比较多，超声引导也比较困难。用 CT 引导非常麻烦。导航技术没有辐射，可做实时穿刺，时间很快，痛苦很小，病人只是稍感不适。有个病人肿瘤很小，大概2cm，密度相对低，边界不是特别清晰，术前判断为低度恶性，但病人没有张口问题，不影响咀嚼。术前把肿瘤血管分割出来，设计的针道是皮肤进针点到肿瘤边界，弹出来的穿刺针的深度可以做肿瘤活检。如果病理确诊是恶性，则无须手术，因为手术不比其他治疗效果更好。如果病理不明确必须得手术，一般会留有较大的瘢痕，费用也会更高。设计针道要避开颈部动脉，选定穿刺方向，穿刺针白的地方扣动扳机，外套管有一个针芯，会弹射出来。病人局麻即可。按照术前设计，穿进去看针走到哪，针达到穿刺点，扣动扳机就行了。穿刺的组织块长度为1cm多一些，直径约 1mm，可做普通染色，也可做免疫组化染色，能提供丰富的病理信息，这可解决大问题。我科自 2010 年使用导航设备，已做了大概 800 例颅底肿瘤，对小肿瘤十分有用，没有导航无法取到组织，有了它非常方便，也非常安全。

临床上要特别注意鉴别诊断。我有个病人，在外院做的 CT，报告是占位肿瘤。经询问病史得知病人有下齿槽神经注射史，病人张不开嘴，我们怀疑是炎症，再仔细读片，能看出肌肉纹理，确诊为炎症，这样就不一定要做手术了。如果缺乏经验，诊断不正确，就会做手术。这一区域的手术一般得锯开下颌骨，病人的外观创伤很大。

颅底肿瘤大部分需要手术治疗，由于这一区域有颈部动脉，上面是脑组织，因此对恶性肿瘤，一般很难扩大切除，达不到完全切除的要求，复发率很高。如果没有导航穿刺，只有术后才能明确诊断。明确诊断对下一步的放化疗有帮助，我们现在开展治疗时都会把相关情况告诉病人，一个是复发率高，二是费用高，三是手术比较痛苦，还有并发症等风险，但几乎没有一个病人说要放弃不做手术的，病人的意见和家庭的意见非常重要。如果颅底肿瘤侵及范围大，不适合做手术时就不要勉强做。常规手术一般从颞窝、颞下窝或咽旁到颅底这三个入路。进行恶性肿瘤的手术时，视野一定要好；如果要牺牲颈动脉，术前要考虑颈动脉重建，颅底颈动脉重建很困难，这种情况不一定非得手术，可采用其他手段。

咬合关系对手术没有任何影响，一般是切开下颌骨，先打上板子，再锯下颌骨，不要锯完后再打板子，板子窝好后把咬合关系记录下来，非常快，也非常准，锯开后再把原来的板子做上标记，用钢丝做。这个地方特别容易出血，可以缝扎或用生物胶修复。如果担心损伤颈动脉，可游离一段套上止血袋。术中确实有颈动脉破裂的情况，可以提起来不要惊慌，一般 4～5 分钟肯定能止住。如果发生硬脑膜破损，可以用两片筋膜片，一片在硬脑膜下，用生物胶粘上即可，稍大点的破损可用筋膜脂肪和肌肉修补。我曾遇到一个这样的病人，我用颞肌加脂肪填补缝合，最后获得了成功。

放疗对这类肿瘤有效。小于 3cm（导航穿刺活检是 2cm 左右）的恶性肿瘤不用开刀，可用光子刀或伽马刀来杀灭肿瘤。放射性粒子植入精度非常高，剂量也可非常高，近十几年在颞部尤其是深部肿瘤的应用中得到了发展，效果比较肯定。其他如质子、中子、阿尔法粒子都可能用到治疗上。

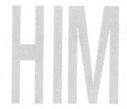

整合老年医学

整合老年医学之我见

◎范　利

整合医学是对老年医学的重要发展，也是必然趋势。老年医学不仅是针对老年疾病，更牵涉到整个管理。老年人存在一体多病（共病），因此必须以整合医学的理念进行管理，本文谈谈对老年共病防治的思考。

近几年，中国进入老龄化社会，老龄化社会的到来是社会进步的表现，当然会给社会带来不小的负担，特别是医务工作者，压力很大。

随着人群寿命的延长，高龄失能人群增加，社会医疗需求剧增，优质资源非常匮乏，尤其是老年共病群体发病率明显增高，80 岁以上者高达 80.13%。85% 的院内老年病人都有 3 种以上疾病，形成鲜明的临床特点。多种病共存一体，多种药共用一人，多症状共聚一身，多器官共同受累，形成中国老年人群鲜明的疾病特点。我们以亚专科和专科分治带来了大量问题，必须将疾病亚专科传统模式变成整合医学的评估治疗模式。

以心血管病为例，中国几乎 90% 以上的老年人都有心血管疾病，发病呈现"全民化"，可累及心脏、大脑、肾脏、下肢血管等。现在做心脏的微创治疗比较容易，但不良预后常常导致"失能化"，共病导致的失能对老年人威胁很大，现在我国的失能老人已超过 6500 万。对于失能，关键问题是早期预防、早期发现，预防关口一定要前移，否则失能后无法干预，会给社会造成沉重的负担。失能有生理性原因，也有医源性因素，现在医源性因素导致的老年失能越来越多。对此该如何防范，是老年人和医务工作者都必须面对的问题。在对老年群体的共病管理中我们有很多困惑，例如临床指南是单病种指南，有局限性。一体多病的老年人存在多次用药，而药物间的相互影响给老年人带来的危害非常大，老年人不合理用药风险在医院达到 80% 以上，而这方面的循证医学证据有限。对于多因素、多阶段、多器官的疾病，或许用循证医学方法根本无法得出结论，这对共病管理也是重大挑战。

目前老年病人的状态不容乐观，在管理上我们可以学习国外一些先进的经验，但并不是学习他们的所有做法，中国要有自己的特点。关键问题是要使老年人明白他得的是慢性病，治愈是不可能的，首先要做的是防止多发慢性病，保持身心健康，减少多器官功能受损和失能，提高生活质量，保证基本功能，最终是安宁、有尊严的离世，这听起来很简单，实际上有很多挑战。

老年人共病防治的理念要与时俱进。从国家层面上，强调老年人要维持躯体功能、心智健康和生活质量。21 世纪的医学，不仅是预防医学、预测医学、个性化医学，还是参与医学，要求所有人参与其中，病人也要参与到医学中来，知道怎么管理自己，使自己健康地度过老龄阶段。生命科学、生物技术、现代科技、社会人文要有机地整合到一起，要大力提倡和实践整合医学。现在治疗病人不是单个医生，而是要求团队服务，这个团队包括医生、病人、家属、疾控人员，以及营养、康复的多学科专家。现在很多医院正在这么做，查房时多学科在一起为老年人诊治。我们最近开设了老年共病专科门诊，非常受欢迎，老年病人可以得到一站式服务，最后拿一个综合处方回家，包括饮食、运动、营养和治疗等。

现在的健康管理要贯穿以下理念：全人管理，就是从生命早期到老年，从孕期关注到临终关怀；全域管理，对病人教育不仅针对个人，还要针对家庭、社会、环境等因素全方位呵护，预防与康复并重；全科医生护士培训，满足中长期照顾好老年人，为失能、失智老年人做好最终临床照护的需求；全民健康教育，从源头把健康教育做好，不要累积到老年时一身是病，难以治疗。共病综合救治新模式就是把单病诊疗变成全人管理，把专科诊治变成多学科集成医疗，把治病救急变成预防性慢性病管理，把院中救治变成连续、动态、全程的院前预防、院后康复，这就是整合医学提倡的管理模式。中国当下的医疗不缺医疗而缺管理，任何疾病都需要管理。我国病人越治越多，病人出院后又住院，周而复始，就是因为没有很好的管理，导致发病率高、治疗不到位、治愈率低。

老年共病最关键的问题是多重复用药，用药处方合理化的问题要引起注意，目前统计有 83% 的不合理用药。老年人用药的问题主要在大医院和社区，药物剂量的掌握、药物种类的选择要兼顾对各个器官的影响，这是关键；老年一体多病必须常用的药物可能包括他汀类、降糖药、心血管药，这些药在肠胃酸性、碱性环境下发生什么作用，是很基础的临床课题。另外，共病共药的处方合理化要求现在对老年用药要做"减法"，而不是盲目增加，不是来一个病就加一种药。临床诊治现在也要做减法。要对预后做评估，并定期随访，对社区老年病人干预后，可使心肌梗死再发率等明显降低。同时要强调老年共病的管理目标，以病人为中心的全人医疗照顾和整体化、个体化医疗方式。对老年人的具体习惯进行评估，评估后提供一套改善其功能状态和生活质量的具体措施。

居家养老是中国的传统，但对于失能老人，在家养老比较困难，所以医养整合非常重要。目前社区养老负担很大，机构养老缺少医疗保障，因此，最好是整合居家养老和机构养老的优点，形成居家型养老，这才是中国之道。具有大家庭式的居住和社会生活环境、机构连续性的医疗护理服务，以及医康护养联动的医疗保险机制，非常关键。国家对养老问题非常重视，围绕医养整合出台了很多政策。

居家式或社区式机构的医养整合必须具备几大元素。首先要把理想的老年居所集中，要提供给老年人最优化的社会环境、有品位的文化环境、有情感的大家庭式的抱团互助，这有利于做到养老、康复、护理一体化。很多地方推出了健康小镇、健康小区式服务，非常适合老年人在一起，大家其乐融融，也有利于老年人康复。康复医疗非常关键，通过康复医疗提高老年人的自身能力，提高运动、思维、语言、生活和预后能力，防止再发残疾和失能，提升自尊，体现人生价值，这是非常重要的。

老年医学的真正核心是最大限度维持和恢复老年人的功能，提高生活质量，而不是治愈慢性病，因为那是不可能的。由此出台了很多适合老年人的新型康复技术，康复也有三级预防，包括对健康老人功能状态的监测，对已失能状态通过相关技术减少致残风险，等等。

在慢性病预防中特别强调合理营养的重要性，营养不平衡可导致机体由健康变成慢性病。在营养上要找到平衡点、支撑点、关联点、作用点，才可使老年人有很好的体魄和免疫能力，不发生疾病。现在很多人关注特医食品，但中国的特医食品太简单，很多人到国外买特医食品，我们应该根据老年人的营养刚性需求，以疾病预防、强壮身体及改善状态为目的来设计相关产品。老年人最大的问题是营养不良和营养过剩的双重负担，48％的中老年人营养状况并不好，群体超重和肥胖很多，还有很多人是过度消瘦。不合理饮食造成的肥胖是慢性病滋生的土壤，不合理饮食造成营养不良又是通向死亡的桥梁。对老年人要特别强调营养均衡，特别是在不同疾病状态下需要有非常合理的营养配方进行支撑，例如高分解、高代谢、高消耗时，严重低蛋白血症时，大量应用抗生素致菌群失调时，须禁食、液体受限、电解质紊乱时，以及多器官功能衰竭时等，解决不好营养问题会使老年人走向失能、致残、死亡。此外，超过70岁的老年人一般都存在牙齿问题，吃不下、嚼不动、吞咽障碍，此外可能还存在胃肠运动障碍及多重药物对消化功能的影响，因此，形成营养的共识非常有意义。家庭、社区做好营养工作也非常重要，在企业层面也需解决好特医需求和中药养生产品的生产等。

在专业化的医疗护理中，要注意照顾老年人的自尊，他们会有难为情的时候，处理不好会给老人带来很大的心灵创伤。应分区进行护理，比如要有精神失常康复区、失能慢性病康复区、舒缓医疗护理区等。分工分区护理能带给老年人很好的自尊性、个体化的医疗和护理。

此外，要积极开拓非药物治疗的健康干预手段，食疗、运动、功能食品、物理康复都很重要。对那些没有慢性病、身体尚好的中老年人要开拓旅游养老，使他们能够精神饱满、安全地投入旅游当中。也可根据季节反差、生态环境开展养生养老、候鸟式养老、康复养老。我国已经开展了相关工作。

在开展医养整合中，对老年人来说住病房就像是一个家，家的感觉不是一张床、一间房，而要有人文理念。现在开展老龄友善医院，就是为了使老年人在临终感觉到人文关爱，在医院不是冰冷的，而有温度。安宁疗护非常关键，已经失去救治意义的高龄老人和癌症晚期病人应施行安宁疗护和舒缓医疗。对病人越少干预就是最好的干预，不惜一切代价的救治不适合所有临终病人。

老年医学人才培养要适应社会需求。首先必须有全科医生、全科护士，要用整合医学理念，使每个医生和护理人员都要从检验到临床、从药师到医生、从生理到病理、从局部到全身、从病态到心态，全方位学习和掌握，才能达到整合医学的要求。现在十分需要中长期的照护团队，重病老人、失能失智老人等主要靠社会照养。现在最缺的是真正的照护师（中长期的照护师），照护师并不是医生、护士，我们需要培养非医非护的人才。我们从老年医学学会成立开始就着手编写《中国老年医疗照护》这部著作，出版后反响特别好。解放军总医院国家老年病临床医学研究中心联合成立了老年医学培训中心，培训三大类人员：一是家庭医生团队，二是全科照护师，三是非医非护养老护理员。人员培训到位后就不会再发生喂饭时让老人窒息（噎死）的悲剧，也不会再在服务中出现老人胳膊脱臼等事故。对老年医学的医护人员能力素质的要求要相当重视，我反复强调老年医学不能在三级学科，要进入二级学科。2017年我在提交的政协提案中写道："中国老年医学学科地位一定要提高，进入二级学科，和内科学、儿科学一样，不能在三级学科下。要求医务人员具备很重要的能力，要有良好的心理素质、较强的沟通能力、灵性的语言修养、端庄的外在形象、高尚的医德情操。"没有这些素质在为老年人服务过程中会发生很多问题。

对老年共病一定要强调慢性病的宣教，要把它作为医生的职业行为，这也是医生职业道德的体现。我们从源头、从幼儿生长开始就要把慢性病防治做好，发现高危因素就得警惕，就要开始自我管理；人人都有这种管理理念，慢性病才能被管理好。要做健康网络，智能互联网很有潜力，对慢性病管理非常重要。

目前全国有好几个老年病国家研究中心，各有侧重，但都是关注共病，我们需要建立覆盖全国老年共病的临床、生物资源的数字网络平台。重点开展老年共病多器官交互作用机制的转归、老年共病综合评估和个体化医疗，以及老年失能失智综合防治关键技术的研究。我们邀请全国有关专家，就老年多器官功能不全的综合救治开展研究并推出了一个共识，明确了诊治时的规范流程，针对共病群体怎样开处方，怎样抓主要矛盾，怎样兼顾全身状态，怎样提供良好的治疗方式，等等。当然，这些离不开早期诊断、分子分型及生物标志物的帮助，总体来说都要有整合医学的理念和实践。国家要求我们围绕共病在评估防治策略上要制订一系列的具体方案，比如共病的协同救治策略、高龄肌少症与衰弱综合征康复体系和营养支持方案等，这需要全国专家共同努力，优势互补，共同研究，才能做出国家级水平。单打独斗、重叠重复，不强调整合不是一个好方向。我反复向科技部建议，由一家医院牵头把全国的老年中心整合到一起，把全国网络单位联合起来研究大数据，研究出中国老年病的群体状态。所以，联合继之整合非常关键。

　　总结起来，老年医学的工作有四个关键方面：一是理念要更新，理念没有更新，不用发展的眼光看待老年病，永远沉迷在过去的方式上行不通；二是内容要丰富，要重视功能的评估，重视跌倒的风险，尤其是心理评估和安宁疗护；三是评估要创新；四是人才培养要全面，要真正能接地气地为老年人的医疗、照护及临终服务。这四个方面做好了，才能使医疗到位、落实到点，才能把老年病做好。我建议今后把"老年医学"改成叫"整合老年医学"，只有把知识、经验整合起来，全面探讨最佳方案，才能把老年病的防治工作做好。

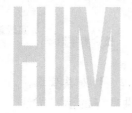

中国帕金森病管理的整合医学思考

◎陈 彪

整合医学的内容很丰富，落实到老年医学，就是要把人和病管理好。对老年人而言，不单纯是疾病的问题，更多的是机体功能和生活质量的下降。所以老年医学要让老年人得到连续、全程的管理，目的是获得良好的生活质量，也就是延长健康预期寿命。步入老年时最好是做到不得病，如果得病了，要延缓残疾或衰弱的发生。老年人会发生一些特有的疾病，比如帕金森病、老年痴呆，且通常存在多种疾病；此外，很多老人患有老年衰弱综合征，即不一定有疾病但机体功能下降。因此，老年疾病的管理要多学科整合。

帕金森病是一种老年疾病，通常在 60 岁后发病，随年龄增长呈几何倍数的增长。中医很早就对该病有所描述，西方人是在 200 年前才比较系统地阐述了帕金森病，并以发现者的名字命名。其发病主要与遗传和环境因素有关（有人总结"聪明"的人容易得帕金森病），患病后无法治愈，因此维持功能十分重要。

我国 65 岁以上人群帕金森病的患病率大约是 1.7%，由于我国人口基数大，因此罹患帕金森病的总人数已超过 270 万人，全世界一半的帕金森病病人在中国；预测到 2030 年，中国帕金森病的人数将增加到 500 万，在全世界占比近 57%。非常可怕！

帕金森病临床上主要表现为静止性震颤、运动迟缓、肌强直和姿势步态障碍。在治疗上只有对症治疗，缓解症状、改善功能。一个特殊的问题是怎样避免药物带来的副作用，如果不治疗会有动作缓慢，但服药后会有运动过度即"异动症"。还有很多人不吃药，先忍着，等到想吃时已出现了严重的神经损害。因此，需要对这些情况进行充分的管理。除药物外，也有手术及其他康复手段可以选择。帕金森病本身不会导致死亡，很多病人是死于并发症。

在没有左旋多巴之前，患有帕金森病的老人比同龄老人的预期寿命短；自 20

世纪 70 年代左旋多巴研制成功后，患病 10 年的帕金森病老人在预期死亡率上与同龄老年人几乎无差别，亦即只要没有并发症，病人可以享有正常的寿命。因此，管理好病人的用药非常重要，这意味着可以延长病人的预期寿命。

如果还做不到预防，那么，病人患病后早期如何用药，何时该吃，何时不吃，何时考虑手术，等等，是老年医学管理的重要问题。我们要和时间挑战，既然逃避不了，就要做好计划，定好生活目标，做好专业化的管理。在不同的管理下，有的病人可以继续活三四十年，而有的可能活不过 20 年。

帕金森病主要与脑组织中的突触核蛋白减少有关，最终还会出现认知问题，通过研究我们发现，帕金森病不再是一个神经系统的疾病，而是一个多器官老年病，会有很多非运动症状，且在运动症状出现之前就已出现了。有很多器官存在路易小体，导致一系列共病问题，共病问题不注意将成为更大的问题。帕金森病病人可能会慢慢习惯了震颤，令他们感到很难受的是低血压、焦虑、抑郁、小便问题、疼痛和疲劳，这些问题处理不好会严重影响病人的生活质量，据统计，共病问题对生活质量的影响占到一半；而且它的机制和平常老年人出现的问题不一样，怎样做好平衡，使病人既能活动，有较好的生活质量，又不出现共病，这些问题非常值得我们关注和思考。

阻断或延缓疾病发展是我们追求的目标。帕金森病患病的早期也就是"蜜月期"，这一阶段药物治疗的效果很好，通常为 3～5 年。在目前无法阻断疾病发展的情况下，我们应尽量延长蜜月期，减轻病人的痛苦。曾有研究对非帕金森病病人去世后的脑部进行解剖发现，其实有 45% 的人已经出现了帕金森病的改变，只是还没有临床上的表现，因此，通过一些干预推迟病人的发病（甚至直到去世）是可能的，也就是做到早期预警。我们可以通过寻找关键的分子标志物确定易感人群，或确定出处于临床前期、前驱期或疑诊等，从而在运动症状出现之前就开始干预延缓。一旦能掌握关键标志物，理论上就算是能给人"算命"了，即谁容易得病，谁已经得病，何时会发病，我们正在向这个目标迈进。国际上已制定了帕金森病临床前驱期的诊断标准，这个标准实际上是一个概率算法，把帕金森病所有的相关危险因素和早期症状，独立计算出风险概率。通过这一标准，来检测和区分不同的人群；将来通过长期的纵向研究，如果能准确预测，我们就能够做到及早诊断。

老年医学最重要的是全程、全域、全员管理的模式，包括诊断、治疗、康复照料及临终关怀，这都需要多学科团队，而现在的模式达不到要求。移动医疗模式确实会给我们提供很大的机会。我们应该结合自己的文化、社会、政府管理等特点，创立新的管理模式，我个人认为就是整合老年医学的模式。

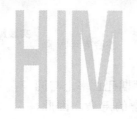

主动健康　积极应对老龄化

◎王建业

　　说到主动健康，积极应对老龄化的问题，记得当年在申报项目时，曾有资深的国家科学技术战略咨询委员会的咨询专家问我：什么是主动健康？我回答就是主动去进行健康促进、健康宣讲、健康管理及慢性病管理，通过这些办法来应对我国的老龄化。经过3年努力，该课题被批准为国家重点专项，计划实施5年，重点有4大任务。

　　首先看看目前存在的问题。2018年2月26日国家公布的中国老年人口数量达2.44亿，失能的老人约4000万，半失能者更多，这与世界人口老龄化趋势相似，但中国这一问题更加突出。中国人口基数太大，老龄化的难题给社会带来了沉重负担。老龄化带来的问题非常多，其中还有很多是社会问题。在医疗上也有很多问题，比如患病率大幅上升、疾病谱的巨大改变等。现在70%的医药费和"医保"费用被60岁以上的老人花了，问题非常严重。

　　老年病的特点包括：是特发疾病，不典型；多病共存，非常多；普遍存在多重用药的问题，笔者在老年医学会上多次建议召开老年人多重用药会议；合并用药多，多器官生理功能降低，预后不好。还有很多问题都具有老年人和老年病的特殊性。

　　健康管理针对的是供需失衡，当前的健康需求、养老需求和现在能做的健康支撑，特别是通过科技手段的支撑之间远远不匹配。国家急需解决的问题很多，急需投钱的地方也很多，包括航天研究、海洋研究等，但要看谁最重要。

　　老年医学面临有八大问题，这是方方面面的专家经过多次讨论凝炼出来的：一是缺乏老人尤其是高龄老人的健康生理值，二是缺乏常见老年疾病的流行病学资料，三是增龄导致的生理和病理改变及衰老发生机制尚未明确，四是缺乏老年疾病的诊断及治疗标准，五是缺乏针对老人个体化药物的治疗方案，六是老年医养整合和康复体系建设不完善，七是互联网医疗及智能化医疗设备的应用不到位，八是技术、设备、规范尚需建设。以上也是我们立项的依据。我们的最终目标是要构建老年人综合、连续的健康支撑体系，要有一体化的整体设计，只有这样才能实现健康老龄化，促进诊断治疗、养老康复。

其次要关注我们的研究任务。该项目国家和地方共投入 42 亿元，核心任务概括起来有四大内容：一是基础研究，就是衰老与抗衰老的问题，增龄过程中健康状态变化规律及影响因素的关键基础研究，实际上就是衰老与抗衰老的问题；二是临床研究，就是老年健康状态综合评估体系及干预措施的研究，这与老年科的医生有大关系，要实实在在解决临床问题，还包括临床上怎么去培训、转换、示范，以及诊疗常规出台和指南、专家建议等；三是基于医养整合的老年健康全程管理及主动健康技术研究，主要是讲康复、老人护理、临终关怀，包括舒缓医疗，以及医养整合中部分技术的研究；四是"互联网＋"及老年智能健康促进研究，老年智能化健康促进研究目前还属于炒概念阶段，把概念弄得特别新，大家搞不清楚是什么东西，以为特别超前，但实际效用不大。

一、重点任务一

1. 增龄过程中健康状态变化的规律研究　此研究不是个体的，不同年龄段在增龄过程中的健康状态变化会有一些规律，各种规律性研究需基于大数据，因此建立生物标本库非常重要，否则无法评估生物标志物，其间包括数据采集、疾病监测，以及老年人的疾病调查。增龄过程中健康状态变化的规律研究包括增龄过程中健康生理正常值及老年健康的标准的研究，增龄过程中免疫系统的状态与功能变化，以及增龄过程中组织器官代谢的变化规律。

2. 增龄过程中健康状态的影响因素及作用机制研究　首先是健康稳态的生物学基础研究，不限于医学院校，像北京大学生命学院、北京师范大学生命学院、浙江大学生命科学院等都做得很好。其次是机体内外环境因素对健康调控的分子机制研究。外环境包括空气污染、饮食等，内环境研究，比如生活在同一片天空下，有人活到 99 岁，有人只活到 59 岁，这就是内外环境的不同导致的。第三，生活方式对健康状态的影响和干预，主要是基础方面的研究。最后是遗传环境相互作用对寿命的影响，不是说吃得好、条件好、医疗保障好就能活得长，活得长肯定与遗传有很大关系，后者对寿命的影响很重要。

二、重点任务二

1. 老年健康状态综合评估体系研究　首先是建立老年综合征的筛查标准和评估技术。其次是开展老年认知和心理功能指标建立及障碍早期识别技术的研究。什么叫健康人？原来认为健康人就是身体健康，现在的观点是不只身体健康，心理还得健康，即精神心理得健康；最近世界卫生组织又提出不只是精神心理健康，还要有一定的社会适应能力。大家都玩手机，叫外卖，你什么都不会，那是适应能力太差，说明有不健康的因素在里面。如果80多岁还能上网、叫外卖，说明社会适应能力很强。我们不研究情绪老化问题，而是研究老年人的认知问题。

2. 老年疾病发病规律及综合防治研究　针对心脑血管、神经系统、代谢及内分泌、泌尿生殖、感染、老年肿瘤这六大领域，建立疾病风险评估模型、早期预警模型、诊断治疗的标准和专家共识指南。此外，开展老年人感染的分子病原学及耐药机制研究，一旦受到感染就是病原学和对抗生素耐药问题，这是核心要解决的问题。

3. 老年健康促进和综合干预研究　主要包括老年运动功能维护与实施技术，以及老年个体化用药的基础及临床应用研究。

三、重点任务三

主要是基于医养整合的老年健康全程管理及主动健康技术。

1. 老年主动健康管理体系的综合研究　首先是健康老年管理体系的综合研究，包括如何检测，如何建设标本库，如何建立数据评估等。其次是失能老年人管理体系综合研究。第三是医养整合模式的研究。老年人医养结合的管理现在放在了国家卫生健康委员会，这一块内容显得更重要了。

2. 健康促进及老龄健康服务关键技术和产品研究　包括可穿戴式技术等，目前由来自中国残疾人联合会和科技部研究中心的很多专家在讨论实施。

四、重点任务四

即"互联网＋"及老年智能健康促进研究。

1. 健康智能化技术的应用技术研究　包括健康大数据云服务平台技术及老年综合诊治智能分析技术的研发，例如综合征数据模型，老年病综合治疗的纵横坐标法诊断率、误诊率分析，从数学角度可以做模型，可以应用于临床。

2. 新型智能化体系对于老年医疗与老年康复的研究　首先是新型智能化体系对于老年医疗的应用研究，例如，简单、可携带的远程医疗设备、移动终端、传输网络等。其次是新型智能化体系对于老年康复的应用研究，这也是老年医学、康复中心、社区智能化的方案，包括康复训练如何优化，远程监控如何随访，康复以后如何随访等。

3. 辅助居家养老智能技术的研究　包括辅助居家养老的周边智能技术及量化生活服务，以及辅助居家养老的护理和服务机器人等。例如服务机器人怎么开发，陪护机器人怎么去感知周围情况等；假肢可以和大脑相连，想抬起来就抬起来，已经有人在做这方面的实验。

衡量一个国家的经济状况和社会保障水平，一个主要的指标就是寿命。大家都希望活得长，但活得长不能靠占用大量的医药资源，而是要实现健康老龄化，这一理念很重要。

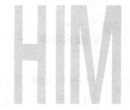

肠道微生态老化与老年慢性病

◎郑松柏

本文主要讲"肠道微生态老化与老年慢性低度炎症",具体包括六方面内容:
一是肠道微生态概况,二是肠道菌群的功能,三是肠道微生态老化,四是肠道微
生态老化与慢性低度炎症,五是慢性低度炎症相关疾病,六是肠道微生态的影响
因素及干预。

一、肠道微生态概况

肠道微生态是上帝赐给我们人类的获得性器官,在离开母体前,胎儿肠道几
乎是无菌的,大概3岁以内就形成了比较完善的肠道微生态系统,然后保持相对稳
定,到老年后出现退化。肠道不同部位细菌含量不一样,结肠含菌量最高,不同
部位含菌量的多少主要与肠道的pH值有关。传统观念认为胃里是无菌的,现在知
道在胃里也有一些细菌。

二、肠道菌群的功能

人的一生肠道要排便8吨,正常肠道大便里有大量细菌。人体95%的微生物
在肠道,肠道黏膜铺开面积大概有2个网球场那么大,细菌的细胞体积只有体细胞
的$1/50 \sim 1/10$,但细菌数量是体细胞的10倍,是一个庞大的器官。现在消化系统
已把肠道菌群作为重要器官。

肠道菌群可简单分为有益菌和有害菌。肠道细菌的功能非常强大,有关肠道
菌群功能的研究最多,特别是在消化系统,肠道有一个很重要的功能是"酵解膳
食纤维",产生短链脂肪酸,为肠黏膜上皮提供70%的能量,对代谢调节有重要作
用。无论是心血管、内分泌代谢疾病还是神经疾病,都可从肠道菌群代谢中找到
一些致病原因。肠道菌群也构成了肠黏膜的第一道屏障,即微生物屏障。肠道菌

群的功能非常复杂，至今还在不断研究中。肠道微生态与机体相互作用的关系密切，肠道微生态和老年人的关系更为密切。

三、肠道微生态老化

机体一般在 25～35 岁生长发育成熟，此后整个机体从结构到功能逐渐出现退化。肠道菌群在 30 岁内是相对稳定的，其后，特别是在 60 岁后会出现老化，表现为丰度降低（数量减少）和多样性降低（种类减少），这是目前认为肠道微生态老化的主要特征。我们熟知的双歧杆菌到老年后含量会慢慢减少。有人发现很多 80～90 岁的老人检测不出双歧杆菌，但 90 岁或 100 岁老人又能测出双歧杆菌。大量文献表明，以双歧杆菌为代表的有益菌，在青少年肠道菌群中含量很多，但老年人含量少；而有不少有害菌或致病菌在老年人中含量不减少甚至增加。随着年龄增加，老年人的肠道菌群出现老化现象。做肠道菌群老化的研究很复杂，因为要控制一个标准人群很难，要排除各种影响因素，生活规律、饮食情况都要控制，随访观察至少 2 周结果才可靠。

四、肠道微生态老化与慢性低度炎症

中青年时期出现炎症，来去匆匆，不受太多因素影响；而老年人受各种内外因素影响，常难清除，因此容易产生慢性低度炎症。低度炎症的炎性因子来源于肠道、脂肪及其他组织。老年人普遍存在低度炎症，没有症状，表现为持续性、非特异性和全身性的轻微炎症状态，特征是体内非特异性炎性因子浓度轻微升高，例如 C 反应蛋白（CRP）正常在 10mg/L 以内，但很多老年人可能在 5mg/L 以上、10mg/L 以下，这就是低度炎症状态。低度炎症状态国内外都有报道，主要有如下机制：肠道是慢性低度炎症的最主要来源，很重要的是肠黏膜屏障的老化和退化。肠黏膜屏障首先是微生物屏障，微生物屏障是由肠道菌群形成的，菌群老化肯定会引起整个屏障出问题。正常情况下细菌覆在其表面，像建房子一样，砖头一块接一块形成定植效应；而屏障破坏后会产生很多脂多糖，继之通过屏障产生一系列炎症反应。

除微生物屏障外，老年人的后几道屏障也会出现问题，如老年人的化学黏膜屏障（主要由黏液层组成）薄弱；构成机械屏障的肠黏膜厚度下降，肠上皮细胞间紧密连接的结构受到破坏。我们观察过，年轻人和老年人肠黏膜细胞的形态和数量不一样，出现明显退化现象。肠黏膜上有一个很重要的连接叫镶嵌连接，细胞之间像两只手一样紧密连接在一起，我们发现，中青年人群的连接天衣无缝，而老年人中连接比较疏松，甚至还有一些气泡。这样，脂多糖很容易透过黏膜屏障产生低度炎症，最后导致慢性低度炎症状态。

五、慢性低度炎症相关疾病

慢性低度炎症和肠道有关，同时与老年人常见的多发性疾病有关，比如与心

脑血管疾病、糖尿病、帕金森病、老年痴呆都有关。简言之，肠黏膜屏障老化涉及肠道菌群老化、肠道黏膜通透性增加、炎症因子生成增加，最严重的就是全身炎症反应综合征或多脏器功能障碍综合征。比如肠梗阻、肠道感染病人很多最终会出现脓毒血症的结局。大量的老年病人有长期慢性低度炎症状态，后者与多种老年疾病，甚至和老年人的恶性肿瘤都有关。

六、肠道微生态的影响因素及干预

影响肠道微生态的因素包括饮食、药物等。在干预上首先需要改变饮食结构，特别强调要少吃动物食品，多吃蔬菜水果，特别是膳食纤维，尤其是可溶性纤维，后者与胃肠道疾病、很多慢性疾病，以及某些临床治疗有非常密切的关系。

对患病的老年人，不论疾病状态如何，均可考虑补充益生菌，最主要是双歧杆菌；虽然在国内外，目前无论哪一种疾病都没有把益生菌作为主要疗法，只是辅助治疗，但它们确实有一定作用，当然效果有限。在国外甚至不主张使用活的益生菌，欧洲国家及美国禁止使用活菌，因为曾经发生过活菌导致感染的报道，所以没有一种疾病把它作为主要措施。为什么益生菌的效果有限？因为老年人在疾病状态下，常常不是缺乏双歧杆菌或乳酸杆菌，常常是缺乏很多益生菌，而我们的制剂丰度和多样性有限，所以作用有限，现在认为这是主要因素。

关于益生元，目前没有药用的益生元，可以用乳果糖，平时鼓励病人吃鲜嫩的蔬菜水果，其所含的果胶是最好的益生元。想要改善老年人的肠道微生态，应多补充可溶性膳食纤维，鲜嫩的蔬菜水果可溶性膳食纤维高，可溶性膳食纤维酵解产生的短链脂肪酸是当前的研究热点，它除了供给热量外，在细胞中还发挥很重要的作用。

现在提倡地中海饮食，我国的膳食金字塔和地中海饮食结构相近，有些专家说，膳食金字塔就是肠道微生态的金字塔。

粪菌移植也是一个热点，很多医院都在开展。粪菌移植解决了丰度和多样性的问题，所以效果比较好，特别是对炎症性肠病的治疗。

健康的生活方式，如规律的作息时间、适当的运动等都对健康的肠道菌群有促进作用；一些文献报道，传统中医的运动方法对改善肠道微生态也有益处。

总而言之，对肠道微生态老化的干预目前措施有限，除合理的膳食、适当的运动、良好的作息时间外，补充益生菌、益生元等改善肠道微生态的制剂是目前用得较多且有一定效果的措施。最近有人用二甲双胍、小檗碱等发现对改善肠道微生态有帮助。通过优化肠道菌群控制老年人的慢性炎症，是未来延缓或控制老年人慢性病的重要策略。

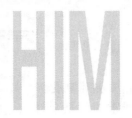

从整合医学看器官衰老的发生和干预

◎黎　健

　　器官衰老是指器官在增龄过程中功能逐渐下降，在细胞水平表现为增殖停滞、特殊分化功能丢失、细胞衰老信号增强等。从器官的衰老到退化，是一个退变过程，是在细胞衰老基础上进一步出现的可逆性损伤，表现为细胞内外异常物质堆积、细胞结构和功能异常。器官退变是一个逐步形成的过程。

　　器官衰老是老年疾病发生的基础，例如，肌肉退变逐步变成肌肉萎缩，骨质疏松发展成骨关节病，脑萎缩最后发展成阿尔茨海默病（老年痴呆），动脉粥样硬化发展成心脑血管疾病，等等。

　　从器官的衰老到退变最后发展成老年疾病有几个层次的演变过程：一是细胞水平，二是器官水平，三是个体化水平，逐步演变。以老年痴呆为例，衰老的大脑有淀粉样蛋白表达增多，但无老年斑沉积；再慢慢变成退变，逐渐有老年斑形成，但还没有病理性神经元纤维缠结存在；最后逐步退变成老年痴呆，除了老年斑外还有大量神经原纤维缠结存在。有研究表明，老年斑发生率随年龄增加，老年痴呆发生率也随年龄增加，但在 85 岁老人中，约 60% 有神经退变，也就是大脑有老年斑形成，但只有 15% 的老人发展成老年痴呆。从老年斑形成到老年痴呆发生，中间大概有 15 年时间。尽早发现、减少和消除老年斑，对延缓老年痴呆有关键作用。临床试验证明，有些针对老年斑的药物可以消除老年斑，可以延缓老年痴呆，但目前尚无对老年痴呆有良好治疗效果的药品。心血管衰老的改变与临床表现：一是心脏形态，二是心脏功能，三是组织学特点，四是心脏瓣膜，五是心肌，六是动脉壁，各种改变都在心血管衰老时发生。

　　除了这些器官形态上的临床表现，能否从血液中找到一些分子标志物或器官衰老的器官标志物呢？血液中衰老白细胞的端粒是缩短的，DNA 甲基化和非编码RNA 的水平是变化的。从代谢角度讲，有些生长因子水平是降低的，还有一些和代谢相关的因子也会出现降低。另外，尿液中 RNA 氧化的产物 8 - 氧鸟嘌呤（8 - oxoG）也可作为衰老标志物。

现在已进入"刷脸"时代，我国科学家用 3D 技术图像识别来预测衰老，用"刷脸"方式分析随年龄增加会发生哪些特征改变，文章一发表引起全世界轰动。

发现器官衰老后用什么办法干预呢？随着年龄的增加，端粒酶活性也降低，导致染色体上的端粒逐步缩短。如果给老年小鼠注射端粒酶，可延长染色体上的端粒，使一些器官表现出年轻态。然而，肿瘤的端粒是变长的，有可能注射端粒酶后，端粒延长了，器官不衰老了，但是否会长肿瘤呢？具体结论还有待进一步研究。

2014 年科学家发现，与年轻鼠血液交换可减轻老年鼠组织器官的衰老，文章一发表引起全世界关注。这项研究是把年轻小鼠血液交换到年老小鼠体内，把两个血液进行活体交换后，发现年老小鼠肌肉出现年轻态，神经里的干细胞也大量增殖和分泌，嗅觉神经也发生了改变。后来在血液里发现了生长分化因子 11（GDF11），输入鼠体内也可引起年老小鼠的一些器官恢复年轻态。例如，年老小鼠的心脏比较大、心肌有肥厚，与年轻小鼠血液活体交换后，前者的心肌恢复了正常；年老小鼠脑神经很疏松，而活体换血后密度大量增加。

2017 年有一个报道，用年轻非洲青鳉鱼的粪便来喂养年老非洲青鳉鱼，发现延长了后者的寿命，活动能力也大大增加。粪便中可能有许多益生菌，肠道菌群移植和益生菌都能影响健康，包括减肥、代谢调控、降低血压等，而且可进一步降低疾病风险，维持健康状态。

限食可减轻多种组织器官的衰老与退变，延长寿命。从猴子的实验中发现，限食可以明显延长寿命。在对照组，30 岁发生衰老相关疾病的猴子约占 75%，而限食组 30 岁发生衰老相关疾病的猴子只占约 30%。人类研究也发现，限制饮食可以降低动脉粥样硬化的风险。有限食习惯的一些地区，其居民平均寿命明显延长。限制饮食主要通过影响代谢的通路而减轻多种组织器官的衰老与退变，延长寿命。

一些药物，如雷帕霉素能影响代谢，可明显延缓衰老。白藜芦醇是葡萄籽中的重要成分，人们常说喝红葡萄酒有利于健康，就是因为其中含有白藜芦醇。研究发现白藜芦醇能明显延长动物寿命，因为它能影响代谢，影响各器官衰老，从而延缓衰老。临床上，白藜芦醇对神经系统疾病如阿尔茨海默病和缺血性卒中，肿瘤包括前列腺癌和乳腺癌，以及冠心病、高血压和糖尿病等都有作用。

研究发现二甲双胍能够抗炎、降低血压、降血糖、降血脂，最近还发现能抗肿瘤，此外，还能增加机体的灵活性，增加肌肉强度和耐力；对高血压、超重、肌少症也有缓解作用。对心血管疾病和肿瘤也有治疗作用。另外，二甲双胍对认知功能障碍有改善作用，还可提高抑郁症病人的生活质量。研究发现它可通过抑制炎性反应和氧化应激反应延缓组织器官的损伤，还可通过调控腺苷酸活化蛋白激酶（AMPK）来调节糖脂代谢。二甲双胍使实验动物，包括小鼠、线虫等都可延缓衰老。一项关于二甲双胍的临床回顾性研究显示服用二甲双胍延长个体寿命。2015 年美国 FDA 批准开展二甲双胍抗衰老临床试验，招募 3000 名志愿者，试验时间为 5 年，2021 年可以给出临床试验结果，我们拭目以待。

我国的科学家发现小檗碱可以降血糖、降血脂、降血压，另外它还有抗衰老作用，主要影响 DNA 的合成和修复、细胞凋亡和衰老等，但需要大规模的人群研究来证实。

器官衰老还包括干细胞衰老。器官衰老不能修复，很多时候是因为干细胞发生了衰老，能否用一些药物延缓干细胞衰老呢？我国的科学家发现抗脂肪肝药物奥替普拉可抑制儿童早衰症的干细胞衰老。

展望未来，我们还需要进一步发现器官衰老新的生物标志物和器官衰老特异性的评价指标，探讨重要人体组织器官衰老的遗传、表观遗传及其分子网络机制，研究重要人体组织器官衰老的细胞内外环境稳态，探寻组织器官衰老干预的新技术与新方法。为了亿万老年人的健康，我们将做出最大的努力！

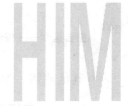

老年综合征诊治的整合医学思考

◎寇在金

学术界为了方便老年病的防治，把那些具有共同临床表现和转归的病症整合在一起，概括为"老年综合征"。如把骨质疏松、肌少症、肥胖和活动少等病症组成为失能综合征，最终导致活动受限、跌倒、骨折等运动系统的不良事件。把疲劳感、体重轻、握力差、步速慢和活动少等病症组成为"衰弱综合征"，最终引起跌倒、失能、急性病、住院和死亡等不良事件。

一、定 义

老年综合征（GS）是指多种因素作用于多系统严重受损的老年人而发生相同的某种症状（老年问题）或一组症状（老年综合征），且不能确定其发病部位，也无法用传统的病名来概括，需要全面评估和对症治疗的老年特有病态。它们具有多因素所致、起病隐匿、治疗困难和趋于致残等特征，与传统综合征有着本质上的不同。老年综合征强调的是多种原因导致一种临床表现，而传统综合征则是一种病因导致多种表现。老年综合征不仅引起老年人功能和生活质量进行性下降，而且导致其患病率和病死率增加，从而缩短预期寿命、消耗大量卫生资源，是现代老年医学重点关注的领域。

二、类 型

老年综合征/老年问题（geriatric problem）多达30多种，可分为6大类：①运动障碍，如骨质疏松、稳定性差、跌倒、帕金森病、卧床不起、压疮等；②心理障碍，如谵妄、痴呆、抑郁、焦虑、睡眠障碍等；③感觉障碍，如视力障碍、听力障碍、味觉障碍、慢性疼痛等；④排泄障碍，如便秘、大便失禁、尿失禁、下尿路症状等；⑤营养障碍，如吞咽困难、体重下降、营养不良、肌少症、衰弱等；

⑥其他障碍，如医源性问题、多重用药、头晕、晕厥等。

三、流行病学

老年综合征在老年人中十分常见，尤其是虚弱老年人。国内对一组老年人进行了 10 种老年综合征调查，其患病率高达 95.4%，≥3 种老年综合征者占 66.4%，以功能受损、跌倒、尿失禁等组合最常见。引起老年综合征的危险因素很多，如谵妄由 36 种危险因素引起，跌倒、压疮、失能均由 12 种危险因素引起，尿失禁由 9 种危险因素引起。其中，增龄、认知损害、功能受损和活动受限等又是多种老年综合征的共同危险因素。

四、发病机制

老年综合征的发生机制不明，大致有两方面：①脆弱性增加，机体各系统长期严重损害的积累，导致机体对各种应激的脆弱性增加，从而发生跌倒、尿失禁、谵妄等老年综合征；②多因素引起，由于衰老、慢性病、心理、社会、环境等多种因素的共同作用，而且涉及多器官系统，多因素、多器官系统的相互作用决定了其临床表现、病程和预后的不同。不仅单个老年综合征由多种危险因素引起，而且共同危险因素可导致多种老年综合征。

五、临床特征

老年综合征有以下临床特征：①起病隐匿，无典型的发病过程和临床表现；②临床表现与患病部位可能不一致，如谵妄可能是肺部或尿路感染所致；③共病率高，每位老年人可有多种慢性病和多种老年综合征，它们相互影响而形成恶性循环，导致病情复杂化。

六、评　估

老年综合征对功能和生活质量的影响比慢性病更严重。老年综合征和不同程度的功能下降常被专科医生、病人及家属误认为是"衰老的自然现象"，而未引起重视。老年综合征不是衰老的症状，而是一种敏感而非特异性的早期患病信号，需要及时诊疗。如果能早期发现其危险因素，及时干预，多数老年综合征是可预防的。

老年综合征由于多因性、复杂性和特殊性，已超越了以器官系统或学科为基础的界限，给临床医生带来很大挑战。为了提高对老年综合征的识别能力，唯一的方法是开展老年综合评估。这是一种跨学科、多维度的评估方法，它以维持老年人功能和生活质量为目标，全面考虑老年人健康问题，关注老年综合征而不仅仅为筛查某一疾病。评估程序可采用筛查问题、初筛试验和进一步检查三个步骤进行。在人力和时间有限的情况下，为了有效地发现老年综合征，问诊时可将老年综合征以问题为导向的方式，融入传统病史询问和查体之中，以筛查出老年人的健康问题，再做老年综合评估。Moore 等学者建立了简易老年病学筛查评估表（表 1），对于筛查老年人的一些可治性问题十分有用。

表 1　简易老年病学筛查评估表

问题	评估方式	异常	处理方式
视力	1. 您从事日常活动（看电视、看书、开车）时，会因为视力不佳而受影响吗？ 2. 视力量表检查（Snellen chart 或 Jaeger card）	回答：是 >20/40	专科检查
听力	1. 在被测试者侧方距耳朵 15～30cm 处轻声说话 2. 听力测量仪设定在 40dB，测定 1000 及 2000Hz 时的听力	听不到 任一耳听不到其中的频率	耳垢积塞否，若清除后仍听不到需专科检查
上肢功能	1. 双手举起放于头部后方 2. 拿起笔	无法完成进一步的关节检查	考虑康复
下肢功能	要求被测试者执行下述动作并计时：从椅子起身，尽快往前走 3m，再转身走回椅子，然后坐下	动作过程出现问题，无法于 15 秒内完成跌倒	平衡及步态评估 考虑康复
尿失禁	1. 在过去 1 年中，您是否有不自主漏尿而弄湿裤子的情形？ 2. 不自主漏尿的总天数是否超过 6 天？	回答：是	尿失禁评估
营养状态	1. 过去半年间，您的体重是否有减轻 >5%？ 2. 测量体重、身高，计算体重指数（BMI）	回答：是 $BMI < 18.5kg/m^2$	营养评估
记忆	请被测试者记住 3 个名词，1 分钟后再询问	无法说出 3 个名词	简易智能量表
抑郁	您是否常觉得难过或忧郁？	回答：是	老年抑郁量表
活动功能	您执行下述活动是否有困难：费力活动（快走、骑脚踏车）、粗重的家务（如擦窗户或地板）、购物、洗澡或穿衣	回答：是	功能性评估 康复评估 环境评估

七、干　预

对于尚未明显失能的老年综合征者，各种防治方法是以预防失能为目的；已失能者则以尽早、尽快康复为目的，从而提高生活质量。老年综合征往往是多因素引起，有效防治方法必须是综合性的多管齐下，单一防治方法疗效差。老年综合征的治疗十分困难，目前仍然以非药物疗法为主，药物和手术为辅。寻找老年综合征的病因固然重要，但有时并非易事，而缓解症状是最重要的。在老年综合征的治疗中，几乎不依赖于病因，即使病因不明，对症疗法也有效，因而需要高度重视对症疗法。

八、挑　战

尽管老年综合征逐步被学者们所接受，但目前正面临以下挑战：①老年综合征已提出10多年，但仍缺乏明确的定义和正式标准，不利于其临床诊断和科学研究；②多种老年综合征共存，但在病因和发病机制的关联性上缺乏研究；③各种老年综合征的评估工具和防治指南的效果有待验证；④老年综合征的筛查和防治方法并未融入常规医疗体系之中。

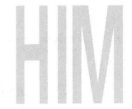

从整合医学看老年稳定性冠心病的
诊疗与对策

◎王晓明

慢性稳定性冠心病是老年人经常就诊的主要疾病，目前临床上对其诊疗的观念有一定的误区。有些人认为血管支架是万能的，服药是辅助的，那么，目前从学术角度是如何看待的？本文介绍国际上最新的治疗稳定性冠心病的"钻石"治疗方案。

一、冠心病的流行病学现状

2017 年，国际权威杂志 *JACC*（《美国心脏病学会杂志》）报道了 1990—2015 年的 25 年间全球主要心血管死亡的前 10 种疾病负担调查，结果显示：2015 年全球患心血管疾病的人数已达 4.2 亿，因心血管病导致的年死亡人数达 1800 万，心血管疾病在人类所有疾病的患病率和死亡率都非常高；从全球地域分布看，发达区域国家如北美、西欧国家，以及澳大利亚、日本等冠心病由过去的高发病区呈现明显的下降，心血管疾病发病率的下降已出现拐点，而发展中国家如东南亚、非洲国家的发病率还在不断增高。

《中国心血管病报告 2017》显示，我国无论是农村还是城市，心血管疾病发病率仍然在继续升高，且在众多慢性病死亡中心血管疾病占第一位。1990—2015 年的调查显示，我国冠心病的发病率呈逐渐上升趋势。2016 年美国心脏协会（AHA）报告显示，60 岁以上老年人 50% 有心血管疾病，80% 死于心血管疾病。我国第 5 次卫生服务调查显示，15 岁以上人群缺血性心脏病的患病率平均为 10.2%，60 岁以上人群缺血性心脏病的发病率为 27.8%，60 岁以上人群是整体群体发病率的近 3 倍。

二、冠心病发病的新机制

冠心病是指由冠状动脉粥样硬化引起管腔狭窄和堵塞，导致心肌缺血缺氧的临床症状，包括炎症、栓塞和痉挛。基于这一定义，目前临床上冠状动脉造影已作为冠心病诊断的金标准，即左主干冠状动脉狭窄大于50%或其他主要冠状动脉狭窄≥70%就可以诊断为冠心病。但是现实的临床研究结果有与此并不一致的报道：①欧洲的一组研究发现，对所有典型冠心病心绞痛病人做冠状动脉造影，发现40%的病人没有冠状动脉狭窄；②《美国心脏病杂志》报道的另一组研究发现，对无心脏病死亡人群的冠状动脉解剖发现，即使没有冠心病病史，仍有50%以上的病人冠状动脉狭窄达到了冠心病的标准。所以，冠状动脉的斑块狭窄不等于有冠心病，冠心病的冠状动脉造影也不一定有明显的狭窄。那是什么原因呢？

基于冠状动脉狭窄是冠心病的概念，临床上进行了一项非常著名的研究——COURAGE，发表在国际权威杂志《新英格兰医学杂志》上。2007年，该研究入选2287例病情稳定的冠心病病人，均有心绞痛症状和心肌缺血证据，冠状动脉造影显示近端至少有70%狭窄。药物治疗组（$n=1149$）：他汀类药物、抗血小板治疗（阿司匹林或氯吡格雷）、血管紧张素转化酶抑制剂（ACEI）或血管紧张素受体阻滞剂（ARB）、美托洛尔、氨氯地平和硝酸酯类药物。经皮冠状动脉介入（PCI）治疗组（$n=1138$）：PCI+药物。随访2.5~7年，随访的中位时间为4.6年。其主要终点为急性和非致命性心肌梗死和死亡的复合终点；次要终点包括死亡、心肌梗死、卒中的复合终点，因不稳定性心绞痛再住院（生物标志物阴性）等。最后看"PCI+药物"组和单纯药物组间有无差异。治疗后1年，"PCI+药物"组和单纯药物组分别有34%和42%的病人，继续有心绞痛发作。随访4.5年，两组病人总死亡率、心血管事件（发生心肌梗死）和总存活率间没有差异。该研究对心脏介入科医生是一个巨大的打击，也是对稳定性冠心病冠状动脉血运重建治疗发出的新挑战。然而，临床实践工作中，人们仍然继续着原来的概念，支架介入不断进行，有人认为，该结果观察时间过于短，不能说明介入治疗带来的长期获益。鉴于此，该课题组对上述队列病人进行了延续随访观察，新分析纳入了原观察队列的53%（$n=1211$）的COURAGE试验受试者，累计随访时间达15年，研究观察2组的全因死亡。延长随访结果：介入组41%死亡，药物组42%死亡。该结果再次发表在《新英格兰医学杂志》上，COURAGE研究再次提示，介入治疗在长期随访中与药物治疗组相比，未获得进一步的有效保护作用。2012年美国约翰·霍普金斯大学的研究者对全球12项随机对照冠心病研究，最佳药物组与"PCI+最佳药物"组比较，全因死亡率、心血管死亡率、心绞痛发作等，两组间没有差异。他们进一步对1年以下、1~5年和5年以上3个阶段进行随访，仍然未看出单纯用药物和"PCI+药物"间有差别，仍有近50%的病人反复发生心绞痛。2018发表在国际权威杂志《柳叶刀》上的ORBITA研究，由英国帝国理工大学等5家机构，采取双盲、多中心的 PCI 随机对照试验，纳入重度单血管狭窄（70%）的病人 200 名，分别接受"最佳药物＋PCI"与"最佳药物＋虚假 PCI"治疗心绞痛的方案，术后观察 6 周。结论：与对照组相比，PCI 后未能明显增加病人的运动时间，提高病人的运动能力。据估计，全球每年有 50 万稳定性心绞痛病人接受 PCI 治疗，其治疗价值怎样？对急性冠状动脉综合征的治疗效果怎样？即使是急性冠状动脉综合征，仍有 4%～30% 的病人冠状动脉造影显示没有狭窄。瑞典的一项研究也提示，有 60% 的女性和 30% 的男性的急性冠状动脉综合征冠状动脉造影无狭窄。

那么，在冠心病诊治上我们究竟忽视了什么？为什么用 PCI 解除了冠状动脉狭窄，但仍不能优于药物改善症状和预后呢？这需要我们回答什么叫"冠心病"。"CAD"是冠状动脉性疾病，"IHD"是缺血性心脏疾病，我们到底关注了血管还是关注了心肌。实际上造影只能看到整个冠状动脉树的 5%，也就是大动脉和中动脉，对 95% 的微血管是看不见的。在冠状动脉中不同部位的血管有不同生理作用，大血管只充当传导血流的管道，微血管才是重要阻力和代谢的部位。因此，2013 年后，欧洲心脏病协会对心肌缺血的机制做了修改，无论是动脉粥样硬化导致的狭窄，还是血管痉挛造成的短暂供血不足，特别增加了冠状动脉微血管病变的概念。所以，新的稳定性冠心病的定义是"阻塞性＋非阻塞性"冠状动脉疾病，就是我们说的冠心病。正因如此，近年国内外众多学术机构在制定新指南时已重视微血管病变。2017 年美国心脏病学会妇女心血管委员会，美国国家心、肺、血液研究所，美国心脏协会，欧洲心脏病学会共同制定了非阻塞性冠状动脉性心肌缺血综合征的专家共识。该共识进一步强调冠心病发病机制的复杂性，不仅是机械性的血管痉挛、机械性的血管阻塞，而且与年龄、性别、血压、血脂、肥胖、代谢综合征、血小板功能异常、内皮功能异常、凝血机制异常等密切相关。因此表现为复杂的临床疾病和复杂的并发症，例如冠心病合并糖尿病、心肌梗死后微血管病变、PCI 后无复流和慢复流的病人、女性冠心病、冠心病合并高血压，这些状态都是出现了微血管的损伤。

因此，现在治疗冠心病的重点和理念发生了改变，从过去关注以血管狭窄为中心转变为以心肌细胞缺血为主。

三、稳定性冠心病治疗的新策略

经典的冠心病治疗原则包括缓解症状和预防心血管事件两个方面。2018 年发表在《自然综述：心脏病学》中的一篇文章，题为《心绞痛的个体化治疗专家共识——"钻石"疗法》。其背景是冠心病药物治疗的主要目标，即缓解症状和预防心血管事件，但同一类药物无法实现两个目标，能缓解症状的不能预防心血管事件，能预防心血管事件的不能缓解症状。既往指南把心绞痛治疗分为一线和二线，但众多研究发现所有抗心绞痛药物在减轻症状方面效果相当，没有一种证据表明一线药物优于二线药物；所谓的一线药物只是基于传统而非证据，二线药物则有更多的循证医学证据。哪些药物作为一线，本身就是一个难题，很多心绞痛有合并症，而且心绞痛机制不同，药物如何组合，在临床上非常困难。因此，在抗心绞痛药物上，对各类药物像在切割后的"钻石"棱面上进行标注，有伊伐布雷定、钙通道阻滞剂、雷诺嗪、硝酸盐、尼可地尔等，这些药物各有千秋。基于这些药物的不同药理特点，专家共识把心绞痛发作的类型，即病理类型分为稳定性心绞痛、血管痉挛性心绞痛和微血管心绞痛。稳定性心绞痛由血管本身狭窄或在狭窄基础上血管收缩或代谢障碍引起；痉挛引起的结果是血管痉挛或内皮系统功能障碍，微血管病变包括血管炎症和微血管功能障碍，最终的核心是心肌缺血。

按心绞痛最常见的胸痛病因和发病机制诊断，又分为心源性和非心源性两种，以及缺血性和非缺血性两种。非缺血性有主动脉疾病、胃食管反流、肌肉痛、骨痛、感觉意识障碍、精神因素等，缺血性有血管炎症、内皮功能障碍、肾上腺素激活、血管痉挛、代谢障碍等，心源性非缺血性包括心包炎和心律失常。

基于以上病理生理变化，国外指南推荐现在的治疗方案，即"钻石"药物方案。"钻石"药物方案的核心是心肌缺血，根据病理生理变化，如心率增快、心动过缓、高血压、低血压、心功能不全、房颤，对应有3种解决方案，即优选、可以用和禁忌三类药物。例如心率过快，可选硝酸盐类药物，而加速心率的药物为禁忌。

心肌缺血并发症的"钻石"治疗方案，核心是缺血，外周是并发症，包括糖尿病、慢性肾脏病、慢性阻塞性肺疾病、冠状动脉痉挛、微血管性心绞痛等。根据不同的并发症，又推荐了适用的药物和禁忌的药物。

冠心病仍然是人类疾病死亡的主要原因，冠心病除冠状动脉狭窄外，冠状动脉痉挛和微血管障碍是冠心病发生的重要机制。新的心绞痛个体化治疗即"钻石"方案是可以提供最佳的药物选择和药物联合应用的方案。

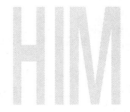

肠道微生态与阿尔茨海默病

◎李 玺 程 蕊

阿尔茨海默病（AD）是一种以认知障碍、记忆损害为主的中枢神经系统退行性疾病，为老年期痴呆的主要类型，其主要病理学特征为淀粉样蛋白（Aβ）沉积脑内形成的老年斑（SP）及神经元纤维缠结（NFT）[1]。AD的发病机制学说主要有：Aβ及tau蛋白代谢异常学说，神经炎症学说，心脑级联学说，代谢综合征学说，胆碱能损伤学说，基因突变学说等。

至2015年全球已有超过3500万AD病人，预计到2030年时将翻倍，而到2050年全世界将有1.15亿人患病。AD作为一个严重的医学、社会问题，给病人家庭和社会均带来沉重的负担。目前的治疗方法尚不能有效遏制AD的进展。进一步寻找防治AD的方法至关重要。本文旨在探讨肠道微生态与AD的关系。

一、肠道微生态与益生菌、益生元

与人类共生的微生物近95%位于肠道中。肠道菌群作为人体后天获得的一个"重要器官"，在人类生长发育、消化吸收、神经营养、炎症免疫及抵抗病原菌等生理、病理过程中均发挥着重要的作用。

益生菌是一类对宿主有益的活性微生物的总称，其能改善宿主微生态平衡、对机体起有益作用。人体内的益生菌主要有乳酸杆菌、双歧杆菌、酪酸梭菌及酵母菌等。益生元是可促进肠内益生菌生长繁殖且不被宿主消化的食物成分，如双歧因子低聚糖等。近年来，益生菌及其制品（如食品、保健品、药品等）广泛应用于各种疾病的防治。目前微生态制剂以乳酸菌和双歧杆菌多见，多存在于发酵乳和酸奶中。肠道菌群在机体健康领域的重要性正在被逐渐解析，也为防治AD提供了一个崭新的研究领域。

二、肠道微生态与阿尔茨海默病相关性的研究

（一）"微生态—肠—脑"轴（MGBA）理论

"肠—脑"轴是将大脑和肠道功能整合的双向信息网络系统。肠道微生物在该双向系统信息交流中扮演着重要的角色。目前已有多项研究提示肠道菌群可能通过多种机制对中枢神经系统疾病尤其是 AD 的发生、发展产生影响，当然，机体正常状态下可通过神经、免疫和内分泌等途径监控、调节肠道菌群的变化，使其顺应环境变化，从而保持微生态的平衡。

（二）肠道微生态对大脑神经肽与神经递质的影响

1. **γ 氨基丁酸（GABA）**　是一种中枢神经抑制性递质，其表达水平的异常与焦虑、抑郁、失眠及 AD 病人的认知功能障碍有关。肠道中革兰阳性厌氧或微需氧的乳酸杆菌和双歧杆菌能够代谢谷氨酸产生 GABA。另有研究表明，某些益生菌制品，如双歧杆菌、乳酸杆菌等均能将谷氨酸盐转化为 GABA，调节机体的认知行为。

2. **5 - 羟色胺（5 - HT）**　在认知功能的调节中非常重要。研究发现，近95% 的 5 - HT 都由肠道合成，而肠道微生物在其中起着重要作用。另有研究发现，选择性 5 - HT 再摄取抑制剂能够减少大脑中 Aβ 的产生，说明增加细胞外 5 - HT 的水平能够有效地减少 Aβ 蛋白斑的形成，从而降低 AD 的风险，这也说明由于肠道菌群紊乱导致的 5 - HT 的合成改变或减少可能影响 AD 的病理进程。

3. **谷氨酸**　是中枢神经主要的兴奋性神经递质，N - 甲基 - D - 天冬氨酸谷氨酸受体（NMDA）是主要的谷氨酸受体，其不仅参与调节神经元的存活、神经元树突和轴突结构发育及突触可塑性的形成，也在神经元网络回路的形成中起关键作用。有资料表明，NMDA 是学习与记忆过程中至关重要的受体。研究发现，用抗生素处理扰乱肠道菌群可显著降低海马区 NMDA 的水平。

4. **脑源性神经营养因子（BDNF）**　是在脑内合成的一种蛋白质，对中枢神经系统神经元的存活、分化、生长发育起重要作用。研究发现，AD 者大脑和血清的 BDNF 水平也会明显降低；研究发现肠道微生物菌群紊乱可能通过影响 BDNF 合成表达改变宿主认知功能，最终诱发 AD。

（三）肠道微生态对血脑屏障的影响

人体病原微生物的感染引起肠道菌群紊乱导致的肠道通透性和血脑屏障通透性增加，炎性介质会促进中枢神经退行性病变的发生，也会增加 AD 的发生风险。在成年小鼠体内，微生物代谢会影响血脑屏障，肠道微生物能将不被消化的植物多糖降解为一系列的短链脂肪酸，为宿主提供能量，影响细胞的增殖和分化，保护血脑屏障。

（四）肠道微生物产生的毒素和慢性炎症对 AD 发病的影响

严梅桢等研究发现痴呆模型小鼠肠上皮细胞黏附的双歧杆菌（益生菌）明显

减少，而大肠杆菌（致病菌/机会致病菌）明显增多，提示肠道菌群紊乱可能与 AD 发病有关。

肠道菌群失调导致肠道细菌易位，细菌代谢产物革兰阴性菌细胞壁组分脂多糖（LPS）具有内毒素活性，可刺激机体免疫系统发生免疫应答，激活不同组织的巨噬细胞，增加炎症因子的表达，导致机体发生慢性炎症；而慢性炎症通过造成肥胖和糖尿病等代谢综合征及直接损伤神经元两种机制促进了 AD 的发生及发展。脂多糖还可通过引起 Aβ 聚集，进一步激活脑组织中的小胶质细胞，诱发炎症反应，引起神经元损伤与 AD 的发生。

蓝细菌是肠道菌群的正常组成部分，含量很低，当机体发生严重疾病或者营养不良时，肠道菌群结构发生紊乱，使得蓝细菌过度生长，产生 β-N-甲氨基-L-丙氨酸等神经毒素，通过参与神经退行性疾病的标志物——突触蛋白质——的错误折叠，触发大脑中神经元纤维缠结和 Aβ 的沉积等机制促使 AD 的发生、发展。

（五）饮食结构通过调节肠道菌群对 AD 发病的影响

饮食结构也通常被认为与 AD 的发生发展密切相关，食物对大脑健康的影响始于食物对于肠道微生物平衡的改变。高脂饮食可导致肠道菌群破坏，产生大量的内毒素，使肠道通透性增加，导致高内毒素血症，诱导系统性炎症，加快 AD 的发生、发展。

机体低水平的 ω-3 多不饱和脂肪酸（ω-3PUFAs）可能与 AD 等神经退行性疾病有关。膳食中的 ω-3PUFAs 通过改变肠道微生物的组成，进而影响大脑功能；健康的肠道和肠道菌群帮助促进食物中 ω-3PUFAs 的吸收，降低 AD 的风险。

地中海式饮食被认为是世界上最健康的饮食之一，其主要特点为富含蔬菜水果、五谷杂粮、豆类和坚果等植物性食物，以橄榄油为主要食用油。流行病学调查发现，对地中海式饮食习惯依从性越高，AD 的发病风险越低，提示地中海式饮食可能通过平衡肠道菌群在预防 AD 的发病中发挥重要作用。

肠道细菌也能产生大脑健康所必需的各种维生素，如维生素 B_{12}。研究证实，维生素 B_{12} 缺乏是痴呆症的一个重要风险因子，血清维生素 B_{12} 的水平低与 AD 和轻度认知功能障碍（MCI）的风险增加有关。

（六）肠道微生态与 AD 发病相关性的"卫生假说"

卫生条件较差的人群接触微生物的机会多，肠道微生物的多样性水平高，而卫生条件较好的人群，肠道微生物的多样性水平较低。一项荟萃分析发现，拉丁美洲、中国和印度的 AD 发病率比欧洲低，而在这些地区农村人群比城市人群低，该研究提示卫生条件较差的人群 AD 发病风险较低，反之，卫生条件较好的人群 AD 发病风险较高。

三、益生菌/益生元制品治疗 AD 的作用机制

随着年龄增长，人类肠道内双歧杆菌呈下降趋势，老年人肠道内双歧杆菌的

含量明显低于儿童。双歧杆菌具有一定的抗衰老作用，双歧杆菌的添加对衰老引起的认知障碍具有一定的预防效果。Akbari E 等在 2016 年的一项随机对照双盲临床试验中，纳入 60 例 AD 病人随机分为对照组（不含益生菌的普通牛奶）30 例，益生菌组（加入益生菌的牛奶）30 例。益生菌组每日口服 200mL 含有嗜酸乳杆菌、干酪乳酸菌、乳酸酵母菌和双歧杆菌 4 种益生菌（每种活菌数量每克达 2×10^9），整个疗程为 12 周。研究结果显示，两组简易精神状态评价（MMSE）量表及生化指标有明显差异（$P < 0.1$），发现益生菌组可明显改善 AD 病人的认知状况（MMSE 评分增高）及一些不良代谢状态，使血清丙二醛、血清超敏 C 反应蛋白、胰岛素抵抗指数、血浆三酰甘油等指标明显好转。

菌群调节制剂可降低血糖、提高胰岛素敏感性、改善胰岛素抵抗，以及降低机体炎症状态。除了益生菌，益生元制剂对肠道菌群、糖尿病、肥胖及炎症也具有明显的调节作用。Dewulf 等发现，菊粉类益生元可提高肠道中双歧杆菌和柔嫩梭菌的水平，并可明显降低体质量及血液中的内毒素水平。菌群调节制剂亦可改善高脂饮食诱导的代谢综合征症状。

益生菌、益生元等肠道菌群调节制剂可降低炎症及氧化应激，使脑衍生营养因子增加，同时降低糖尿病等代谢综合征的发生，提高脑内神经递质 5-HT 和神经营养因子的水平，改善认知功能。Mallikar 等研究发现，口服植物乳杆菌 MTCC1325 可通过提高 AD 模型大鼠 ATP 酶活性、维持细胞内外离子浓度、促进正常代谢、避免氧化应激、减缓线粒体功能障碍对神经元造成损伤、延缓衰老、延迟神经变性等机制延缓 AD 的进展。

四、展 望

目前大量研究表明肠道微生态通过"微生态—肠—脑"轴与中枢神经系统相互联系，影响大脑功能和认知行为，肠道菌群与 AD 之间存在着明显关联。尽管肠道微生态对 AD 发生、发展的作用机制及通过调节肠道菌群治疗 AD 的疗效尚需要更多临床试验去证实，但肠道菌群仍有望成为 AD 治疗的新靶点，通过补充益生菌、益生元制剂，调节和改善肠道菌群状态，降低炎症反应，降低糖尿病等代谢综合征的发生，调节神经递质神经肽，改善认知功能，以达到防治 AD 的目的。肠道微生态制剂亦有望成为治疗 AD 的一种新型药物。

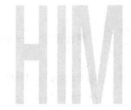

老年人医院获得性肺炎的诊疗策略

◎张丙芳

广义的医院获得性肺炎（HAP），包括常见的 HAP、呼吸机相关性肺炎（VAP），还有医疗机构相关性肺炎（HCAP）。近年来的研究发现，HCAP 的多耐药菌群及治疗方案与 HAP 有很大区别，因此，2016 年的 HAP 指南上已不包含 HCAP。本文主要讲 HAP 和 VAP。

HAP 发病率在我国医院感染中排第 1 位，在西方发达国家，如美国或其他国家略低，排第 2 ~ 4 位。在 ICU 病人中 HAP 发病率可达 15% ~ 20%，接受机械通气的病人可达 18% ~ 60%。急性 HAP 死亡率甚至超过了 50%。

老年人是 HAP 的主要发病人群，超过 75 岁的老年人 HAP 发病率可达 45%。笔者所在病区的病人平均年龄目前已达 80 岁，所以老年人 HAP 的问题非常突出。国外老年人 HAP 的平均发病率为 10% 左右（8% ~ 16%），显著高于年轻病人的 1.5%。老年 HAP 死亡率高，显著增加了住院老年病人的死亡率。

老年病人易发生 HAP，常见原因包括：药物性因素，如使用抗菌药物、抑酸剂，有些病例是用激素所致；侵入性因素，如早期导尿管、鼻胃管等，都是导致 HAP 高发的原因之一；机体防御能力下降，包括肺功能下降，咳嗽反射减弱、咽反射减弱导致的肺廓清能力下降；唾液分泌减少可使口咽细菌定植增加；有些医源性因素，如抑酸药应用可使胃内细菌增加，导致误吸。这些因素可互为因果。原发疾病的影响也导致老年 HAP 发病率高。老年人多病共存，有多种综合征存在。

如何诊断老年 HAP？临床特征包括：①多发生于基础疾病；②原发肺炎的临床症状不典型；③常首先出现消化系统和神经系统症状；④起病隐匿，病情进展快；⑤肺炎的常见体征少；⑥易误诊和漏诊。多发生于基础疾病是诊断 HAP 的重要线索，呼吸系统是开放系统，是院内感染的第一位原因。胸片上可以看到中青年和老年肺炎显著不同，中青年是典型致密阴影，边界比较清楚；老年肺炎边界模糊，片状阴影，范围比较大。胸部 CT 显示得更清楚，中青年肺炎是典型的实变体征，中间有支气管充气征；老年肺炎呈局灶性、分散状，范围比较广。

HAP 临床诊断中有两方面非常重要：一是影像学，病灶是新发生的，或原有病灶再扩大；另一个是其他指标，如体温出现两个极端要引起重视，即大于 38℃，甚至更高，超过 40℃，即高度发热，或者体温低于 36℃。血常规出现两个极端也要注意，即白细胞总数大于 10×10^9/L 或少于 4×10^9/L。还有分泌物形状、颜色的改变，都有助于诊断，当然需排除其他肺部疾病。

血液化验和病原学检测在 HAP 诊断中也很重要，如血常规白细胞总数和中性粒细胞百分率，需要强调的是中性粒细胞百分率非常重要，如果达到 90%，病情往往非常严重；如果病人是高龄 HAP，中性粒细胞≥98%，抢救成功的可能性很小。C 反应蛋白、降钙素原、内毒素等血液炎症标志物的检测对 HAP 的诊断非常重要。

关于病原学检测，最常用、最方便的是痰细菌涂片，很快就可以拿到结果，确定是革兰阳性菌或阴性菌还是混合感染，可为选择抗生素提供大方向。痰培养通常采用非侵入性标本，就是一般的吸痰法，吸痰取样尽量做到在用抗生素前，清晨痰、深部痰，这样得到的结果比较准确。非侵入呼吸道标本半定量培养是诊断 HAP 的首选方法。HAP 病原学一般分为 3 个阶段，前 5 天左右为早期，此后 2 周左右为中期，20 天以后为晚期。不同阶段的病原菌有显著不同。早期与一般肺炎的差别不大，就是链球菌和流感杆菌。中期主要是耐甲氧西林金黄色葡萄球菌（MRSA）和常见的杆菌，如绿脓杆菌、肠杆菌、肺炎克雷伯杆菌、鲍曼不动杆菌，中期细菌可延至晚期。晚期有一个特殊的嗜麦芽窄食单胞菌，是晚期主要的病原菌。

老年 HAP 的治疗策略包括两大方面——细菌监测和指南共识。正在使用呼吸机的病人突然发烧，有时下级医生会问，病人发烧了，我们怀疑或不排除 HAP，该怎么用抗生素？我的回答是，在选择抗生素之前，要考虑 9 个问题。比如体温，是一般发热还是高热、超高热，血常规的变化，以及胸片，这 3 项可以在 2 小时之内拿到结果。还要结合上一次使用抗生素的情况，即上次肺炎用了什么类型的抗生素，疗程是多少天。为了减少耐药发生，应该交替使用抗生素，在没拿到细菌培养结果前，从临床经验先选择一个广谱抗生素。特别要强调早期、足量，或者是重拳猛击，又称降阶梯治疗。此外还要考虑几项因素，如痰涂片分类、炎症标志物及本院近期 HAP 病原菌及药敏、病区确诊的 HAP 病原菌及药敏。一旦出现细菌培养和药敏结果，应及时选择针对性强的抗生素。

老年 HAP 的病原菌（革兰阴性菌），包括肠杆菌和非发酵革兰阴性菌。对于肠杆菌感染，碳青霉烯类耐药率相对低一些。大肠埃希菌碳青霉烯类的耐药率比较低，其他比较高。对肠杆菌科 HAP 感染抗生素的选择，重症病人或者同时应用免疫抑制剂的，或存在超广谱 β - 内酰胺酶（ESBL）高危险因素的病人肯定是选用碳青霉烯类。比阿培南进入医院时间较短，耐药率相对低，可以选用。对碳青霉烯类不敏感者可以考虑用替加环素联合其他抗生素治疗。中等程度的感染可考虑采用含有酶抑制剂的复合抗生素，当然轻度感染可选用一般药物。

对产生超广谱 β - 内酰胺酶的细菌感染，根据中国细菌感染指南首推碳青霉烯类。铜绿假单胞菌感染的主要特点是容易定植、易变异和易耐药。铜绿假单胞菌感染可用单药治疗，存在其他感染因素时建议采用联合治疗。疗程的长短视病情轻重决定。鲍曼不动杆菌常表现为多耐药或泛耐药、全耐药的超级细菌，治疗时很困难。对非多重耐药者可选择敏感的 β - 内酰胺类抗生素，多重耐药者根据药敏结果选用 β - 内酰胺类 + 酶抑制剂的复合制剂，或者碳青霉烯类抗生素。全耐药、多耐药肯定选用联合治疗。

老年 HAP 发病率高、死亡率高，误吸和呼吸系统防御功能低下是主要发病机制。诊断比较困难，甚至会漏诊和误诊，要注意鉴别。老年 HAP 致病菌主要是革兰阴性病原菌，如鲍曼不动杆菌、绿脓杆菌、大肠杆菌和肺炎克雷伯杆菌，而且易出现多耐药、全耐药。治疗上强调早期、降阶梯治疗，根据病情轻重、药物药代动力学/药效动力学的特性及本院细菌监测和药敏结果，并结合指南和专家共识来确定治疗方案。

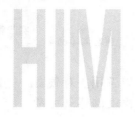

整合疗养康复学

浅谈中国医用矿泉的定义和分类

◎肖　振

　　理疗医院一个最重要的特点是温泉（矿泉），现在对温泉开发和利用得很多，主要有三个原因：第一，国家重视，国家已把全民健康上升到国家层面，《"健康中国 2030"规划纲要》提出要发展健康服务新业态，温泉与健康相关；第二，民众需求，从以疾病治疗为中心向以健康提升为中心的转变，要求疾病防控的关口前移；第三，企业机遇，预计 2020 年的健康产业总规模将达到 8 万亿，相关产业如雨后春笋，温泉小镇不断建立，温泉旅游如火如荼。

　　2013 年，具有一定投资规模（3 亿以上）的温泉企业近千家，每年大约以 10% 的速度递增。2017 年，温泉旅游产业规模达 300 多亿，虽然市场大了，但温泉行业的发展进入了瓶颈期，很多企业忽略了软件，同质化现象非常严重，没有可持续性，品牌建设不足，缺乏人才，这是我们的现状。其实现在做得比较好的温泉企业在国外，他们很传统，规模也不大。现在"大健康"的理念备受推崇，国家政策也很支持。但健康疗养业存在"四冷四热"的现象，即圈外热，圈内比较冷（健康疗养业以外比较热）；上层热，下层冷；宏观热，微观冷；理论热，实践冷，没有抓手。最终，健康疗养业存在的瓶颈还得需要我们自己破解。

　　疗养机构现在属于 12 个类别医疗机构中的第 4 类，它的作用和医疗机构不一定完全一样，要以疗养因子为基础，是在规定的生活制度下专为增强体质、疗养、康复和健康疗养而设立在疗养地的医疗机构；所以要请正规医院的专家来主导。温泉疗养包括了医养结合，是最好的抓手，可为全民健康做出积极贡献。

长期的实践证明，矿泉在疾病治疗、预防、保健、康复全链条过程中发挥的作用是明确的、肯定的，比如对皮肤病的治疗效果很好。当然，温泉在用于预防、保健、康复时要选对时机，例如一些神经系统疾病，患病后必须先到医院，在适当时候选择温泉，大家都很认可。

关于温泉（矿泉）的定义和分类，一定要有明确的行业标准。从专业角度而言，划分为温泉的标准相对简单，就是以温度来分；但矿泉有盐类成分，矿化度不同，气体成分、活性离子、放射性气体等也不同，相对比较复杂。现在还有矿泉、温泉混用的情况，欧洲国家一般叫温泉，我国和俄罗斯多叫矿泉。现在很多地方都在炒作温泉游，但根据国家标准，它们到底是几类，相互间有无交叉，我认为还是要从专业角度区分开。

温泉的医疗史4000多年前就有记载，历朝历代关于温泉的应用都有记载。但清代有两本书对温泉的定义、分类、分布等描述比较专业。温泉业发展最快的应该是20世纪50年代，那时一大批温泉疗养院诞生。治疗方式多理解为洗浴，实际还有饮用法、吸入法、含漱法、洗胃法，中国、日本以洗用为主，西欧以饮用为主。

温泉的医疗作用包括机械作用、温度作用、化学作用。有肢体功能障碍者在水里，因浮力作用，功能状态的改善就非常好，这是药物解决不了的；水有静压作用，可改善血液循环、淋巴循环，对疾病有非常好的作用；水的颗粒对机体有摩擦作用，类似于按摩，皮肤病泡泡温泉就好了。还有温度的刺激作用。低温和高温带来的反应不一样，低温、温热、高热治疗作用不一样。最主要的是化学成分的刺激作用，它含有的成分可起特异性治疗作用，比如氡气，它是一种放射性气体，对于止痛、改善循环包括对皮肤病效果非常好，这就是特有作用；再者，它可影响水的活性。矿泉起作用是通过离子状态的化学成分进入体内，经皮肤相关腺体渗透到机体，这些化学物质直接附着在体表也对皮肤产生刺激作用。泡温泉的标准时间是10～15分钟，因为毛孔或汗腺容积是有限的，时间太长会发汗，汗太多了，就把吸附上的重要东西洗掉了，就失去了洗温泉的意义。另外，在温泉疗病上推出了一些指南，禁用浴液，因为浴液把温泉离子全带走了。因此，我们必须规范，知其然才能知其所以然。温度不要太高，洗浴后不要擦，拿个浴巾披上休息一会，其实黏附上的东西很少，因为含量很微，需要慢慢吸收，这些都是细节。

国际上对矿泉的定义没有统一标准，对矿泉的研究不够，大家掌握的内容比较少。国内的情况是，1964年由陈炎冰、王立民等几位专家提出并制定了《中国医疗矿泉水定义和分类的初步方案》，主要依据化学成分、温度、酸碱度等将矿泉分成14类；其中有一种叫淡泉，即矿化度小于1g/L，温度不低于34℃，评判温泉水质好与不好最主要的指标就是矿化物的含量，从成分上看，很多泉都是淡泉。1981年在青岛召开了第一届专题会议并对上述分类进行了修订，从14类改为

12类，把原来的硫酸钠、硫酸镁、硫酸钙泉归纳在一起，改成重碳酸盐泉，增加了一个砷泉，此后至今一直保持这个状态。有些细节，比如温度、酸碱度、渗透压及矿化物划分还是不确切。我们的很多老前辈比如王立民等，他们多年来提出多个修订意见，由于种种原因没有汇集成比较完整的材料，一直没有做出修订。以此作为基础，我们对前辈所做的工作进行重新归纳，提出了如下新办法。

第一，关于定义的修订。修订后矿泉定义为：凡是自涌或人工开采的，含有微量元素、气体或含有放射性元素中的至少一种，或矿化度大于 $1g/L$，或温度在 $34℃$ 以上，可用于疾病预防、治疗、康复、保健的矿泉，叫医疗矿泉。

第二，关于分类的修订。现在对微量元素的检测水平在提高，建议把氟、锂、锶、硼4种加进去，将医疗矿泉分为16类，并列出每种泉的有效元素含量。关于温度比较明确，冷泉在 $25℃$ 以下，高热泉在 $43℃$ 以上，中间没有规范，实践中更利于操作。以前提渗透压，现在提矿化度更好一些，矿化度更能确切反映定义或分类的精准性，比如有些地表水，通过矿化度指标就可以排除了。根据矿化度划分为淡泉、低矿化度泉、中矿化度泉和高矿化度泉。不同 pH 对人体作用不同，为了相对确切，增加了酸碱度划分这一大类。我们那里的矿泉是弱碱性，水就比较黄，这是成分的原因。

今后我们一定要做跨学科合作，比如温泉检测、化学物质检测，涉及环境保护、放射性气体，涉及很多部门。有的检测设备十分昂贵，必须借助其他学科的支持。在矿泉分析及鉴定中要规范化、标准化，包括采样的方法、时间、天气等。我们要不断挖掘温泉（矿泉）的医疗作用，总结治疗流程，并上升到理论研究，目前这一领域的理论研究相对比较粗放，比如，泡温泉或洗温泉要静卧，有的加牛奶，有的加啤酒，但并不一定知晓其中的道理。

从整合医学看疗养康复机构在医养结合中的功能定位

◎韩　萍

　　医养结合是面对快速老龄化及相关疾病负担提出的，但实际上我们应该从更高层面看待健康养老的问题。医养结合是近几年的新提法，大家都在创新这一模式。搞医养结合，疗养院应该颇具优势。

　　人均期望寿命是体现一个国家人民健康水平非常重要的指标。我国最新公布的人均期望寿命是 76.34 岁，没有达到高收入国家水平，但已经高于中低收入水平的国家。男性和女性的人均期望寿命年龄相差近 5 岁，女性比男性更长寿。我国目前没有健康期望寿命的全国性统计，我们希望提高健康期望寿命。2013 年北京市有一个健康期望寿命的统计，2013 年北京人均期望寿命是 81.81 岁，当时北京人的健康期望寿命是 58.17 岁，就是说比人均期望寿命要少了 20 多岁。而健康期望寿命和期望寿命之差，发达国家基本在 10 岁左右。按照我国的《"健康中国 2030"规划纲要》，平均期望寿命要达到 79 岁。怎么做才能让生命之树常青呢？我们希望一个人健康地活到 100 岁以上，但通常只有少数人每年的体检指标都是正常的，怎么让人健康地老去，这是非常重要的议题。

　　国家非常重视健康老龄化问题。20 世纪 90 年代，世界卫生组织提出"健康老龄化"的理念；我国老龄委的人员认为，虽然我们在提倡医养结合，但实际上更应该提倡人口健康老龄化，这更符合国家战略的要求。

　　健康老龄化的本意是人要健康长寿，不仅是寿命的长度，更重要的是寿命的质量。健康概念应延伸到社会经济和文化各个方面，将健康融入所有政策。我们要认识生命的全过程，健康是关系到生命全过程的问题，谈老龄健康一定与影响健康的所有因素相关，重要的是要建立全民健康保障系统。

　　我国的老年人口已达 2.4 亿，在 2.4 亿中有 1.5 亿都是 65 岁以上的老年人。

我们处在长寿不健康、未富先老的国情下。非常保守地统计，目前城乡失能、半失能老人已超过 3600 万，其中 1200 万完全失能。

医养结合或医养整合是指医疗资源与养老资源的整合，以使社会养老资源的利用最大化。医养结合的内涵十分丰富，包括健康老龄化、老年病患的医疗、慢性病管理、康复保健服务等，从健康促进到疾病诊疗，从医疗护理到病后康复，从生活照护到临终关怀。我国临终关怀的保障体系非常薄弱，北京仅有北京老年医院开设了临终关怀病房，近几年有些公立医院和民营医疗机构也开始设立，但远远无法满足市场需求。医养结合中的"养"不仅是生活照护，还有如日常的身心调养、精神心理保健、文化活动服务等。医养结合的范围应该是集健康促进、医疗、康复、养生为一体，把老年人健康医疗服务放在首位。强调医养结合，是基于我国存在的医疗和养老分离的状况，这给现代养老造成很大的困扰；目前，养老工作已经纳入国家卫生健康委员会的工作范畴。

医养结合是在如下背景下提出的。首先，我国快速进入老龄化社会，且老年人慢性病高发；其次，医疗和养老机构相互独立，自成体系，造成老年人住院后就不想出院，特别不想出疗养院的情况。2000 年笔者刚到疗养院工作时，发现有些人已住了十几年，还有的住了二十几年，整个家都搬到疗养院来了，可谓是"以院为家"，这种情况在疗养院比较普遍。在医院里也很普遍的是很多人常住院不出院，因为一旦出去就没有为他提供医疗服务的保障体系了。我国有很多养老院，但能配套提供医疗保障的水平非常低。笔者在一些省份做过调研，例如黑龙江省，那里的民政部系统养老院体系非常完整，但前述的医疗保障不到位的情况很明显。据报道，2014 年全国每千名老人拥有养老床位 27.5 张，同比增长了 10%，但床位空置率高达 48%；一方面高端养老院住不进去，另一方面是普通养老院的高空置率，主要就是因为普遍缺乏医疗保障。

一、健康养老相关政策

我国近几年密集出台了健康养老、医养结合的政策，国家提出，以居家为基础，以社区为依托，以机构为支撑。中国人的传统是居家养老，有 90% 的人以居家解决养老问题。有关健康服务业的规定特别讲道：要合理布局养老机构及老年病医院、老年护理院、康复疗养机构，以形成规模适宜、功能互补、安全便捷的健康养老服务网络。所以，我们要探索医养整合，即医疗机构和养老机构的合作新模式，而且中医要介入，中医在健康养老、医养结合中有非常重要的作用。

国家在推广《"十三五"健康老龄化规划》，今后应该提倡健康老龄化，医养结合的概念相对窄一点，重要的是延长健康期望寿命，维护老年人的健康功能，提高老年人的健康水平。国家层面出台的一系列政策，都在推进健康老龄化和医养整合的进一步发展。其实，医养结合是在为健康老龄化做支撑。

二、我国常见的养老模式

1. **我国常见的养老模式** 主要有以下几种。第一种是居家养老，中国大概有90%的老年人会选择居家养老，特别是健康老年人，居家养老时有专业服务人员经过培训上门服务。第二种是依托社区养老，在社区创办日间照料，笔者在北京看过做得比较好的，叫"托老所"，有一部分是政府购买服务。有的社区，在居家养老的同时由社区提供相应的服务。第三种是养老机构养老，机构养老不是为主的，从国家层面不建议机构养老范围太广。大部分机构养老是兼顾两头儿，一头儿是高端，有钱购买养老服务，又是相对比较健康的人；另一头儿是针对需要长期照护的失能、半失能，以及失智、半失智老人，对医疗服务要求较高。

医养结合是一种特殊的服务模式，不能说是独立的养老模式，它只是在养老模式中为一些特别需要医疗服务的老年人提供帮助。

2. **目前正在探索中的医养整合养老模式** 一是"养老院＋医院"模式，现在有些养老院在院里建立医疗机构或医疗科室，即医养一体化的经营模式。二是"医院＋护理院"模式，医院集团在自己的经营范围内建立养老院，比如北京小汤山医院现已在医院内开始建立老年护理院。三是社区医疗资源辐射到养老院，北京有很多的社区服务中心，养老院就建在其附近，并把社区内的养老服务延伸到家庭。四是联盟式的医养结合模式，医疗机构与养老机构合作组成联盟。这个规模比较大，郑州有医院牵头31家养老机构加盟，医院可派出医疗技术人员定点、定时上门服务，同时也可以反向为需要来院的人员提供在院医疗服务，打破了各自为政的局面，实现了区域内的医疗医养协作，双向转诊，为老年人特别是老年人的医疗需求提供保障。

3. **健康养老地产** 近些年，我国应运而生了许多健康养老地产（如中国"十大"养老地产），地产业主动与医院或健康管理的服务机构合作。为什么地产业要这样做？因为房子更好卖。地产商在盖房子的同时把设施齐全的康复医院和健康管理中心也建起来与之配套，由专业的运营管理公司来管理，房子的售价比一般高一些，这实际是多赢，老年人住进来就能得到很好的医疗保障。

三、健康管理学科发展助力健康养老产业

近年来，健康产业相关学术组织相继出台了一系列专家共识和规范。例如，心脑血管疾病是老年人中最常见的疾病，还有恶性肿瘤等，再比如老年人的体检，针对这些出台的一系列标准和规范对健康养老颇具指导意义。在健康管理学科建设方面，截至2017年年底，中国健康促进基金会和中华医学会健康管理学分会共评出了近300家全国健康管理示范基地，目前全国已有100多家健康管理机构提出申请，此项工作有力地推动了健康管理学科的机构建设与发展。

四、疗养康复机构的功能优势

疗养康复机构特别是兼具疗养康复功能的疗养院有很多优势，是综合医院和专科医院都无法比拟的。

1. **自然环境好，自然疗养因子丰富** 疗养因子分人工疗养因子和自然疗养因子。随着人们对健康定义的不断加深，已将身体、心理、社会、环境上升为健康的四个维度，自然环境中的自然疗养因子非常重要，人文养生环境也要好。

2. **医疗硬件优势** 疗养康复机构属于医疗机构，具备满足养老所需医疗康复保障的设施设备。

3. **人才优势** 医技护人才齐备，有相对完善的医疗保健及紧急救助体系。

4. **学科优势** 老年健康管理、健康疗养及综合康复学科优势是疗养院的特色，疗养院具有长期丰富的实践经验。

5. **全方位的生活照护优势** 疗养康复机构对疗养人员要求提供的是"星级"服务（可提供四星级、五星级的服务）。在生活照护方面，疗养院与在医院的体验完全不同，疗养院可以提供很好的生活照护和生活方式管理。

五、疗养康复机构的健康养老服务模式探讨

疗养康复机构的健康养老服务模式可以有以下几种。

1. **疗养康复机构可以和养老机构建立健康养老联合体** 如疗养院可以派人员上门服务，疗养院也可与这些联合体的养老机构合作开展健康养老，提供绿色就医通道，使适于在疗养康复机构诊疗的老年人"老有所医"。

2. **疗养康复机构可以成为老年人健康素养的培训基地** 我国国民健康素养普遍较低，据最新统计，国民中具备健康素养的人不超过12%。为什么有这么多人患有慢性病，又得不到很好控制，导致并发症高发，健康素养偏低是重要原因，故提高健康素养很重要。

3. **疗养康复机构可以与三级医院、综合医院和专科医院建立医联体** 这样可以使这些医院有出口，对一些急症稳定期的老年病人，为其疾病提供全方位的康复、调养及健康管理。现在北京市属三级医院多与北京小汤山医院（北京小汤山疗养院）建立了医疗联合体，病人急性期后会出院到北京小汤山医院做进一步的康复疗养（北京小汤山医院的第一名称是北京小汤山康复医院）。

4. **疗养康复机构可以自办养老机构** 未来疗养院要办有示范效应的养老机构，要对社会的养老机构有引领作用。它的服务内涵是医养整合、以养为主，在这里要突出健康养老。一是突出健康管理，这是疗养院的特色，这些年已经形成了较为成熟完善的健康管理服务体系。二是突出健康疗养，我们有条件让人在这吃、在这住，能够干预他们的生活方式，能够进行健康教育，这很重要。三是慢性病的调理，调养调理不仅是治疗，还能防止并发症。四是病后康复，中西医手段都

可以用，可以促进病人早日恢复健康。在医院康复和在疗养院康复颇有不同，疗养院的环境、医疗学科优势对身心全面康复都有更好的帮助，在疗养院康复与在医院康复的感触肯定不一样。五是对一些失智、半失智，失能、半失能的老人，可以提供相当于护理院的服务，北京小汤山医院正在做相关探索。笔者认为，疗养院办护理院规模不宜过大，但要体现规范化、高水平，主要目的是对相关培训人员起到示范引领作用，实际上也是提供一个综合服务的示范。

六、医养结合服务中疗养康复机构的学术引领作用探讨

1. **疗养康复机构应该成为医养结合、养老服务创新服务模式的孵化地**　我们有足够长时间的经验积累和充足的条件开展创新模式的探索，有地域、环境、综合实力和学科优势，在探索中疗养院应走在前面。

2. **疗养康复机构应该成为医养结合、养老服务模式的示范基地**　现在社会上有各种各样的模式，实际上最缺的就是医疗，没有人才，只能在服务上做得更好。许多养老机构"高大上"，甚至是温泉式的，很豪华，但医疗服务内涵非常弱，因为这方面人才稀缺，可让他们到疗养院来学。

3. **疗养康复机构应该成为医养结合、养老服务人才的培训基地**　医务人员包括照护人员都要专业化，但我国目前此类人才奇缺。虽然国家现在讲医养结合，到处都在办养老机构，但基本上没有医疗专业人才。我认为疗养院未来是输送专业人才的基地。

4. **疗养康复机构应该成为医养结合、养老服务标准的制定者**　应该通过我们多年的实践，把实践经验上升到理论，借助专业的行业学会或协会，组织编写并出台医养结合、养老服务的相关标准，来促成这个行业的规范和有序发展。

5. **疗养康复机构应该成为引领医养结合、养老服务相关学术研究的"领头羊"**　应该站在学术研究的前沿，引领这一学科规范发展，甚至为政府决策提供依据。在健康养老功能服务上要注重以下几个方面。

一是老年健康管理注重的核心是防大病、管慢病、促健康。对老年慢性病人群控制达标特别重要，对防止并发症非常有意义。

二是在具体的健康教育中，纠正老年人的健康误区非常重要。现在听广播、看电视的很多是老年人，但这些渠道给老年人提供的并不是系统、完全正确的信息，所以纠正误区在健康管理中非常重要。此外，健康教育也至关重要，如一定要注意老年人的运动损伤，很多老年人第一次听课后特别积极地运动，但很多人又很快躺在床上不能动了、关节肿了，主要是运动过度造成了损伤。所以，在告诉人们可以做什么时，一定要告诉他们不可以做什么。老年人的运动损伤一旦发生，想扭转、康复是非常难的。

三是要有家属参与，特别对老年男性，家属参与至关重要。我们在给院士们做健康管理时，鼓励院士们带家属同来。因为通过我们的现场交流，发现家属的

依从性往往影响到院士们的依从性，所以家属参与后，如同为院士带回一个身边的保健医生，效果颇佳。

四是举办短期健康管理培训班或健康疗养班，效果显著。我们曾给北京某公务员群体举办了100多期、每期1周的健康管理培训班，取得了良好效果，该模式曾被某部委推广到全国，受众达200万人。我们还给一个离休干部群体（最小的年龄都在80岁以上）进行过每年1周的健康疗养，包括健康体检、健康教育、饮食运动指导、慢性病咨询等，做了8年发现，这么年长的老年人经过这种短期的健康疗养都取得了很好的效果，他们的血脂异常率从近80%降到低于35%，血脂其实是很难调理的，这一群体的血脂变化让我们体会到，健康管理只要坚持做，时间越久，意义越大。最近有学术报告谈到糖尿病的大庆研究，当时只做了6年的生活方式干预，到2018年是第30年，经统计学分析，健康管理的效果一直持续到现在，干预与不干预的人群中效果大不相同，干预过的人群至今仍然有效。由此案例看出，如果能坚持做持续的健康管理，实际上影响的是人的一生，真的可以让人们健康地走向老龄。

五是急救知识大力普及非常重要，国家对此已开始重视。

七、中西医并重，充分发挥中医在健康养老中的重要作用

谈到学科整合，医院内所有学科的资源都可以整合。要组成多学科专业团队来做健康养老。中西医各有优势，所以应坚持中西医并用。中医非常重要，不要忽视中医。学点中医，有利于大家拓展思路，建立整体观念、治未病的理念及宏观思维。推进中医药发展，已成为国家战略。国家对中医药的定位：在治未病中是主导作用，在疾病康复中是核心作用，在疾病治疗中是协同作用。健康养老、医养结合，仅仅靠西医是远远不够的，一定要两条腿走路，中西医并重。

现在已有中医老年健康管理的服务体系，中医最大的特点是干预手段非常丰富。现代中医的辨识技术，在疗养院很容易开展。我们有比较先进的仪器，如中医四诊仪（含中医体质辨识、舌面脉诊），还有人体经络测评仪等，有几项技术在中医界已经比较成熟，适合疗养康复机构应用。

常见的中医健康管理干预手段很多，有药物的和非药物的干预方法，所有的疗养康复机构都可以选择应用。现在借助互联网、人工智能，中医可以做到数据在线化、决策智能化、诊疗在云端、服务在掌上。

医联体、健联体很多都可借助中医。中医有线上线下服务、远程医疗、手机app等，都可以做测评诊疗。现在，有些中医医疗机构还开发出了健康快餐，通过手机app可测评是什么体质，适合吃什么食物。国家中医药管理局公布了100多种药食同源的食物，靠食物能解决健康问题当然比吃药好，更简便、更安全。

八、展　望

　　健康养老、医养结合需要多元化、多行业整合发展。理念创新、模式创新、技术创新、保险与支付体系创新、地产与健康养老服务创新等，都是未来发展的方向。从具有疗养康复功能的疗养院角度来看，要防治养康一体化。未来，不同的疗养康复机构会有不同的模式。中西医并用、多中心平台的实验研究、适宜技术的推广应用，特别是智能养老技术的应用等都非常重要，会有效提高健康养老的效果。

　　未来，机遇和挑战并存，疗养康复机构已遇到千载难逢的机遇，建立防治养康一体化的健康养老服务模式，前景非常广阔，互联网、医联体、健联体的发展空间也非常大。健康养老、医养结合服务的标准化、规范化、系统化建设仍任重道远，但前途肯定是光明的。

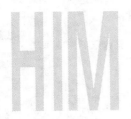

从功能医学角度探讨慢性病的管理

◎李 力

面对慢性疾病的快速增长和人们对健康管理服务的期望，我们常常遇到提问，也在不断思考：人为什么会生病？疾病的本质是什么？生病了能恢复吗？对于这些看似简单却又深刻的问题，我们期望从功能医学角度，做出回答。

一、健康期望与健康的主要问题

医学的最高目标和人们的期望是一致的，能够无病无痛健康一生，让生命延长，让生命充满活力，然而我们很难活到 120 岁的生物年龄。2017 年中国人的平均寿命只有 73.4 岁，位居全球第 83 位，主要原因是疾病影响了人们的健康寿命。当前有两个重要事实不容忽视：第一，循证医学证据表明，慢性病已经成为影响人类健康的主要问题；第二，各国对慢性病实施三级预防策略有 20 多年时间，综合防控的力度越来越大，然而慢性病并没得到有效控制，仍然呈增加和年轻化趋势。2012 年中国慢性病已达 2.6 亿，慢性病导致的死亡人数已占到全国总死亡人数的 85%，为此 2012 年中国颁布了《中国慢性病防治工作计划（2012—2015年）》。尽管如此，《中国疾病预防控制工作进展（2015 年）》报告指出，慢性病导致的死亡人数占比已增加到 86.6%。即使治疗慢性病的药物源源不断用于临床，但慢性病的病人并没有因此而减少。目前没有一种有效药物能够真正治愈慢性病，如糖尿病、高血压等。我们需要探索一种新型的更科学健康的医学模式，来改变原有的以疾病为核心的医疗模式和健康管理方式，以有效防治慢性病的发生、发展，让人们获得更好的健康。

二、慢性病预防体系的缺陷与反思

（一）慢性病预防体系的缺陷

鉴于慢性病增长的事实，流行病学专家提出，在三级预防的基础上，建立零级预防的概念，把公共卫生的堤坝前移，并提出政府是零级预防的责任主体。健康管理专家也提议把零级预防的概念纳入中国健康管理。为强化慢性病防控中的政府主体责任，我国2017年出台了《中国防治慢性病中长期规划（2017—2025年）》；然而慢性病已成为全民性疾病，多数为生活方式疾病，只靠政府，慢性病很难得到有效的预防和控制。防控慢性病，医院应该承担什么责任，医生承担什么责任？个体又承担什么责任？慢性病防治是个体必须参与的全社会的问题。

基于慢性病防治的现实效果，可以看出目前的慢性病预防体系是有缺陷的，应该对现代医学体系和现有的健康评估体系进行反思。

现代医学是"等待"医学和"对抗"医学。医院等着病人来看病，医生等着病人身体发生器质性病变、符合疾病诊断标准才给予治疗。这套疾病的诊断标准，是基于疾病的伤害和未来发生的风险，目前不仅不完善，而且无法解决慢性病的防控。对抗医学对急诊情况下挽救生命、控制传染病发挥了重要的作用，是对人类巨大的贡献和进步；但对慢性病和退行性疾病却没有根本方法。现代医学模式是沿用西医的思维模式，以疾病为中心的临床思维模式已经根深蒂固，人得了疾病才治病。在这种思想指导下，医院不断扩大，医生努力医治病人，但结果是慢性病没有减少，费用没有减少，治疗效果没有明显提高。

（二）疾病诊断体系的局限性

以往西方医学的重点是在器质性病变上。临床诊断是医生研究病人的症状、体征及各项检查，对疾病的病因、发病机制做出分类、鉴别，依据疾病指标做出综合判断，并以此作为制订治疗方案的方法和途径。疾病的诊断就是各项异常指标综合达到一定标准做出的判断。疾病的另一概念是"人体在致病因素的影响下，器官组织的形态、功能偏离正常标准的状态"。从这个定义我们可以理解，人体健康是身体的组织结构和功能保持在正常状态，是器官结构与功能的统一。然而对于健康问题，我们常常沿用疾病的诊断标准做出分析判断，犹如我们用黑色判断标准对白色做出判断，我们还缺少对健康状态及达到疾病标准前的结构异常和功能失衡进行评估的体系。我们很少关注与寻找疾病的根本原因及导致功能下降的前置因素，很少关注疾病产生的诱发因素、介质因素及体征与症状，我们缺少将以上因素综合起来评估个体健康状态的体系。

（三）创新健康评估体系

事实证明，仅有疾病诊断体系对于人类健康是不够的。对于慢性病实施健康管理，应该跳出基于疾病认知的医学模式，探索创新以健康为中心的健康医学模式和基于健康的评估体系，而不是疾病的诊断体系。如果我们用一种工具来评估健康就像临床诊断疾病的工具那样，就可以有效、正确地评估健康。

预防慢性病，将疾病的防治关口前移，建立"预防疾病产生"和"进行有效干预就是最好的治疗"的理念。重视建立健康教育干预技术体系、生活方式干预体系，开发健康培训师和健康教练体系，而不是开发更多对抗异常的药物。健康教育干预技术对于选择正确生活方式是非常必要和有效的，因为生活方式的转变，首先是观念和行为转变，是培养良好生活习惯的过程。

2017 年"健康中国"成为国家战略，以疾病为中心转变为以健康为中心。以健康为中心的策略涵盖了重要的机制和体制的改变，政府主导推进新的健康医学模式的建立，有助于促进新的健康评估体系的诞生。

三、组织器官自我维护的能力为慢性病预防和逆转提供了依据

（一）人体的结构功能与自愈力是健康维护的基础

人体是复杂结构与功能的整合体，由 200 多种细胞组成 800 多种组织、100 多个器官，各系统再组成人体，共同完成实现人体复杂精密的各种功能。在这些结构和功能中，人体蕴藏着非常强大的自然能力即自愈能力，包括自我识别、自我修复、自我保护，这个系统包括免疫系统、排异系统、再生和修复系统等。人体有 60 万亿~100 万亿细胞，每天有 12% 的细胞死亡，有 10 万亿~50 万亿个细胞被更新。许多因素会造成细胞和组织的损伤。存活的健康细胞不断进行分裂和增殖，以取代死亡细胞和修复受损组织。细胞修复更新所需的材料是营养素，而不是药物，药物解决的问题不是根本问题。原料好、充足就能把损伤修复好，恢复原有的结构和功能。细胞再生和自我修复，为慢性病预防和逆转提供了依据。人的健康首先是自愈功能的平衡，基础是细胞的健康，即细胞结构和功能处于正常状态。我们有没有为器官结构留下修复的机会，这一点很重要。人的寿命是有限的，随年龄增加各种器官功能和自愈力逐渐下降。身体各种功能的整合决定了寿命。把握机遇维护好各种功能，就是维护生命，生命曲线才会达到理想曲线，不会导致急剧下降。

以往对营养与营养素有很多争论，甚至忽视了营养素是构建人体良好结构、发挥正常功能的基本。营养是人类维持生命、生长发育和健康的重要物质基础，营养素是人体重要的结构功能物质，"我国人民仍面临居民营养不足与过剩并存、营养相关疾病多发、营养健康生活方式尚未普及等问题，成为影响国民健康的重要因素"。为此，2017 年我国制定了《国民营养计划（2017—2030 年）》，营养和营养素成为国家发展战略，这有助于促进慢疾病预防体系的建立与完善。

（二）功能医学的出发点是健康维护

医学的最高境界和健康管理的核心不在于治病，而是让人们能无病无痛、健康一生。自愈力如同大树的根，根壮才能叶茂，从树根开始保养的医学是功能医学。功能医学具有中医的整体思维，是一种具有整体观的、个性化的疾病预防与医疗保健体系。

功能医学关注和寻找疾病产生的诱发因素，关注导致功能下降的前置因素，关注介质因素及体征和症状，通过体质、生理、心理、认知等方面因素综合起来进行整体健康状态评估，并针对某种慢性疾病的生理指标改善制定精准健康管理方案。功能医学的基本概念模型是基于个体基因的独特性、个体所处环境及生活

方式对个体健康的影响，基因是不可改变的，但我们可以改变生活方式及生活环境，从而影响基因的表达，改善器官的功能。

现代医学重在治病，忽视了整体的人和人的器官功能。每个人都会遇到健康问题，可能是疾病，也可能是功能问题。确切地说，人的每一个问题首先是功能问题，慢性病的病因从体质到环境、从饮食到生活方式等不完全一样。饮食不当、运动缺乏、营养失衡、慢性炎症、氧化损害、环境毒素、个体压力等是造成慢性病的综合因素。

（三）抓住慢性病管理窗口期

慢性病病程缓慢的特点，为健康管理、功能恢复提供了非常好的机遇。组织器官功能衰退的前期是慢性病管理很好的窗口期。超过这个节点就成了器质性病变，恢复的难度倍增。

健康管理和慢性病管理的目标很明确，改善和促进人的健康，特别重要的是通过自己的行为改变获得健康。来自循证医学的证据显示，由生活方式引起的慢性病可以通过生活方式的改变，得到有效预防和改善。美国早前的糖尿病研究发现，生活方式干预的有效率可达 58%。中国大庆以饮食和运动为内容的生活方式干预实施 6 年后，可以长期、持久地减少糖尿病的发生，30 年随访持续有效。英国学者报道，采取积极的饮食限制管理，可以使近半数受试者实现糖尿病症状的完全缓解，在 12 个月内如果能减重 15 千克以上，糖尿病症状的缓解率更是达到 86%。

尽管生活方式的选择权利不是医生，但是医生应该有能力帮助家庭和个体做出正确生活方式的选择。医生在健康咨询和诊治疾病过程中，面对的不仅是各种检查结果和异常指标，而是一个人的整体状态。我们要学会用功能医学的观点和方法，找出致病的原因，制订包括生活方式干预在内的精准治疗方案，同时要时时刻刻与病人进行有效沟通，沟通过程就是实施健康教育与慢性病管理的过程。

四、功能医学在整合医学中的地位和作用

健康是人体功能的平衡和完整，疾病是功能的降低和失衡。从健康到疾病是一个较慢的过程，这个过程某些组织器官是从功能正常到轻度异常，再到中度异常和重度异常的过程，这个过程中始终蕴藏着人体结构修复再生和强大的自愈能力，因此我们有足够的机会，通过改变我们的生活方式和行为终止和逆转一些异常指标，而不是用药物解决人体结构功能的问题。

以往我们忽视了人体很多器官组织存在自我修复的能力和代谢修复的能力。异常指标是因为人体某些功能状态出了问题，这些问题可以是暂时的，也可以是长期的，关键是我们有没有留下自我修复的机会。很多慢性病的形成需要一二十年的时间，在发生器质性病变之前，器官功能先下降，下降到一个临界点后才会发生病变，临界点之前就是我们的窗口期。慢性病管理是系统工程，需要政府、

社会、医院、医生的共同参与，有赖于居民健康素养的提升，更需要建立"以健康为中心"的观念与体制机制。从功能医学的角度对结构与功能进行整合，强化窗口期健康管理，改变人们的观念，帮助人们选择健康的生活方式，慢性病才有可能得到有效的控制。这也就是功能医学在整合医学中的地位和作用。

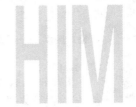

从整合医学角度看肿瘤病人的营养治疗

◎孙德宇

恶性肿瘤病人营养不良发生率很高，达 67.3%，这一结果是对 200 多例新入院的恶性肿瘤病人进行人体营养情况测量，包括体重指数（BMI）、上臂中点周径、三头肌皮皱厚度、上臂肌肉周径、蛋白质代谢指标及卡氏评分，并应用 PG-SGA 进行营养状态评估得出的结论。

PG-SGA 表其实非常简单，项目包括体重、身高、膳食情况、基础疾病、应激状态等，评分分为 4 分以下，4~8 分和 9 分以上。4~8 分是中度营养不良，9 分以上是重度营养不良。

近 70% 的肿瘤病人有营养不良，但我国对肿瘤病人营养不良给予营养支持的比例非常低（30% 多）。这一数字偏肠外营养，简单说是静脉营养；总体而言，全部病人，包括中青年病人及老年病人的"肠外 + 肠内"的营养支持率都很低。对肿瘤病人如何进行营养干预呢？下面简要介绍 4 个方面的内容。

第一，适应证和治疗时机。即哪些病人需要营养支持，什么时候开始支持，途径的选择，需求量配方的选择，评估和随访。

适应证包括 6 个月之内体重下降 5% 以上，BMI 在 18.5kg/m^2 以下，口服的进食量少于正常需求量的 60% 达 3~5 天或更长时间；病人表现主要有中重度吞咽困难，血清白蛋白低于 30g/L，治疗前中后出现呛咳、发热、肺炎者。以上根据主要有两个：一是欧洲临床营养和代谢学会指南中关于非手术肿瘤的肠内营养，胃肠或头颈部区放疗病人应进行密集的膳食指导和口服营养补充，以增加膳食摄入，预防治疗引起的体重丢失和放疗中断，判断病人适合营养干预时应早期进行；另一个是中国肿瘤营养治疗指南，放疗前进行营养支持有助于病人维持体重、减轻放疗可能导致的口腔和咽喉黏膜炎。

3 年前，我不认为肿瘤病人在治疗前需要营养补充，认为把肿瘤治好了、病人能吃了就行，现在看应该进行治疗前的营养评估。有中到重度营养不良的，需要把营养加进去。因为早期营养干预能显著降低病人放化疗期间重度黏膜反应的发生率，减缓体重下降的趋势。

做好营养干预可以提高病人的生存率。一项前瞻性随机对照研究，纳入了54 例鼻咽癌放化疗病人，其中 28 例接受了早期营养干预，26 例接受了晚期营养干预，观察黏膜反应（黏膜感染发生率）、营养状况及体重变化及近期疗效，旨在观察不同营养治疗时机对病人营养状态及毒副反应的影响；结果发现早期营养干预比晚期营养干预要好，具有统计学意义，因此建议早期干预。

第二，营养支持途径的选择。营养支持是指经口、胃肠道或肠外途径为病人提供较全面的营养素，包括肠内营养和肠外营养两种营养支持方式。直接口服营养补充是最好的方法。肠内是管饲、口服营养的补充，建议以口服营养为主。这也是根据欧洲指南和中国指南：尽管有营养干预，但口服营养补充仍不足时，推荐肠内营养；若肠内营养不足或不可行时，推荐使用肠外营养。

肠内营养有 4 个方面优势：①改善肠功能，促进肠黏膜组织的康复，有利于恢复肠蠕动，维护肠屏障功能；②改善肝胆功能，促进蛋白质合成，改善门静脉系统循环；③增强免疫，改善免疫功能，感染率低；④经济实用，价格低廉，使用方便。

肠内营养能够显著改善肿瘤病人的营养状态，60 例食管癌术后病人，随机分为肠内营养组和肠外营养组各 30 例，均行营养支持 7 天，结果发现肠内营养比肠外营养要好。肠内营养能更有效减少治疗的不良反应，"输一瓶不如吃一口"。一项随机对照试验发现，91 例围手术期接受新辅助化疗的食管癌病人，比较肠内和肠外营养病人化疗相关的毒副作用，结果显示肠内组发生白细胞减少、中性粒细胞减少等副作用的病人比肠外组要少，程度要轻。

国外指南和共识都推荐口服营养补充是胃肠功能正常肿瘤病人肠内营养的首选途径，对存在营养不良或营养不良风险能摄食者，营养干预应增加经口摄入。我国指南也指出，对恶性肿瘤病人，要强化营养教育，进行经口摄食咨询指导；如仍然不能达到目标营养摄入量的病人，可推荐使用口服营养补充，口服营养补充是胃肠功能正常病人接受肠内营养的首选途径。经口营养补充可以显著改善化疗病人体重及营养状况，减少不良反应，提高治疗依从性。

第三，营养需求量与营养配方的选择。肿瘤病人总体处于高代谢状态。白蛋白水平显著降低。有一项试验研究了 936 例非终末期恶性肿瘤病人和 840 例非肿瘤病人，发现肿瘤组与对照组比较白蛋白下降了 20%，具有统计学意义；前白蛋白、瘦组织群、体细胞群、淋巴细胞计数的差异都有统计学意义。

肿瘤病人需要补充能量和蛋白。肿瘤病人能量代谢增加，比正常病人高 10%。肿瘤病人有不同程度的蛋白质缺乏，与体内蛋白质转换率增加和肌肉蛋白质合成下降有关，肌蛋白分解使病人消瘦和体重下降。肿瘤病人脂肪分解增加，合成减少，同时血清脂蛋白酶活性降低，出现高脂血症。血糖高的肿瘤病人一般疗效不好，胰岛素抵抗或分泌不足使肿瘤病人血糖清除延迟，血糖升高，葡萄糖转换增加，乳糖生成增加，这时重点是补充能量和蛋白质。

欧洲指南要求肿瘤病人总摄入量为每天 25~30kcal/kg（1cal＝4.184J），蛋白质摄入量每天为 1g/kg，如果有可能应达 1.5g，维生素和矿物质按正常人每日推荐摄入量供给。例如，一个体重 60kg 的病人，每天需要摄入 1500~1800kcal 热量（相当于 500g 大米），需要 60~90g 蛋白质（相当于 9~12 只鸡蛋）。

国内外指南均推荐肠内营养应选择标准配方。建议肿瘤病人用标准配方，即标准的大分子聚合物（整蛋白）配方，适合大部分病人的肠内营养治疗。肠内营养配方的成分依据健康人群的宏量营养素及微量元素的参考值，包含整蛋白、长链三酯甘油，不含谷蛋白和乳糖。有一个产品叫能全素，它包括能量、蛋白质、碳水化合物、脂肪、维生素及矿物质，可以考虑应用。

第四，营养干预评估及预防。身高、BMI 及摄入量是关键的营养监测指标，建议每 2~4 周评估一次。代谢指标做生化血液检测即可。临床预后指标、生活质量、生存时间每年评估一次。营养达标后要随访，所有肿瘤病人出院后均应定期随访，至少每 3 个月一次，可到医院营养门诊或接受电话营养随访。

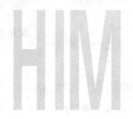

健康教育的 IP 化探索

◎关国跃

"IP"是"知识产权"英文字头的缩写，IP 化就是对拥有知识产权作品的衍化和再创造，IP 化目前已为广大民众熟知。例如《西游记》是吴承恩的作品，它可以拍成电视连续剧，拍成电影，做成儿童图画书，做成玩具，还可以做成图画或面具等，这就是《西游记》的 IP 化。我的理解是，一部作品的 IP 化是可以将作品变成系列化的产品，一个品牌。健康教育的 IP 化是将健康教育的内容向各个方向拓展，形成系列的产品、产业，在人们生活中形成健康的文化。这既是健康教育的 IP 化，也是健康教育的整合。

首先看看健康教育的现状，目前中国健康教育的受众约达 2.4 亿人，主要包括退休人员、60 岁以上的人群（有部分慢性病病人可能不到 60 岁）等。健康教育的内容需求实际非常广泛，包括高血压病、糖尿病、肾脏疾病等各种慢性疾病的教育，每个人的需求都不相同。

健康教育的真正目的是让受众树立健康意识，学会预防疾病、维护健康。健康教育应从生命周期开始，从小就应受到良好的健康教育，特别是中小学生更不应缺少健康教育。笔者和某市教委负责中小学生健康教育及负责体育的处室准备开展一个合作项目，但他们说中小学生教育的常识课都被占用了，因为追求分数、升学率，所以没有这个时间。另外，健康教育人员的专业素质也有一定问题，除了医院的医生，其他人员的专业素质都不是很高。

健康教育的形式过于单一，主要是健康讲座，包括课堂讲座、电视讲座及其他一些形式的讲座，但这些讲座都是以灌输形式为主，覆盖面较小，没有系列化产品，难以持续发展。内容上太单调，讲的东西，老百姓听不懂、看不明白，趣味性不足，不接地气；且专家之间谈的内容不一致，自相矛盾，带来很多误区。此外，不少医学专家撰写的科普文章专业有余，通俗不足，不能深入浅出，专业术语太多，群众看不懂，这是医学科普存在的普遍问题，导致沟通困难。医学专业知识和医学科普知识各自对应的分别是专业和普通人群，两者之间的环境差异会导致医学专业知识和科普之间存在思维和语言体系上的不同，就像两条平行线不能交集。医学生通过大学本科、研究生、博士，经过临床工作培训等十几年才成为一个非常成熟的医生，形成临床思维，而且还在不断学习接受新的知识；让他一两句话把病人的问题解释清楚、说明白真是很难，让他面对一个没有任何医学背景的普通百姓讲医学专业知识，就像是没有地基就盖高楼大厦一样。

健康教育的市场也令人担忧，可谓鱼龙混杂，存在大量粗制滥造、自相矛盾、跟风抄袭、缺乏科学性的伪知识，以及虚假广告。一些媒体哗众取宠，夸大宣传，违背道德刊发虚假信息。医疗缺少主流媒体的关注，主流媒体所关注的往往是看病贵、看病难，医生收红包等问题，缺少主流的健康媒体。我希望我们一起呼吁，建立健康传媒机构和专业，以适应广大群众对健康知识的需求。健康教育的"粉丝"非常少，虽然需要健康知识的人数是几亿，但健康教育没有那么多受众，因为没有主流媒体的支持。

健康教育目前多以疾病为主，受众范围和受众焦点分散，因为每个人的需求和患的病都不一样。我做了这么多年的健康教育，发现很多人需要的知识医院诊室里给他治病的医生并没有讲到，或者他没听明白，真正应该知道的健康常识大家都不知道，预防的知识则知道得更少。另外一些人因接受能力很差，进行健康教育后效果也无法持久。

2015年我写了一本科普图书，主要讲身体各个器官的结构和功能，应该怎么进行保护。写完后交给5位80岁以上的老年读者提意见，我再修改。首印发行了7000册后又重印。上海电视台的一位文艺工作者看到了，说可以拍成短小精悍的动画片，利用大家碎片化阅读的习惯，不枯燥也容易接受，特别适合中老年人，而且传播方式没有障碍，受众面很广，我接受了他的建议。当年上海市科委正好有申报项目，获得了30万元资金资助，开始做这项工作。主题确定叫"健康解码60秒"，每一集名称比较聚中，针对性较强，主要回答普遍性和共性问题，一集了解一个知识，一分钟一集讲清一个问题。10分钟解答一个问题能说明白，一分钟要说明白难度非常大，这是最大的障碍和最大难点，但最后终于克服了困难，成功了。我现在在做这样的跨界工作，将科普以动画的形式表现出来，边做边学。后续我又把科普动画设计的人物，请无锡惠山泥人的工艺师做成了艺术品，准备在旅游点等适合的地方销售，让大家在欣赏艺术品的同时获得健康知识。现在正在批量生产，动漫也正式出版了，还申请了商标专利。

通过上述实践我发现，健康教育要产品化，要做成品牌。健康教育的产品可以非常多，如果将来把健康教育涉及的功能融会在日常生活中，进入生活的各个角落，健康教育就能广泛和持久，健康教育的产品才能在生活中潜移默化，使受众获得更多医学知识，改变民众的生活习惯。

我们做健康教育 IP 化探索，是一个立体、多层次、文字、平面、形象化且具体的宣传，2017 年世界健康大会在上海召开，世界卫生组织拿着我们在上海外滩大屏播出的内容，要求外滩之窗也为世界卫生组织播放健康教育的宣传片。

我们的健康教育已逐步走向系列化，有讲座、文章、书籍，《上海大众卫生报》要用一年连续刊登我们的产品。此外，在上海的公交、地铁、微信、上海电视台动漫频道、网络电视、社区科普电视、医院等都会播出。我们发现健康教育 IP 化、系列化，全面整合后效果非常好，传播速度非常快、辐射面非常广，而且适合各种人群。

我们的健康教育形式多样，因人而异，各取所需，有长有短，大小不一，种类不限，每个人都能找到自己所需的产品。所以，健康教育要紧跟时代、发挥想象、跨界思维，医务人员不能把思维局限在医疗上，要利用现有的人工智能等新技术，把健康教育做大、做好。健康教育是一个新行业的崛起，我们应该抓住机遇、迎接挑战，将大健康行业中已有的健康教育内容向各个方向拓展，完成健康教育的整合。

健康教育的形式需要改革，既需要老的形式，包括讲座式、读书式、灌输式的，也需要创新，符合时代、迎合潮流，创造能影响一代人甚至几代人、经典的健康教育产品。

我们所采用的方法、手段、措施和技术，一定要真正使健康理念融入民众的大脑，对他们的生活产生影响，改变他们的健康思维和生活方式，不断促进他们的健康，这才是健康教育 IP 化的成果。

中医与水疗整合在疗养康复中的应用

◎ 张　保

　　水疗在国外应用比较早，最早是一种洗浴的习惯，西方医学之父希波克拉底曾用冷水浴治疗急慢性疾病。文艺复兴时期，欧洲开始运用不同温度的天然热矿泉治疗风湿、麻痹及外伤后遗症等。19 世纪德国神父塞巴斯蒂安·克奈普（Sebastian Kniepp）用冷水浴治疗好了自己的结核病，后来就用不同的水疗方式给人们治疗疾病。1886 年克奈普出版了《我的水浴疗法》，并被翻译成多国语言而驰名世界，因此，其被后人誉为"欧洲水疗之父"。他将水疗正式用于医疗，在欧美推行水疗意义深远。日本民众非常推崇水疗，以温泉水疗最为著名；奈良时代发生了很多地壳运动，形成很多活火山温泉，因此温泉水疗逐渐成为日本疗养的首选。到 20 世纪后，水疗逐渐应用到疗养领域，此前主要是用于治病，随着现代医学的发展，水疗疗养方式越来越多。

　　中国古代将沐浴视为礼仪，并形成社会文化，西安临潼的骊山温泉便是享有盛名的皇家浴池。中国古代有很多文献把中医的药浴总结成不同的水疗方式。改革开放后，西方的水疗文化逐渐渗透到中国，利用一些先进的设备和水中运动技法进行治疗，陆续有医院引进水疗设备，逐渐把国外的水疗和中国本土的文化整合，形成了自身的特色。尤其是近些年，利用高科技研发了一些水疗设备，配合中医中药进行治疗，大幅提升了康复效果。我曾去日本参观了一些温泉疗养院和医疗机构，他们广泛采用水疗治病，在疗养院也用温泉水疗做疗养康复。我们国内有不少温泉疗养院，近些年开始从传统的温泉疗养慢慢与现代康复水疗设备整合，现在有些残联机构也在逐步开展现代水疗技术。体育系统也在开始关注水疗，已经有几个单位专门建设水疗项目，用于运动员的体能训练和运动损伤的康复。

　　我们十堰市太和医院是一所集医疗、教学、科研、预防、保健、急救、康复、培训于一体的大型综合性三级甲等医院。根据医院发展需要，2015 年 5 月，随着康复中心的整体规划建设，我院成立了水疗科。水疗科业务范围分两大部分：一是引进现代水疗设备进行水浴治疗和水中运动康复；二是利用中医中药的优势，研发了中医水浴的设备，如中药熏蒸、中药电水浴等治疗方法。

国内水疗的发展在一定时期是受到限制的，其中一个重要原因就是水疗师匮乏，这几年逐渐在培养人才。以前没有水疗学术机构，2017 年 7 月份在山东泰安，中国医师协会康复医师分会成立水疗康复专业委员会，我有幸当选为第一届全国委员。近几年水疗的会议也逐渐增多，水中运动的培训这几年也不断在做，推动了水疗从业人员之间的学术交流和技术水平提高。

温泉浴属于水疗的一种，水疗的作用原理大家应该比较熟悉，无须做太多讲解。

中医讲究未病先防，这与现代医学的预防医学有关联性。中医的整体观念强调人体是一个有机的整体，经络学说与现代医学的筋膜链理论其实也有不谋而合之处，筋膜链理论也讲究整体治疗，中医的藏象学说与西医的全息理论有很多融合。中医在疾病治疗前要辨证清楚，现代康复也做评估，先做评估，再确定治疗方案。水疗是利用不同温度、不同成分、不同形式的水治疗疾病。水中的成分不同，治疗作用不同；中医中药也一样，辨证配伍不同的药物治疗不同疾病。中医子午流注理论和现代医学循环系统有一些关联。所以，做中药浴或中药治疗不是都采用一个方子，如果寒热虚实治疗配方都一样，是达不到治疗效果的。依据中医的五行五脏辨证，根据病人的具体状况确定治疗方案。中医讲子午流注，讲经络的开合。在不同的时辰，人体的经络脏腑盛衰是不一样的，可以根据中医辨证，病人属哪一条经，是哪一个脏腑出了问题，选择其最旺盛的时辰进行治疗。在选择中医中药水疗时，也可以把这个理论整合进去。中医的五音疗法，根据五行、五脏、五志，把五音和水疗进行整合，根据病人不同的心理状态进行治疗。

任何一种设备或技术引进国内，如果不接地气，不与国情融合，就达不到预期效果。我们最开始引进现代水疗设备，很多病人问，里面有没有用什么药？一听说没有药，纯粹用水则不愿接受。温泉疗养院用温泉治病，病人能够接受，因为温泉自古就有，人们的观念已经默认。现在水疗设备纯粹用水的物理特性治病，老百姓得有一个接受过程。利用设备治病有难度，我们在就这上面动了一些心思。比如用卡门旋涡浴槽，可以产生每秒 8 次的振动，与大脑的 α 波一致，可以调节中枢神经功能，有效促进睡眠。但是，如果单纯用这个方法治疗，病人不容易接受，单单在浴缸里放上水，就说在治疗，病人并不接受这个观念。后来我们根据实际情况，根据病人的病情进行辨证，开一些药物添加到里面，一方面发挥设备的作用，一方面发挥中药的作用。这样病人就接受了这种治疗，发挥出中医中药和现代设备的双重优势。

我们科室买了进口的涡流浴设备，用来开展上肢、下肢的涡流浴治疗。也有我们自主研发的四肢电水浴，主要还是用中药来做。这两种方法大多数病人愿意选择后者，前者很少。记得在 2014 年我去鞍山汤岗子疗养院参观，他们用温泉水做直流电导入，病人非常多。我们慢慢琢磨，使用现代涡流浴设备，也用药物导入，自己配置，因为设备本身可以添加直流电药物导入的功能，包括超声导入；但是配置高、费用高，我们自己配置超声波治疗或直流电设备，结合药物，可用中药也可用化学药品来进行药物导入，这样病人就乐意接受，疗效也大幅提升。水浴药物导入，可以用直流电或者超声波做全身治疗，辅以在水中添加化学成分，包括中药成分进行治疗。

我们把中医的五行和五音疗法与物理治疗的光疗进行整合，实现了五行药浴。我在日本曾体验了一款设备，东西南北中五个方位，当时并没有把每个方位的区域独立分开，如果独立分开，就可在不同浴槽中添加不同药物，调理不同疾病，里面有 MP3 播放器，边治疗边听不同音乐，可达到更好的效果。现在这款五行浴池引进国内就和中国接轨了，实现五个方位的区域独立分开治疗，添加不同的药物。太空水疗舱也是一个非常接地气的方法，把中医的辨证、水疗、热疗、音乐疗法、光疗相整合。水中运动是运动疗法的一种，是现代康复医学的一部分。在水中结合中医特征，把中医的医疗体操，如太极拳、八段锦这些功法应用到水中，进行运动训练，对很多慢性疾病的疗养有很好效果。还可以利用水的流体力学特点，增加一些水的流动装置，提高训练的效果。

这种整合的理念我们在临床上应用比较多，我们有一个睡眠障碍中心，主要治疗睡眠障碍，把中医传统疗法与物理疗法整合，包括水疗，治疗睡眠障碍效果比较理想。消化系统疾病，如功能性胃肠病、便秘等，可以采用中药结合现代水疗设备进行整合治疗，提高效果。对于呼吸系统疾病，在浴缸内添加中药成分，辨证用药，也可以配合水中的医疗体操进行呼吸功能训练，能够提高康复效果。对于肌肉损伤性疾病及骨关节病等骨骼肌肉系统疾病，水中治疗有非常大的优势，也可以配合中药浴的方法。水疗在神经系统疾病中的应用非常广泛，是比较成熟的方法。糖尿病、痛风等代谢性疾病，通过水浴疗法能促进代谢，也可通过水中运动训练，达到康复效果。很多人因肥胖导致下肢关节不好，比如糖尿病病人做运动训练，在陆地上关节承受压力比较大，运动可能加重关节疼痛，但是在浴槽里做运动训练，水的浮力可以减轻自身体重，水的阻力可以提高效果，设备中带有流水发生装置，可以增加阻力，但可避免运动损伤，还可提高康复效果。

总之，中医与水疗的整合解决了临床上很多棘手的问题，3 年来我们不断探索、持续改进，总结出一套切实可行的办法，获得了病患的广泛认可。在较短的时间内将一个业内人士认为运行困难的科室发展得风生水起，也为我国水疗康复的发展提供了一个较好的模板。西安有一个温泉疗养院成功复制了我们的经验。以上的经验分享旨在推动我国水疗康复事业又好又快的发展，在整合医学模式下水疗和中医的整合必将为疗养康复添彩！

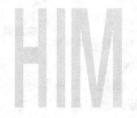

健康教育教练技术在整合康复疗养中的应用

◎郭君萍

通过改变行为来防控慢性病的理念，已经得到共识。但对不同行为的干预难度不同，例如对近视或甲状腺功能减退，病人对治疗技术的依从性非常好，只要戴上眼镜或用上药物，症状就能缓解，做行为改变比较容易；但对于成瘾性疾病和肥胖等疾病，行为改变难度就非常高。随着医学的进步，原来很多依赖于技术的疾病，慢慢在向需要行为干预的过程转变，比如冠心病、艾滋病，过去死亡率较高，现在很大程度上已变成可以维持生存的疾病；再比如癌症，过去是谈癌色变，但现在慢慢变成了慢性病。因此我们需要给慢性病重新下一个定义，即慢性病是症状延迟发作的行为依赖性疾病。从这个角度出发，做好慢性病管控，更多的是要做好健康管理。复杂慢性病需要更多地关注相关因素的解决，慢性病与基因、环境、饮食、医疗水平、心理因素、环境污染，以及人口老龄化因素等密切相关，60%的慢性病是生活方式导致的。全球已形成共识，即不健康行为与慢性病之间存在显著因果关系，通过有效的行为干预可以防治绝大多数慢性病。

在做慢性病的日常管理中，经常听医生说病人依从性太差，也经常听病人说医生的要求根本没法做到。二者到底是谁出了问题？慢性病管理过程中最核心的本质是什么？在慢性病管理中，是医生主导还是病人进行自我健康管理？这些都需要思考。要让病人产生自我健康管理的意愿和能力，也就是提高病人的健康素养。但仅提高健康素养而不去行动还是徒劳。因此，让病人改变行为，知行合一，内化成健康的生活方式，这才是根本。在慢性病时代推进整合医学，要进行技术的整合、理念的整合、基础与临床医学研究的整合，但最根本的是践行以人为本的医学模式。既然是以人为本，我们就不能忽略病人在这个过程中的意愿，尤其是其自主性的激发，以及内在动力的产生。慢性病时代开展整合医学，催生的是合作式的医患模式，医护人员和慢性病病人之间必须有互动，医生在这个过程中要成为促进病人自我变化的中坚力量，在这个过程中特别强调病人的自我管理。

健康教练技术是国际上迅速发展起来的行为干预策略，可以极大地满足当前的需求。健康教练技术已经得到美国国家培训和教育标准认可，在美国及一些西方发达国家，已经成为健康管理的金标准技术。关于健康教练技术的定义目前没有一个完整的公式化的答案，还在不断发展过程中。结合文献检索和国外相关资料，我们发现有三个概念比较契合健康教练技术的内涵。第一个概念是 2007 年 Butterworth 提出的，即提供者促进参与者改变生活方式相关行为从而提升健康和生活质量，或建立及达成健康促进目标的服务。第二个概念是 2010 年 Bennet 提出的，健康教练技术是为帮助病人获取知识、技能、工具及信心，成为自我保健的积极参与者，并能达到自我识别的健康目标。第三个概念是 2015 年 Jordan 提出的，即来自不同背景和教育领域的专业人员通过个体和团体方式，在以客户为核心的过程中促进和赋能于客户，以帮助他们实现自我确定的健康目标。

上述三个概念有一些共同的特征：第一，以病人为核心，病人的主体责任、主观意愿、选择目标的确定及在过程中路径的调整都得到充分的认可和肯定；第二，干预目标必须由病人参与决定，而不是医生告诉他必须禁烟等，在这个过程中，病人愿不愿意参与，能不能做到，不在医生的考虑范围，否则硬性要求病人做改变，他会从心理上阻抗，甚至反抗，健康管理时病人的依从性就会非常差；第三，健康教练的工作过程是一个由专业人员陪伴病人的自我探索过程。当前家庭医生、健康辅导员等概念盛行，我认为健康教练技术正好可以为这些人员提供很好的助力。

健康教练所使用的技术有哪些呢？一是目标设定技术，不确定健康干预的目标，就无法达到所需的健康目的，目标确定是所有技术中的重中之重，必须和病人共同建构推进。二是行动计划，围绕目标，我们要有很多可以实现的方法，帮助病人发现现有的资源、可采用的工具，可以推动病人更好实施计划。三是问题解决，在推进过程中病人肯定会碰到很多困难和问题，要帮助他获取资讯，提升获得更多健康的能力和水平，很多社会学、心理学方法有助于问题的解决。四是障碍识别，在日常健康管理推进过程中，我们发现原先设计的路径、原来的方法套路随着生活工作的改变，不再具有可操作性，医生可以帮助健康教练或服务人员有效识别现存的困难，并改变路径。五是发现资源，让病人在过程中以学习提升为目标，找到更多支持他的社会关系系统，找到更多的医学信息资源，这也是要实现的技术。六是自我监控，总结自己在过程中做得好的部分，进一步改进和提升，通过医学手段检查、复查，自我改进调节过程。七是自我效能提升，就是在过程中把病人的"小太阳"激发出来，教会他设置一个目标并实现，小改变牵动大改变，使自我学习、自我改善、自我提升成为习惯性动作。

为了形成可持续改变，健康教练技术在使用过程中要特别关注三个关键点。

第一，要认可当事人，当事人才是全人全程健康管理的主人翁，改进健康是他自己的事情，我们做的是根据医疗风险防范确定框架体系，包括如何有效地选择，什么时候开始，从哪里开始，而且要和当事人一起共同完成。第二，建立合作关系，如果医生、护士只是纯粹的专家指导身份，很大程度上会对病人形成更大的压力，因此医护人员要和他们建立一种亲密的合作关系，像朋友一样，既是专家又是朋友，在过程中病人是我们的亲人，这是推动健康教练技术和进行健康管理非常重要的内生性因素。现在我国自上而下在社区服务中心推行家庭医生，家庭医生本质上就是健康陪伴者，是病人的朋友。第三，鼓励主动学习，一方面是要督促病人主动学习，学习健康管理中要掌握的知识点、生活常识，还要掌握一些医学基本技能和工具的使用；另一方面要倡导医护人员向病人学习，要针对性、匹配性地应对病人的需求，病人有很多经验，是我们在推进整体健康过程中的良师益友，所以，医患是相互促进学习的过程。作为医护人员，我们已经习惯于扮演专家的主导角色，在临床工作中，我们经常会听到"我是医生，听你的还是听我的"这样的话，但在健康教练技术使用过程中有一个颠覆性的改变，就是在医疗风险的关键干预领域得听医生的；而在健康管理自我推进过程中，有时得听病人的。最好的做法是彼此之间达成共识，既能保障在医疗安全范围之内，又有利于小改变的动作和行为习惯的养成，牵一发而推动全身整体的健康。

在日常疗养院实践过程中，一方面通过临床评估，对慢性病包括其他疾病做诊断，诊断后做循证治疗计划；同时，根据一对一的访谈及健康生活方式评估相关风险的依据，确定在慢性病管理中的一些健康行为。通过评估可以和病人一对一协商健康行为目标。确定目标后，和病人一起通过一系列健康教练技术推进整合健康行为改变计划，最终实现健康管理目标。整个过程可以结合疗养康复的周期在院外进行。一方面可以在线下院内进行，另一方面通过微信、热线电话等形式进行干预，根据我们的经验，一般第一次需要 30 分钟，其后每 2 周干预一次，最长不超过 1 个月，效果非常惊人，过去没有依从性，通过这样的行为技术干预，病人特别愿意主动参与到健康干预中。

在健康教练技术使用过程中，我们要为病人更好制定目标，实现目标有三点必须把握。第一，评估服务对象是否知道自己的健康或疾病的风险或诊断，是否已经掌握必要的保健知识和技能？第二，服务对象是否愿意与你合作进行健康管理？如果不愿意，说明病人没有和你建立信任关系，有时是没有准备好，你提供的相关内容病人没有完全认同，对此要有效识别。第三，服务对象对达成健康目标是否有足够自信心？有很多病人当面说回去会做，但复诊时什么都没有做，他回去时没有信心完成，缺少后续的支持包括家庭的支持等。健康仅靠一个人推进很难，如果没有支持系统的支持，目标无法实现。这个过程中特别要关注目标制定的清晰度，以及信心指数，也就是病人的意愿程度。

学习这一整套技术起码需要 3~5 天。目标设定与以医生为导向的健康管理可能会有所不同。通常目标设定是想要达到的成果，比如现在的慢性病干预过程中离不开一个目标，就是体重管理。我们和病人说，根据体重指数，你的体重应该下降 5 千克。临床实践过程中减重并不是太难，关键是反弹的问题，根本来说是健康的饮食习惯没有养成。怎样能让体重下降，并有效维持，这是体重下降 5 千克后必须要关注的关键点。从健康教练技术的角度出发，要和病人讲：如果觉得减掉 5 千克很困难，那就从每餐少吃两三口做起，从小目标不断推进，包括坚持不吃零食，聚餐时要拒绝劝导，维持原有进食量，等等。这样不断把大目标分解成小目标，病人在日常工作和生活中就有可能会把习惯内化成行动，并不断固定下来，达到减重目标。

关于日常健康管理过程的路径，首先是进行一对一的健康访谈，包括生活方式、健康风险筛查；其次是进行相应的健康体检或专项检查；再针对前期两项做综合评估，通过评估确定健康促进方案。在医学框架领域针对专病和医疗风险防控制订健康促进方案，随后结合疗养院特色，开展治疗、康复和促进。在这一过程中，我们会和病人进一步协商，改进健康促进的目标，目标协商后，健康教练会进行陪伴干预和支持，这时医护人员就变成了健康教练，健康教练持续不断的陪伴，使病人不断提升勇气和信心，然后对其进行专业技术和新理念的干预，并进行情感支持，特别是当病人碰到困难和问题时。3 个月和半年后，再进行阶段性评估和健康管理，以此形成一个闭环，不断推进。

用整合医学思维践行围手术期医学

◎熊利泽

  本文讨论的是麻醉科医生如何践行围手术期医学，这是一个具有整合医学思维的课题。外科手术不是单纯为了手术而手术，目的是为了治病。传统上，麻醉的两大核心任务是保障手术无痛及病人安全，当这两大目标能够实现后，我们发现术后病人的恢复并不是都很理想。欧洲及美国报告的术后 30 天的死亡率是 0.56% ~ 4%，在美国，术后 30 天死亡是死亡的第三大原因。对于外科手术，不仅是术中，术后顺利舒适的恢复和长期的结局及转归同样重要；因此，麻醉科医生在保障术中无痛及安全的同时，也要考虑术后的恢复。我提出了"围手术期医学是麻醉的发展方向"的观点。有外科医生问我们，如果你们做围手术期医学，那我们做什么？我认为站在围手术期医学的高度，从麻醉学角度做好工作，更有利于病人的康复。我曾经举例说，两名手术医生做同样的手术，一个出血 3000mL，一个 600mL，哪个医生好？显而易见。如果手术出血量 3000mL，一名麻醉医生可以维持病人血流动力学稳定，而另一名麻醉医生的病人出现低血压，哪个麻醉医生好？术中会不会影响病人的预后？同样显而易见。

  研究表明，术中病人收缩压如果低于 80mmHg，术后病人死亡率增加 3.6 倍。即使血清肌酐的变化在正常范围内，但如增加了 24% ~ 49%，术后死亡风险会增加 5 倍，术后住院日延长 3 天，无论是否为心脏手术都是这样的结果。我们对西京医院心脏瓣膜术后病人进行观察，68% 的病人出现术后急性肾脏损伤（AKI），给予一氧化氮（NO）吸入，AKI 发生率从 63.4% 下降到 49.5%。作为麻醉科医生，应该站得更高一点去思考病人的整体及其术后的恢复。围手术期医学的核心理念应该是：从术前到术后的全程视角，强调术后顺利舒适恢复，强调病人手术后的长期转归，病人安全是我们永恒的主题。术前准备应该是麻醉医生的"拿手好戏"，我们做得是不是很好呢？国家卫生健康委员会已下发通知，有条件的二级医院要专门设立麻醉科门诊。麻醉科门诊为什么那么重要？我给大家讲个例子：有一名老年手术病人，他的孩子为了老人手术，专门从外地赶回来，病人推进手术室 30 分钟后又推出来，说术前没有准备好，今天做不了。这时家属和病人的感受是什么？中国麻醉安全现状调查表明，并不是 100% 的术前准备都做得很好。如深静脉血栓（DVT）的预防，在北京、上海这样的大城市对高风险的手术也没有做到 100%，何况其他地方。

术中和术后是否发生 DVT 或肺栓塞，与术前和术中的麻醉处理有密切关系。在美国很多医院，日间手术比例高达 80% 以上，2017 年上海仁济医院日间手术比例已超过 40%。我们是否需要成立更多的术前病人评估中心，由麻醉科领导及参与？2017 年的全国麻醉年会，我们邀请了美国术前评估协会主席来做演讲。全身麻醉病人气管插管和拔管引起的血流动力学波动，是否会影响病人的术后康复，对术后长期效果有无影响？我们应该从整体的角度思考，如果气管插管引起了损伤，肯定会影响病人的恢复。很多人说现在年轻医生重操作，记得在国际气道管理大会上，下午六点还是满座，可视化技术吸引了很多年轻医生。我们现在也意识到操作确实是基础，应该学会，不学会才有问题；但是，关键的问题是操作不是全部，重要的是要在麻醉及围手术期管理上努力，要时刻把握治病的目的。为推动加速康复外科（ERAS）的开展，中华医学会麻醉学分会与外科学分会一起制定了 ERAS 专家共识及路径指南，西京医院还启动了 ERAS 真实世界研究，强调了多学科合作的重要性，目的是使病人术后更好地恢复。在此基础上我们的研究发现，如果在全麻前、术后第 1 天和第 2 天分别给予 30 分钟电针刺激，可以缩短平均住院日、减轻术后疼痛。

在充分镇痛上，麻醉科医生是这方面的专家；但是广东的一项调查发现，麻醉科仅负责 1/3 的术后镇痛，且病人满意度也不超过 93%。美国的 Correll 分析了包含 6 个国家的多项临床研究结果，发现 60% 以上急性疼痛病人未获得满意的镇痛效果。因此，重视并加强多学科、多模式镇痛是国际共识。北京大学人民医院经过近 20 年实践，通过多学科合作，规定了麻醉、外科和护理在术后镇痛中的职责及任务。南通大学附属医院麻醉科的曹汉忠医生创建了 PCA3.0 智能化镇痛平台，利用互联网技术，帮助病人进行术后镇痛管理，取得了很好的临床效果。

术后无痛不是舒适化的全部，舒适化的医疗实践，不仅是无痛而是要舒适化。舒适化要避免副作用如恶心、呕吐，要全身舒适、睡眠好等，还需要做很多工作。2012 年我国胃肠镜诊疗超过 2700 万人次，2017 年出生新生儿 1723 万，但是无痛率不超过 10%。一到冬天，由于下雪等天气因素，老年骨折者增加，高龄危重者多。调查表明，70 岁以上老年人骨折，术前 94％ 可以独立生活，术后 1 年 72％ 的病人需要专人照顾。作为医生，一定要思考整合医学，要从整个社会的角度去分析问题、认识问题和解决问题。如果这些父母都需要专人照顾，现在都是独生子女，谁去照顾？这是很大的负担。已有证据表明，多学科合作，可降低老年手术病人的院内死亡率，因此美国外科学会与老年医学会共同制定了指南，探讨如何管理老年手术病人，美国老年医学会专门写了一个综述，告诉老年科医生要关注老年病人围手术期的管理。

现在有很多人在研究是早上做手术好还是下午做手术好，家属肯定挑选第一台并在早上做。他们觉得医生经过一晚上休息，早上比较清醒；但心脏手术下午做心肌梗死和心血管事件发生率反而高。这告诉我们，事实并不是这样，这值得思考，可能与生物钟有关，与生物钟相关的基因有关。这使我想起另一个问题，如果我们的手划伤了，总感觉晚上比白天痛，现在的解释是晚上夜深人静没有干扰，但这是否也与生物钟有关？这样想也许会发现新结果。主动践行围手术期医学，应该认识到麻醉学的新使命，是以改善围手术期预后为目标，而不是以麻醉为目标。随着老年人口逐渐增加，我国的四大慢性疾病的患病率也在不断升高，我们麻醉医生应该知道这些，给合并有慢性疾病的老年病人实施麻醉，需要整合医学理念，需要多学科知识和多学科合作。我们要满怀热情地接受新事物、新概念，要相信它在底层有颠覆性的力量，要以开放的心态去接受、去践行。

怎么践行？除医学本身外，还要有人文精神，包括人文精神的培养。我衷心希望大家牢记希波克拉底的话：我们不是在治疗一支体温表，或者一个肿瘤的生长，而是在治疗一个生病的人。从麻醉学到围手术期医学，核心是围手术期医学思维。1996 年的一项研究显示，术前开始给病人 β 受体阻滞剂，直到手术后，可以大大降低总死亡率和心血管事件发生率，欧洲指南将这一结果作为依据推广到所有非心脏手术中，有高风险手术的病人都要吃 β 受体阻滞剂。后来他们回顾应用该指南 5 年的情况，每年非心脏手术后的死亡例数是 16 万，5 年应该是 80 万；但按照这个指南，发现死亡例数比原来多。他们又做了一个研究，发现 β 受体阻滞剂能够减少心肌梗死的发生率和心血管事件的发生率，但增加了脑卒中的发生率。心脏和大脑之间有联系，单纯从心脏角度来讲，需要减少心脏氧耗；但从脑的供血供氧来讲，需要一定血压，降低心脏氧消耗和保证脑供血之间需要平衡，这就是整合医学的思维。有一些病人，如果不是个体化地滴注 β 受体阻滞剂，心动过缓可引起低血压及相关问题；如果这个病人贫血，β 受体阻滞剂会增加卒中的风险。一个指南绝不能解决所有问题。我们一定要用整合医学思维进行个体化实践，而不是因为在著名期刊发表了研究，或制定一个指南就把所有问题解决了，这是整合医学应该思考的。

最后，再讲一下 Apgar 评分。发明这个评分是一名麻醉科医生——Virginia Apgar，她是美国第 2 位麻醉女医生。19 世纪 50 年代到 20 世纪 50 年代的 100 年间，出生婴儿的死亡率没有明显下降，产科医生如果发现新生儿有畸形、个头过小、全身发紫、呼吸动度异常，就判定为"死胎"，就放弃了，让其自生自灭。Apgar 医生说这是不对的，能不能通过评分来比较医生间的水平，来衡量这个医院和那个医院的区别，这个由 Apgar 发明的评分我们在临床上一直在用，使新生儿的死亡率大大下降。她关注病人最终的恢复，关心孩子最终活命的目标，我理解它就是整合医学思维的一部分，我们应该从中学习。现在我们已进入伟大的新时代，应该有新作为，新作为就是用整合医学思维一起走好从麻醉学到围手术期医学的长征路，实现从麻醉大国到麻醉强国的目标。

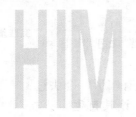

脑科学研究的任务和策略

◎范　明

2013 年美国及欧洲国家相继提出各自的脑计划，随后中国学者也提出做中国的脑计划，国家相关部门和领导非常关注。为什么美国及欧洲要做脑计划？为什么他们做，中国就要做？他们的整个战略意图是什么？

脑科学不是一门普通的生物学科，它的影响面很宽。本文从科学研究、社会发展、健康保障和产业基础等多个角度做一简要介绍。

从科学研究上，人脑是自然界最复杂的系统之一，揭示脑的工作原理是人类认识自然与自身最后的终极挑战。诺贝尔医学或生理学奖有 1/4 颁发给了与脑科学相关的研究。

从社会发展上，人脑是百万年级的发展产物。按照弗林效应，人类的智商每10 年提高 1 个百分点，现在我们的智商已接近平台期了。人类已经进入大数据时代，数据呈爆炸性增长，人脑自然进化的速度怎么应对大数据？除了教育手段，还要考虑其他手段，如利用 NBIC 技术（即纳米、生物、信息及认知科学四大技术汇聚），实现人脑能力拓展。

从健康保障上，由于老龄化等问题，脑疾病发病率不断攀升，已成为首要的疾病负担，这与脑疾病的高致残率有关。特别是精神疾病，国外越来越重视这个问题。近 10 年来，我国的临床医学文章发表数在世界的排名一直为第 10 位，而精神病和心理学领域的发文排名第 16 位，比 10 年前还降了 2 位，不是我们不努力，而是国外高度重视，发展太快。

从产业进步上，国家已经启动了新一代人工智能计划（人工智能 2.0）。中国脑计划的类脑计算和脑机接口是人工智能 3.0，这为将来的人工智能升级换代打好了科学基础。

2015 年 10 月美国发布了创新战略，确保美国持续引领全球创新经济，开发未来产业。在其中要加强的 9 大战略领域中，4 个与脑科学直接相关，这说明了美国对脑科学的重视程度。

我国科技部在 2013 年 5 月就组织相关的"973"首席科学家一起讨论怎么做中国脑计划。2014 年 3 月，组织 S20 香山会议，基本达成共识。后来又增加了类脑计算。2015 年 3 月部委联席会议汇报时的正式名称是"中国脑计划——脑科学与类脑计算"，2016 年 3 月经"两会"通过，成为 4 个优先启动的重大项目之一。2016 年 10 月，中央下达了实施方案编制任务，科技部组织了实施方案编制组。2017 年 3 月，在杭州形成共识，如面对三大需求，脑病聚焦于做认知障碍相关的重大脑疾病等，已经通过了部委联席会议专家评审，并向国务院科技领导小组进行了汇报，目前在推进当中。

关于中国脑计划的战略布局，已经有多位编制组专家向媒体进行了披露。主要是面对认知障碍相关重大脑疾病诊治、儿童和青少年的脑智力开发、类脑计算与脑智能技术等国家战略需求，以脑认知功能解析的基础研究和队列资源库技术平台为支撑。主要研究认知障碍相关重大疾病，如孤独症、抑郁症、老年痴呆等；类脑计算、脑机接口、脑机智能等；儿童、青少年脑智力发展的评估与干预；队列平台资源库建设包括社区和病例队列、信息、生物样品和影像资料库及中国人脑库等，还有神经活动检测和调控的创新技术平台；基础研究主要针对认知功能的神经环路机制。

我国的脑科学研究有很强的基础，有 7 个相关的国家重点实验室，10 个相关的国家临床医学研究中心。中国的神经科学工作者都很努力，我们的经费投入仅为美国的 2%～5%，研究人力只有美国的 10%，但完成的 SCI 论文数量是美国的15%。在非人灵长类脑病模型和克隆猴、人脑精细脑图谱、神经调控技术等方面都处于国际前沿。介观超微精细图谱技术在苏州建立了基地，*Nature* 就此发表评述说，这种"用工业化的手段大规模产生数据，将改变神经科学现有的研究模式"。被评选为 2017 年中国十大科学进展之一的 2.2 克微型化可佩戴式双光子荧光显微镜，也是领先国际的。

国内各个部委和省市都很重视脑科学研究。中科院创建了科学协同创新中心，引入了猴模型的大型科学设施，组织了脑联结组先导项目等。教育部各高校组织了很多脑科学联盟。国家自然科学基金会一直非常重视神经科学，成立了心理认知学科处，组织了脑环路的重大研究计划。中国医学科学院组织了脑科学创新工程、人脑组织库的协作联盟。中国科协做了一批脑科学调研的软课题，讨论战略发展方向。北京市启动了脑专项和脑重大疾病高精尖创新中心。北京和上海分别成立了北方和南方脑科学中心，确定了负责人和经费。

总之，脑科学是当代科学的制高点，兵家必争。脑科学研究酝酿着重大突破，时不我待。我国脑研究基础和准备充分，志在必得。

（致谢：部分材料引自中国脑计划申报书和实施方案编制组。）

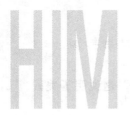

睡与醒可控吗

◎张 遐

　　自 1999 年我在加拿大的实验室成立以来，我一直专注于一件事情——研究大麻。人类主要的细胞类型中都含有大麻素，我们的肺、肝和毛囊都堆满了内源性大麻素，它与全身的功能，与疾病的发生和发展都有重要关联。本文只讲其中的一部分作用。

　　首先简要介绍一下我们实验室的研究背景，2006 年我们找到一个新的蛋白连接点，是一个肽，它可以阻断大麻素受体。2012 年我和西京医院熊利泽院长合作，首次看到内源性大麻素激活后产生一系列信号通路。2014 年我和西京医院董海龙教授合作，找到了一个水解酶抑制剂，该抑制剂的其中一个作用通路和外源性大麻素一致。基于这两个研究结果，加上我们开展了 20 年的大麻素研究，重新创建了一个理论，提出大麻细胞间液内源性细胞瘤，回答三个问题，一是起源，是小胶质细胞，还是星形胶质细胞；二是靶标；三是功能。

　　2012 年，我与熊利泽教授和董海龙教授密切合作，对意识进行了研究。2006 年 *Nature* 杂志发表过 125 个最具挑战性的问题，包括宇宙由什么构成，意识的生物学基础是什么，等等。意识是生命科学和医学研究中最重要的，但非常遗憾，到现在为止，对意识的研究非常缓慢，我们对意识的脑环路、意识的起源还几乎一无所知。最主要的困难是动物模型的建立。意识分为两个层面，一个层面是感知，另一个层面是意识程度，就是从麻醉或者睡眠中苏醒过来。当时之所以要和麻醉科进行密切的合作，是因为我到西京医院参观以后，看到麻醉科的全身麻醉药，其实从 19 世纪 40 年代人类第一次使用乙醚麻醉到现在，人们对麻药的作用机制还是知之甚少；如果把病人从麻药苏醒的过程作为意识的觉醒来研究，我们就可以做到一箭双雕，可以同时研究意识和全身麻醉药的觉醒。

　　我们进行了很多年的研究，采用的是透明的塑料盒，这是世界公用的盒子，盒子可以转动，大鼠在里面，一边转动一边调整位置。在进气口把麻醉药输进去，给药一段时间后会停止，等实验动物意识恢复，动物就会突然站立起来，从停止麻药到动物站立起来，即意识恢复。后来我们做了监视脑电图，动物在站起来的一瞬间，脑电图发生剧烈的变化，这是从麻醉状态进入清醒状态的一种模式，证明我们研究的动物模型是可靠的。

刚开始开展这一研究时我们很困惑，关于如何研究麻醉觉醒，并没有很多文献。研究麻醉的觉醒、意识的觉醒，首先要考虑睡眠的环路，后来聚焦在下丘脑，对此研究最多的是哈佛大学的一位教授，他既研究睡眠，又研究麻醉，睡眠和麻醉环路都会投射到下丘脑。我们在下丘脑做的第一个试验，是把内源性大麻素的拮抗剂注射给动物，可显著缩短麻醉的觉醒时间，大概缩短一半；因此麻醉的觉醒过程是内源性大麻素在起作用，这一点在转基因动物中得到了证实。后来有了另一个监测内源性大麻素的指标，在麻醉复苏过程中作用在下丘脑，证明下丘脑是谷氨酸神经元在起重要的作用，这条通路叫 PEF。用 VIPU 兴奋或抑制又把它的作用进一步肯定下来。这个环路在睡眠中是否起作用，怎么做这个实验？我们可以快速兴奋和抑制这个环路。抑制这个环路，根据意识恢复麻醉觉醒的理论，就可以推出来意识的结果。动物在睡着时，给予兴奋性物质，它就会很快醒过来；如果动物清醒，给予抑制性物质，它就可以睡着。这个研究结果用到临床的难关是怎么把兴奋性或抑制性物质注射到人的脑中去，这个难关过了，就可以用到病人。对麻醉复苏的病人，或者有睡眠障碍的人，我让你醒你就醒，我让你睡你就睡。

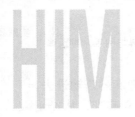

脑—肠轴双向调控与慢性疼痛

◎徐广银

我们每个人都有过疼痛的经历，但人们对疼痛的认识度不足，重视度也不够。国际疼痛研究协会（IASP）对疼痛现状做了这样的描述："There are little people died of pain，but lots of people died with pain，even more people live in pain"，即"很少有人因疼痛而死去，但很多人却在疼痛中离去，而有更多的人活在疼痛之中"。想象这个场景，真的非常可怕。到底有多少人生活在疼痛之中？借用美国疼痛学会会长的说法，慢性疼痛的发病率大于心脏病、癌症和糖尿病发病的总和，这三种病的发病率在美国排名前三位。心脏病有疼痛，癌症有疼痛，糖尿病更是痛上加痛。此外，还有非常重要的疼痛，如妇产科的痛经、子宫内膜异位症疼痛，以及胃肠道疼痛，等等。

本文重点讲胃肠痛，如肠易激综合征（IBS）和功能性消化不良（FD）引起的疼痛。功能性胃肠道疾病病人很多是以疼痛为主要症状。IBS 是难诊、难治的疾病。我接诊过一个 14 岁的小姑娘，因腹部疼痛就诊。来之前她在乡下当地医院做了 3 次手术：12 岁因腹部疼痛诊断为阑尾炎做了阑尾切除术；术后 1 个月疼痛复发，又到当地稍好一些的医院检查，诊断为肠道器质性病变，把肠子切掉了一段；后又复发，第 3 次做了脾切除术。到我们医院后诊断为 IBS。现在国际组织对 IBS 诊断有很好的标准，但国内在某些方面还推进不够。

IBS 表现为腹部疼痛、不适，有肠运动功能症状，有的病人还有呼吸道症状混合交替。这种疾病最重要、最典型的表现是内脏高敏感，但没有明显的器质性病理病变，IBS 的病因和病理不清。从围生期开始，到幼年再到成年，各个时期都可能有 IBS 的诱发因素。在生命的早期，各种不良因素如应激，都可导致 IBS 的发生。关于 IBS 的病理机制，美国加州大学一位做疼痛的专家，专门从事大脑机制的研究，他认为肠道和脑的整合在 IBS 发病机制中发挥重要作用。从大脑发出自主神经，经脑—肠轴、交感神经内脏感觉系统，影响肠道的分泌吸收、屏障系统，以及感觉功能，这叫脑—肠轴；另外一条叫肠—脑轴，即肠道进行分泌吸收后通过血液循环可以影响到脑功能，肠道感觉神经通过肠传入神经也可以进而影响脑功能。脑和肠双向互相调控，过程相对复杂。环境因素的刺激，既能影响大脑的功能，也会影响肠道的功能，引起炎症和慢性疼痛。Top - Bottom（由脑至肠）容易让人理解，因为大脑是人体的最高司令部，是一种由上至下的调控系统；而Bottom - Up（由肠至脑）是一种更创新性的理念，肠道功能改变也会影响到大脑的功能。

为此，我提出两个模型。一个叫NMD（亲生期母爱剥夺）模型，大鼠出生后第2~15天，每天与母鼠隔离3小时，这种老鼠成年后会产生慢性内脏疼痛。我们有一套检测大鼠内脏疼痛的指标，模拟自然的肠道刺激状态，观察大鼠的胃部收缩反应。我们发现，NMD显著增强皮层的传递功能，引起大脑皮层功能增强，疼痛相关基因的表达显著提高，无论是蛋白质水平还是基因水平都显著提高。刺激肠道产生疼痛要经过三级神经元的传导，首先是位于背根神经节（DRG）的初级感觉神经元，其接收到肠道受到的刺激后产生动作电位，通过释放神经递质等方式影响第二级神经元——脊髓神经元，此后再通过动作电位传导至第三级神经元——脑神经元，这就是疼痛产生的基本信号通路系统。NMD大鼠在DRG水平，神经元的功能显著增强，钠通道显著增多，引起兴奋性传递功能显著提高。

第二个模型是新生期结肠炎症（NCI）模型。在大鼠新生期（出生后10天）结肠注射刺激物诱导产生慢性内脏痛，以进一步验证NCI对脊髓传递功能的影响。我们发现，嘌呤受体（P2X7R受体）与疼痛关系密切，其表达显著增强，去甲基化增强，与转录因子结合增加。由于去甲基化后使这种基因表达明显增强，使神经元的兴奋活动、突触的传递功能明显增强。正常情况下，疼痛相关基因处于甲基化和去甲基化稳态平衡之中，在正常刺激到达时，可以引起基因发生微小改变，产生生理性疼痛。但在病理情况下，由于炎症或环境因素刺激，导致基因的稳态失衡，去甲基化功能增强，使疼痛基因表达增加，参与疼痛信息的传递功能明显增强。关于疼痛相关基因DNA过度去甲基化参与慢性病的机制，我们在糖尿病病理性疼痛中做了一些工作。前面的两个模型验证了肠—脑轴和脑—肠轴的概念，肠道菌群通过调控肠道的分泌功能甚至感觉系统，参与了上述过程。在NMD动物模型中我们发现，大鼠肠道菌群的分布发生了明显改变。此外，我们观察到肠道的通透性也发生了明显改变。为进一步验证肠道菌群的变化，我们进行了叶酸治疗试验。叶酸是甲基的供体，可以改变疼痛的敏感状态，缓解疼痛。经叶酸治疗后发现大鼠的痛阈明显升高，疼痛减轻，P2X7R基因甲基化的比例明显增高。我们还发现肠道细菌的峰值变化，推测叶酸虽然可以提供甲基来扭转去甲基化，但在某种程度上也改变了肠道菌群的分布。详细的分子机制及上下游关系尚不清楚，究竟是脑—肠轴还是肠—脑轴，还需继续研究，特别需要整合研究。

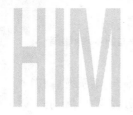

日间手术成功推进的整合思考

◎闻大翔

　　过去这些年，新的医学模式和理念不断涌现，先是循证医学，后是转化医学，再是精准医学，最近几年又提出整合医学的概念。不论何种医学模式，都要以病人为中心，要为病人提供最理想、最优化的诊断和治疗。近些年，各大公立医院也在不断推出新的诊疗模式，包括日间手术、快速康复外科及多学科联合诊疗等，这些诊疗模式和麻醉科密切相关，都需要麻醉科医生的参与。现在的麻醉医生，要思考做相应的改变，以适应新的诊疗模式。我同意熊利泽教授提出的麻醉学科的发展要向围手术期医学方向发展，这就是整合。我认为，在整合医学理论指导下，麻醉科未来发展应该有 5 个方向：一要发展成为医疗安全的关键；二要发展成为舒适医疗的主导学科；三要成为未来医院中一个自主的平台；四要发展成为医学创新的重点学科；五要成为社会熟知的品牌学科。这样的麻醉科才符合整合医学的发展理念。

　　本文重点谈一谈日间手术，这部分基于我在仁济医院花了 12 年推广探索日间手术的成果。仁济医院的核定床位是 1650 张，2018 年 2 月上海市又给我们增加了 250 张合并床位，目前医院开放床位 1900 张，这在中国算是非常小的医院。这种情况下医院怎么取得更大的发展，怎么把业务做上去？2012 年前，我们就在国内较早地探索日间医疗，特别是日间手术。2017 年仁济医院的医疗收入 47.8 亿元，住院人数 12.9 万人，平均住院天数 5.8 天，手术量超过 8 万台。一个体量不大的医院，能够完成这么多手术，能够把平均住院天数缩到这么短，很大程度得益于日间手术模式的推广。作为大学附属医院，仁济医院一直注重医教研均衡发展，例如，2013—2017 年，仁济医院每年中标国家自然科学基金项目达 90 项以上，2017 年达到 113 项，在上海市第一次超过了瑞金医院，位居上海市第一。

　　日间手术在欧洲国家及美国等已经非常成熟。2003 年的统计数据显示，一些西方发达国家的日间手术占医院全年手术的比例非常高，例如，加拿大超过了 70%。2016 年，加拿大、美国、西班牙、瑞典等国的日间手术的比例已接近 90%。我国开展得比较晚，武汉市儿童医院、上海第一人民医院和仁济医院，是 2002—2005 年开始探索，2009 年华西医院开始探索。全国日间手术占全年手术比例平均不到 5%，2016 年达到 18.8%，仁济医院这几年做得比较好，2015 年达到 1/3，2016 年超过 40%。

日间手术的定义，中国和国外有些不一样。我们目前的定义是从入院到出院在 24 小时内完成，最长允许时间不超过 48 小时。从国家层面到地方卫生健康委员会都鼓励开展日间手术，并已纳入公立医院改革的 10 项任务中，目前日间手术在全国掀起了高潮。

我们首先从泌尿外科开始探索，最初采用分散式管理，没有独立的日间病房，也没有独立的日间手术室。直到 2003 年有了条件才开始独立的日间病房和独立的日间手术室，由分散式转变为集中式管理。上海所有的三甲医院，合并床位都不超过 2000 张，市政府严格控制中心城区三甲医院的规模。为了提高效率，使有限的床位发挥更大的作用，使更多的病人完成手术，日间是很好的方式。但也碰到一些问题，或许只要开展日间模式的医院都会碰到，例如设立独立的病房，以及对病例的要求，日间手术节奏非常快，如何提升手术医生，包括麻醉医生的积极性等。我们现在已有独立的日间病房，全院有 120 张床位，有 12 间专门用于日间手术的手术室。另外，我们积极探索，用信息化手段，提高日间手术的运营效率。我们自己开发日间手术的床位管理系统，灵感受机场的自动值机和电影院自主选票模式的启发，医生在门诊工作站的电脑上，如果有合适的病人，就可以预约病房，预约成功，床位就归这位医生用，他根据他的时间和病人的时间决定手术的日程，这样使病床的效率大大提高。

第二个探索是改变手术室安排的时间。过去在大医院，早上第一台手术是外科主任先做，然后再安排其他医生的。有些外科"大咖"早上经常很磨叽，有时 9 点半才进入，造成手术室浪费。我们把日间手术室的第一台和第二台手术开放，作为公共平台，手术医生可以自己去"抢"，谁先抢到谁就是第一台手术，这样早上 7 点半到 9 点半可以做很多例日间手术，手术使用效率在原有基础上提高了 17%。另外，日间手术是一个系统工程，要制定一个优化的流程，对于病人的质量和安全保障尤为重要。我们定了 3 个标准、3 个评估和 3 个应急预案，大家都严格遵守，确保日间手术的安全，其中包括医生的职责标准，什么医生能做什么手术，都要经医院严格的考核和遴选，还有哪些病人的条件适合做日间手术等。与此同时，这也带动了麻醉科的发展，自开展日间手术以来，医院同时开启了麻醉科门诊，病人术前检查都是在门诊完成，完成后由门诊麻醉医生对他进行术前全面评估。在麻醉前、手术前再进行全面评估，病人离院时由主刀医生和麻醉医生共同评估，达到出院标准才能出院。住院期间要做好随访和应急预案，从绩效分配制度上，给予日间手术绩效保障，把所有参加手术的医生和麻醉医生的积极性都调动起来。

快速康复的外科理念和麻醉科的理念紧密相关，手术做得好与不好和我们的理念有密切关系，病人要慢慢接受日间手术的理念。传统的理念是，病人希望手术拆完线后再回家，我们现在向病人灌输的理念是手术后康复和休养的场所不是病房，而是自己家里，医生、护士在手术后会和病人保持联络、了解情况，给予咨询和指导。如果有问题马上到医院来。我们的术后随访跟踪制度和欧洲国家及美国等不同，他们有比较成熟的社区，有好的家庭医生，还有很多建立在大医院周边专门的康复中心，病人可以转到那里去。随着我国分级诊疗制度的推进和社区卫生医疗机构实力的加强，我们才能把一些手术的病人在术后很快转移到这些地方去。也可同时探索日间化疗的开展，病人化疗完后当天回家，直接办理出入院，用信用卡或者支付宝支付，由此也可提高效率。

几年来我们坚持做日间手术，到 2017 年仁济医院就遥遥领先于上海和全国目前的平均水平。通过日间化疗模式的推广，我院的胃肠外科、胸外科等的住院病人的手术率较之前有了大幅提升。在我们医院，普外科一律不准做化疗，所有化疗病人集中到化疗中心，有限床位全部用来做手术，日间手术不是简单的小手术，特别不能把门诊手术当成住院手术混进来。在增加日间手术量的同时，我们非常注重优化日间手术的结构，能够开展更多的有含金量的手术，2017 年在仁济医院的日间手术中，三级和四级大手术比例占到 56.5%。

华盛顿大学附属医院的刘前进教授，有一次在微信上发了一个帖子，说他下午和一个开刀医生查房，看到上午做手术的病人在两位助理护士的搀扶下已经下床走动。他们评估后，觉得这位病人当晚就可以出院。这个病人是一名 92 岁的男性，做的是髋关节置换手术。在他们医院，70% 的髋关节置换术病人是当天出院，或留观一个晚上第二天出院。对比一下，咱们医院的髋关节置换平均住院天数是几天？为什么不能住一天就出院？是骨科医生的技术不好，还是麻醉医生的技术不好？

以腹腔镜下胆囊切除术为例，我院的手术量过去 3 年在上海一直处于第一位，平均住院天数大大减少，病人的平均花费比上海市三甲医院少 3000 元，给病人带来很大的实惠。整个医院的手术量，随着日间手术的开展增幅非常明显，平均住院天数从 2014 年的 12 天降到现在的 5.8 天。还是这些床位，还是这些医生，但医院业务有明显提升。2017 年，仁济医院在上海排第二位，排在第一位的中山医院比我们多 400 张床位。按床均效率我院在国内算领先。在 54 个单病种中，选择在仁济医院手术的住院病人量，排在上海所有三级医院的前五位。仁济医院的日间手术可谓"十年磨一剑"，17 种常见恶性肿瘤的病人都选择到仁济医院来住院，有 14 种肿瘤的病人都选择到仁济医院来手术，我们得到了国际日间手术联盟三位主席的关注，他们特地到我院参观交流。

公立医院改革遇到很多新的瓶颈，包括药品加成取消、降低耗材加成、降低大型设备和检验类检查及治疗的价格，因此，我们只有提高效率，增加有含金量的收入才能保证自我发展。

日间手术是我们开创的一个新服务模式，能够在有限的床位中创造更多的可能，对病人可以减少花费负担；可加速外科微创技术的发展，有利于培养中青年手术医生，使他们的才能得到很好的锻炼。

现在发展日间手术，天时、地利、人和都已具备，就看我们的医院管理者、外科医生、麻醉医生是否能在理念上跟上步伐，利用天时、地利和人和，大力开展日间手术，未来把日间手术和现在的单病种、诊断相关分类（DRG）等模式整合起来，整个医院会越来越向集约化、科学化和高效运营的方向发展。我们医生，特别是科室主任，除了要懂自己的业务技术和科研外，还要懂一些管理，要从规模向效率转变。随着互联网技术和日间医疗的整合，医学技术会随之同步发展，整合肯定是未来医学发展的必由之路。作为当代的医院管理者或者医学工作者，一定要与时俱进，不断改变自己的理念，不断提高自己的水平，这就是我对整合医学的理解和认识。

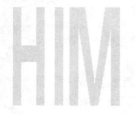

整合美容医学

美容医学和医学美学

◎何　伦

　　大家对整体整合医学或整合医学的理解仁者见仁、智者见智，可以有多种角度；我的理解是整合医学融入了更多医学人文学、医学哲学的概念。我在 20 世纪 90 年代曾经写过一篇论文，叫《整体医学与完整人的医疗》，总结了西方把整体医学作为一场运动、一种医学模式、一种传统医学存在的方式，也就是一种完整人的临床医学来描述。我们现在用 Holistic Integrative Medicine 是把整体与整合的概念整合到一起形成一个崭新的概念，简称为"整合医学"。传统医学就是整体医学，因此在很多时候，把另类医学、传统医学看成是整体医学存在的一个模式、模板或一种形式。20 世纪七八十年代，面对西方医学的分裂或分离，提出了生物、社会、心理相统一的医学模式，这种医学模式也是一种整体医学的模式。临床医学既是科学也是艺术，如果把培养科学家、工程技术人员的模式套用到培养临床医生上，那么临床医生就成了科学家或工程技术人员，而这显然有悖于医学的本质和要求。因此，现在越来越多的人认同整合医学，整合医学是一个复杂、需要多层面理解的概念。

　　如果说医学需要整合的话，美容医学更需要整合，在目标、对象、方法等各层面都需要整合。从临床医学、预防医学、康复医学到美容医学，层次在提高，目标在扩大，人群在变化。因此，没有整合思维，管中窥豹，难成大器。

　　中华医学会医学美学与美容学分会成立于 1990 年，当时对"医学美学与美容学"这一说法，很多专家并不接受，认为没有说清楚。我认为这个概念是一个复合型概念，非常符合现在整合医学的说法，从科学到人文都包含在其中了。从整容、医学美容，最后到"美容医学"，这是有别于临床医学、康复医学、预防医学而提出的整合概念。美容医学不仅包括了内科学、外科学、皮肤科学、基础研究、自然环境、社会心理，也包括抗衰老等。我们的医学是大医学，西方人更注意细节，与我们理解不同。因此，中国的美容医学更多是一种整合，也包括体制机制的整合。很多专家说，办美容医院要科室齐全，甚至要包括口腔科、中医科等，这样才能为求美者提供真正安全、高效的美容医疗服务。

美容医学是商业医疗最极端的概念，我一只手反对高度商业化，另一只手反对高度技术化，我举双手赞成的是医学人文的融入。美容医疗与一般的临床医疗有很大不同，例如阑尾切除和双眼皮手术，不仅是技术上不同，还有社会属性的不同，商业医疗和保障医疗的不同。作为一名美容医生，把求美者当成病人看，有时合适，但很多时候不合适，就像做双眼皮，是为病还是为美？因此，美容医生要回归医学美容的本质。虽然美容医学是一个医疗、营销、美学高度整合的有机体，但现在中国的医学美容存在过度商业化，无论是产业化式的商业化，还是渠道式的商业化，我们把很大的精力用在商业化上，以医生为主体的模式在近20年来被严重压抑。我认为，医生将来一定要起主导作用，要平衡好上述三者的关系，夺回自己的阵地，让医学美容在服务、营销、技术上有机整合，这就是我理解的整合美容学。

我们现在所说的美容，对应的英文是"aesthetic"一词，但其本义是"美学的"或"审美的"；如果咬文嚼字，美容医学应该翻译成"美学医学"或"审美医学"，因为它的目标是让人美，形态上要美，心理上感觉要好，这是美容医学最核心的内容。为什么要翻译成"美容"呢？因为美要看得见、摸得着，用了"美容"二字就把美躯体化了；但同时也把美局限化了，丢掉了灵与肉的整合。因此，我认为"美容医学"有局限性，"美学"二字最能代表完整的，有形、有神、有肉体、有灵魂的美，所以我坚持叫"美学医学"，我认为美学医学更完整、更全面。当然，整合美容医学的提法也很好，因为美容医学的本质决定其就应该是一个整合的学科。

我始终认为临床医学是一种艺术，因为临床医学需要处理好人和人的关系，医生面对的是众多不同的个体，其艺术的属性是丢不掉的，因此，我们应该做一名兼具科学家和艺术家修养的医生。同样一种疾病，这个病人和那个病人表现得不完全相同，我们不仅要关心疾病，还要关心生病的这个人。和一个病人交流，既要客观，又要获取病人的主观体验。交流要个性化，谈话是一种艺术，是临床医学中非常重要的艺术，而拿手术刀是一种技术。现在很多临床医生不屑于这种艺术，但是美容医学的医生必须要和求美者、客人、病人很好地交流，如果不懂得这种艺术，即便手术做得再漂亮，客人还是不满意。所以美容医学一定是一门技术与艺术紧密整合的学问。

有一点非常重要，即我们的行业必须要落地，要有更多好的医生能创办自己的诊所甚至医院。有的人在一家三甲医院能当一名很好的医生，但不一定能开好一个诊所。这需要我们对产品要有高度深入的理解，要更好地整合服务、营销和技术。我们在中国整形美容协会建立了医学美学设计与咨询分会，宗旨是把技术、美学、服务最大可能地整合，促进医学美容行业品质的提高，让美的元素充满美容医学，让专业医生、咨询和运营三种角色更有力整合在一起。

美容心理学是目前的一个空白。我在20世纪90年代进入美容医学行业时，当时很多医生就是拿手术刀解决求美者的形态学问题及其背后的心理问题；后来，营销的作用不断渗透，逐渐发展成了过度营销（可以看成是为客户洗脑），一个客人经过洗脑能带来百万千万的大单，可以断定，这个人的心理有疾病，我们必须要关注这种情况。医学美容本身是一个很高尚、很有品质的行业，但由于疯狂的商业，很多求美者不仅被踩蹋了身体，还被踩蹋了心灵。对求美者正确的引导，对美容心理学的重视，才能使我们这个行业长久健康的发展。

我经历了中国医学美容事业发展的4个时代，未来，我还要将医学美学进行到底，谁是主角，谁主沉浮？是资本方、运营方，还是医生？我相信，在未来，医生一定是最重要的元素。整合医学一定是未来医学美学事业的发展方向。

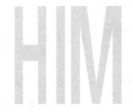

美容、美体与美人

◎ 樊代明

虽然我对美容医学是外行，但我妻子是皮肤科教授，女儿是整形外科博士，所以我多少还是知道一些。或许在此谈我对整合美容医学的理解有些班门弄斧，不过我记得彭庆星教授有一本美容医学的书，曾叫我写序。我认为美学分三个层次，第一层次是美容，涂一涂、抹一抹，不解决根本问题，今晚洗了明天再涂，这可以叫美容。第二层次叫美体，比美容上了一个层次。第三层次，我觉得可以叫"美人"，最终叫"美人医学"就对了。美容比较局限，美体没加心理学，我刚才讲美人，"美"是动词，"人"是对象，"美人"是最后的结果。所以我想叫"美人医学"最合适，最后结果出来的是美人。

其实，今天的美容医学很多都是做美人的，从整合美人的角度在做工作。我们为什么在美人学前加 Holistic Integrative，Holistic 是"全身""整体""全因素"的意思。Integrative 是把现在所有和"美"有关的因素加在一起，形成"美"的学问，就叫"整合美人医学"。不能只叫整合医学，应该叫"整合美人医学"。

2018 整合医学大会开得非常成功，有 81 位院士到场。2019 整合医学大会可能不以学科为主，而改为联盟。中国整合医学发展战略研究院已经成立，是中国工程院和空军军医大学共同为大家搭建的平台，计划下设 25 个联盟，已经建成了 17 个，比如医药联盟，是"医"和"药"的联盟，由广东药科大学郭姣校长牵头，在人员组成上，1/3 是医学，1/3 是药学，1/3 是企业。广东省政府对此给予了 18 亿元的支持，并划拨了 3000 亩地（1 亩≈666.7 平方米），现已基本建成。还有医体、医工、医养、医学与营养、医学与心理、医学与护理、医学与预防联盟，等等；另 8 个联盟正在紧锣密鼓筹建之中，比如民族医学整合联盟等。

　　整合美容学涉及方方面面，想到哪个联盟去都可以，可以得到意外的收获。一句话，搞美容既然与那么多因素有关，一定不要局限在自己的领域，要走出去，还要参与到别人的领域中。就像我们开整合医学大会，到自己专业的会场，那是本家；到自己不会的会场去，那是专家；到自己不会、别人也不会的会场去，那才是大家。

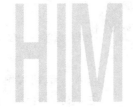

用整合医学的理念加强美容医学的学科建设

◎鲁开化

我从医已 60 年，通过学习认识到"整合是时代发展的特征，是解决新时代医学难题的法宝，是医学发展的必然趋势，也是进入医学新时代的必由之路"。整合医学不是一个独立的学科，而是一种对医学的认识论和方法学。它用整体观、整合观和医学观，将相关知识不断加以整合，形成更正确、更全面、更加适合病人需要的医学知识体系，其中充满了哲学的理念。

美容医学和其他学科不同。我是研究烧伤出身的，以前是治病救人，救死扶伤；但美容医学不完全是治病，它处于保健和治病之间，是用医学手段来满足和解决求医者两大心理需求：一要美丽，二要延老；因此和一般的治疗学科是有区别的。

医生治病有三大法宝——语言、药品和手术刀。最近几年的学习，纠正了我上学时的很多认知。过去的"三满意"是病人满意、家属满意、医生满意。这几年的实践证明，只要一个满意，即求美者自己满意就可以了。我的一个学生给一名下肢脚肥大的病人按比较标准的方法做成功了，他很满意，但病人不满意，认为根本不需要做成这么瘦。因此，医生一定要非常重视病人的陈述和心理需求。

为了满足求美者美丽和延老两大心理需求，整合美容医学专业委员会成立后要做的工作很多。中国医疗美容行业的发展已经有 40 年。40 年间，取得了很大成绩，但回首反思，还存在很多急需整顿和改善的问题。

首先，不少企业家投资美容行业，特别是美容机构，使我国的美容行业商业气息太浓，过度治疗，不够重视社会效益。常常是美容咨询师可以主宰美容医疗，而医生、业务院长却没有医疗决定权，这是很大的问题。咨询师是中国的特例，美容行业发展很快，聘请一个医生代价很高，不如雇佣三个咨询师，很快收集到病人，拿到大单，甚至可以拿到几十万、上百万的大单，当老板的很高兴，但医生觉得不合适，心里没有真正接受，矛盾也比较多。现在的形势还是在旧轨道上爬行，没有真正的创新和活力。

其次，部分民营医疗机构，不十分重视学术，不重视整体医疗水平的提高。先进技术不能及时被分享和共享，担心下级医生学会了抢自己的饭碗。本应经过会诊或集体讨论才能决定的治疗方案，现在都省略了。咨询师说这个单给谁，谁就包干到底，不愿和别的医生商量。所以，目前民营机构的有些医生，输在医术的学习和提高上；此外医疗美容的决定权由投资人掌握，即便是业务院长也不能决定，这一问题很明显。

第三，美容医学经过40年的发展，整体学科建设已提到议事日程。如何把人才和特色有机、有序整合起来并非易事，专业委员会成立后要组织力量，实现老一辈的愿望，让我们的学科真正达到国际公认的先进水平。

学会成立后要积极行动起来，首先杂志和媒体应积极报道和介绍整合美容医学的性质和使命，使整合美容医学深入人心，让大家知道前进的方向。要学习和继承老一辈专家的创业和敬业精神，也可以介绍现在的先进典型，在民营医院中也有很多好的典型和动人故事值得介绍和推广。

很多先进技术被引进后，要及时办班推广学习。比如，治疗心脏疾病的药物普萘洛尔对血管瘤很有效，解决了一大批病人的问题，这就值得进一步推广和研究。我们多年来和贵州的老医生合作研究出了治疗螨虫皮炎、痤疮的药物，都获得了非常好的效果。这些理念、药品或技术应在全国推广，通过学会组织推广和应用。

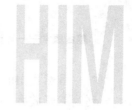

整合医学是医学美容健康发展的基础和保障

◎蒲兴旺　晏国富　廖连平

整合医学，全称"整体整合医学"（HIM），是指从人的整体出发，将医学各领域最先进的理论知识和临床各专科最有效的实践经验分别加以有机整合，并根据社会、环境、心理的现实进行修正、调整，使之成为更加符合、更加适合人体健康和疾病诊疗的新的医学体系。

整合医学是一种不仅看"病"，更要看"病人"的方法论。其理论基础是从整体观、整合观和医学观出发，将人视为一个整体，并将人放在更大的整体中（包括自然、社会、心理等）考察，将医学研究发现的数据和证据还原成事实，将临床实践中获得的知识和共识转化成经验，将临床探索中发现的技术和艺术聚合成医术，在事实、经验和医术层面来回实践，从而形成整体整合医学。

2012 年，时任中国工程院副院长、第四军医大学（现空军军医大学）校长的樊代明院士率先提出"整体整合医学"理念，得到临床多学科的认可和响应，在医学美容学科相关研究尚属空白。而医学美容学科，恰恰更需要不仅仅是针对某一部位、某一项目进行美容，更需要对求美者的社会、环境、心理的现实进行修正、调整，使之成为更加符合、更加适合求美者对健康（生理和心理）和美学有机结合的需求。

一、医学美容的过去和现在

我国的医学美容经历了几个不同的阶段。

（一）起步与发展阶段

时间为 1978—2002 年。其间医学美容从小到大，逐渐实现学术化、系统化、规范化。

虽然我国的整形美容外科可以追溯到公元 3 世纪的晋朝，但由于历史原因，直到改革开放后，才随着人们物质生活水平和对文化追求的提升而得到发展。现代医学美容进入前所未有的发展时期。

我国的现代整形外科在践行者、开拓者倪葆春（1899—1997）之后，又涌现出朱洪荫、张涤生、宋儒耀、汪良能、王大玫等一批泰斗级的专家，这些新中国的第一代整形大家，奠定了我国整形外科到医学美容的基础。张其亮、彭庆星、高景恒、鲁开化、王炜、方彰林、李健宁、辛时林等新中国第二代整形大师，完善了医学美容的系列理论书籍、教科书、学术期刊、学会建设，以及行业相关法规的制定与实施。

（二）相对成熟阶段

时间为 2002—2012 年。随着"第 19 号令"（指卫生部 2002 年颁布的《医疗美容服务管理办法》）的实施，行业迎来了规范发展阶段。学科建设、机构设置、从业人员管理都得以规范。

在这一阶段值得一提的是，2005 年我国知名整形美容外科专家艾玉峰教授，全职到民营美容医院任职，他也是该领域从公立医院转至民营医院的第一人，这对中国医学美容的发展具有里程碑的意义，也可以看作是我国医学美容发展的分水岭：①彻底改变了之前人为将医学美容划分为公立和民营等级的情况，逐渐削弱了公立歧视民营的观念；②彻底改变了民营医学美容医院重营销而忽视学术的局面；③以榜样的作用，使公立医学美容机构的专业技术人员逐渐进入民营医学美容机构，保证了民营医学美容机构在有学术、技术作为基础保障的前提下，充分发挥其营销优势，得到快速长足发展。

（三）医学美容的混乱无序阶段

2012 年至今，医学美容迎来了快速发展的阶段，但随着新中国第二代整形大师们的退休、市场经济的洪流、互联网普及所产生的一些乱象，以及国际经济不景气导致的大量游资的涌入、监管上出现的一些盲区等，目前也出现了一些混乱无序的现象。

1. 市场中存在一些混乱和无序

（1）美容院实施医疗美容机构的项目：如注射美容，甚至有些机构在美容床上实施美容外科手术。

（2）形形色色的营销充斥美容业：原本普普通通的文饰美容叫成"半永久定妆"，风靡大街小巷；三无产品冠以"微晶瓷"便行销于各个美容院；非常简单的缝线双眼皮成形术被命名为"@双眼皮"；明明基础不错、可以做个简单的隆鼻术，非要取这样那样的软骨进行鼻综合整形，等等。

（3）渠道营销把美容变成了"快消品"：特别是在 2012—2015 年，由于客户信息严重不对称，每个地方都有的"富婆"群体成了"赴韩机构"的猎物，原本花两三万元就能够做好的鼻子，被拉到韩国就变成了三五十万元；一张脸整体美容只需要十多万元，被送到韩国就变成了一两百万元……

（4）美容院成为医学美容机构的金主：进入 21 世纪后，市场经济步入了全新的时代。随着经济全球化、互联网兴起，美容院的自营业务已经不再盈利；然而，为什么大街小巷仍然遍布美容院？因为美容院成为各地医疗美容机构的客户来源地，一般美容院都有 5~10 家医疗美容机构或专门的渠道公司联系"客源"，美容院给医疗美容机构输送的客户的消费金额，美容院可分走一半，甚至更高，且不承担任何风险。所以，美容院成了"香饽饽"。

（5）金融机构模式、保险公司模式，甚至传销模式进入美容业，正在大行其道。

2. 求美者对美的诉求混乱

（1）教科书、参考书等学术专著上的美学美容参数已经无法成为临床医生的参考，不少求美者自己的喜好就是美学标准。

（2）求美者盲目跟风：在项目设定、方法选择、医生选择上均存在跟风现象。

（3）求美者从互联网、身边朋友圈、美容院老板、咨询师等各种渠道，得到的海量信息，导致对医疗技术选择本身的迷失。

二、整合医学是医学美容行业健康发展的基础和保障

上述林林总总的营销手段、方法和市场局面直接导致求美者完全受到美容院老板或市场营销人员的控制，自己完全迷失了内心的需求和想法。导致手术后的不满意率和纠纷率增加。大型医疗美容机构为了控制成本，基本不与渠道公司及美容院合作。遍地开花的美容院和渠道公司与中小医疗美容机构合作，导致大型医疗美容机构完全依靠广告营销拓展客户资源，这就是医疗美容机构高成本的原因之一。此外，社会风险增加。一方面表现在客户与营销团队的信息不对称，客户完全被动地听从于营销人员，增加了手术后的不满意风险；另一方面在不规范、不具备条件的环境下进行手术，增加了血液性疾病传播的风险。医学美容业还存在重营销、重经济业绩，轻学术的问题。

鉴于上述状况，美容业的乱象急需整合医学作为基础来进行规范。从整合医学的概念来看，她的伟大之处就是解决了传统医学的"头痛医头、脚痛医脚"的局限，将"医病"发展为"医病人"，从而系统性地解决了病人疾病及疾病相关的问题（比如剖宫产切口改为横切口进行美容缝合，就是整合医学的最好实践）。医疗美容业健康发展的目的和意义在于满足人们对美的生理和心理需求，实现人们对美与自己、美与他人、美与家庭、美与社会的和谐。所以，医疗美容业要想健康发展，必须以整合医学作为基础。除了长期以来医学与美学美容学的基础整合外，还必须进行医学与人文心理学、医学与市场学、医学与社会学的整体整合。

（一）医学与美学美容学的基础整合

这是一直以来医疗美容的主体发展模式，侧重于将医学美容过多的以医学、

传统美学、美容学为核心，来进行临床应用。在 1978—2008 年的这 30 年间，似乎一直习惯沿用，没有出现太多的临床问题。

新中国成立以来，我们整形美容的第一代、第二代、第三代整形美容大师，无论是学术造诣、手术操作技巧、对学科的严谨性等，与后生代相比毫不逊色；但是，为什么从市场层面、求美者的服务层面、经济效益层面，完全是不同的结果？其实根源就在于整合医学的运用。因为美成了人们继衣、食、住、行后的第五大基本生活需求，是在市场经济下快速催生的产物，无论你是否接受，总有那么多人要消费。如果我们要促进医疗美容健康发展，这些问题是无法回避的。

（二）医学与人文心理学的整合

近 10 年来，临床医生越来越觉得来做医学美容的求美者"难伺候"，例如，可能医方、第三方都觉得医院做的双眼皮很漂亮，鼻子做得很自然……但求美者就是不满意，没有达到她（他）想要的效果。这就是随着社会发展，人们的审美发生了变化，之前的教科书、参考书上写的美学参数已经无法满足人们的需求。我们必须注意求美者的人文心理因素，如年龄、教育程度、职业、生活圈甚至家庭基本结构等，以此来评估所实施的医学美容方法和结果。然而，医学美容过度地去迎合求美者个体的"个性化""顺应性"，医学美容就会丢失其美学特质，会成为传统主流文化丧失的帮凶。

（三）医学与市场学的整合

前 30 年，医疗美容机构无论大小，都是在传统媒体上做广告。求美者通过广告到各家对比消费，各个机构的竞争基本上是平等的（机构传播度与广告投放）。但近 10 年来，大中型机构发现广告投放与市场回报已经不成比例，大中型机构广告营销基本上达到了 1∶10（投放 100 万广告营销，需要营业收入达到 500 万 ~ 1000 万，才能持平）。就成都市场而言，除几家比较成熟稳定的机构外，其他医院级别的营业收入在 2000 万 ~3000 万的几家美容医院，常常是亏损；而诊所及门诊部级别的很多同行都知道的成都地区的一家医学美容机构，每月开门 3 ~5 天，就可以做到 2000 万左右的营业收入。这就是市场整合的结果。但同时，市场学过度植入医学美容，会使医学美容的公信力无法建立，会使医学美容为了满足人们对美的生理和心理需求，实现人们对美与自己、美与人、美与家庭、美与社会的和谐的宗旨偏离方向。

（四）医学与社会学的整合

医学美容的健康发展，必须考虑兼顾社会学；如果行业发展失控，会带来社会不稳定的隐患。例如两年前，笔者曾接诊了一名在某美容机构（一直以市场渠道营销的机构）花了 12 万元做下眼袋的病人，到我们那里的主诉不是去下眼袋后的美容效果，而是手术后无法下楼梯，经检查发现病人的单侧下直肌被切断。2017 年，笔者接诊了从浙江过来的 8 名求美者，后来为其中的 5 人实施了美容手术，其他 3 人检查出感染有梅毒，还有 1 人同时为艾滋病病毒感染，因此均未做手术。如果这些人是到小机构或美容院，没有经过严格检查就做手术了，会有什么样的后果？再一个最普通的例子，现在大街小巷都是美容院，美容院都在挑"痘痘"，挑痘痘的"暗疮针"是不是体液性疾病交叉感染的最后传播工具呢？以上这些，都是美容与社会学的问题。

中国的医学美容产业规模超过万亿，但并未得到政府及社会各界应有的重视，其中的原因是多方面的。医学美容与社会学的有机整合，是行业学术健康发展、社会安定和谐、百姓健康的有力保证。

综上所述，医学美容的健康长足发展，必须按照整合医学的核心思路和方向，将医学与美学美容学、人文心理学、市场学、社会学进行有机整体整合。这是一个庞大而又有现实意义的、刻不容缓的系统工程。

三、医学美容迎来了又一个发展的春天

如果说 1978 年的改革开放是一场春雨，它浇灌了医学美容开始发芽、成长；如果说 2002 年的卫生部"19 号令"是一个春雷，它震荡了医学美容进入有法可依的时代。那么现在，医学美容又迎来了一个春天。在党的十九大报告中，习近平总书记将"人民的需求""人民的健康"提到了重要的位置。

新任国家卫生健康委员会主任马晓伟在担任卫生部副部长期间，曾出席了第一届和第二届"中国医疗整形美容行业监管工作座谈会"，他指出"人民的需要就是我们的责任，社会的发展就是我们的目标"。马晓伟主任是唯一一个亲自过问、关心医学美容的部级领导，亲自带领医学美容行业的有识之士到韩国进行专题考察、调研；在他的关心和指导下，卫生部和中国整形美容协会组织召开了三届"中国医疗整形美容行业监管工作座谈会"，就单个行业召开专门会议，在卫生部和中国医疗卫生系统发展史上还是第一次。

现在，我们又成立了整合医学医学美容分会，该学会的成立就像一场及时雨，必将会促进和保障医学美容行业的健康长足发展。

整体衰老与美容医学

◎陈香美

　　我国 60 岁以上的人口已达 2.3 亿，他们不仅需要养老，也要求更美。美首先要健康，不健康肯定美不起来。

　　如果一个人患有慢性肾病，肾功能不好，不论怎么美容都美不起来。肾脏是一个重要的内分泌代谢性器官，慢性肾脏病的发病率随年龄而增长，老年人是尿毒症的主要患病人群，尿毒症病人的面色，用什么样的护肤品、美容技术都不能解决根本问题。肾脏衰老是身体所有器官衰老的重要基础。肾脏衰老有两大表现：一是形态学上的衰老，肾小球硬化、间质纤维化、血管病变和硬化；二是功能上的衰老，老年人上厕所次数多，女性泌尿系感染的发生频率非常高，说明肾脏功能明显下降。在此情况下，容易感染、容易应激，但修复能力反而下降，远不如年轻时。

　　器官衰老是一个病态老化的过程，任何器官衰老，都是先从细胞衰老开始，然后发展到器官衰老。细胞与细胞间的作用，细胞与器官间的作用，都直接影响人体衰老。例如女性皮肤细胞功能明显下降后，皮下胶原组织丢失，皮肤细胞衰老导致皮肤松弛和面部器官的功能减退；当然，衰老与遗传和环境因素也有关，有些上了年纪的人还是显得很年轻，遗传因素是不可低估的。

　　关于衰老，我想和大家探讨如下几个问题。

　　第一，器官衰老是器官组成细胞的衰老。细胞衰老是一个普遍存在的生物现象，任何人不可抵挡。但细胞衰老的时段不同，有的是 50 岁开始，有的是 60 岁开始，遗传调控在其中发挥重要作用。环境因素造成的损伤可增加病理性修复。中国女性一出门就打伞，还要抹防晒霜，就是防止外因造成皮肤发生变化；一旦被紫外线照射，爱美的女性都会敷面膜修复面部细胞损伤；但有的不一定能达到修复，反而走向病理性修复，导致结构和功能损害，这是不可逆的。

　　细胞外液和内环境可以营养细胞，在这一过程中，细胞可以正常生存、修复。我们可以通过调控内环境，阻断外因诱发内环境改变，使器官更年轻化，从而延缓衰老。这个理论在任何器官都成立。氧化应激是细胞衰老的共同机制，所以阻断氧化应激，细胞衰老就会减退。当然，这只是冰山一角，还有很多的细胞衰老机制需要去研究。

　　第二，器官不同组成细胞在衰老进程中的相互作用是什么？每一个器官都是由各种细胞组成的。衰老细胞的出现会影响其他细胞衰老，我自己就是典型的例子。2007年我手上有一点老年斑，当时听了激光专家的建议，用激光打掉了。自那以后，无色素的皮肤细胞就不断增殖，现在长到直径快2cm了，这足以说明，在细胞衰老进程中，一个异常细胞会影响周围细胞。我希望有色素的细胞增殖，现在反而是无色素细胞在不断增殖，像白癜风了。这些无色素的细胞得清除掉，否则有恶化的可能。

　　第三，出现衰老的细胞后，如何清除？就像上述的无色素细胞如何清除？

　　第四，损伤的老年器官如何再生修复，不让它走向病理性修复，不让它功能下降？衰老的过程谁也挡不住，但不让功能下降太多是有可能的。

　　第五，不同器官在个体衰老进程中的差异和相互作用？虽然都是60岁或70岁，但个体的衰老程度不同，表型的衰老和各器官的衰老不一样，如何评价个体衰老？如何延缓器官的衰老？衰老与老年疾病发生、发展有什么关系？这些医学问题，我和团队从2000年开始一直在做研究，连续获批了3个"973"项目，取得了一些成果，但还只是一个认识过程，很多问题仍然没有解决。

　　在细胞衰老分子机制方面的一些研究结果，得到了国际认可。第一，发现肾脏细胞有一种钙离子通道和钙活化作用，细胞发生衰老后这种钙离子通道和钙活化能力减少，从而影响肾脏的功能。第二，衰老细胞间的通信中断，细胞与细胞相互间蛋白对话的能力降低。第三，发现能量代谢与细胞衰老有直接关系，与器官衰老也有直接关系。总体来讲，不能多吃，吃得太多是代谢综合征或糖尿病高发的重要原因。能量代谢障碍，包括SIRT1参与的能量代谢、miRNA、自噬等氧化应激，都是细胞发生衰老的分子机制。

　　因为我们是临床医生，所以会把细胞衰老的基础研究与临床结合起来。以下简单介绍内环境影响肾脏衰老的机制。2013年 *Cell* 上发表的一篇文章引起轰动，研究表明，青年个体的内环境可促进老年脑组织神经元细胞的增殖，改善脑功能：即把青年鼠的血液输注给老年鼠后，老年鼠的脑功能明显提升，干细胞及各种血浆因子在其中发挥了重要作用。2011年的 *Nature* 及2013年的 *Cell* 上又发表文章显示，青年鼠内环境可以改善老年鼠心脏的增大，也是把老年鼠和青年鼠做了一个连体模型，发现青年鼠和老年鼠连接后，老年鼠心脏的增大和心脏的功能明显好转。这两篇划时代的论文，足以说明内环境中存在影响器官衰老的物质。此外，青年鼠和老年鼠的连体动物模型发现，青年鼠肝脏本身的干细胞增殖能力明显增强，保护了老年的肝脏受损。我们团队在孙雪峰教授领导下，做了小鼠连体动物模型，连体后做肾移植术，看交互移植后老年肾脏的变化。首次发现内环境可以影响肾脏衰老，青年鼠可以改善老年鼠肾脏老化和间质纤维化。我们还筛选出5种影响肾脏衰老的血液细胞因子，分析这些因子的作用，或许将来这些因子就是一种治疗和干预老年器官衰老的靶分子。过去民间说喝童子尿能治病，现在看来不无道理。

发现内环境能影响老年肾脏损伤的修复后，临床医生更关注治疗的问题。寻找出关键的内环境因子后，能否用于治疗老年肾脏损害呢？我们在急性肾损伤模型中，筛选出内环境因子GDF11（生长分化因子11），其能够改善老年肾脏的急性肾损伤，达到修复的作用，同时，从慢性肾脏病的动物模型中也证实了其能减轻间质纤维化。总之，从内环境因子的筛选，到内环境因子的治疗、干预，都能保护肾脏衰老，说明内环境很重要。

第六，如何评价个体衰老？我们用18年时间，建立了一个正常人的队列，从20岁一直到80岁，以10岁为一个单元，旨在筛选中国老年人肾功能的评估方法，确定正常人的标准（并不是所有老年人都有病，其中也有正常的），然后去筛选分子标志物。时序年龄和生物学年龄是不相等的，就是说有的人看起来脸很年轻，但实际已80岁了；有的人脸看上去已经很老，但实际才50多岁。我们的目标是准确判断个体的生物学年龄。筛选衰老标志物，要满足衰老标志物的基本条件，看它能否改变衰老进程，要能发现它与衰老有关。我们筛选出很多与中国人群衰老相关的生物标志物，再用生物标志物去构建生物学年龄。构建生物学年龄必须要有一些主要标志物，包括脑、心血管、肾脏、内分泌、代谢、炎症、内皮、凝血等。把这些标志物进行组合和优化，再经遗传背景和生活习惯校正，就能算出个体的生物学年龄。我们通过2000多例健康人群的纵向队列（最长11年）做生物学年龄的评分，再用评分去评价。

根据个体生物学年龄积分与时序年龄的差异，我们提出了中国人个体衰老的基本特征，还提出了衰老的指数概念，用衰老的指数概念建立衰老指数的评价公式，来简化衰老的指数公式，验证可信度，建立心肾交互作用的评价模型。大家比较关注老年人心脏的衰老，因为主观症状比较明显，会马上就诊；但肾脏是否衰老，大家不关注，因为表现不明显，表面上没有根据。所以，我们用心肾衰老的量化评估公式来说话。

第七，防治老年疾病的贡献和作用。我们做的这些工作，从生物学到器官衰老，一直到个体化评价和临床应用，为的是早期筛选早衰人群，并采取预防措施。如果用生物学年龄评价，某个人的心血管状态比自己的时序年龄还老，我们就要开始对心脏功能进行保护。

衰老与肾脏、衰老与美容，需要多学科的整合。要想保持老年人健康，推动老年医学发展，首先要从科学普及、学术推广、人才培养等多方面整合。要让百姓知道，不能让某些器官甚至所有器官早早进入衰老状态，否则，即便国家的经济再快速增长，也很难支付如此巨大的医疗费用。因此，提高老年人的健康认知，推动老年医学的发展，要医养整合。面临新机遇、新挑战，我们需要新思维。衰老的研究依然在路上，我们的研究思维和方法需要整合医学的理论和实践。

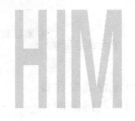

中国美容医学整体学科发展的沿革及思考

◎彭庆星

一、中国美容医学整体学科的发展模式——起始、形成和归宿

早在 20 世纪 80 年代末至 90 年代初，随着现代医学模式的转变和当代医学整合的趋势，我国兴起了美容医学整体学科。近半个世纪以来，医学哲学界和医学人文学界的专家们，对美容医学整体学科的起始和形成起到了历史性的驱动作用，即在整合医学思维的指引下，紧扣"社会审美需求"加"学科整合理论"两大要素，力促学科系统理论和行业的形成、建设和发展。基本发展模式如下图。

现代医学模式转变 + 当代整合医学趋势

↓

医学哲学界 + 医学人文学界 + 学科综合思维 = 驱动

社会审美需求 + 学科整合理论 → 医美理论 + 行业形成 → 医美文化升华

学科形成、建设和发展的"历史记录"

二、中国美容医学整体学科已"三十而立"

改革开放 40 年来，中国美容医学整体学科经过最初 10 来年的学术酝酿和孕育，发育和成长至今，历经了 30 年的系统化历程。

1988 年 6 月，天津科学技术出版社出版了彭庆星和邱琳枝共同主编的中外首部《医学美学》专著；随后一两年内，相继有黎正良等的《实用护理美学》（四川科学技术出版社），王旭东的《中医美学》（东南大学出版社），高景恒的《实用美容手术》（辽宁科学技术出版社），王大玫、夏兆骥的《简明美容外科手术学》（云南人民出版社），张涤生的《实用美容外科学》（上海科学技术出版社）陆续出版。

众所周知，张涤生院士是中国整形外科学的创始人之一。他率先使用了"美容外科学"一词，且未加入"整形"二字，即认定美容医学不局限于"整形"。这是张院士的伟大之处。

此后，孙廉的《美学与口腔医学美学》、孙少宣主编的《口腔医学美学》、何伦的《美容大辞典》和《英汉美容词汇》相继问世。张其亮主编、彭庆星等副主编的中外首部《医学美容学》（上海科学技术出版社 1996 年出版）把美容外科学、美容皮肤科学、美容牙科学、美容中医学和医学人体审美技能、美容医学心理学、美容医学伦理学等医学人文学基础整合为一体，系统构筑了当代中国美容医学整体学科的雏形。

美容医学整体学科中的各分支学科，都因同一的学科对象和同一的学科目标而从各自的"母胚"医学学科中分化而来。例如，美容外科学源于整形外科、颌面外科、眼耳鼻科、骨外科及显微外科等；美容皮肤科学源于皮肤科学；美容牙科学源于口腔医学；美容中医学源于中医学；医学人体审美技能、美容医学心理学和美容医学伦理学等源于医学人文学。

在此学术背景下，中国最早、最权威、学科建设史上贡献最大的本专业学术组织"中华医学会医学美学与美容学分会"于 1990 年 11 月在武汉成立。2003 年以来，先后有中国医师协会美容与整形医师分会、中国中医药学会医学美容专业委员会、中国中西医结合学会医学美容专业委员会、中国整形美容协会及其各分会等社团组织相继成立。

1991 年起，先后创办《中华医学美学美容杂志》《中国美容整形外科杂志》《中国美容医学》《中国医疗美容》和《医学参考报·美容医学频道》等专业学术期刊，且相继创办《医学美学·美容》《健康与美容》等科普期刊。

1991 年 9 月，鲁开化教授和王泽民教授等在陕西省卫生厅、西安市卫生局的支持下，率先开展了对西安市 66 个医疗单位美容整形行业现状的调查。鲁开化教授还于 1992 年主持创办了全国第一家公私联营的"民生－西京医院医学美容院"。

西部地区专家的开先河之举给了我很大的启发，使我在 1992 年秋和 1993 年春夏间，先后推动宜春学院和原北京联合大会中医药学院、原大连医学院和石河子医学院四所院校精心筹划、申办大专层次的美容学专业教育，均经国家教育委员会批准而成功创办。

在此基础上，卫生部（现卫生健康委员会）于 2001 年 6 月委托我带领"学会"主持起草政策法规性文件，包括 2002 年卫生部第 19 号令发布的《医疗美容服务管理办法》及其一系列配套文件。配套文件中包括技术标准，即我和高景恒主编的《临床技术操作规范·美容医学分册》（人民军医出版社 2004 年出版）。随后，北京科学技术出版社出版了高景恒主编的《美容外科学》，乃现今业内最系统、最经典、最优秀的一部专著。

高景恒、鲁开化和彭庆星共同主编的《美容内科学》将由人民卫生出版社出版，这将是完善当代中国美容医学整体学科体系的一个重要标志。

2015 年，由彭庆星主持，50 多名编者和 40 多位审稿人共同努力 20 年完成的中外唯一的一部《医学美学与美容医学名词》，经国家科学技术名词审定委员会审定后，由科学出版社出版公布，其英文版将在国外出版。

2016 年 4 月，据樊代明院士在我校讲学期间的提示，彭庆星与张其亮、高景恒等在整合医学理论指导下合作的《论当代美容医学整体学科与学科分类》一文发表在《中华医学杂志》2016 年第 48 期，进一步揭示了美容医学整体学科的"学科分类与代码"归属。

今天，当代中国医学美学与美容医学整体学科及其相关事（产）业的形成和发展已到了"而立之年"，该成家立业了。

三、当代老中青医学专家集体智慧的结晶

在当代整合医学大势下，我们的工作不仅得到原卫生部领导及中华医学会的重视和支持，还得到美容医学整体学科各分支学科的"母胚"医学学科中的一批前辈专家和多位院士给予的诚挚支持和关怀，包括：整形外科学界的张涤生、宋儒耀、王大玫、杨果凡、李式赢、孔繁祜、陈一飞、郝铸仁、郝新光、赵平萍、何清濂等；皮肤科学界的陈洪铎、郭定九、石光海、李洪迥、袁兆庄、王高松、刘辅仁、李习舜、王玉山等；口腔医学界的邱蔚六、张震康、陈安玉、孙廉、徐君伍、王大章、樊明文等；基础医学界的钟世镇、张年甲等；人文医学界的彭瑞聪、杜治政、龚耀先、赵永耀、丁蕙孙、张凯、郭因、张浩然等。

因此，中国现代整形外科学创始人之一、中国当代美容外科学之父张涤生院士于 2011 年 1 月 8 日在《中国美容医学文史馆》"序"中称："作为学科发展的见证人，我深知学科发展并非一帆风顺，其中倾注了当代中国一大批相关专家学者的集体智慧、汗水和艰辛。"

四、中国美容医学已在国际上独树一帜

1994 年 10 月，中华医学会主办的"第一次国际医学美学与美容学术研讨会"

在西安召开。到会代表395人，其中日本代表34人，中国香港、澳门、台湾地区代表4人。

1995年2月，郭天文应邀赴日本东京明海大学访问时，作了"中国医学美学的兴起与发展"的学术报告，并向该校赠送了《医学美学》一书。

英国《社会科学与医学》（*Social Science & Medicine*）杂志1995年第8期发表了彭庆星等的《医学美学的兴起与展望》（*The Rise and Prospects of Medical Aesthetics*）一文。随后杂志主编来信称："你们的文章澄清了西方学术界的模糊认识。"英国剑桥国际传记中心来信称："由于彭庆星在学术上的巨大成就，特授予他'国际上有成就的学术带头人证书'"。

2006年，来自阿根廷的国际美容医学联盟（UIME）终身名誉主席R.平托两次专访宜春学院感慨地说："在医学美学与美容医学理论和法规方面，世界各国尚处于初始阶段，我们要向中国学习。"

2008年10月，UIME终身秘书长J.J.勒格朗特别邀请我在中国香港进行学术会谈，签署"会谈纪要"认定"美容医学不同于临床医学的本质性特征是其学科对象不是躯体患有疾病的人，而是'美容就医者'，即一类没有躯体器官病变、没有功能障碍、非疾病状态的、主动追求自身美化而就医的爱美人群"，"美容医学与临床医学的学科关系是并列的"。J.J.勒格朗对中国在美容医学专业技术操作规范、学科名词规范等方面所取得的成绩十分赞赏，并希望"分期分批地把这些资料翻译为英、法、西班牙等文本"。

2011年5月，UIME在北京举办"第18届世界美容医学大会"期间，UIME与会的28个会员国学会主席及近百位专家，对中国美容医学整体学科在学科理念、专业队伍、专业机构、专业技术、专业教育、职业道德、专业政策法规等方面取得的成功予以了充分的肯定，并一致确认为世界领先。

2014年10月和2015年6月，美国专家、UIME原顾问M.波拉柯两次来访宜春学院都认为，当代中国美容医学整体学科和宜春学院美容医学教育领先世界。

以上足以证明，当代中国美容医学整体学科不愧为中华文化的新辉煌！

五、中国美容医学"三足鼎立"结构模式的发展

天地间，无论大自然和人类社会的任何事物的存在，都务必"三足鼎立"，这是普遍存在的客观规律。当代中国医学美学与美容医学整体学科的"三足鼎立"基本结构模式如下：A足是学科的意识形态：社会审美需求的增长、学科理论体系的完善、整合趋势及其理念的意识形态导向；B足是学科的上层建筑：医美专业的社团组织（学会、协会）、政策法规（行业规范、技术规范、监督管理等）、"学科分类与代码"的学科归属；C足是学科的行业基础：医美事业、医美产业、各医美专业教育。

六、万事俱备，只欠东风

当代中国医学美学与美容医学整体学科的 A、B、C "三足" 基本完善，可谓万事俱备。在此，特别感谢樊代明院士为完善 "A 足" 即学科的意识形态中的 "整合医学理论" 所做的努力，为该学科及其事业的建设和发展赋予了 "整合美容医学" 之灵魂。

但是，还欠三股 "东风"，急需再鼓 "整合医学" 之风以吹之：一是静候 "B 足" 中的 "学科分类与代码" 的学科归属；二是 "C 足" 中的 "各医美专业教育" 事业的拓展；三是趁势将 "整体学科" 的系列成果英译出版，传播 "中华文化新辉煌"。

因此切望：齐心协力鼓吹东风，勇往直前感化西方！

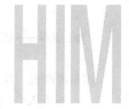

皮肤美容科医生需要全面了解皮肤

◎周展超

本文结合整合医学理念，谈谈怎样做好一名临床一线皮肤科医生。在此，提出三个问题：第一，三甲医院皮肤科专家能否胜任美容皮肤科的认证工作？或者说皮肤病专家就一定了解皮肤病吗？第二，掌握了非手术治疗的技术，就一定能从事皮肤科工作吗？第三，应该怎样培养美容皮肤科医生？

在皮肤科，病人经常是因瘙痒、过敏、肿瘤等疾病来看病；但在美容皮肤科，我们遇到的常常是正常人，没有什么健康问题，可能只是皱纹、皮肤松弛、脸色晦暗、皮肤干燥等，但他们想变得更美，想减缓衰老。在皮肤科专家眼里，他们都是正常的，不需要来看医生。引起这些症状的潜在原因可能是老化问题，也可能是护理方法不对，还有可能是心理问题。

面对这些人的要求，我们可以给他们注射肉毒素或抗老化的精致治疗，也可以做填充、拉皮或线雕、果酸等治疗，我们有很多技术来解决这些问题，这些叫对症治疗。但针对老化的原因，我们可能还要给予抗氧化治疗，指导护肤习惯，指导健康保健，进行心理干预，特别是美学的干预，以及基础疾病的治疗。只有从根本原因上入手，才能减少症状。要解决这些问题，我们要了解肉毒素、光电技术、填充剂治疗技术等，有一些要掌握，有一些要了解，如一些外科技术。

在防治老化时，我们推荐抗氧化、养成良好护肤习惯等办法，要了解防晒霜、抗氧化精华、清洁保湿乳等的合理使用。我们既要回答医学问题，也要回答非医学问题，还要讨论美学问题、基础疾病问题，这些应在皮肤科范围之内，但在日常工作中我们不是这样做的，或者不会这样做。作为一名美容皮肤科医生，要对病因治疗非常熟悉，要掌握化妆品知识，了解皮肤的生理与护理，了解行业动态，了解相关食品、保健品的知识，熟悉美学及大众审美趋势，掌握好临床医学基础特别是内科学基础。在症状治疗中，要掌握注射技术、光电技术、线雕技术，熟悉剥皮等外科技术。从上述角度而言，我认为，很多传统的皮肤病医生和专家无法胜任皮肤美容工作。

很多人会问：什么是美容主诊医生？怎样获得美容医生执照？怎样获得激光美容的上岗证？怎样掌握这些技术？皮肤科医生把病人脸上的痤疮、瘢痕做好了，这些到底是医疗还是美容行为？现在的整形科把皮肤科该做的事做了，是不务正业还是本就该做？医疗和美容的界限到底在哪里？

在卫生部（现国家卫生健康委员会）2002 年颁布的《医疗美容服务管理办法》（俗称"19 号令"）中，对医疗美容的定义是：运用手术、药物、医疗器械及其他具有创伤性或侵入性的医学技术方法对人的容貌和人体各部位形态进行的修复与再塑。实际上指的是临床医学在美容行业中的应用，这可能是最简单的解释。

基本医疗和美容医疗是两种文化、不同的行业，当然专业是一样的。我们都是研究生命科学的，生命科学在人类疾病诊疗中就是临床医学。临床医学用在社会公益中，就是医疗行业；用在商业上，就是美容行业。行业不一样，方向和目的就不一样。临床医学是我们的专业，应用到两个不一样的行业，产生了不一样的医疗行为和效果：一个带有基本医疗社会公益性，一个是商业性医疗；一个解决传统伤病，一个解决大健康问题。

现在存在专业和行业混淆的问题，例如整形外科，属基本医疗范围，所做的修复重建技术，修复伤残、畸形、瘢痕等，是公益性的，应该报销。美容外科解决的是商业性问题，尽管都是外科，但方向不一样，所以美容行业有一定特殊性。现在把专业和行业混在一起，强调专业的一致性，忽视了行业的不同，这就会造成一种必然结果，即整形外科等于医疗美容，有点走偏了，现实中似乎"整形外科＝美容外科＝医疗美容"的等式已经成立了。美容外科的内容包含很多，但很多人认为美容外科只是整形外科的一个分支，对此我完全不认同。

关于是称为"美容学科"还是"美容外科"，我认为两者的角度不同。前者是从学科思维考虑，更关注疾病的发生、发展和转归，用什么办法治疗最好；后者是从外科思维出发，更关注怎样用技术解决面临的问题。

现在有很多人直接学美容，忽略了系统培训，有很大的问题。不打好基础，根本不可能做美容皮肤科医生。在美国，一名皮肤科医生通常的成长过程是：从医学院毕业后先在内科或外科培训 1 年，做住院医生 3 年，然后到皮肤科 2 年，才可以做皮肤科医生；再往下走，比如做皮肤病理和皮肤外科，还要 2 年才能执业。不懂美容皮肤科的专项技术，就做不了皮肤美容医生。皮肤科医生不继续学习，不接受培训，是无法做皮肤美容的。我的观点是，学历教育得到医师执照，继续教育学到技术，才能真正走上医疗美容的岗位。

美容主诊医生就是执业医生加美容技术的培训，再加美容心理的培训。美容皮肤科医生，一定要打好美容皮肤科的基础，学好化妆品和护肤品的知识，懂得皮肤科的专项技术，懂得人体美学知识，了解心理沟通技巧，了解外科相关知识。把所学的知识和技术整合在一起，才能成为一个合格的美容皮肤科医生。

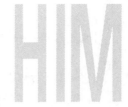

用整合医学理念指导整形美容外科实践

◎ 刘林嶓　朱　莹

当前的医学模式是"生物－心理－社会"医学模式。近年来，新的医学理念层出不穷，包括循证医学、转化医学、顺势医学、精准医学，等等。整合医学理念的提出应该说更加符合我们的发展需要。

一、整合医学和整合美容医学的概念

现代医学将医学专业划分为许多分支和子分支，如基础医学将人体分割成多个系统，每个系统被分为多个器官，器官又分为多种组织，组织又分为各种细胞等。这种细分有利于专业医生细化地学习本专业的医学知识，但是在处理人体问题时却存在医学知识碎片化、诊疗实践机械化、预防及诊治过程片面化等诸多问题，导致医疗活动慢慢远离以人为本的趋势。病人成了被诊疗的器官，症状成了疾病，致使医生职责混淆。整合医学是将医学各领域先进的知识理论和临床各专科有效的实践经验加以整合，并根据社会、环境、心理的现实进行修正、调整，使之成为更适合人体健康和疾病治疗的新的医学体系。不仅要求把已知各生物因素加以整合，而且要将心理因素、社会因素和环境因素等也加以整合；不仅要将现存与生命相关领域最先进的科学发现加以整合，而且要将现存与医疗相关各专科最有效的临床经验加以整合；不仅要以呈线性表现的自然科学的一元思维考虑问题，而且要以非线性表现的哲学的多元思维来分析问题。

总的来说，整合医学要整合生物因素，也要整合心理因素、社会因素、环境因素等，整合所有先进的科学发现，整合最有效的临床经验。整合医学在整形美容外科中的体现是什么？整形美容外科20世纪80年代在中国陆续出现，最早以整形为主，继后美容被逐渐强化。尤其到了21世纪，不只是再造整形外科，美容整形外科也被显著放大，整体学科体系还包括了美容皮肤科、美容牙科、美容中医科等，还有高景恒老师提出的美容内科等。

美容外科学应该被理解为一个继承、融合和发展的过程，美容医学从理论上，从外观到内涵，都是整合医学体现得比较完美的专业。彭庆星老师说，他们整合的是整形外科、骨科、皮肤科、乳腺外科等临床科室，互相交叉、互为补充、相互融合。

二、整合医学在整形美容外科发展中的体现

整形美容外科是现今中国最为活跃的学科之一，自 20 世纪 30 年代倪葆春在《中华医学杂志》陆续发表唇裂整形、隆鼻的文章开始，在上海、北京、西安等地开展了整形美容外科专业，20 世纪五六十年代，越来越多的地区分别建立了整形外科专业，较多的是延续欧美和苏联的模式。到 70 年代，由于整形外科医生人数增加、显微外科的发展，以及经济水平的提升，整形美容外科也开始进入发展行列。不仅仅是再造整形外科，美容整形外科也越来越多。经济水平的提高使人们对美的要求增加，美容外科发展越来越迅速。

从整合医学观念来看，现今社会，虽然对美容外科的需求量越来越大，但无论从国内还是国外的发展规律来看，整形外科和美容外科是无法割裂存在的，脱离整形外科来论述美容外科的发展，美容外科将是无源之水、无根之树，将美容外科看成是整形美容外科发展的新的增长点才是正确的。

三、整合医学在整形美容外科的实践

人的美是整体美，局部美容也会带来整体的改变，也需要整体改变。因此，我们要从整体上考虑。

随着美容外科的迅速发展，美容市场显得非常浮躁，各类"鼻子王""隆胸大师"等越来越多。人体的美并不是局部的，虽然"整"的是局部，但变的是全身，人体的各个系统都可能发生相应结构和功能的适应性改变，这种变化可能是有利的或者有害的，因此，整合医学不仅需要在专科细分上注重整体思考，还须从全局出发。

整形美容外科虽然已经具备独立的知识体系和较强的专业性，但是整形外科与骨科、皮肤科、乳腺外科、泌尿外科、颌面外科、耳鼻喉科、眼科、手外科、精神科等学科是相互交叉渗透、相互补充，并相互融合的。

肉毒素是有剧毒的细胞内毒素，最初在医学界是眼科教授在治疗眼肌痉挛时发现它可以让病人眼部皱纹消失，才引发了美容史上的肉毒素革命。而后肉毒素在广大医生的应用中又被发现了新的使用方式，如紧致皮肤、去手汗、治疗腋臭等。玻尿酸是一种酸性黏多糖，1934 年美国哥伦比亚大学眼科教授 Meyer 等首先从牛玻璃体中分离出来。玻尿酸因其独特的分子结构和理化性质而在体内具有多

种生理功能，包括润滑关节、调节血管壁的通透性、调节蛋白质和水电解质扩散及转运、促进创面愈合、保水性等。起初应用于各类眼科手术和骨科，后来因为其保水性应用于化妆品，目前玻尿酸在美容微整填充、促进创面愈合方面的应用越来越多。这些实例，将治疗从局部投向整体，将病情的思考深度从体表深入体内，最终从全局来看，这才是整合医学的发展方向。

整合医学在整形美容外科的实践中应整合生物因素、心理因素、社会因素和环境因素等，具体如下。

1. **生物因素** ①年龄因素，如老人（恶性病变多）和儿童（良性病变多）；②病变性质，如良性和恶性；③病变部位，如颜面部、躯干四肢等。

我们服务的对象有老人、儿童，同一种疾病在老人和儿童身上，治疗方法是不一样的。恶性肿瘤在青壮年追求最大化的根治，在老年人则不同。我治疗过的最大的老人是 109 岁，109 岁和 19 岁能用同一种方案来处理吗？肯定不能，要有所变化。病变性质也决定了治疗方法的不同，良性和恶性用的方法肯定不一样。病变部位亦然，我们是搞整形美容的，病变长在面部和长在躯干部位的处理方法和处理时机都是有所不同的。

2. **心理因素** ①病人自身的心理因素，如儿童全身麻醉对患儿身心的影响；②家长和亲属的心理因素，如儿童的身体病、家长的心理病。

以儿童的麻醉为例，记得我刚上班时，临床上有一批从护理专业改过来做麻醉的人员，他们谨小慎微，总怕麻药用多了出问题，用量往往比较小，结果手术正做着孩子就醒了，只能采用"按麻"和"哄麻"（哄孩子）。家长对麻醉也有天生的恐惧，怕把孩子麻傻了。其实，一般是不会出意外的，不经过多次麻醉，傻不了，可以大胆地"麻"。有很多先天性疾病，长在孩子身上，痛在家长心里。有些先天性疾病，适当后推一段时间来做手术没问题，比如细胞痣甚至有些血管瘤等，到学龄前再处理是可以的。我们有时会遇到把新生儿抱来要做手术的情况。打个比方，一拳打出去，打在新生儿身上和打在成人身上结果是不一样的。麻醉和手术就是这个拳头。既然病变是良性的，为什么不适当等一等，等一等更安全。在某个人生的转折点，比如学龄前、小学、中学毕业等时段来做，做完后，以一个崭新的面貌开始新的生活。现在甚至有胎儿外科，做完手术后再把胎儿送回子宫去，叫宫腔外科。生下来后再做不行吗？我很不赞成儿童太小做手术。局部麻醉下按着做手术的刺激，对儿童心理会造成非常恶劣的影响。

3. **社会因素** ①职业因素，寒暑假手术多；②经济因素，例如"九个儿子不养一个爹"的情况；③法律法规因素，如医院分级、手术分级制。

整合社会因素，比如职业因素，寒暑假是我们的手术高峰期，学生和教师是寒暑假期间我们主要的服务对象，这一因素需要考虑。不同的病人经济条件不同，这一点也需考虑。我亲身经历过一件事，一位老大爷病得不太严重，完全能治好，9 个儿子把他抬到医院，经过检查，他的儿子们问我大概需要多少钱，我告诉他们大概 1 万块钱。结果 9 个儿子都不愿意出钱，后来又把老人抬走了，这种情况需要我们来关注。法律法规的因素也需考虑。现在医院分级、手术分级，对医生手术有限制，哪一级才能做哪一种手术。曾有一批专家抱怨这种分级，有些手术必须在三甲医院做，但其实手术并不复杂，基层医院完全可以胜任，但是，一旦规定只能三甲医院做，基层就不能做了，否则就是违法的。这些因素都要考虑进去。

4. 环境因素　①医院因素，如医院级别、软硬件等；②医生因素，如医生的技术级别、技术能力；③气候因素，如四季、高原或平原等；④城乡因素，如经济、交通、意识上的差异。

医院的环境，包括医院级别、医院的软硬件等，都是限制因素。再加上医生的因素，包括医生的级别和医生的技术能力等。我们有些服务对象，来之前都已经问过百度"度娘"了，已经得到很多相关知识，想通过医生来验证他的知识是否正确，如果医生的看法和百度不一样，这时可能就会出问题。

说到气候的因素，老百姓总感觉春天做手术容易发，这个"发"应该是指的并发症吧，因为百草都发了，做完手术后也会发。冬天太冷，夏天太热，在他们眼里不是适合做手术的时候。现在很多医院都是中央空调，四季都是一个温度。四季不一样，高原、平原不一样，在西部做手术和在"北上广"做手术，明显不一样，这些因素都要考虑。还有城乡在经济、交通、意识上的差异等。

另外，还有一个关于人文的问题。我们该怎样面对一个死了的伤员。早年有一个伤势严重的伤员转院，她是早上上班时受的伤，来到我们医院已经到了中午，到我们医院时，已经死亡。可是，单位领导来了，家属来了，当地医生也跟着来了。如果我说"死了，抬走吧"，那会带来很多问题，他们三方可能会打成一团，家属也可能会打医生，会打厂领导，厂领导没地方出气，也可能会打医生，我们医生也许就成了"出气筒"。于是，我们认认真真演了"一场戏"，认真做抢救。我们的抢救过程感动了三方，三方都接受了这个残酷的事实。这些因素都要考虑。

四、整合医学是整形美容外科未来的发展方向

整合医学是整形美容外科未来的发展方向，要树立整体观念。整形美容的范围从头到脚，有整形，有美容，受方方面面因素制约和影响，同一个术式用到不同人身上，同一个人可能用不同方法来解决，所以我们在服务中，提出菜单式服务。比如一块瘢痕，可以植皮，可以分次切除，可以转移皮瓣，可以做扩张器，等等，有多种方法可供选择。把它们全列成菜单，讲明各种方法的优劣。"菜单式"服务最后让病人打勾选择，吃哪个"菜"，我给你"炒"就可以了，这也就是所谓的"知情同意原则"的具体体现。

1. 首先应该树立整体观念　不要将疾病视作单一的简单疾病表现，而是一个有机整体来看待。人是一个统一整体，各个系统紧密联系、相互影响，而且人与自然、社会环境也是统一整体。整形美容外科的病种从头到脚，有些是疾病，有

些只是求医者为了改善自己认为不足的某个部位，这些不足有可能是现代流行审美观、周围人，甚至是医生引导下的自我不满足。此外，整形美容医学发展迅速，同一类手术有不同的选择，如隆鼻假体及手术方式选择，与病人或求美者的自身条件、医生擅长的方式等都有一定的关系。在治疗这些求医者的时候，一定要有整合医学观念，考虑他们的社会因素、心理因素、自身不足及与周围组织器官的关系后再决定是否治疗及选择何种治疗。

2. **强调多学科、多领域合作** 虽然现在医学强调学科细分，但医学并不只是科学，还包括哲学、社会学、心理学、人类学，等等。在疾病的诊断和治疗过程中，整合各个学科及领域的先进理念和技术，不仅可以提高疾病的诊断率和治愈率，并且在新技术、新领域的发展上，也是重要的手段和思路。

3. **不排斥医学专科化，反对医学专科的过度细化** 医学专科的过度细化会使医生对病人整体状态的把握和综合处理能力下降。国家现在要求医学生毕业后必须进行住院医师规范化培训，这种措施使轮转医生熟悉了医院的工作程序，并可学习到各个学科的知识，在一定程度上有助于医生树立整体、动态、相互联系、相互对立又统一的思想和观念。

4. **不能割裂整形外科和美容外科** 整形美容外科的治疗对象包含了疾病人群和正常人群。在世界整形外科发展史中，两者是并行不悖、相辅相成的，时至今日，整形外科仍然包含美容外科。整形外科、美容外科的培养方式是相同的，只有具备整形再造的丰富知识和技能者，才能在正常人体美容再造中取得良好的效果和创新。现阶段将整形和美容割裂，并将美容外科商业化，使医患成了"消费和商业服务"的关系，丢弃了医疗本性，割裂整形和美容违背了整合医学观念，将损害从业人员，后患无穷。坚持民营医院的正确发展方向，保护求医者、保护整形美容行业、保护医生自己已经迫在眉睫。

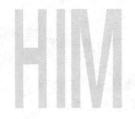

整合理念在医疗美学中的应用

◎尹卫民

　　2012 年，樊代明院士提出整体整合医学的概念，它是指从人的整体出发，将与医学有关的最先进的理论知识和临床各专科最有效的实践经验分别加以有机整合，并根据社会、环境、心理的现实进行修正。

　　整合医学的理论基础是把人放到更大的空间，也就是自然、社会、心理中去考察。我们做医疗美容的所有项目，包括皮肤科、口腔科、中医科的，做完的"作品"要放到客人（求美者）所在的环境中去衡量。王伟教授曾经说过，每一名美容外科医生，要把你的名字刻在求美者身上，带回到他的生活中，他会记你一辈子。如果客人对我说"尹教授，您是我的再生父母，原来我以为鼻子不能修复了，没想到现在好了"，这是我最开心的事情。

　　我 1986 年大学毕业，1985 年是中国整形美容外科的新纪元开端，当年中国医学科学院北京整形外科医院回迁到北京八大处，《中华烧伤与整形外科杂志》复刊。我见证了医疗美容在中国发生、发展的过程。彭庆星教授是美容医学的先驱者，学科与行业的发展得益于思想者的先知先行。如果我们行业没有彭教授当年的奔走呐喊，组织众多专家商讨论证，我们不可能有现在的繁荣局面。以我自己的情况为例，我 1995 年从日本回来，当时就想开自己的诊所，但一直没能实现。为了拥有一个诊所，我奋斗了大概 15 年，直到 2010 年，才机缘巧合地买下广和门诊部，实现了自己的梦想。

　　20 世纪 80 年代，当代中国美容医学整体学科兴起，有一批人为此不懈努力，使学科不断发展壮大。30 年后的今天，整合美容医学专业委员会成立，我们每个人都要学习前辈们的开拓精神，把旗帜接过来、扛下去，不遗余力地推动我们的事业。美容医学整体学科的设立，其实是整合医学的最好体现。我们把所有关于美的、能够变美的学科都整合起来，包括现在的美容内科学。早些年最无计可施的，就是怎样让皮肤变美，怎样让皮肤不松弛，现在我们知道，可以通过调整肺或肾的功能把皮肤变好，这其中就整合了很多内科学的内容。

从整合医学的理念，我们看的不仅是某一个部位美不美，还要看这个人整体美不美。为什么有些人不讲究美容、不去做美容，还是很美呢？因为他（她）很有气质，美和不美也可以说是一个哲学问题。整合医学理念在医疗美容中首先应该反映在局部与整体的协调上，也就是我们所说的审美。其次是容貌美学与人物美学，原来所有的美学标准都叫容貌美学，眼睛有一个美学标准、鼻子有一个美学标准，但把这么多美学标准合起来后，不一定很美，这就涉及人物美学的问题。第三，形态与功能的统一。例如，很多客人做完"双眼皮"手术后出现眼睛干涩。我曾和厦门大学眼科研究所干眼门诊的负责人讨论过，在他们眼科医生收到的病人中，因眼部手术产生的干眼占到75%。同样，做完鼻子的整形手术后，出现通气问题的情况也很普遍。做鼻子最容易产生躯体变形障碍（BDD），在耳鼻喉科曾出现过好几次杀医事件，原因都是病人的空鼻症导致的，客观检查没有明显问题，但病人的主观感受很强烈。因此，整合医学要求我们在做所有美容手术时，要想到术后的功能问题。

我非常有幸曾和张涤生院士讨论过美学问题。关于什么是美，其实到现在还没有一个定论，但通常就是大家说的看上去"顺眼"。鲁开化教授、彭庆星教授、高景恒教授都80多岁了，但在我们眼里，他们非常美。他们的美是年龄的沉淀、知识的沉淀，是长者、智者所具有的气质之美。所以美要和谐、协调、平和。我不做"网红脸"，我一定要做得比较自然。我最初在20世纪90年代做鼻子时，曾有客人要求我重做，因为客人说我为她做的鼻子别人都看不出来，钱白花了，她要求做一个高高的鼻子，这种情况确实很无奈。

我们有很多的美学标准，在培训医生和咨询师时，眼睛什么样叫漂亮，鼻子什么样叫漂亮，唇、胸、体形、手怎样才叫漂亮……每个部位都有美学标准，这就叫容貌美学，没有标准就没有办法"施工"。有了标准就知道他（她）的情况与这个标准的区别，就有办法把它做好。

最近10年我一直在研究鼻子，鼻子的整形涉及很多标准，包括长度、宽度、高度、比例、角度、曲线、弧度、表现点、对称度，以及和其他面部器官的协调度等。做出一个好的整形"产品"非常难。如果按照这些标准（包括以前被称为"黄金面罩"的设计软件）做出来了，大部分是没有个性的，没有个性特征的美其实并不美。我们行业有一个奇人叫尹林，也是医科院北京整形外科医院毕业的首个硕士研究生，现在是画家兼美容医生。他给我们讲，做美容一定要保留客人的闪光点，就是最美的地方，而我们往往看的是最不美的是什么。所以要有特征，这就是容貌美。从整合医学的角度看，容貌美既要有标准化，也要有个性化。

2015年我去韩国，给韩国医生讲演的题目是"Different face with different nose"。他们老说中国医生不行，我就告诉他们，不是我们不行，是我们中国医生面对的鼻子太多样化，难度很大。他们只有 1 个纬度，我们有 8 个纬度，我们从欧洲人一直做到南亚人，做到赤道，他们能做吗？他们那个纬度相当于陕西、甘肃的纬度，脸型大部分是圆形，所以做出来的鼻子比较长、比较翘。不同地域有不同的脸型和外貌特征。做鼻子，一定要问客人从哪里来，爸爸妈妈是哪里的，这就是整合医学的概念，一方水土养育一方人。

说到局部与整体的关系，鼻子、眼睛、下巴、耳朵要配套。我有一个案例，一位女士求诊，我看后坚决反对她做鼻子；但她还是跑到韩国把鼻子做了，就像那边的鼻子。她本来很好看，美人一个；后来发现和她不配，做成了翘鼻子。老公不敢和她一起开车，因为鼻子老挡视线，没办法，又改回原来的状况。这个案例说明什么？圆形的脸不应该配三角形的鼻子，要柔，要讲中庸，要协调才行。这又是一个忽视整合医学理念的例证。她的鼻子从开始自然，到翘鼻子，再回到自然，受痛苦，白花钱，穷折腾。

再说说人物美学。很多年轻医生都喜欢做那种很翘的"双眼皮"，按王积珍教授定的标准，睫毛要上翘 75°。问题是刚做完或者随后，客人会出现一个情况，睁眼睛时，睫毛根部有一道红线。我和干眼症专家探讨，这种做法对将来的睑板腺和泪腺的平衡有致命的影响，只是目前没有深入的研究。仅从美学讲，中年女性经常投诉的问题是眼睛做得太翘了（按照年轻人的做法完成），很不自然，看上去面露凶光，做出来的眼睛，回到单位同事看不惯，都说还不如不做，结果客人心里很郁闷。所以，不同的年代、地理、人种、文化教育、生活方式、社会层级、个体经历都会影响客人和他人对美的判断，这要求每位从业医生或从业人员都要有很强的审美意识和沟通能力。何伦教授曾讲道，要普及心理学知识，给业内一套很实用的知识去判断人的心理状态。当然还可以采用心理学测试的软件和设备。医学美容医学要从心理学开始切入，只有把握好客人的心理动态，做完的"产品"才不至于被他（她）毁掉。有的女性做完后想找到老公，结果做完没找到，她认为白做了；又比如有的人做完后希望吸引他人的注意，结果到大街上，没人看他（她），他们也认为白做了。白做了就是医生做得不好，这就是人物美学的问题。

最后说说形态与功能的统一。现在做鼻子都按照整形标准。鼻中隔一定由肋软骨做，"3＋1""2＋1""4＋1"。而我们人类只有 1 片鼻中隔，没有形成 2 片、3 片，鼻中隔最厚不超过 5mm，加上黏膜一般只有 3mm，现在一边加 1mm，合起来再加上肿胀，每个人的需要还不一样；因此就有客人抱怨：我的鼻子里面怎么一条一条的，医生把我鼻子搞坏了。医生在搭架子时，改变了鼻中隔的厚度，如果再不稳定，偏了一点，一边少一点，一边多一点，气流过去就很奇怪，少气流那边鼻甲会肥大，通气道就窄了，客人就会感到通气障碍，晚上睡不着觉。还有些人做鼻炎手术，做后往下一抻，内鼻阀改变了，又突出来，他说鼻子又不通气了，所以很多功能问题逐渐产生。很多整形医生非常自傲，觉得鼻子整形做得很好；但过了 3 个月，客人鼻中隔软骨的受力处又突出了。整合医学的理念告诉我们，不能只看医疗美容的鼻子和鼻孔，要想到耳鼻喉科的功能问题，要注意手术有没有改变它，改变了怎么办。为了避免这一术后问题，我全部给客人上鼻撑，要告诉客人，这样做不仅让鼻子好看，功能也好，得佩戴 2 个月。

在所谓的眼睛"五项全能"美容中有一个问题，本来睑缘是贴上去的，有些医生非得让它往下置，这样眼球暴露就多了，泪液蒸发就多了，干眼症就出现了。如果外眦没做好，泪液的循环就会出现问题。在角膜表面形成泪膜，角膜功能就会受到影响，包括睫毛外翘等都会影响到这个泪膜。20 岁时做的手术，到 30 岁时看电脑和手机，干眼绝对避免不了。所以我们在做手术时，一定要想到如何保证器官的正常功能。

人体构造十分复杂，又十分精密，从局部到整体都处于一种动态平衡，在适应外部环境过程中，不断地自我调整。我们对身体的任何干预，哪怕是打一针玻尿酸，都会给机体带来一系列刺激，引发相应的反应，直到新的动态平衡建立。整合医学的理念是临床思维的一盏指路明灯，有灯塔照亮黑茫茫的海面，才不至于触礁。我们不能孤立和机械地去看待医疗美容的技术操作。

无论做什么手术，术后组织都有一个自身的记忆，即对原来状况的记忆。我们要对抗这个记忆，让它保留住新的形态，就需要用很多塑造方法，这又延伸到整合医学的概念。手术还没有完，就得给病人上夹板、做撑子等，并不断进行调整，保证塑形能够稳定。鼻子整形需要非常多的护理，要讲整合护理，而不仅是简单护理。鼻整形是一个非常复杂的"建筑装修"工程，要不断关注和护理才能消除原来的强烈记忆。

将整合医学的理念运用到我们的专业和临床工作中，就是要在美容手术、皮肤美容等所有美容治疗中，打开思路，不要把人当成一个局部，而要当整体来控制和想象，继而促进我们的"作品"越做越好，这样才能走得更远。

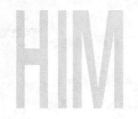

中国美容医学的整合创新发展

◎高景恒

中国整合美容医学创新发展经历的是美容医学在前，整合在后的过程。整合是个动词，描写的是过程。我们整合了什么？整合了美容医学。所以是先美容，然后整合。

"天下大势，分久必合，合久必分"，此话源于《三国演义》。当今科学技术发展的必然规律是整合与分化需处于动态平衡中，如果不平衡，会阻碍我们前进。

17 世纪西方的整体论哲学思想，为整合医学奠定了基础。20 世纪 90 年代末美国正式成立整合医学委员会。2009 年，《医学与哲学》杂志的主编杜治政教授提出了"医学整合是医学的创新和革命"的论点。2012 年，樊代明院士在"北京论坛"会议上做了题为"整合医学初探"的报告，提出整体整合医学的概念，它是面对健康、疾病、诊断、治疗、预防等多因素的整合，简称为"整合医学"。这其中当然也包括美容医学的整合，即整合医学中的美容医学整合。

中国美容医学自 1990 年成立学会以来，一直在非自觉地开展美容医学的整合，即整合美容学。彭庆星、张其亮等领导及鲁开化教授，都在非自觉、半自觉、自觉地为美容医学的整合不断努力和奋斗。何伦教授讲，学会成立就是一个整合，但我记得，那时候没有强调，甚至没有谈到整合，后来才提出。实质上，我们学会成立后，正在从非自觉逐渐向自觉执行整合医学理念的方向转变。

美容医学有两个任务：一是"年轻健康、美丽得体"，因为"爱美之心、人皆有之"；二是延年益寿，这一点自古有之。这也是人类的两大心理需求。美容医学和抗衰老医学与人类这两大心理需求息息相关。

美容医学有 3 条原则：①安全、有效，只有效不安全不行，安全第一，我们的服务对象是健康人，服务的目的是满足他们的上述两大心理需求；②微创、无创，这是美容医学发展的必然规律；③综合治疗，美容医学需在发展中综合，在综合中发展，如果一家一个样，就不属于整合医学。

美容医学有五大技术：第一是常规技术，包括美容等；第二是微创、无创，属于技术的发展；第三是再生医学技术，重点是干细胞疗法、细胞因子疗法等；第四是抗衰老技术；第五是量子医学技术。

这两大任务、三条原则、五大技术必须按照整合医学的理念和实践加以有机整合才能形成整合美容医学。

目前世界医学有两大医学体系，即一个"西"，一个"中"。过去强调中西医结合，现在强调中西医并重。樊代明院士提出，中西医不仅要结合，还应该整合。国际文献指出，量子顺势医学未来会成为中西结合的桥梁，现在也被称为第三医学。量子医学的出现，使人们对物质的认识从宏观变为微观，由看得见的到看不见的，看不见的东西从分子开始，看得见的东西从细胞开始。分子由原子组成，原子由原子核和电子组成，原子核由质子和中子构成。质子、分子、电子等都是微粒子。电子围绕原子核转而产生能量，我们可以把能量的最小单位理解为就是量子。今后认识物质的一切出发点，不是分子，可能是量子。技术的发展也会有深刻而广泛的变化。

樊院士讲到我们编著的一本书叫《美容内科学》，他特别强调美容、美体、美人的发展过程，我特别同意和支持这一观点，这对美容医学创新发展具有指导意义。

整合是复杂的科学技术进展的过程，也是涉及高端的生命科学、再生医学、纳米医学、量子医学、微粒疗法、染色体疗法、基因疗法等的医学问题。

整合医疗理念在医学美容中的实践

◎黄高敏

无论从政策的高度，还是从落地的深度，樊代明院士 2012 年提出的整合医学理念都是历史性的贡献。加拿大的一位商业思维学家马丁也曾提出了"整合思维"，即头脑中同时容纳相互矛盾的观点，并从中整合出汇集两方优势的方案。他认为越是成功的事情，其过程越不会一帆风顺，一定是矛盾的双方在头脑中不停博弈后的结果或结论。整合思维带来的结果是"1＋1＞2"。

近两年有一个很流行的名词，叫 VUCA（中文叫"乌卡"），起源于美国军方，是 4 个英文单词的首字母缩写，分别代表了易变性、不确定性、复杂性和模糊性。现在的世界变化非常快，医疗行业也是如此，广告铺天盖地，新媒体不断涌现，医生的自媒体也在快速发展。在这种易变的环境下，有很多不确定性，很多医生不知道下一步该怎么走。当下，医学美容行业问题比较多，比如，很多医生有医生素质，但美学素质比较欠缺；医疗和运营中的矛盾；很多机构已经运营了很多年，是要创新还是维持现状，等等。很多问题是一个事物的两面，都要关注和解决。我们需要用整合思维帮助思考，整合思维不等于妥协，也不等于平庸，一定要解决问题，绝不退而求其次，要做到"1＋1＞2"。

医学美容行业应该培养复合型人才，我本人在机构兼三职，包括医生、医院的运营及咨询师。我们医院的咨询师全是我自己培养的，我对整个价值营销体系非常认可，因此，我们医院运营得比较好。一个美容医生 5 年前的选择或许会影响到他自己现在的工作和生活，因为美容医生的选择决定了客人的短期和长期满意度。我希望给客人做一次治疗就非常成功，他们回到家后就能安安心心享受生活。我们机构主要做皮肤和微整形，在考虑产品时，我们不考虑永久性材料，我不希望今天客人在我这里付钱，10 年后还来找我麻烦；我也不会选择较差的品牌，我希望今天做的选择不会影响到我 5 年后的生活。因此，全局思维对医学美容至关重要，我们要从时间纬度、从后果，来判断现在的决定。另外，我们要跳出圈子去学一些管理，因为很多医生的思维会局限在专业发展上。有一家著名的设计公司叫 IDEO，我们从他们的模式中借鉴了很多，因为他们会仔细研究客户的体验。这家公司曾与一个美国火车公司签署了合作协议来设计火车车厢，他们拿到项目后，不是单纯从车厢的舒适度和美观度来考虑，而是把客人从决定出行到买票、进站、候车、上车、下车，以及沿途可能有的景点等都考虑进去，因此，他们的设计非常成功。回望我们的成功发展也是得益于整合思维。

我们有非常多的路径，但有一个非常重要的路径就是让女性作为医学美容的医生，这是一个很好的切入点，她们是服务的提供者，同时又是服务的体验者。此外，整个机构的发展主要基于整合思维来设计求美者的流程。求美者到了医院，首先有前台接待，然后交给咨询师，让医生面诊，让护士准备，让医生治疗，然后护士做术后护理，咨询师送求美者出院，最后是咨询师或客服进行回访。我们的机构坚持价值营销，用好的产品、好的医生和好的技术，让客人满意，然后再进行推荐和回购，最后发展成忠实的客户或求美者。因此，满意度是基础，是机构安身立命的根本，我们一定出要培养出好医生、好护士和好咨询师。

根据整合思维，我们可对求美者提供分层服务。不同年纪的人会有不同需求，年轻人常常选择隆鼻、双眼皮手术、瘦脸，甚至磨骨，等等；30 多岁的人群会有皮肤问题、抗衰老问题，不一定需要做鼻子手术和眼睛手术，而只想让自己看上去更年轻。因此，我们借助情绪美学理论，对不同人群进行整体的审美评估，改变求美者情绪，给予他们最适宜的治疗。

除了解决面子问题、身体问题，我们还希望要满足客人身体机能抗衰老的需求，现在我们有外科科室，接下来我们会做中医中药包括干细胞等治疗。我们提出了一个口号，就是"自然优雅、动静相宜、宛若天成"。我们的愿景是利用整合思维，为客人提供全生命周期的服务。只要她和我们接触过，可能不一定在我们这里做非常多的治疗，但我们会用优质的产品和服务，让她始终选择我们。

一切从客户出发，把自己当作一个体验者，去想想你会怎么选择，由此来设计医疗机构客人的路径，这样会帮助我们获得更多的成功。我们会有客情维护，例如，有很多客人过来做除皱，只要 2 分钟，但我和她可能会聊半个小时，这就是情感的维护。此外，还有专业性维护，例如客人注射玻尿酸后，我们通过 3D 成像会尽量告诉客人半年后再复诊，玻尿酸消耗了多少，还需要补多少等，这就是专业维护。

我们的理想就是利用整合思维满足求美者一辈子的求美需求，我们会陪着自己的客人，慢慢一起美丽地变老。

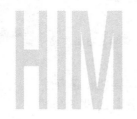

整合泌尿外科学

医工整合促进医学发展

◎ 张心湜

人工智能（AI）现在在各领域应用非常广泛，在医学领域的应用刚刚起步。而我很早以前就做过一项医工整合的相关研究工作，当时还没有人工智能这个说法，我的想法是把计算机怎么用到外科学中，不曾想这竟然变成了世界上第一个用在外科的人工智能。在此，我希望引起共鸣，让更多的人也朝类似的方向前进。

美国麻省理工学院的温斯顿教授说：人工智能是一门研究如何使用计算机去做过去只有人才能做的智能工作的学问。回顾人工智能的历史，1940—1960年，人类发明了计算机；1960—1970年，实现了人工智能语言；1970—1980年，形成了专家系统，例如 DENDRAL 和 MYCIN 等，在血液感染的诊治中，也用到过计算机；1980—1999年，人们开始研究人工神经网络，计算机逐渐用于人工手术。1986年，我因为好奇加入这个行列，凭兴趣做出来的一个产品，1986年我拿到了第一项专利，在美国、加拿大、日本、中国，我都拿到了专利，相关的研究论文是在拿到专利之后发表的。

我的研究所利用的电学原理很简单，不同物质具有不同的电导系数（导电率），电流通过不同物质时电阻不一样，身体不同的组织，电导系数也不同。当时我做实验时，用的是一块猪肉，在电流示波器下，观察到猪肉的皮、皮下脂肪和肉，通过电流时结果果然不一样。

增生的前列腺有包膜，手术时要把增生的前列腺割掉，但包膜不能割掉，要尽量保存，这非常困难，经验不够的医生很容易穿出去。因此我一直思考用什么样的方法，使电刀碰到包膜时能够提示医生，以避免穿透包膜。我的研究灵感来自一个孩子，他在玩电动玩具，玩具在地板上跑碰到墙时会受到阻力，玩具下面有一个盘子，会调节玩具掉头继续跑。我想，电刀跑到包膜如果能转弯就好了，或者至少可以告诉我要碰到包膜了。于是我们测试，看增生前列腺和包膜会有什么不同的反应。用一根电线，经过人体后，从电板回到电箱，我们用一个夹子夹在体外，结果发现果然不一样。平时手术会用到蒸馏水，在水中电刀的电流输出量最少，经过增生的前列腺时，电流就很大（3~4A），但碰到包膜，电流又变成1~2.4A。我们共测试了40多例病人，得到的结论是前列腺导电，和包膜是不一样的，后面我们就开始设计把手术操作和计算机结合起来。

我们当时做了在计算机监视下和未监视下的手术，进行对比。结果发现包膜穿孔率有很大的不同，在计算机监视下进行手术只有3人穿孔，而传统方法的有30人。在计算机监视下，一碰到包膜，它马上就会发出警报声。穿透包膜时只有0.4秒，切开的重量也只有一点差别，用人工智能来辅助切除前列腺，能更好地避免切除包膜。我的研究论文在1984年发表，那时还没有设计出来现在的手术工具，只是写了电流在增生前列腺中是什么状况，在包膜上是什么状况。1988年我把人工智能辅助下的正式手术结果写出来，并称之为"computer monitored"。

我希望年轻人勤于思考，要想方设法让人工智能用在临床诊断、治疗上，提高临床实践水平。我认为这就是整合医学，医工整合会促进医学大发展。

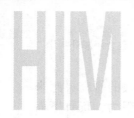

人工智能超声 CT 对前列腺癌穿刺诊断的意义

◎谢立平

近些年，浙江省的前列腺癌发病率在不断升高，或许不是真正的升高，而是被检出的病人增多了；有很多病人（大概50%）确诊时已是中晚期，因此早期诊断非常重要。人工智能在前列腺癌的早期诊断中将发挥重要作用，浙江省在这一领域开展了不少工作。

前列腺癌典型的超声影像应该是低回声结节，但很多良性病变也表现为低回声结节；据不同来源的统计数据表明，只有 17% ~ 57% 的低回声结节是恶性的，因此，超声诊断的缺点是灵敏度和特异性低。2008 年，我们开始做前列腺系统穿刺，并提出需要发展靶向穿刺。在系统穿刺时，穿刺 10 针以上视为饱和穿刺。不成熟地讲，从开始的随机穿刺（穿刺 1.0 时代），到后来系统引导下的穿刺（穿刺 2.0 时代），现在发展到了人工智能引导下的靶向穿刺（穿刺 3.0 时代）。下面介绍的就是前列腺癌的人工智能超声 CT（AI-US-CT）诊断。

人工智能超声 CT 诊断技术，可以通过已有的图像，建立起图像分析系统，最后把疑似肿瘤的地方标注出来，因此，该技术首先是提示有没有问题，其次是可以确定穿刺位置。2009 年这项技术就得到了肯定。

该技术的工作程序是病人取左侧卧位，从前列腺尖部起，至精囊水平止，每隔 5mm 留取超声影像，将图像发往人工智能超声 CT 中心，在线实时分析，根据结果评估穿刺的必要性并指导靶向穿刺。也就是说第一幅图像是普通超声，经过分析，里面如发现标志区域，即有可疑病变，就可针对这个区域进行穿刺。该技术有 3 种模式，先系统穿刺，然后是标志区域穿刺，最后全部穿到，以避免肿瘤漏诊。我们从 2013 年 11 月开始与临床合作，2016 年 5 月，我们和德国有了更进一步的合作。

到目前为止，我们做的对照研究，超声 CT 组前列腺癌检出率为 47.0%，系统穿刺组和多参数磁共振成像（mpMRI）组分别是 35.6% 和 35.7%，超声 CT 组的前列腺癌检出率最高。总穿刺病人中单针阳性率，超声 CT 组为 22.7%，系统穿刺组为 11.3%，mpMRI 组是 13.4%。在杭州做的工作发现，对于系统超声穿刺 12 针阴性的病人，经人工智能超声 CT 引导还穿出了阳性病人。这是新技术对我们的帮助，我们可以大力提倡人工智能超声 CT 的应用。

该技术不仅可用在前列腺癌的早期识别和靶向穿刺中，还可用到健康管理中去，对同一个病人，根据不同时间段人工智能超声 CT 分析的结果，判断病变的发展。例如，一个病人在 2013 年 2 月发现标志区域，但不是癌；到 2014 年 10 月，病变数量和区域扩大；再一年后，又有增加。也就是说这个技术可以很直观形象地检测病人的病变演变，这就是未来我们要主动监测的病人，监测其趋势的变化。此外，这项技术还可以用在前列腺的健康管理趋势观测中，用大数据库分析，这在未来应该有用武之地。此外，我们做了 10 年的数据随访，结果发现超过 96% 的检出结节的病人未发现前列腺癌或被诊断为早期前列腺癌，其中仅 2 例为高危前列腺癌，尚无复发，因此这对我们正确认识结节的转归有很大帮助。

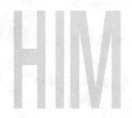

肾癌伴下腔静脉癌栓诊治的
整合医学思考

◎马潞林

未经治疗的肾癌合并下腔静脉癌栓自然病程短、预后差，中位生存时间约5个月，1年内肿瘤特异性生存率约29%，行肾根治性切除并下腔静脉癌栓去除术能有效改善预后，5年肿瘤特异性生存率达40%~65%。有一项多中心研究单独分析了Mayo Ⅲ级和Ⅳ级癌栓病人的术后情况，发现术后90天内死亡率为10.5%~11.4%。

这类病人，大部分是因症状来看病，少部分是根据体征来就医。超声检查是首选的癌栓筛查手段，可检查肾上腺有无受侵，淋巴结及肝脏有无转移。癌栓高度有时会低于实际高度，主要是因为近心端癌栓血流丰富且较细，因此术中经食管超声更准确。通过CT鉴别癌栓与血栓比较困难，癌栓在增强扫描后腔内病变有强化，而血栓在增强扫描后腔内病变一般没有强化，密度相对低。这时做磁共振（MRI）非常必要，鉴别要容易一些；目前全世界公认，MRI诊断癌栓的准确率最高。下腔静脉造影几乎被CT和MRI取代。应仔细询问病史及体格检查，对于Mayo Ⅳ级癌栓病人常规麻醉后行术中经食管超声检查、泌尿系CT平扫及增强检查、腔静脉MRI平扫及增强检查，Mayo Ⅳ级癌栓推荐术前2周内做MRI检查，评估癌栓是否进入心房，是否需要采取体外循环等。虽然国际上用得最广泛的是Mayo分级，但与我们临床的实际不太相符，我们的分级标准还在不断完善中。

手术切除是目前公认的治疗癌栓最有效的方法。一般而言，90%的0级癌栓都可以通过腔镜完成，如果侵犯了周边组织，就要用开放手术来做，例如有一个病例，向上侵犯了胰腺，就要切除胰体。Ⅱ级下腔静脉癌栓多数可以通过腔镜治疗，左侧前面有一个肠系膜上动脉，因此暴露非常麻烦；一般做手术是右侧比较困难，但癌栓是左侧比较困难。Ⅱ级癌栓用 Milking（挤牛奶）方式更多。Ⅲ级癌栓要注意的是肝短静脉，需翻转肝脏并游离第一肝门。如果是早期，可以让普外科医生协助一起来翻转肝脏，有时翻右侧肝脏就可以，但常常是左右两侧都要游离出来。Ⅲ级癌栓用气囊尿管法非常多。Ⅳ级癌栓多数采用开放手术，多数病人采用内缘下切口即可（包括进入心脏），一般用不到体外循环，做体外循环病人的死亡率明显高于不做体外循环者，这是全世界的共识。如果腔静脉癌栓侵犯了腔静脉壁就需要把它切除。怎样判断腔静脉壁已受侵犯呢？一是下腔静脉管壁毛糙、不光滑、有毛刺；二是下腔静脉管壁增粗，超过正常直径的 1.5 倍。

关于靶向治疗，目前没有明确说法，中国目前的适应证还没有找到。术后随访没有特殊要求。

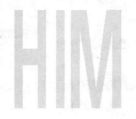

整合医学背景下对大盆底
概念的再认识

◎王东文

　　整合医学是把数据、证据还原成事实，把认识、共识转化为经验，把技术、艺术凝炼成医术，并根据整个社会、环境、心理进行修正、调整，在事实、经验和医术这个层面上反复进行实践，从而形成更加符合人体健康、更加适合疾病诊治的新的医学体系。既然要做这么多事，涉及这么多问题，有医疗、护理、营养甚至有工学等，要把这些知识整合到一起，只整合不行，还要看整合得好不好。盆腔是很重要的部位，现在有脑外科、胸外科、腹部外科，怎么就没有盆腔外科呢？盆腔里面有好多东西，涉及形态学、功能学、生理病理等。既然要研究一样东西，首先得有一些组织，目前有国际尿控协会（ICS）、国际泌尿妇科协会（IUGA）、中华医学会泌尿外科分会（CUA）、中华医学会妇产科学分会妇科盆底学组等，就是要把泌尿外科、男科、妇产科、肛肠科全部整合在一起，目前国内在上海、北京、南京及福建、辽宁等地已经做了一些尝试。

　　尿失禁目前已成为一个公共健康问题。尿失禁和盆底问题相关，在整合医学的大前提下，如果能把盆底外科整合到一起，对病人肯定有好处。现在从动力学角度及整个盆底结构出发，可采用一站式盆底诊疗系统或叫功能单元，其中涉及盆底动力系统、神经电生理系统、盆底影像系统和康复治疗系统、无创压力测定系统、便携式压力肌电测定系统，以及充盈的膀胱测压、静态尿道压力描记，最后将所有信息进行整合，形成整合盆底学。还可以用360°的超声把整个膀胱和盆底看清楚。除了X线影像尿动力检查外，还可把腔镜结合起来。康复系统包括神经皮刺激、电磁刺激等。男科夜间可以做一个勃起功能测试。在大数据时代，我们可以把信息整合起来开展盆底外科的工作。

　　首先看看通过前列腺手术对尿失禁进行管控。从二维角度可以看到盆底的很多测量数据，如果做一个三维重建会看得更多。术前的精细规划有一定帮助，可结合腔镜，看病人控尿好不好，最主要看括约肌，看括约肌在生理状况下怎样收缩，控尿怎样去保护，如果把机械图加进去，就可实现同步检测。

开放手术时关键要在术前通过三维重建，了解功能性尿道长度是多少。根据不同的形态学要进行不同尿道长度保护。磁共振片看起来不太容易，但通过三维重建，可以看得非常清楚。有些手术做得很漂亮，但病人术后还是有功能问题，这不是手术没做好，而是因为术前没有很好评估本体的肌张力，在术前一定要预判肛提肌的应力。

新兴的 3D 成像及打印技术为术后精确诊断尤其是取材提供了很大帮助。在病灶处要切得更细一点，既然盆底是一个功能单元，在整个功能单元中，它的有限元动态应力分析对尿失禁管控的作用非常重要。我们做过这方面的研究，用它的云图进行计算，应力有所不同，手术后尿失禁和术前对尿失禁的预判有很大关联。我们把云图进行个体化分析，就能动态观测病人的压力性尿失禁，经过不同时段的动态分析，可以预测病人现在需不需要做手术，也许是过 3 年后才需要做手术。就是说把天气预报那么大的本事，用到盆底的功能测定或者功能预报中，这是我们研究的出发点。

总体来说，整合医学就是要把所有力量整在一起，把小专科、大盆底整合发展，把医疗、科研、康复整合发展，把社会关注的问题解决好，盆底外科就是整合医学下技术的升级版。

盆底就像壶口瀑布，山西人说是山西的，陕西人说是陕西的，其实都是我们民族的。再到下面，到了河南、山东，最后成了大海，这就是我认识的整合医学理念。

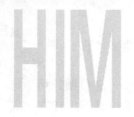

前列腺癌根治术之关键

◎齐 琳

　　前列腺癌诊治走进了一个新时代，本文主要讨论在这样一个新时代下前列腺癌的瘤控问题。对于一个前列腺癌病人而言，因为他患的是肿瘤，所以瘤控是第一位的。中国在前列腺癌方面的研究与世界是同步的。前列腺癌手术有很多里程碑，从 1904 年的经会阴前列腺癌根治术开始，到现在的微创腔镜时代，其间 1991 年有了腹腔镜，2000 年有了机器人，而现在进入了一个技术的新时代。

　　根据肿瘤的分型，前列腺癌分为局限型、局部进展型和转移型，以往对局限型前列腺癌，肯定采用根治性前列腺切除术，现在则不同，现在对于局部晚期，甚至寡转移的病人，前列腺根治手术也非常重要，因为有它就有病人的远期生存，甚至有少部分医生，还在尝试去势抵抗性前列腺癌（CRPC）手术，当然这没有被完全认可。

　　尿控也好，勃起功能也好，都是功能要求。更重要的是要做好瘤控，因为瘤控决定了病人的无生化复发、总存活率及无进展存活率。瘤控采用的标准是手术切缘阴性。前列腺癌主要发生在尖部和后方，通过手术技巧可以帮助切净，尖部容易产生是因为尖部没有前列腺包膜，而且邻近神经血管束和括约肌，最好是距离尖部 10～15mm，同时在后面充分游离膜部尿道，注意尿道后壁断端。如果界限不清楚，也保留不好。做尖部离断时，要顺着前列腺的幅度，这会有一些出血，前列腺的尖部要顺着轻轻剥离，才能把尿道分离出来。手术离断后，尿道的长度非常长，更重要的是可以确保远端括约肌不被损害。通过我们的手、眼来感受前列腺与膀胱颈部之间的距离，如果机器人没有这个能力，腹腔镜有这个优势。

　　瘤控还与盆腔淋巴结清扫相关，2018 年的指南讲得很清楚，以后手术中盆腔淋巴结不要做，因为阳性没有指导意义。扩大淋巴结清扫的好处是可以获得转移信息，就是淋巴结的受累范围。

2001 年前，对于局部晚期前列腺癌主要采用放疗和内分泌治疗；但在 2014 年后，可以选择根治性前列腺切除术，到 2015 年根治性前列腺切除术占了重要地位。一项荟萃分析显示，相比非手术治疗，根治性前列腺切除术可明显提高局部晚期前列腺癌病人的疾病特异性存活率和总存活率。

对于根治性前列腺切除术，2003 年时 N1 局部进展型前列腺癌属于手术禁忌，2009 年时为可选择，淋巴结已不再是手术的必备活检。

回顾性研究表明，对于寡转移前列腺癌，根治性前列腺切除术与单纯去势治疗寡转移的结果相似。局部晚期前列腺癌是泌尿外科医生面临的新挑战。新辅助手术就是把不能做手术的做手术，把可以做手术的更好地做手术。我们知道根治性手术非常重要，但它是减瘤手术，尽可能切除病灶，不保留神经血管束，更重要的是要保留尿控，因为此时盆底肌肉已被破坏，只有尿道外括约肌是保留的，所以非常重要。

对于局部晚期的手术，要控制肿瘤，也要保证病人的生活质量，要保证功能性尿道长度和尿道汇集，尽可能切除病灶，但不是全部，因为不可能全部切干净，我们还有辅助放疗和内分泌治疗。也就是说，对于局部晚期，前列腺癌根治手术具有非常重要的地位，但不要过分地按照局限性前列腺癌治疗，瘤控是有把握的减瘤。保留尿控非常关键。

在现代微创时代，对于局限性前列腺癌，我们力争五连胜，但瘤控最关键。对局限进展型和转移型前列腺癌，根治性前列腺切除非常重要，它只是综合治疗的一部分，在切除肿瘤的同时，遵循尿控为先，保证病人的良好生活质量。

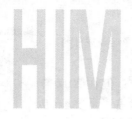

不同类型肾脏肿瘤手术治疗时的肾单位保护

◎ 梁朝朝

肾癌的患病率在逐年上升，男性比女性多，城市比农村多，发病年龄呈年轻化趋势，需引起高度关注。

在肾癌治疗中，很重要的原则就是要为病人选择最好的手术，最大可能地保留肾脏的功能，确保病人真正的康复。肾脏手术包括开放手术、腹腔镜手术和机器人辅助腹腔镜手术，两种手术方式，一个是根治，一个是保留肾单位，有利有弊。目前，根治术的数量呈逐渐下降趋势，而保留肾单位的手术量在逐年上升。术前需要评估病人的情况，包括年龄、身体状况，特别是血压、血糖等，不同状况对肾功能的影响不同；除了全身情况外，还要评估肾脏本身的情况，包括双侧肾脏功能，以及肿瘤的大小、位置、形态、与血管的关系等，这些都非常重要。另一方面是对医疗情况的评估，包括医生的理论水平、技术水平，以及设备条件等。

根治手术，特别是保留肾单位手术，很重要的环节是对肾脏和肿瘤的暴露，我们团队在保留肾单位手术中，针对肿瘤的大小、位置、数目，以及病人体型等，对入路选择制作了一个表格，例如是经腰、经腹，还是腰腹联合，由此取得了比较好的效果，经腰或经腹都很难操作，因此我们提出了腰腹联合来完成肿瘤手术。

对肾窦部位内生型肿瘤沿肿瘤假包膜剜除肿瘤，分层缝合创面，用 3 - 0 倒刺缝线缝合创面出血点，1 - 0 倒刺缝线全层缝合。另外我们对血管重建也进行了探索。

总之，根据不同肿瘤、不同大小、不同位置，合理选择入路，采用不同方法，对肾单位保留非常重要，用三维立体的导航技术，对我们帮助很大。

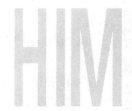

机器人时代普通腹腔镜的地位和价值

◎徐丹枫

　　整合医学在泌尿外科落地，就是要对先进的理论知识、有效的实践经验进行整合，形成对疾病的整体认知，并施行高度的人机整合，构建和谐的医患关系，这样才能真正为病人的身心健康服务。在疾病诊治中要特别重视个体差异，疾病具有高度的异质性和复杂性，因此对疾病的认知一定要有整体观，要避免以前那种"头痛医头、脚痛医脚"的模式，要达到宏观和微观的高度统一。在形成整体认知后，要注重对有效的实践经验的积累，实践经验来源于医学理论，实践经验又产生医学理论，实践经验是检验医学理论的金标准，好的实践家一定是好的理论家，反之则不然，这强调了有效实践的重要性。此外，要想真正落实整合医学，离不开和谐的医患关系，我们要真诚地帮助病人恢复身心健康。一个好医生应该是高智商、高情商、高医商，也就是不但要有好技术，还要善沟通、会关怀。如果技术很高，对病人不理不睬，那只能说技术高，情商不高。

　　从外科发展的历史看，经过长时间的开放手术后，在二十几年前我们走进了腹腔镜时代，从手术腹腔镜到普通腹腔镜，现在又进入机器人腹腔镜时代。我国现已引进装机 70 多台机器人手术系统，广泛用于所有腹腔镜可开展的手术。机器人手术和开放手术相比确实有很多优势，在前列腺癌根治中优势更加明显。机器人手术是今后手术发展的一个趋势，但现在的问题是，很多医院还没有条件开展机器人手术，在这样的情况下，能否充分利用现有的普通腹腔镜，做到人机整合来进行手术呢？我认为是可以的。采用普通腹腔镜，我们也可以仔细地进行解剖，也可以很好地保留血管神经，在充分熟悉每种器械的特性和使用要点，并熟练掌握相关技术后，完全可以做一个很好的手术。

　　机器人在前列腺根治术尿道的缝合上有很大的优势，它的机械臂有自由的角度转换，特别是在比较小的空间里能够完成精准的缝合；但只要通过反复的训练，普通腹腔镜其实也可以做得很好。

我们曾选择了两名 VHL 综合征（最常见的遗传性肾癌）病人，两者肿瘤的位置和大小很相似，我们分别采用机器人和普通腹腔镜实施手术，在手术过程中，感觉两种操作还是比较接近的。总体而言，无论何种手术，人的因素永远是第一位的，当然，机器人确实给我们提供了一些更便利的手段，我预言，今后手术的方向肯定是机器人手术，它会慢慢替代普通腹腔镜。

在不具备机器人手术条件的情况下，我们还是应该努力把手术做好。对于目前常规的泌尿外科手术，普通腹腔镜技术已无禁区，纯熟的技术可以弥补器械的缺陷；对于大部分医生而言，限制手术成功的关键在于技术缺陷，而非器械缺陷。只要充分整合人与设备，腹腔镜也可以完成优秀的手术。

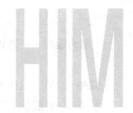

从整合医学看浸润性膀胱癌围手术期化疗的意义和时机

◎ 姚 欣

根治性膀胱切除术（RC）是浸润性膀胱癌的标准治疗，在根治性全膀胱切除的术后标本中，淋巴结转移阳性率达 10% ~ 15%。膀胱癌是化疗敏感性肿瘤，Sternberg 最早对 MVAC 方案（氨甲蝶呤 + 长春花碱 + 阿霉素 + 顺铂）治疗晚期转移性膀胱癌进行了研究，完全缓解率（CR）是 36.4%，部分缓解率（PR）为 35.5%。记得在我做学生的时候，当时的科主任在力推这一方案的应用。

能否把这种化疗方法用到膀胱癌的新辅助治疗中呢？2013 年《新英格兰医学杂志》发表了一项研究，显示术前新辅助化疗能明显降低膀胱癌的病理分期，降至 T0 期者可达 38%，新辅助化疗能明显提高 RC 后的 5 年生存率，从 43% 提高到 57%；新辅助化疗对 T2 ~ T4 期均能延长中位生存时间。一项荟萃分析纳入了 15 个术前新辅助化疗的临床试验，最后结论是新辅助化疗可以明显改善病人的生存预后，降低 16% 的死亡风险。因此，在指南中都推荐新辅助化疗作为浸润性膀胱癌术前治疗的一个手段。那么，术后辅助化疗是否也有效？一篇在《柳叶刀》杂志发表的临床研究表明，术后辅助化疗同样可使病人生存时间延长。此外，有研究对比了术前新辅助化疗和术后辅助化疗对总生存率的影响，结果显示两者没有区别；因此，无论是术前还是术后化疗，对病人的生存都有益处。从国际上看，2010 年后新辅助化疗的使用率较之前明显提升，已超过了 20%。近几年很多指南都把术前新辅助化疗作为一个推荐，是 I 类证据。是否围手术期化疗对所有病人都有益？指南强烈推荐，生存期延长具有统计学意义，为 I 类证据。

樊代明院士提出的整合医学认为在临床上要因人而异，个体不能代表群体，比如围手术期化疗的选择，之所以有术前化疗和术后化疗之别或之争，就是因为个体的情况不同。Sloan 的经验认为，病人对新辅助化疗的依从性更高，24% ~

52%的病人RC术后不再适合以顺铂为基础的辅助化疗；而Mayo的经验得出：一些病人术前的肾功能不适合做新辅助化疗，但这些病人当中，有一半术后肾功能恢复到了正常水平。综合两方的结果就是，术前做也行，术后做也行，但有一部分病人，术前、术后都不支持做化疗；而另外一部分病人，可能术前不适合，术后反而适合了；还有一部分病人术前可以用，术后却不适合。

从2012年开始，我们科开始做这种新辅助化疗，我们把这种化疗的利与弊列了很多条，我觉得最重要的是直观评价化疗效果，但它的缺点可能是延误手术时机。术后辅助化疗最大的问题是无法了解化疗敏感性，以及术后并发症等延误治疗。因此，我们在做了100多例膀胱癌新辅助治疗后，提出一种观点，即在一个周期时，给病人复查磁共振，如果无效，则进行手术。对于新辅助化疗，病人有3种结局：一是肿瘤完全消失；二是瘤体缩小；三是没有效果。所以我们用第一个周期去评价，来判定新辅助化疗是否有效。

近几年的一些基础研究结果，可对现在的疑虑——病人是否对新辅助化疗敏感，或者围手术期病人是否能获益——做出解释。在此基础上对浸润性膀胱癌提出了若干个分子分型，主要分成两型：一是basal型（基底型），二是luminal型（管腔型），这两型又各分为2种亚型。这种分型是基于肿瘤基因测序，然后将其与新辅助化疗的整体预后相结合进行比较。我们发现新辅助化疗对基底型属于雪中送炭，MVAC方案可明显改善预后；对管腔型是画蛇添足，因为本身预后好，MVAC方案并未提高总生存期；对基底浸润亚型属于杯水车薪，因为它预后差，MVAC方案未提高总生存期；而对管腔浸润亚型就属于落井下石，它的预后差，MVAC方案治疗后总生存期缩短。

我个人体会，我们应该具有整合医学的思维、循证医学的态度、精准医学的方向。根治性手术是浸润性尿路上皮癌的主要治疗方式，而膀胱尿路上皮癌是化疗敏感性肿瘤，围手术期化疗有助于改善手术的治疗效果。围手术期化疗应坚持个体化原则，根据病人的耐受性和依从性，及时、适时实施；围手术期化疗并非对所有病人有益，应通过基因组学等方法探索，寻求精准治疗依据。

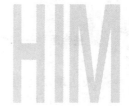

毒蕈碱受体在膀胱重塑过程中的
关键作用

◎王坤杰

当前，社会老龄化状况很严重，前列腺增生的病人也越来越多，前列腺增生已成为男性膀胱出口梗阻的主要病因，据推算，2018 年全世界男性膀胱出口梗阻病人已达 11 亿。

有学者观察了人体出现这种梗阻后逼尿肌的一系列改变，其中涉及一些关键词，包括胶原沉积、膀胱增重、结缔组织、肌肉比例、平滑肌增大等。

临床上对此没有很好的干预措施，经常束手无策。手术虽能够解除梗阻，但已形成的膀胱重塑却难以逆转；尽管对膀胱重塑的机制研究逐渐深入，对治疗药物的探索逐渐增多，但距离临床应用仍很遥远。因此，想要寻找一个非常好的干预措施，还得回到膀胱重塑的原点。我们团队在这方面做了一些工作。

动物实验中的全基因组芯片研究表明，高应力膀胱有大量基因表达上调，主要涉及炎症反应、细胞外基质、免疫反应及防御反应等信号通路；基因富集分析表明，表达上调的基因主要富集在炎症反应、细胞外基质代谢、防御反应上。高应力环境是膀胱炎症与纤维化的始动因素。前期研究表明，异常应力刺激广泛调控膀胱平滑肌细胞的生物学功能，包括炎症分泌、细胞外基质代谢、增殖、收缩等。

我们使用生物力学反应器，包括牵张力生物反应器、循环静水压反应器，得到了利水效应。随后要考虑的一个非常重要的问题是，生物应力到底通过什么途径来实现它的力学作用。我们在体外发现是毒蕈碱受体（即 M 受体）介导应力下膀胱细胞功能的改变。

在大家的印象中，M 受体是一个非常经典的受体，它主要承担利尿和收缩的功能。M 受体是一个 7 次跨膜的 G 蛋白偶连受体，在膀胱分布有 5 种亚型，其中表达量及功能主导亚型以 M2、M3 为主。

出口梗阻时的膀胱 M 受体信号显示，在异常应力刺激下尿路上皮分泌非神经源性乙酰胆碱会显著增加，分泌浓度可达 1～100μmol/L。力学刺激也可导致 M2、M3 受体表达增加。这种异常活化的 M 受体会导致什么现象？这是一个有趣的问题。近年来在呼吸系统基础研究中发现，在慢性阻塞性肺疾病（COPD）或哮喘中，M 受体参与调控气道炎症与气道重塑反应，抗胆碱药物具有非常显著的延缓重塑效果，说明气道和膀胱有很多相似之处。M 受体在人体各器官组织中大量分布，在气道、膀胱均以 M2、M3 受体亚型为主，气道与膀胱均受自主神经支配，出口梗阻与 COPD 和哮喘的气道均是受力的空腔效果。

我们通过膀胱颈口部分结扎法建立出口梗阻模型，发现 M 受体拮抗剂可显著降低梗阻膀胱重量。M 受体拮抗剂能否改善出口梗阻的膀胱功能？离体肌条收缩实验的结果显示，12 周治疗组 M 受体拮抗剂能改善膀胱肌条对氯化钾和卡巴胆碱的刺激反应。

M 受体如何介导出口梗阻膀胱的重塑呢？膀胱重塑其实是早期的炎症向终末纤维化的演进过程，探究其途径有两个出发点。M 受体参与调控膀胱炎症因子与巨噬细胞的浸润，全基因组芯片筛选出基因表达明显上调的炎症因子有 CCL5、CCL2、IL6，也就是说 M 受体拮抗剂确实参与了抑制出口梗阻诱导的炎症因子表达。M 受体通过功能基质金属蛋白酶（MMP）、基质金属蛋白酶组织抑制剂（TIMP）调控出口梗阻的胶原沉积。可以发现，M 受体拮抗剂使得胶原沉积减少，对胶原基因表达无显著影响，明显升高 MMP、TIMP 的基因表达，MMP、TIMP 蛋白表达上调。

出口梗阻膀胱重塑是炎症逐渐向纤维化演进的过程，高应力环境及非神经源性乙酰胆碱可能导致出口梗阻膀胱 M 受体活化，M 受体介导出口梗阻膀胱的炎症与胶原沉积，拮抗 M 受体有助于改善膀胱功能。

为了探究 M 受体拮抗剂的长期应用对前列腺增生病人尿动力学指标的改善效果，我们已经发起全国多中心前瞻性临床试验，希望将来能够得出有益的结果。

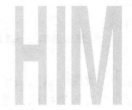

浅谈肿瘤耐药的本质

◎卢兹凡

关于肿瘤的发病机制，主要有三大学说，即最经典的是肿瘤遗传学说（尤其是癌基因和抑癌基因），以及肿瘤细胞生物学说和肿瘤免疫学说。最近肿瘤免疫学说又引起关注，因为出现了一些令人感兴趣的研究成果。

DNA或基因组学的进展，使我们对肿瘤的认识发生了改变。在肿瘤的发生、发展中，有很多基因发生突变，很重要的一点是要明确到底哪些突变是真正的、非常重要的或致命性的。只有深入的测序技术，才能使我们对肿瘤基因突变的全过程有深入认识。有时，我们会看到一些似是而非的现象，让人匪夷所思。例如，肾透明细胞癌的病理特点是缺氧诱导因子（HIF）增高，导致血管增生，这类细胞有一定的免疫活性，同时还有更多的增殖性改变。

大量基础研究表明，肿瘤的异质性和动态性共存。在大规模的突变检测中发现，虽然突变有不同通路，但最终还是有一些共同通路，针对这些活化的共同通路进行治疗，效果比较好。肾癌最主要的治疗手段包括靶向治疗（主要途径是抗血管通路）及免疫治疗，但几乎所有药物都不可避免地会出现耐药，耐药的产生和我们现在对肿瘤的系统认识有一定关系。耐药的具体机制是什么？在此我想从肿瘤微环境及免疫治疗的角度，谈谈我们目前面临的困境。

当肿瘤处于某些阶段时，是能够治疗的，这可能与肿瘤基因突变的不同阶段有关。而之所以会产生肿瘤可能与机体的免疫微环境有关。从基因的角度看，耐药是必然的。在肿瘤的异质性群体里，有干性细胞和非干性细胞的转换，有缺氧和缺糖、活性氧及炎症的产生，这些都说明肿瘤的进化和形成极其复杂，单靠靶向药物，必然产生耐药。研究发现耐药有两大途径：一类是药理耐药，与机体对药物的影响有关，例如某些血管因子过高表达，会对药物的药效产生影响；另一类是生化耐药，即肿瘤的遗传性和生化特性发生变化，导致对药物的敏感性发生改变。虽然临床上有各种各样的检测，包括预测靶向药物敏感性的血清学指标和遗传学指标，或者肿瘤表达水平的检测，但很难做到准确；这些检测之所以能指导对肿瘤耐药的检测是因为它们具有一定的可操作性，还代表了广谱耐药的变化。

在进行肾透明细胞癌靶向治疗时，进行 *VHL* 基因检测，会对靶向治疗的敏感性有一定提示。此外，DNA 甲基化与肾癌的发生、发展密切相关。

肿瘤干细胞在异质癌细胞群体里，虽然复发活性不很强，但在其中也起到很重要的作用。对于耐药问题，联合用药在临床上确有一定效果，但毒性非常大，效果有限，只能解决部分问题。针对现有靶标研发出的新药，或许也能解决部分肿瘤的耐药问题。

关于肿瘤的免疫微环境，在循环中其实有大量的免疫细胞，它们有的是天然免疫细胞，有的是后天的免疫细胞，这些免疫细胞有一个共同特征，就是双面"间谍"，我们对此要有一定认识。在肿瘤发生、发展中，这些免疫细胞与 TNM 分期相适应，有的起免疫监视作用，有的起免疫均衡作用，而有的起免疫逃逸作用。但有研究结果显示，免疫细胞与 TNM 分期没有明显关系。

肿瘤的免疫治疗无非分成两大类，一类是主动免疫，一类是被动免疫。我们经常采用的是主动免疫，被动免疫是把在体外活化的免疫细胞回输体内。但最根本的问题是如何改造免疫微环境，免疫微环境中涉及很多分子，相关研究还在探索中。

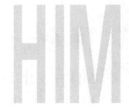

整合内分泌糖尿病学

标准化代谢病管理中心的建立及贡献

◎王卫庆

中国的糖尿病成人患病率高达 11.6%，但糖尿病的控制率只有 39.7%，美国也不到 50%，中国的糖尿病前期达到了 50.1%。这些数据来自宁光院士牵头的一项调查研究，被调查人群为全国 31 个省、自治区、直辖市的 162 个调查点的 9.8 万余人，经过统一的口服糖耐量试验得出的糖尿病患病率。以上是常住人口的数据；流动人口中糖尿病的患病率只有 5.1%，糖尿病前期只有 30.5%。中国糖尿病患病率直线上升，已成为全球糖尿病患病人数最多的国家。预计中国人糖尿病已超过 1 亿人，国际糖尿病联盟预计全球糖尿病人数已超过 3.8 亿。

糖尿病患病率与中国的 GDP 相关。2014 年世界卫生组织（WHO）用了这两个数字，使国际上都认识到中国的慢性病，尤其是糖尿病患病人数的增加与国家经济发展密切相关。糖尿病病人及糖代谢异常的病人现在超过 60% 没有进行管理。宁光院士从 2015 年开始，依托中国医师协会内分泌代谢科医师分会和国家代谢性疾病临床医学研究中心开展代谢性疾病的标准化管理，成立国家标准化代谢性疾病管理中心（MMC），管理中心的目标是要管理 30% 的糖尿病病人，使 10 年后糖尿病的发病率降低 1%，以及降低糖尿病的各种并发症要达 10%，因此工作相当多、相当难。

美国的数据显示，心血管科做冠状动脉造影、安装支架的病人大概 50% 来自糖尿病；肾脏科做血液透析、腹膜透析的病人 50%～60% 来自糖尿病。因此，很好地降低糖尿病的患病率和并发症的发生率对国家、社会和个体的贡献是很大的。

2014 年 5 月从瑞金医院开始行动，2016 年成立了 16 家分中心，2017 年成立了100 家，到 2020 年管理中心要覆盖全国 1000 家医院，其中包括社区医院。我们要实现一个中心、一站服务、一个标准，病人到瑞金医院和到洛阳看病，MMC 中心的结果处方和诊断治疗方案是一样的，这样就达到了一个标准。

MMC 充分利用现代化大数据平台，大数据来自先前完成的全国 10 万人的糖尿病常住人口和 5 万流动人口的调查。宁光院士从 2009 年开始进行中国糖尿病与恶性肿瘤风险的长期随访研究，研究纳入了全国 20 个省、自治区、直辖市 25 个点的共 25 万人，每个点随访 1 万人，截至 2017 年，回访率超过 90%。我们还做了城镇化代谢疾病发展趋势的研究，从 45 万人中采集了 500 万份生物标本，包括 DNA、血样、尿液等，通过人工智能分析这些大数据，以预测慢性病的发生风险。在大数据库中探索慢性病的发生机制，最终定位在寻找治疗靶点，并对症用药。MMC 分两部分：一部分在医院里，在医院看病有一个流程，病人进了流程，其检查和问卷由医生问诊完成；另一部分是病人回到社区和家庭，我们有互联网跟踪随访，把社区与管理中心连在一起。因此，整个代谢中心将智慧医疗和创新技术整合在一起。

我们有标准化的诊疗体系和创新技术，全国的 MMC 布局都一样，有统一的标识（颜色是橘红色），有一个代谢一体机，是为 MMC 创立的。我们有内脏脂肪仪，有脉冲多普勒（PW）检测血管，有眼底镜和神经传导检查。要求加入 MMC 的医院要有一个 80 平方米的门诊，有独立宣教区、独立抽血区、独立诊疗区，4 台机器放 4 个房间。我们设计的一体机，所有机器都放在机器挂臂上，病人只要躺一次床，脱一次鞋就能完成 4 项检查。对 MMC 管理从抽血开始，包括糖尿病的教育都有标准操作程序（SOP），整个 MMC 有 400 个 SOP，SOP 对 MMC 所有团队同样开放，在全国每一个 MMC 点，收集的病人信息都一模一样。每个病人大概有 800 条基本信息，有 200 条实验室监测信息，加起来大概是 1000 条。完全实现了网络智能化，在医院有专门的 MMC 网络和医院的系统对接，采集内分泌系统的数据。检测一个病人马上对号入座，在病人文件夹可以看到他的基本信息和网络检测的实验室数据，完全自动化。

在 MMC 中还配置了一个中国糖尿病发病的地图和糖尿病受教育、控制达标的地图。集中了智能的辅助治疗系统，包括降糖药物和并发症药物的使用。MMC 除内分泌医护人员重视外，在整个医疗行业中也逐渐产生了影响。科技部的相关领导参观 MMC 后，认为这种慢性病管理模式非常好，值得推广。英国首相特蕾莎·梅曾来我们代谢中心参观，她也是一个糖尿病病人，当场说要派英国医生来参观MMC，并把这个模式带到英国；虽然英国糖尿病患病率没有中国高，但她说英国医生应该学习这种管理模式。苏州卫生健康委员会也想依托这个平台对他们的 60 万人群进行管理。

MMC 中对管理人员的规定是：MMC 由院长或负责医疗的副院长来做主要负责

人，执行负责人是内分泌科主任，要有 2 名相对固定的医生，护士要完全固定，还要配备一些助理（文秘人员），帮助医务人员和病人沟通。一些 60 岁以上的老人不会用手机，要用固定电话来做回访。年轻人则完全可以通过手机与 MMC 平台回访。

到 2017 年年底，我们还没有给予治疗的干预方案，自然收集来看内分泌医生的病人数据，发现有 1 个代谢异常的占比是 9.6%，2 个代谢异常的是21.2%，3 个代谢异常的是 34.4%，4 个代谢异常的是 29.2%，5 个代谢异常的是 5.6%，包括血尿酸等指标。糖尿病合并高血压、高血脂的患病率非常高，有一段时间业内讲糖尿病和高血压是姐妹病，是心血管疾病的等危症，这两个疾病都会引起心血管的并发症。MMC 所诊治的代谢病人主要以高血压、高血糖和高血脂为主。

内分泌医生开处方不是完全按照指南来做的，二甲双胍占得最多（44%），但不是像指南说的首选二甲双胍，否则比例还要高。α 糖苷酶抑制剂占到 34%，胰岛素脱敏剂只有 25%，胰岛素类反而比较高（33% 左右）。按指南推荐，胰岛素的类型应该是以基础胰岛素为主，最早应该用基础胰岛素，但是中长效胰岛素的使用率达 16.66%。中国医生比较喜欢用短效或速效的，所以在药物使用中，中国并没有完全按指南去做。换句话说，中国糖尿病病人这么多，但糖尿病治疗指南尤其是用药方面，很多并不是中国人提供的数据，中国内分泌医生的数量可能比西方国家加起来还要多，整个欧洲的患病率加起来也没有我们高。因此，中国人按照自己的模式或循证依据，有更多的临床实践，在 MMC 我们会启动高血压、高血糖、高血脂干预的长期随访的大型研究，长期随访 5 ~ 10 年的数据应该能够为指南提供一些数据。

在 MMC 和在普通内分泌门诊看病可能有些不同，因为我们规定有 SOP。MMC随访后可以看到，与基线状态相比，开始的 6 个月，病人的空腹血糖、餐后血糖、糖化血红蛋白达标率都有明显进步，尤其是达标人数翻了 1 倍。因此，我们每个团队虽然只有 2 名固定的医生，但产出的成效很高，比普通门诊看病随访的糖尿病病人确实获益要大。

病人的总胆固醇和低密度脂蛋白胆固醇也都有明显下降，这与病人能够看到固定医生有一定关系，因为固定医生和助理员、护士等的宣教都比较固定。每个MMC 中心还有一些自主想做的事情，比如，现在瑞金医院把甲状腺疾病纳入 MMC中，这也是代谢性疾病的一种。我们都认为慢性疾病离不开炎症，炎症影响了免疫系统，肿瘤也与免疫系统有关。我们有一项糖尿病与恶性肿瘤的长期随访项目，发现很多肿瘤与血糖有关。瑞金医院的 MMC 在前期的 3 个大型研究（45 万人）中获得了很多数据。根据这个大数据，我们做了数字化的管理，叫"瑞宁知糖"，这个想法来自宁光院士，又是在瑞金医院，所以称"瑞宁知糖"，现在还有"瑞宁预糖"，就是预防糖尿病的数据模块。我们有专门的人工智能团队，大数据现在和阿里公司合作，专门为慢性病管理提供一个基础。把基础数据通过"瑞宁知糖"智能模块输入进去，就可以告诉医生某个人糖尿病的发病概率是多少，我们正在进行总结，与国际上的多种风险、慢性病评估模块进行比较，我们的可能更好、更准确。因为我们的数据大，有 20 万人群，而国外大概就是根据几千人做出来的模块。对于专业人士，模块问卷的问题很多，但病人不可能去做成百上千个问题，所以我们就列了 10 个问题，根据病人的回答能预测发病概率，比如 3 年内评估心血管疾病的概率，就是从这个预估模块出来的，分数越高越健康，分数越低发生心血管疾病的概率越高。

目前我们用"瑞宁预糖"来评估全国 31 个省、自治区、直辖市的数据库，显示的颜色越深，安全度越低，发生风险越高。与阿里公司合作，还在探索糖尿病人工智能医生的技术方法。我们有一个质量控制专家团队进行质量评估，也提供 MMC 团队年轻人的培训，包括资料采集和研究思路，最后怎么把做法变成文章。在大数据的智慧医疗管理上，我们内分泌医生正在为中国的慢性病管理做出自己的贡献。

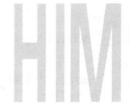

糖尿病与代谢性炎症综合征

◎ 胡仁明

我们启动了一个项目，叫"糖尿病并发症及合并症整合干预"，目标是纳入1 万 ~ 1. 2 万名糖尿病病人，全国有 15 家医院参与。我们要从抽样病人中，研究他们的并发症、合并症、达标率、用药状态、日常生活状态，记录他们每天走了多少路、走路的频率，以及有氧运动量，等等。我们的目标是要在世界上第一次研究清楚，中国糖尿病真实世界的情况。这个项目的工作量很大，我们采用统一的仪器和统一标准来统一行动。例如，在确定脂肪肝的程度和纤维化时，不是用一般的 B 超，而是用 3D 扫描来确定进展状态。此外，为参与者制作个性化的鞋子，每人送一双，鼓励病人多走路，少吃药。前期经过多次论证，研究组委托华山医院首先在上海闵行区做试点，邀请国家卫生健康委员会马晓伟主任担任顾问。闵行区入组 685 例病人，受到当地社区卫生中心医护人员和病人的支持。对病人的登记有一套现代化的管理系统，比较容易；但让病人真正走起来，对生活进行干预，非常困难。

一、代谢性炎症与代谢性疾病的共同土壤

代谢性炎症主要是由巨噬细胞的极化所致。巨噬细胞有 M1 型和 M2 型，脂多糖（LPS）可诱导巨噬细胞向 M1 型分化，产生很多炎症因子；而其他一些因素如二甲双胍能使 M2 型巨噬细胞增加，并抑制这些炎症因子。因此，巨噬细胞本身具有两重性，阴中有阳，阳中有阴，阴阳平衡身体就健康，阴阳失调就会生病。

从发生学角度看，哺乳动物的脂肪细胞、巨噬细胞、干细胞实际上是同源的，肥胖病人的脂肪组织被大量巨噬细胞包围。研究证明，糖尿病病人的胰岛细胞、巨噬细胞明显增加；虽然 2 型糖尿病病人的胰岛有损伤，但胰岛细胞没有死亡，那为什么不分泌胰岛素呢？主要是因为发生了去分化，有去分化就有再分化，如果两者达不到

平衡就会发生糖尿病。2 型糖尿病本质上是可以战胜的，因为胰岛细胞没有死亡，只要采取各种方法，让去分化的细胞变成再分化细胞，糖尿病就可以减轻。因此，2 型糖尿病是可以治愈的。炎症因子是细胞去分化的主要因素，因此，巨噬细胞极化产生的炎症因子是导致代谢性炎症进而引发代谢性疾病的根本。

二、代谢性炎症综合征的概念

代谢性炎症综合征（MIS）是由于代谢紊乱引起的慢性低度炎症状态，损伤组织器官，产生了两种以上常见的代谢性相关疾病。引起代谢紊乱 60% 的因素是不良生活习惯和不良环境因素。

中国对代谢综合征诊断的常用标准是中心性肥胖，同时伴高血糖、高血压、高血脂 3 项中的 2 项或全部。代谢综合征的提出具有划时代意义，因为它把胰岛素抵抗有关的异常组合起来，能够让我们进一步理解这些疾病共同的途径或土壤；但也有一些问题，例如，原发性甲状腺功能减退，病人也可能出现肥胖、高血脂、高血压，也符合代谢综合征的诊断。因此，代谢综合征的定义看来还不够严密。

我们研究了全国 20 家医院的糖尿病住院病人，发现糖尿病合并动脉粥样硬化（高血压）、脂肪肝、肥胖的情况很多，可以叫"一个藤上四个瓜"，它们的病理过程是类似的，主要原因是由于不良生活习惯产生的慢性低度炎症，而核心是巨噬细胞，在血管里引起动脉粥样硬化，在肝脏里引起脂肪肝，在脂肪组织中引起肥胖、胰岛素抵抗，并使胰腺 β 细胞去分化，引发 2 型糖尿病。由此，我们提出"代谢炎症综合征"的概念，希望能从这一概念推动一些炎症新疗法的研究，实现异病同防、异病同治。

三、抗炎治疗糖尿病及合并症

很多降糖药物有间接或直接的抗炎作用，例如二甲双胍，它是中度抗炎药；利拉鲁肽协同二甲双胍可减少氧化应激和炎症。因此，二甲双胍除降糖作用外，还有多方面作用，对脂肪肝也有益处，能够减轻体重，减少心血管事件。一个药对 4 个疾病都有好处，的确是异病同治。

抗炎治疗确实被证明能够改善胰岛功能和降低血糖，可以明显改善胰岛素分泌，使血糖获得比较好的控制，同时明显改善糖尿病病人的炎症指标。2017 年又发现一个新作用，抗炎能够改善心肌梗死后或 C 反应蛋白（CRP）大于 2mg/L 的病人心血管事件的发生。现在我们用干细胞来治疗，很多学者都得到了比较好的效果。经过干细胞治疗控制后，2 型糖尿病胰腺组织中的巨噬细胞，居然向 M2 转化，原来是 M1 的，经干细胞处理后变成 M2，能够抗氧化了，说明这些巨噬细胞在许多疾病中是非常重要的抓手。为什么经干细胞处理后巨噬细胞能受影响并转化为 M2 呢？研究证明，主要是通过分泌单核细胞趋化蛋白（MCP）促进 M2 的转化。我们认为在整个炎症过程中，巨噬细胞起了重要作用。我们积极探索抗炎治疗，比如蛋白酶体抑制剂（PS－341）和雷公藤。体内有多种酶可降解 MCP，如果能把这些酶的降解速度减慢，就可阻断β 细胞的去分化。

雷公藤在细胞中能够降低高糖引起的 FoxO1 的下调，高糖使 Foxo1 下调，并产生去分化。PS－341 能够抑制一些蛋白质降解，而这些蛋白质是抑制炎症的重要蛋白质。应用 PS－341 后，能够延缓血糖升高，改善糖耐量。进一步研究表明 PS－341 主要通过上调抑制炎症的蛋白质，降低 Nur77、Ikk、NF-κB 来控制炎症。

临床上雷公藤已作为治疗糖尿病的药物，这是当时南京军区总医院（现东部战区总医院）的研究结果，多种研究证明，它能减少蛋白尿，增加估计的肾小球滤过率（eGFR），同时能够延缓糖尿病肾病的进展。我们的工作发现，β 细胞损伤主要是由于胰岛素抵抗引起，而炎症是引发胰岛素抵抗的一个重要途径。另一条途径主要是 β 细胞去分化，用雷公藤和 PS－341 可以抑制 FoxO1 降解，有助于对 β 细胞去分化的控制。

糖尿病是生活病，脂肪肝、肥胖是生活病，动脉粥样硬化也是生活病，既然是生活病就要从生活上来干预它、控制它。例如，通过有氧运动才能使尿微量白蛋白与肌酐比值（ACR）下调，才能使血糖下降、减少血糖波动，没有达到有氧运动的病人无法控制住血糖波动。但我们在一个社区推广的有氧运动进行不下去，有人担心有氧运动会损坏膝关节。最近的研究显示，经常运动与久坐不动的病人比较，后者发生的关节炎更多，当然做上下运动时要注意。由此可以看出，做好病人的教育是对病人生活方式干预的基础。

我们将来要出版一本《整合糖尿病学》，旨在推动在代谢性炎症综合征中的中西医整合，我们将在临床实践中引入中医中一些好的理念，比如天人合一的整体观念、阴阳理论的动态平衡观念，以及辨证论治（例如，胰岛素使用的个体化）、虚则补之等，一些老的概念对处理新的代谢性疾病非常有益。

总之，处理代谢性炎症综合征需要预防为主、防治结合，还要异病同防、异病同治，提高防治效率。

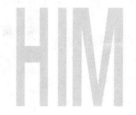

中西医整合防治代谢综合征

◎王文健

代谢综合征现在非常普遍，临床表现为血糖、血压、血脂的升高，以及脂肪肝和蛋白尿等。我们把它们归结为代谢综合征的因子疾病，每个因子疾病都是一个风险因子。代谢综合征的患病率非常高，虽然各种文献报道中应用的标准不一样，但患病率非常高是共识。这些病人是糖尿病的后备军，他们发生心血管疾病及心血管死亡和脑卒中的风险大大超过没有代谢综合征的病人，个体身上风险因子越多，危险性就越大，这也已达成共识。

代谢综合征病人的中心性肥胖和胰岛素抵抗这两个风险因子互为因果，使进入体内的糖、脂肪不能转化成能量。也有专家提出"能量过剩"的观点，对此我不是十分认同，我认为能量没有过剩，而是不能转化成能量。其影响有几个方面，包括代谢异常及其造成的靶器官损伤，如血压、血糖异常导致肾脏、眼底、神经的损伤，血液高黏状态，以及系统性慢性炎症。

对中心性肥胖和胰岛素抵抗现在缺乏一个特异性强、大家都能接受的好药，无论是对胰岛素抵抗还是减肥，都没有理想的药物。对代谢异常及其引起的靶器官损害，降糖、降压或调脂药物都有非常重要的作用，但严格讲仍是一些治标不治本的手段，都是对某单一因子进行控制。临床发现，肥胖病人如果体重没有减轻，胰岛素抵抗改善不好，降糖调脂和降压的疗效就比较差。反之有些病人一旦体重降下来，甚至不用降压、降糖药，他们的血压也会降下来，血糖也会控制得很好。现在看来降压、降糖、调脂是西医擅长的治疗，但对代谢综合征实际上是治标不治本。什么是治本呢？就是要提高胰岛素敏感性，要减肥，要把炎症因子控制住，从中医角度讲要把失衡的阴阳状态重新恢复平衡，这些才是治本的措施。

对以纤溶活性降低为主的血液高黏状态和以肥胖为特点的炎症反应，目前也没有特异性的治疗手段。根据这一治疗现状，特别是对中心性肥胖和胰岛素抵抗这两个基本病理环节，能否发挥中医药的优势，与西医的降糖、降压、调脂手段结合，提高代谢综合征的疗效？中西医结合绝对不是简单的"中药＋西药"，这只是在技术层面；还要在医学理论上讲得通，思维方式上能够符合现代医学的思维方式。所以，我认为中西医结合一定要考虑理论层面的整合，在病因、发病机制层面的整合，包括在思维层面上的整合。

中西医之间并非格格不入，两者其实是相通的，中医和西医实际上是对同一个体对象、同一种病变现象，用不同语言进行不同的表述。两者都是科学的。中医以前没有代谢综合征的概念，但中医也要与时俱进。随着疾病谱的改变，随着现代科学对某一现象认识的深入，中医可以借鉴这些认识，发展自身。所以中医对代谢综合征病因的认识决不能局限于"老祖宗"的水平。

现代医学看到的肥胖、胰岛素抵抗、糖脂代谢紊乱，中医实际上有相同的认识，只不过是用另一种语言来表述，例如肥胖，中医叫脾虚痰湿之体，因为中医理论认为"诸湿肿满，皆属于脾"，就是胖的人多痰湿，是脾虚。胰岛素抵抗在中医相当于脾之气化功能障碍，气化就是脾脏的转化能力。中医之脾，相当一部分功能和胰腺联系在一起，现代医学的脾脏功能和消化功能不搭界。为什么脾的气化功能出现障碍呢？中医认为"饮入于胃，游溢精气，上输于脾，脾气散精……水精四布，五经并行"，营养物质入胃后转化为精、气、神，这个过程是由脾来实现的，所以胰岛素抵抗，就是脾脏的气化、转化功能出现障碍。能量代谢出现障碍，能量不足，中医称作"气血化生乏源"，因为中医认为脾胃是气血生化之源，来源就是脾的功能。

总的来讲，代谢综合征就是脾虚运化失常，但仔细分析，我们这里讲的运化失常和传统中医又有不同。传统中医讲一个人脾胃虚就是没有胃口、消瘦、面黄、怕冷，但代谢综合征的症状恰恰相反，病人胃口特别好，动不动就肚子饿，而且一动就出汗，特别怕热。这似乎颠覆了传统的脾虚概念，仔细考虑一下，中医传统的脾虚是长期生活在营养不良的状态，那时脾虚表现主要是营养不良，故严格地讲，这种脾虚应该叫脾虚不"运"。脾有两种功能，一个是运，一个是化，两者不一样。传统的脾虚不运，营养不能运进体内；现在的脾虚湿、脾虚不化，是营养的东西已经吸收了，但不能转化，这是中西医结合过程中对传统中医理念重要的发展。

如何进行辨证呢？西医讲胰岛素抵抗出现血糖、血压、血脂升高，高凝状态，炎症反应。中医讲脾虚不化，血糖高了，就郁热了，出现热邪；脂肪肝出现，痰湿重了，沉积于肝脏；最后是血压高了，损伤血管，出现血瘀。中西医之间完全可以平行起来，真正做科学的人，完全可以根据各自的理论讲得通、说得明。《黄帝内经》及《景岳全书》把代谢综合征出现的症候叫"聚证"。聚证的特点是正虚的基础上有多种实邪的积聚。中医对其特点的描述是"饮食之滞、留蓄于中、不化不行"。这里的"留蓄于中"，不是指吃的东西停留在胃里，而是指吸收的营养物质停留在中医所讲的中焦，脂肪留在腹部，就是中心性肥胖，堆积在肝脏里就是脂肪肝，这就叫留蓄于中、不化不行；营养归营养，能量归能量，营养不能转化为能量，有所阻隔。中医不能完全按现代逻辑来理解，要有一定想象力，这样就想通了。所以很多病人是在脾虚基础上有郁热、湿浊、瘀血的堆积，应该攻补兼施，该补时要补，该攻时要攻。

我们研究了一个方子叫"益气化聚方"，可促进营养物质向能量转化，化散聚集在一起的郁热、湿浊和瘀血。中西医结合不是简单整合，而是有很多理论在里面。"益气化聚方"是一个基本方，中医治疗时讲个体化，不是一个方子包打天下，对所有代谢综合征病人都能治疗。有的以血压升高为主，有的以血脂升高为主，有的是单纯肥胖，有的是以脂肪肝为主，严重一点已经出现其他症状。我们针对几个主要表现，包括肥胖、脂肪肝、糖尿病、高血压、蛋白尿，在实施降糖、降压、调脂的基础上，分别采取一些个体化的措施。中医认为其共性是聚证，但每个病人有个体的特点。肥胖是比较单纯的聚证，糖尿病阴虚重一点，脂肪肝湿热蕴脾重一点，高血压痰瘀互结重一点，蛋白尿是肾气不固。主方或基础方是益气化聚方，针对不同的兼证要有药味的加减。基础证型是一个主证，基础用方相同；但每个兼证不一样，药物要加一点，例如脂肪肝要加强利湿化瘀。强调中医个体化，把病人的因子疾病与中医兼证相对应，按中医理论加减治疗，将西医的病和中医的证统一起来，即便不懂中医的医生应用起来也很方便。

怎样整合呢？我们治疗了近400例病人，根据病人的因子疾病分组，然后在主方的基础上根据因子疾病加味治疗。所有病人不管是哪个因子疾病突出，先看这些病人共同的基础病理有什么改变。腰围、HOMA－1R（稳态模型，评价胰岛素敏感性和胰岛素抵抗的指标）、脂肪细胞因子、纤溶活性、炎症因子、血脂和风险因子数量，与西药组比较，中西医结合治疗组，腰围减小了，HOMA－1R降低了，瘦素降低了，脂联素升高，这是基本改变。我们发表了相关论文。纤溶活性影响出凝血功能，中西医结合治疗组Ⅰ型纤溶酶原激活物抑制因子（PAI－1）明显降低，组织型纤溶酶原激活物（t-PA）明显升高，对于改善纤溶活性非常有效。我们选择了3个炎症因子——超敏C反应蛋白（Hs-CRP）、肿瘤坏死因子α（TNF-α）、白介素6（IL－6），中西医结合治疗组的CRP、TNF、IL－6水平均明显降低；血脂水平明显下降。以上均有统计学意义。

前面讲过，个体病人的因子疾病越多，风险越大，治疗前后两组因子疾病的数量，从平均4.07下降到3.49，其中中西医结合治疗组从4.02下降到2.72，很多因子都恢复到正常。对单纯性中心性肥胖，无血糖、血压升高的病人，单纯西药治疗组腰围从97cm下降到96cm，中西医结合治疗组从96cm下降到92cm。治疗前后的餐后三酰甘油曲线面积，西药组没有改变，中西医结合治疗组从9.44下降到5.07，反映机体对脂肪的处理能力明显提高。能不能快速廓清血液中的三酰甘油，是观察胰岛素敏感性的指标。

　　中西医结合治疗组对脂肪肝有非常好的效果，治疗后谷丙转氨酶（ALT）均值从 75μmol/L 降到了 33μmol/L，谷草转氨酶（AST）均值从治疗前的 43μmol/L 降到了 22μmol/L，基本正常，绝大部分病人治疗 4 个月后，转氨酶都恢复正常。肝脾 CT 比值有明显改变，两组间差异非常明显。

　　血糖升高的糖尿病病人，治疗后中西医结合治疗组空腹血糖下降明显，餐后 2 小时血糖下降更明显，糖化血红蛋白是 7.04%，而西药组是 7.54%；按照三项达标来看，中西医结合治疗组达标率是 72%，西药治疗组是 43%，差异非常明显。中西医结合治疗组的 24 小时动态血压，收缩压平均降至 128mmHg，舒张压平均降至 79mmHg。此外，24 小时收缩压负荷降至 35mmHg，舒张压负荷降至 23mmHg，按照达标统计，中西医结合治疗组达标率为 73.3%，单纯用西药降压药物组只有 44.8%。我们还发现代谢综合征多个血压参数与胰岛素抵抗相关，而非代谢综合征高血压病人的参数和胰岛素抵抗不相关，说明在代谢综合征病人的血压控制中，增加胰岛素的敏感性是降压治疗非常重要的环节。

　　胰岛素抵抗参与了代谢综合征高血压的发生，治疗不但要用降压药，还要用胰岛素增敏剂，当然降体重也是一个很好的行为干预方法。西药降压很明显，但降压同时对血压的波动性疗效不确切；而增加了中医治疗后对血压的波动有很好的疗效。

　　中西医结合治疗对蛋白尿的疗效非常好，尿中微量白蛋白平均从 140mg/L 降至 70mg/L，差异非常明显，单纯用血管紧张素受体阻滞剂（ARB）治疗也有一定疗效，但加上中药疗效更好。中西药结合对肌酐升高者也有非常好的作用。

　　总之，中西医结合治疗后病人的腰围显著缩小，其他症状明显改善，胰岛素敏感性明显提高，胰岛素抵抗状态也有改善。对纤溶活性目前没有很好的药物，中西医结合治疗能提高其活性。对炎症反应增强了抗炎作用。病人的风险因子数量明显降低，确实发挥了多环节综合的作用。在西药治标基础上，我们增加了中医治本的作用，填补了原来治疗方案的空白，弥补了治疗的不足。我们看到病人血糖进一步降低，血压进一步降低，减小了血压的波动性，减少了蛋白尿。对西药治疗原本就有效的，能够协助西药把原来的治疗效果进一步提高。

　　所有中药的作用，最根本的是物质对机体的作用，因此现代药理研究非常重要。我们进行了药效成分的研究，即基本药物的研究，发现我们方中的许多成分都可以增加胰岛素的敏感性，可以增加脂肪细胞、骨骼肌细胞对葡萄糖的摄取，对脂肪细胞本身的代谢、增殖和分化都有一定作用。药效成分中黄芪多糖、蒲黄总黄酮对脂肪细胞、骨骼肌细胞、巨噬细胞都有胰岛素增敏作用，可以促进胰岛素摄取和相关激酶的磷酸化，能增强细胞对葡萄糖的摄取，增加葡萄糖转运体向细胞膜的转位。如果阻断 PI3K 途径，可以影响黄芪的作用，但对其他成分的作用没有多少影响，对胰岛素增敏作用不完全是经过 PI3K 途径，还可使 GLUT4 转到细胞膜上。黄芪多糖通过传统 PI3K 途径发挥胰岛素增敏作用。我们首次报道蒲黄总黄酮能通过 arrestin 通道提高胰岛素敏感性。

总之，在代谢综合征治疗中，中西医各有优势。西医对病变环节，如血糖、血压作用快而有效，中医对病变基础（整体环节），如胰岛素抵抗、纤溶活性、炎症因子有很好的调节作用。中医发挥作用的前提是，中医理论也要创新，不能站在老祖宗的功劳簿上，在创新中赢得现代医学的认可。代谢综合征对中医是一个全新的概念，在中医理论指导下，我们对这一疾病的病因和病机提出了"脾虚不化"和"聚证"等创新性理论。中西医结合优势明显，很多情况下中西医只是对同一对象表述的方式不同，处理的措施不同，但两者结合，可以取得更好的疗效。

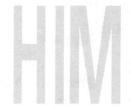

从整合医学看代谢综合征管理的实践

◎李焕明

1923 年，瑞典的 Kylin 提出了病人同时有高血压、高血糖和高尿酸综合征这三种情况，于是提出了"三高"的概念，这被公认为代谢综合征概念的雏形。1981 年德国学者提出了代谢综合征的基本概念，即具备上述三种情况同时加上肥胖，在遗传及生活环境相关因素影响下，与动脉粥样硬化有很大关系。1999 年，世界卫生组织推荐使用代谢综合征来命名相关疾病。2001 年，美国国家胆固醇教育计划（NCEP）成人治疗三组（ATPⅢ）提出了代谢综合征的诊断标准，并由国际糖尿病联盟颁布了代谢综合征全球统一的定义，这也是第一个关于代谢综合征的定义。紧接着国际糖尿病联盟等相关六家机构发表了相对统一的代谢综合征的诊断标准。

欧洲、美国糖尿病或代谢综合征的诊断标准与中国有很大不同，于是中国专家根据中国人的体型特征等实际情况，提出了适用于中国人的代谢综合征诊断标准，并根据人群流行病学调查完善相关的诊断，包括 2004 年、2007 年、2013 年提出的 3 个不断改进的诊断标准：首先以中心性肥胖作为疾病的主要特征，还包括血脂异常、糖代谢异常、血压增高，这是中国关于代谢综合征的基本理念。

代谢综合征在人群中广泛存在，特别是随着民众生活条件的不断改善，代谢综合征的发病率越来越高，流行趋势越来越明显。2003—2012 年的统计显示，美国 40—59 岁人群的代谢综合征的总患病率为 33%，在明显增加；2016 年我国对 31 个省、自治区、直辖市进行整体调查的结果显示，代谢综合征的患病率为 33.9%。毫无疑问，中国是世界上代谢综合征的第一大国。

我们对代谢综合征有一个简单的比喻，即把代谢综合征引起的疾病整体称为"一棵大树"，树根是高血压、高血脂、肥胖，还有糖尿病或血糖代谢异常，加之遗传因素、生活方式改变，以及环境因素等的共同影响，机体在不断受到高危因素侵害后便逐渐形成了动脉粥样硬化的主干，主干不断向前延伸，就发展成各种不同的疾病。心血管内科医生见到的是心肌梗死、心肌缺血，这只是主干的一个分枝，实际是动脉粥样硬化的结果；其他各科分别见到的是脑卒中、肾功能不全、下肢动脉粥样硬化、眼底病等一系列和大血管动脉粥样硬化和小血管动脉粥样硬化相关的疾病，统称为代谢综合征。所以代谢综合征是所有动脉粥样硬化性疾病发病相关的危险因素共同作用的结果。应将代谢综合征这棵"大树"，与全身各系统进行整体的联合，也就是用整合医学的理念对该疾病有一个更加真实的认识。

大家比较熟悉精准医疗，似乎与整合医学理论有点相悖，其实精准医疗只是整合医学的一个组分。2015 年 1 月 20 日，时任美国总统奥巴马在国情咨文中特别提出了"精准医疗"计划，就是根据病人的临床信息和人群的队列信息，利用现代遗传学技术、分子影像技术和生物信息技术，结合病人的生活环境和方式，实现准确的疾病分类和诊断，制订具有个性化的疾病预防和治疗方案。与之相近的一个事件，就是美国著名演员朱莉为预防乳腺癌切除了自己的乳房。她的母亲罹患卵巢癌，与疾病抗争 10 年后去世。她发现自己的基因中有某一个基因，导致她未来发生乳腺癌的可能性高达 80% 以上，于是她把自己尚属正常的乳房切除了，使自己发生乳腺癌的可能性降到了 5%。我非常佩服美国的医生，真是"治未病"，但我认为这种通过切除器官的方式来预防某些疾病显然不可取。

精准医疗是公众的需求，也是发展的必然。对疾病风险需要有相对准确的预测，对疾病的诊断和分类需要相对准确的描述，对药物使用要更加合理，对药物疗效要正确评价，对治疗的预后要准确预测。随着科学技术的发展，特别是人类基因组测序、生物芯片技术的革新发展，我们已有很多事情可以实现。精准医疗对慢性代谢性疾病的贡献或影响，值得深入研究。

我是一名三级医院的医生，经常遇到心肌梗死的病人，需要做造影，如果发现有严重的动脉粥样硬化，可行支架或旁路移植（搭桥）等治疗。我们见到的病人都是属于疾病晚期的状况，对严重缺血导致器官或细胞发生的严重损害，我们的治疗行为比较被动、盲目。所以要改变过去的工作方式，使疾病预防前移。因为发现疾病时，隐藏着更巨大的危险因素，也就是遗传背景变异、免疫和内分泌的改变，已使病人的细胞发生了改变，或细胞的分子发生了改变，进而使组织器官发生了改变。如果在早期发现分子靶点或分子标志物，对病人的治疗及预后影响会不同。但到临床疾病已经形成，器官已经损害，则通常达不到满意疗效。我们希望通过分子分型准确治疗，使疾病停止在细胞水平或分子水平，不进一步发展，使器官不受到损害，在预防方面做到提前预警，从而提高疗效。结合临床信息、疾病队列、生物样本库数据，通过组学分析、分子影像学、分子病理学及临床药物和大数据进行整体分析，提出个性化治疗方案，实现精准治疗，增强疗效、降低副作用，降低费用，使医保资金对健康维护有更大的支持。

"大健康"战略关注生命全程，在没有出现亚健康状态时就进行预防，从饮食、运动各个方面进行调整，加强生活方式的监控。对高危病人，如合并有高血压、中心性肥胖、高血脂者应积极用药物进行调控和治疗，把疾病控制在萌芽状态，真正出现疾病时只能到三级医院进行治疗了。

代谢综合征防控的总体目标是确定风险人群，实现靶向预防和早期诊断。另外，应优化治疗方案，合理用药，以最小医疗费用获得最大医疗效果，使病人得到最好治疗，从而减少代谢综合征的发病率，降低代谢综合征所致动脉粥样硬化引起的器官损伤和病人的死亡率。在预防层面，要控制各种危险因素，如环境因素造成的遗传改变，即表观遗传学改变，防止环境与遗传相互作用带来的不良结果。我们应用队列研究对代谢综合征危险因素进行干预及评价，建立了代谢综合征病人与高危人群的健康教育、生活方式管理与综合干预体系。

我们通过对天津市居民代谢综合征的临床研究及前瞻队列建立，以市内六区居民为研究对象，通过横断面及病例对照，发现了代谢综合征的危险因素，用队列研究证实危险因素的存在，从生活方式等方面进行早期干预、评价效果，降低了代谢综合征最终的发病率，提高了居民生活质量。通过对天津市居民代谢综合征流行病学的调查和影响因素进行分析，我们发现天津市人群代谢综合征的患病率是33.6%，年龄校正后的患病率是30.4%，多因素回归分析代谢综合征的危险因素包括年龄、文化水平低、离婚、丧偶、打鼾、吸烟及高血压等家族史。通常认为同型半胱氨酸与代谢综合征及其组分有关，回归分析结果显示，校正相关危险因素后，同型半胱氨酸与代谢综合征并无明显关系，但同型半胱氨酸是高血压的危险因素。血清尿酸水平与代谢综合征及其成分有关，高尿酸血症是代谢综合征的危险因素之一，随尿酸水平升高，患病的风险明显增加。腰围与身高比预测代谢综合征的价值优于体重指数（BMI）、腰围及腰臀比，按年龄分组可提高BMI和腰围预测代谢综合征的价值。合理膳食、增加运动、戒烟限酒，进行必要的综合干预，可以明显降低BMI和腰围，并改善代谢综合征的血压、血脂和血糖水平。

在遗传学方面，通过芯片、测序可以发现基因表达谱的改变。可以通过磁共振技术对蛋白表达进行分析以发现代谢异常的改变。基因和蛋白的改变要远远早于临床病理的改变，所以发现标志物是非常重要的。

精准医疗需要准确的诊断，包括分子诊断、分子影像和分子病理。分子诊断目前是实现精准医疗的有力武器，分子影像和分子病理的发展空间和前途远大。对变异的DNA核蛋白分子的检测是分子诊断的关键，代谢组学和肠道微生物组学将在代谢综合征诊断中发挥重要作用。代谢综合征早期生物标志物的筛选具有局限性，限制了代谢综合征机制的研究和代谢综合征危险因素的研究，采用超高效液相色谱、质谱联用技术的代谢组学研究，可帮助寻找代谢综合征病人血液、尿液中的早期特异性生物标志物，对代谢综合征的早期临床诊断非常重要。

通过配对病例对照，对代谢综合征和非代谢综合征的血液、尿液和其他标本，进行代谢综合征组学的研究，包括数据前置、信息处理、化学剂量分析，可确定生物标志物、鉴别生物标志物，对鉴别生物标志物做出解释等。在治疗层面，中心性肥胖是代谢综合征的必备条件，实际上病人的表现有多样性，50%合并有高血脂、高血压，25%合并有眼底病变，有的合并有脂肪肝和其他神经病变。降糖药、降压药在部分病人中效果明显，但在有些病人中效果不好。血管病变程度常与降糖、降压效果不一致，差异性诊断和差异性治疗要求我们实现个体化，这样才能避免治疗不足，防止治疗过度。在药物治疗方面，会因为遗传和各种基因组学的不同，包括生活环境、生活习惯的不同，而使各种药物的疗效也不同，因此个性化治疗非常必要。如何筛选对药物有效的人群实施个体化的治疗，是医学治疗的根本要求。

在精准药物的研发和应用上，应根据疾病靶分子研发针对特定人群的靶向药物，包括单靶点或多靶点，要了解疾病的临床型、敏感性及耐药性，要针对不同基因个体用药，达到理想、安全的用药效果。要打破传统用药的弊端，从诊断到治疗力求用药效果更加理想。对于代谢性疾病而言，重要的不仅是控制好疾病，还要从预防、诊断等方方面面进行正确处理，从临床治疗拓展到健康的全周期，也就是我们倡导的"大树"理论。对处于低危状态的病人要积极进行健康管理，预防各种危险因素的早期发生；对出现了临床症状到疾病发生者，要积极治疗管理。这要贯穿到代谢综合征的整个管理中。

在健康管理中，要做好精细化管理，要根据病人不同阶段的生理功能及适应能力，结合教育背景和接受程度，因人施管，不能千篇一律。要超越"吃药治疗疾病"的认识，落实"吃、药、动"三字治疗方针。"吃"在我们的生活中占有重要地位，代谢综合征病人同样也要吃好，因此做好个性化的饮食管理非常重要。此外，还要指导病人的运动计划，根据年龄、病情进行群体分组，控制好病人的互动，增强战胜疾病的信心。

我们要打破学科壁垒，发挥综合三级医院的优势，整合心血管内科、内分泌科、神经内科、消化科、外科、中医科、营养科、药剂科等，共同对慢性病进行整体防控。通过筹建慢性病随访中心、构建慢性病管理平台、谋划中国慢性病防控培训计划，实现慢性病的精细化管理，分级诊疗，提高全体居民的健康水平。社区资源要与三级医院进行学术整合，深耕慢性病的精细化管理，同时要积极运用国家政策，把事情做好。应尽早发现易感基因、危险因素，控制基因表达，实现个体化用药和个体化的康复治疗。

肠道微生态与 2 型糖尿病

◎丁晓颖

被西方尊为"医学之父"的希波克拉底说过：所有疾病都起源于肠道。我们的老百姓也经常说"病从口入"。看来，不论中西方，也不论是学者或老百姓，都强调肠道在慢性疾病中的作用。2004 年，美国的 Gordon 教授从肠道微生态这一新视角研究代谢性疾病，发现肥胖和消瘦两种小鼠的肠道菌群的构成不同。研究者在肥胖病人中也发现，他们的肠道中拟杆菌门数量下降，而厚壁菌门数量上升。随着生物技术研究方法的进展、元基因的研究，特别是菌群移植的开展，人们发现很多慢性病是人体与肠道微生态交互作用的结果。

经典的内分泌腺体主要包括 3 个轴：垂体—甲状腺轴、垂体—肾上腺轴和垂体—性腺轴。现在认为肠道和脂肪组织一样，也是机体很重要的内分泌器官。胃肠系统可以分泌很多激素，并能调控能量代谢。正常人群、糖尿病前期人群和 2 型糖尿病人群，他们的菌群结构存在明显差异，即部分亚健康病人在糖尿病前期，其肠道微生态结构已有别于健康人和糖尿病人群。2 型糖尿病的发病机制非常复杂，其中一个新的发病机制就聚焦在肠道微生态上。以前认为机体主要的降糖激素来自胰腺的内分泌腺体，即胰岛的 β 细胞；现在认为肠道的 L 细胞也可分泌肠促胰素［主要由胰高血糖素样肽 1（GLP1）和葡萄糖依赖性胰岛素释放多肽（GIP）组成］，通过间接因素调控糖代谢。因此，肠道内分泌腺体分泌的很多激素在调节糖脂代谢中的作用不再被忽视，而且是今后的研究热点。

肠道微生态主要包括两个部分：一是肠道菌群的结构，二是肠道菌群产生的具有生物学效应的代谢产物。肠道菌群可以直接导致血中内毒素水平升高，影响脂肪酸的代谢，或通过循环途径导致动脉粥样硬化。

上海交通大学的赵立平研究组，从肥胖的 2 型糖尿病病人中分离出一种条件致病菌，给无菌小鼠移植这种细菌后，可导致无菌小鼠产生严重的皮脂堆积，尤其是腹内脂肪的堆积和胰岛素抵抗。

近年发现,将健康供体的肠道菌群移植到肥胖病人肠道内后,可以改善受体胰岛素的敏感性。通过环境因素或膳食干预,可有效改善成人 2 型糖尿病病人的糖脂代谢紊乱。对于有一定遗传背景的 PWS 综合征病人,给予后天性膳食干预,可以逆转部分先天性皮脂代谢障碍和代谢失调。小檗碱在调控肠道微生态和慢性病方面很有效,是很好的中西医学整合的案例。

人们对肠道微生态和糖尿病的关系虽然已研究了 10 余年,但尚未见到突破性的进展,最主要的原因是之前的研究方法一直比较落后,基础研究只能把细菌分析到门或属的水平。随着元基因组方法的更新和生物基因学方法的突破,目前已经可以研究到菌株水平。在代谢综合征发生中起关键作用的是一种细菌还是一组细菌呢?临床和动物研究发现,肠道内有 1kg 多的细菌,细菌之间相互抱团共同参与疾病的进展;通过细菌和能量代谢途径之间的"沟通"及相互的生物反馈,最终导致临床代谢表型发生改变。

赵立平团队近 6 年的临床和基础研究发现,给予 2 型糖尿病病人某些膳食纤维和药食同源产品(主要是葛根,每天超过 35g 的膳食纤维),可以选择性富集肠道的有益菌群,并可改善 2 型糖尿病的临床表型,病人糖化血红蛋白的绝对值和相对达标率,都得到显著改善。我们共招募了 43 例上海的 2 型糖尿病病人,一组给予高膳食纤维联合阿卡波糖干预,另一组作为对照组,只用阿卡波糖联合常规膳食。随访 3 个月,主要终点指标是糖化血红蛋白的绝对下降和达标率,结果显示治疗组主要终点指标糖化血红蛋白的达标率显著高于对照组。其他相关指标,包括空腹血糖和空腹胰岛素浓度、胰岛素曲线下面积,以及胰岛素敏感性参数、脑肠肽等,均为治疗组显著优于常规对照组。同时观察高膳食纤维对体重指数和中心性肥胖的影响,结果显示治疗组的体重指数尤其是腰围显著下降。

以上只是临床结局,那么,肠道菌群结构的变化是否直接和这些代谢指标有关?我们进一步进行了控制体重的相关分析,发现不同组别的肠道菌群对改善代谢指标的作用也不同,共分了几十个组,不同功能组团的菌群和不同代谢指标如糖脂代谢指标、体脂分布指标等均呈现不同的正相关或负相关。

这些菌群相应的代谢产物,即具有生物学效应的代谢产物和糖代谢有无关系?高膳食纤维干预组,其肠道 L 细胞分泌的 GLP1 释放增加。某些肠道菌群的代谢物如硫化氢的代谢物,其丰度显著下降;吲哚和硫化氢可以抑制 GLP1 释放,通过高膳食纤维干预后,随着吲哚和硫化氢水平下降,减轻了对 GLP1 释放的抑制,从而间接促进了 GLP1 的释放。我们进一步观察了肠道菌群的另一种代谢物——短链脂肪酸,可以看到经过高膳食纤维干预后,短链脂肪酸中的乙酸和丁酸相对是富集的。在体外实验和动物实验中都可以观察到乙酸和丁酸可促进肠道 L 细胞分泌 GLP1。

我们一直希望在茫茫"菌海"中发现一些特异性菌株直接确定为致病菌,故进一步开展了元基因组分析。发现近 80 个菌株在高膳食纤维干预后没有变化，但有 50 个菌株显著减少，另外 15 个菌株在高膳食纤维干预后可被选择性富集，因此，可以认为它们是有益功能菌群的主力军，在高膳食纤维干预后的糖代谢中发挥了生态功能菌群的领导作用。在菌株水平鉴定出来的这 15 组细菌，其相关代谢产物如短链脂肪酸，以及这 15 株细菌的丰度和多样性等，经过数学方法建立方程，最终得到一个活跃短链脂肪酸产生菌指数（ASP 指数）。随着 ASP 指数升高，糖化血红蛋白呈下降趋势。也就是说，这些选择性富集的有益功能菌群产生的有益短链脂肪酸越高，这种有益功能菌群的丰度越高，多样性越高，病人的糖化血红蛋白改善程度越好。因此，ASP 指数可以作为临床选择病人进行治疗的指标。

为了得到因果关系，我们进一步做了无菌鼠菌群移植的干预实验。首先把高膳食纤维干预后 2 型糖尿病病人的菌群（即选择性富集的有益菌）直接通过灌胃法灌给无菌鼠，可以看到整个葡萄糖曲线下面积下降。进一步分离代表性菌株，发现了一种不好的菌——B29 菌，移植给无菌鼠后引起无菌鼠胰岛素抵抗或体内脂肪堆积。在 15 个有益功能菌或主要功能菌群中分离出一种菌叫 C95 菌。把无菌鼠分成 3 个组：第 1 组是常规对照组，给予普通膳食；第 2 组是高脂膳食；第 3 组是在高脂膳食诱导无菌鼠出现胰岛素敏感性下降的情况下，给予有益菌株 C95 灌胃。连续 2 周后检测，发现第 3 组的空腹血糖水平明显下降。

相关的大型队列和横断面研究发现，糖尿病合并代谢综合征的发生率为 33%，且通常合并很多血管疾病。代谢性炎症就像树根，由此出现的各种并发症就像从这棵树上发出的树枝。肠道菌群结构的变化，包括代谢物的变化可以影响糖代谢。这种菌群结构的变化，导致肠道微环境对糖尿病产生影响，继而导致糖尿病的慢性并发症，如血管或神经并发症。我们观察了一些大血管病变，包括颅内血管、颈动脉和冠状动脉，其次是眼底病变及肾脏尿蛋白代谢，评估了微血管的并发症。目前没有一个特别好的标准评估糖尿病神经并发症，因此在社区开展难度比较大，我们就采用比较简单的密歇根糖尿病神经病变评分进行简单的评估。

UKPDS 研究发现，糖化血红蛋白每下降 1%，可以带来糖尿病相关的心肌梗死死亡率、微血管病变发生率 10% 以上的显著下降。因此，既然改善肠道菌群结构，可以改善糖化血红蛋白，那么能否同步改善糖尿病血管并发症的发生和进展呢？我们联合江苏省启东市人民医院开展研究，他们有一个很好的队列，病人的依从性非常好。通过糖尿病慢性病管理的数据库，我们招募了 124 例 2 型糖尿病病人，有 5 例因各种原因在正式入组前被剔除，剩下 119 例分成常规膳食、药食同源和高膳食纤维强化干预组，强化干预 3 个月。9 例在中途退出，剩下 110 例完成了随访。强化干预 3 个月后，继续随访 1 年，最终 90 例完成随访。主要评估大血管、微血管和神经并发症。

高膳食纤维干预组在 3 个月强化干预期，糖化血红蛋白水平显著下降，后来膳食纤维的摄入量达不到每日 35g 时，糖化血红蛋白又有升高趋势。3 个月强化时血糖曲线下面积明显下降，到 1 年时有反弹；后来又观察了这些病人的一些炎症代谢通路和糖脂代谢通路指标，发现干预组的白细胞总数、肿瘤坏死因子等多种炎症因子都有下降，并维持到研究终点一年零三个月时。脂代谢指标和糖代谢指标相似，3 个月达到最低值，1 年后有回升。高膳食纤维干预组的血脂指标下降幅度显著高于普通膳食组。很多糖尿病病人有代谢利用障碍，无法完全存储脂肪，逐渐形成脂肪肝和动脉粥样硬化。我们观察了病人脂肪肝相关的生物学参数，基本上和糖脂代谢指标一样，3 个月降到底部，后面出现轻度反弹。

我们进一步观察了高膳食纤维对神经系统的影响，由于对外周神经尤其是感觉神经的病变，在当地很难实施筛查，因此我们重点关注对自主神经病变的影响，主要是对心脏自主神经（心率变异性）的影响，通过高膳食纤维干预后心率变异性指标得到显著改善。2 型糖尿病病人常会出现恶性心律失常或不良心血管事件，高膳食纤维干预后对心律失常有所改善，心血管事件的发生率有所下降，但还在随访中。进一步观察发现，大血管并发症也有显著下降，大动脉内膜中层厚度显著下降，并维持到研究终点一年零三个月时，卒中风险显著下降。

关于肠道微生态和并发症的关系，相关资料还在随访和收集中，通过 3 个月的干预，在显著改善糖代谢的同时，一些炎症指标和脂代谢指标也得到改善，1 年后因膳食不能完全达到高膳食纤维干预状态，很多指标出现回升。在干预结束 1 年后，高膳食纤维组颈动脉内膜中层厚度和心率变异指标仍可以维持，远期获益很好。我们希望对不同发病机制的代谢性炎症综合征（包括糖尿病）病人，通过膳食干预来调控肠道菌群，以获得更好的临床结局。

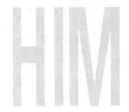

糖尿病的神经病理性疼痛和
视网膜病变

◎鹿　斌

糖尿病神经病理性疼痛属于神经病理性疼痛的一种。目前对神经病理性疼痛的定义是病损或疾病累及躯体感觉系统后直接导致的疼痛。糖尿病引起的神经病理性疼痛，通常是所谓的糖尿病神经病变累及了躯体的感觉系统，最常见的原因是远端对称性多发性神经病（DSPN）导致的疼痛；还有一些少见的原因，如卡压综合征、胰岛素相关性神经炎，对此存有争议，2017年的最新分类中认为这些不属于糖尿病神经病理性疼痛。目前有一半的糖尿病病人会有神经病理性病变，在神经病理性病变中有25%可能会发生疼痛，这种疼痛70%甚至90%以上为中度到重度，会严重干扰病人的日常生活。

糖尿病神经病理性疼痛的发生机制以往主要认为是周围机制，即神经的离子通道发生了问题，特别是钠通道、钙通道分布异常时，就会发生神经病理性疼痛。现在大家认为中枢敏化也很重要。疼痛是主观感觉，同样的情况，一个人感觉痛，另一个人不一定感觉很痛，这与中枢的敏化，特别是大脑、丘脑、脊髓层面的敏化有关，即机体对疼痛感知的阈值降低了，导致痛觉过敏，原来感觉不是很痛的刺激现在会觉得很痛。这其中，巨噬细胞是最重要的环节，巨噬细胞是非常重要的炎症细胞，大脑的巨噬细胞是小胶质细胞，巨噬细胞的异常与神经病理性疼痛明显相关。

神经病理性疼痛常见的表现很多，比如刺激诱发的症状，如痛觉过敏，痛觉过敏和感觉过敏有所不同，感觉过敏是指对非疼痛性的刺激感觉到疼痛，而痛觉过敏是对致痛刺激的疼痛感增强，感受到的疼痛更强烈，还可出现自发性疼痛或由非伤害性刺激诱发疼痛；此外，可出现麻木样疼痛，木是感觉减退的症状，麻是感觉异常。糖尿病引起的神经损伤有很多表现，但典型疼痛表现一定是手套袜子样分布，如果出现了非上述表现，且进展特别迅速，此时要警惕这不一定是糖尿病引起的神经病理性疼痛；也就是说糖尿病发生神经病理性疼痛，不一定都是糖尿病引起的，还可能合并了其他原因导致的疼痛。

临床常采用问卷来评判糖尿病神经病理性疼痛，评分从 0 分（不痛）到 10 分（疼痛难忍），也可采用视觉模拟评分法，让病人自己画分数。4 分以上我们认为是中度以上疼痛。2017 年版的指南中，对神经病理性疼痛的治疗提出了三个方面：一是针对病因治疗，二是针对神经病变的发病机制治疗，三是疼痛管理。在病因治疗中要积极控制血糖，再配合一些营养神经的药物。针对发病机制的治疗用硫辛酸、前列腺素 E1 等，但这些还不够，就好比一锅开水，把火灭掉后还要加一些凉水，灭火过程总是比较慢，加凉水的过程就是疼痛治疗的过程。疼痛涉及上行通路、下行通路，要针对中枢敏化、离子通道这些环节给予一些药物。目前欧洲的一线治疗首选 5 种药，即阿米替林、普瑞巴林、加巴喷丁、度洛西汀、文拉法辛；美国把普瑞巴林作为一线首选；普瑞巴林在我国没有纳入医保，但可以作为一线选择，如果常规剂量效果不明显可以加量。

中医对治疗糖尿病神经病变非常有优势，治疗总的原则是益气养阴、活血化瘀、通络止痛，基于此人们研制出了木丹颗粒，其主要成分包括黄芪、延胡索、三七、赤芍、丹参、川芎、红花、苏木、鸡血藤；黄芪有抗氧化作用，丹参、黄芪有抑制醛糖还原酶的作用，三七、红花有抗凝、抗血栓形成作用。在用木丹颗粒对大鼠坐骨神经痛的干预研究中，看到其降低了细胞凋亡和氧化应激的水平。给病人使用后，可见其肌电图的敏感神经传导速度明显改善；最为重要的是，木丹颗粒在改善糖尿病神经病理性疼痛中的优势非常明显，可显著改善症状。用多伦多临床评分系统（TCSS 评分）发现疼痛有明显好转。

总之，糖尿病神经病理性疼痛严重影响病人的生活质量，目前对中枢发病机制越来越关注，疼痛一般是对称性的，呈手套袜子样改变。如果运动损伤大于感觉异常，不对称或快速进展要警惕非糖尿病病因。神经病理性疼痛治疗包括针对发病期的治疗和对症治疗，木丹颗粒在改善糖尿病神经病变的症状方面效果非常好，对糖尿病神经病变的治疗有独特优势。

糖尿病除神经病理性疼痛外，糖尿病视网膜病变也是很常见的并发症。视网膜病变本身和血糖及病程的关系密切，在很多糖尿病微血管病变中都可以观察到，视网膜病变已成为工作人群中占据第一位的不可逆性致盲原因。主要危险因素是高血糖，高血压和高血脂也参与其中，还与吸烟、遗传有一定关系。临床上分为单纯型和增殖型，增殖分为轻度、中度、重度，轻度有微血管瘤，重度可导致视网膜剥离。多个指南包括国际糖尿病联盟（IDF）指南都强调筛查非常重要。1 型糖尿病一般每 5 年筛查一次，2 型糖尿病只要确诊就要筛查，没有视网膜病变时一般 1～2 年筛查一次，如果发生了中度或重度视网膜病变一般 3 个月左右要查一次，当然中度的可延长到半年查一次。如果病人是孕妇，要增加产检眼底检查的频率。

对于内分泌科医生，推荐用免散瞳眼底相机进行视网膜病变筛查。随着远程医疗信息化技术的发展，可以把这种眼底筛查的照片上传给三级医院的眼科医生，将来人工智能可以机器阅片，再反馈回去，这非常重要。虽然推荐用免散瞳眼底相机筛查，但内分泌医生要知道什么情况下应转诊眼科；一般认为，中重度的非增殖期视网膜病变，或者突然失明、视网膜剥离、黄斑水肿，要转诊给眼科。

对轻度甚至中度的非增殖型视网膜病变，羟苯磺酸钙可抗氧化应激、改善微循环，对视网膜病变是一个比较有效的药物。胰岛素是内分泌科非常重要的利器，对于糖尿病微血管病变，没有胰岛素，对于很多晚期并发症的控制是有困难的。

由华西医院牵头、全国 20 家单位参与的一项多中心随机、开放阳性对照临床试验，对比了甘精胰岛素优乐灵和来得时的有效性和安全性。入选病人包括 1 型或 2 型糖尿病病人，要满足以下条件：药物剂量稳定，但血糖控制不佳，拟开始用长效胰岛素。采用随机分组。治疗过程中排除了一些病人，如有急性代谢异常未控制，有严重并发症等。观察治疗 4 个月时的血糖变化。统一在睡前给予长效胰岛素皮下注射，如果原来用的是短效胰岛素不变，原来用口服药的继续。起始剂量用多少呢？很多人开始胆子有点小，很多医生开始用 4U 或 6U 胰岛素，这是不对的。一般最起码要用到每千克体重 0.15U 或 0.2U，再根据空腹血糖调整。注射长效胰岛素后要监控血糖，空腹血糖的理想目标是 4.4 ~ 6.1mmol/L，如果高于上限就逐渐加量，低于下限就减量，在这一范围内就继续。主要看糖化血红蛋白的变化，次要指标看达标率和空腹血糖变化，安全性指标主要是低血糖发生的概率，每 2 周或 4 周做一次随访。研究结果非常好，共入组 664 例，两组相差只有 4 例。试验中共退出 43 例，实际完成了 621 例。本试验样本人群能代表目标人群，人口学特征和主要基线特征分布在两组完全可比，而且是随机分组。在用药天数、日用量、日平均用量上也没有明显差异。联邦优乐灵和来得时相比，在降低糖化血化蛋白的水平和空腹血糖方面都是非劣效的，不良事件的发生也非常接近。说明联邦优乐灵具有同样的安全性和有效性。

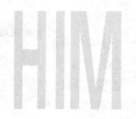

从整合医学角度看国家代谢病
临床中心的建设

◎宁 光

我来自上海瑞金医院内分泌代谢科，我们的愿景是以整合医学为理念，建设一个国际一流的内分泌代谢病临床研究中心。为此，首先要形成一个思路，即这个中心到底要做什么事情，我们的学术指导思想是什么。

第一，我们是做临床工作的，因此还是要从临床工作入手，但我们要做一些研究，这些研究会和临床接触，肯定会产生论文和专利，更重要的是要把论文和专利变成病人的需求，这是临床医生和其他研究者不一样的地方。我们要把论文和专利变成两个创新：一个是治疗方法的创新，一个是技术方法的创新；治疗方法的创新能提高临床的治疗水平，技术方法的创新能提高临床的诊断水平。要做这些事情，首先要建立好一个研究体系。在瑞金医院我们分为两个体系，一个是研究体系，一个是临床体系。再往上走，研究体系依托上海市内分泌代谢病研究所，临床体系是瑞金医院内分泌代谢病科，两个体系再整合，就是国家代谢病临床研究中心。两个体系要形成互动、联动。临床与基础相互对应、互相整合，这样就能把临床医生极大地解放出来去做好临床工作，基础研究者能把自己的精力主要放到基础研究上。这在某种程度上像打乒乓球，建立体系像搭建乒乓球台，临床和研究像打乒乓球，中国人乒乓玩得最好，两边各自分开，但离了对方谁都玩不起来。

在全国的医院里建有很多研究所，但如果对临床没有用，那再强的研究所也是没有用的。我们的内分泌代谢病临床研究中心是真正的临床诊治中心，现在每年诊疗的病种大概是 190 种，很多人对内分泌代谢病的理解可能就是糖尿病、甲状腺功能亢进等，其实内分泌代谢病超过了 1000 种。我们诊治的病人 60% 来自外地，我们现在有 140 张床，糖尿病病人住院占比不到 30%；上海申康医院发展中心的统计数据显示，我院收治的糖尿病人数在整个上海的收治人数中位列第 11 名。为什么会这么少呢？因为我们主要看少见病，比如原发性先天性肾上腺皮质增生症（CAH），这种病人在全上海每年大概收治 900 个病人，而其中 820 个在我们中心。这样才算真正的疑难杂症诊治中心，糖尿病我们并不是不收治，而是主要在门诊看，我们的门诊量在中国是最大的，门诊里面主要是糖尿病病人。

我们有很多疾病，已经成为国际上最大的系列，也就是国际上很多疑难疾病的病人很大一部分都在我们中心。我们对当前的门诊工作做了一些改变，就是限制门诊量，进一步提升诊治质量。2008 年我们的门诊量达到 28 万人，预计 2018 年应突破 40 万人，但我们限制在 18 万人，门诊全部预约挂号。当然，对于复杂疑难病例，我们会帮助病人加号，确保这部分病人得到及时诊治。门诊工作规范后，各项检查得跟上。比如激素检查，我科可以检查 78 种激素，现在很多医院最多不过 35 种激素，一般都在 20 种激素左右，内分泌代谢疾病最主要的是激素检查。作为国家临床医学中心、内分泌代谢病研究的组织者，很重要的一项工作是组织全国大型的临床研究，几个中国自发性的大型临床研究都是我们组织的，这样才可能使自己真正处于更领先的地位。我们组织的大型研究大概纳入了 25 万人，是目前中国最大的研究。

第二，建立生物样本库，国家研究中心应是生物样本的保存者。目前我们保存了 45 万人的 500 万份生物样本，包括中国慢性病检测是 15 万人，城镇化进程研究 5 万人，糖尿病与恶性肿瘤研究 25 万人。生物样本库有 220 台超低温冰箱。每一个病人留存的生化数据和生命体征数据平均是 250 条，如果没有很好的信息去支撑生物样本库，那么这些样本就是死样本。所以是平均 250 个生物信息去支持一个管子里的血液样本，这样就可以进行更多的分析。

第三，创立重要的临床技术。我们每年大概申报 50 项左右的专利，其中 1/10，即 5~6 项能够转化。我们做过一个用于注射促性腺激素的泵，引起不孕不育的一个重要原因就是下丘脑的激素分泌出现问题，病人的靶腺体——卵巢或睾丸——其实是正常的，但由于没有激素刺激，所以不发育。如能及时给予激素刺激，就可以发育，也就可以生育。过去这些人生长起来都是不男不女的，病人会很痛苦，急需治疗。下丘脑激素分泌是有节律的，既有 24 小时节律，又有脉冲式节律。原来注射下丘脑激素是一天打一针，无法实现节律性分泌和脉冲式分泌。内分泌科医生最常用的工具是胰岛素泵，胰岛素泵就是能够节律性地向体内注射胰岛素，把这个泵用在下丘脑激素注射上不就很好吗？所以，我们研制了一个新的泵，从而有效解除了病人的痛苦，使男性的自然生育率提高了 81%，女性提高了 66.7%。现在这个泵的销量非常好，我们已转让给一家公司去生产。

第四，制定科学的管理方法。我们创立了一个代谢性疾病管理中心（MMC），希望通过整合智慧医疗与创新技术开拓慢性病管理的新模式。我们最主要的标准是一个中心、一站服务、一个标准，创立了一个新的管理体系。下面重点谈一下标准化的问题。标准化要从最基本的做起，如果连最基本的东西都不能标准化，怎么可能在疾病诊治中去标准化？我们有标准化的诊治间，还做了400个标准操作规程（SOP），把每一件事都规定好，应该怎么做，各地的中心建完后，必须符合这400个SOP，每一次验收是很烦琐的事，把这400个SOP做完，原则上就标准化了。其中包含了数据的结构化，标签、规则、治疗路径等所有内容都按照标准制定；还有医疗知识的标准化，医学逻辑、算法、文献学习、图谱等全都标准化。从而形成了一个智能辅助诊疗系统，这个系统已经上线使用了，里边整合了临床医生的经验和知识库，这样就创建了一个代谢性疾病的新管理体系。我的梦想是利用这个体系去管理，在每一个肯德基（KFC）旁边都有一个MMC，因为KFC导致坏的生活习惯，制造了大量的糖尿病病人，而我们在管理上要像KFC那样标准化。不管在哪个地方吃KFC的炸薯条、炸鸡块、汉堡包全都一样，标准化也是美国的快餐文化得以大面积在全世界推广的原因，我们的文化不重视或不太喜欢标准化，但我们的医学必须严格遵守标准化和规范化。

第五，注重人才培养，打造人才高地。我们中心固定人员仅有62人（包括医生、护士、技术员等），其中博士生导师12人，硕士生导师18人。在过去20多年中，我们培养了2000名进修医生、500名研究生，现在我国的内分泌科主任有1/3在我院学习工作过，我们真正担负起了人才主要培养者的责任。

第六，成为科研成果的主要贡献者。我们现在的医学研究成果，如临床路径、指南等有30项，还有重大课题，每年获得国家自然科学基金项目15~18项，5年科研经费总数已超过2亿元，专项经费3400万。已经4次获得国家科技进步奖，但我们从没得过国家科技进步奖的一等奖，因为规模太小；连续很多年位列声誉排行榜的第一名；发表了很多篇文章，单篇最高引用已超过1000次。

尽管在国内独占鳌头，但与国际先进水平还是有差距的。我们整个临床医学的情况在全世界还是落后的，例如上海交通大学医学院在2017年国内的医学院校综合排名是第一，但在全世界只排在第124位，我们的大多数医院和医学院，都在国际排名中处于200名以后，所以我们应该把目标放得更远。美国很多医院和医学院的排名高，说明他们的临床水平和全球控制力更高、更强，最重要的是全球控制力，包括对学术组织的控制、医学杂志的控制、临床研究的控制、指南制定的控制等，这很重要。国内像西京消化病医院的国家临床研究中心正在不断向提升全球控制力的方向努力，且卓有成效。我们对欧洲的牛津大学、剑桥大学、伦敦大学，以及亚洲的东京大学、京都大学、首尔国立大学等进行过研究，找出了差距，这也就是我们的奋斗目标。我们希望在糖尿病方面能够追赶超越，目前全世界最好的糖尿病机构，一个是美国的哈佛大学加斯林糖尿病中心，还有一个是美国的德克萨斯糖尿病研究所；前者以基础研究为主，后者以临床研究为主，我们希望能把这两个单位作为追赶的目标。

在甲状腺疾病方面，我们把约翰·霍普金斯大学作为目标，他们对甲状腺疾病的研究是最好的。在垂体疾病方面，我们以洛杉矶西达－赛奈医疗中心为目标，他们的垂体研究是最好的。我们希望瞄准复合型的目标，经过几年的努力，能够达到一个更高的水准。

我们的优势是三位一体，既有全国流行病学调查，又有临床研究，还有基础研究。通过 MMC，可以掌握大概 1000 万例糖尿病病人的资料，目前已经开启了智慧医疗的模式。现在所有数据都可以自动传输到云上，这样就形成了大数据。但我们发现最重要的问题就是没有里程碑式的贡献，此外，没有首次突破性的医疗技术；而只有做到了这两点，才可以说是世界最好的医学中心。

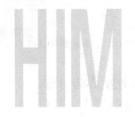

整合盆底学

腹腔镜下盆底重建术中的
整合医学理念

◎陈　捷

　　盆腔脱垂在老年人中的发病率越来越高，有时年轻人也会出现这种情况，但以老年人居多。主要表现为盆底器官突出，比如阴道前后壁、子宫、膀胱、直肠，可导致女性性生活障碍。在发病机制上，目前主要有几种理论假说，如三腔室理论（前盆腔、中盆腔和后盆腔）、三水平理论（一水平、二水平、三水平）和吊床假说（三水平理论的延伸）等。现在观念的变迁是从结构到功能，从局部到整体，从静态到动态。

　　提出这些主流理论的是 Delancey，他是基于 3D 和 MRI 成像重建技术的发现提出的，即这些盆腔器官的疾病是组织支撑系统的缺陷造成的，与器官间的竞争有关。组织支撑系统的缺陷如脱垂病人阴道旁距离有明显增加，并且距离顶端的位置有下降，还有阴道旁距离变化是阴道宽度变化的 2 倍以上。

　　如果检查发现缺陷，可以通过 3D、MRI 及 B 超等对缺陷程度进行可视化和量化评估，最后帮助选择手术方案，包括什么病人需要顶端悬吊，什么病人需要缩窄阴道宽度等，从而实现定制的个体化治疗。器官间实际上是一个竞争关系，补了前壁后壁出来，补了后壁前壁出来，临床上经常发生复发，而且后壁脱垂可能增加前壁脱垂。按腔室分区可分为阴道前壁膨出（阴道旁缺陷，会导致子宫脱垂）、阴道后壁膨出（直肠膨出）和会阴体缺陷。

手术有两种，包括前盆腔、中盆腔和后盆腔缺陷的重建术，以及封闭性手术。过去很多医生做前后壁的修补，实际上没有解决根本问题。按上述理论，一水平中盆腔是一个核心，也就是重建女性子宫是核心。相关指南认为"前壁修补＋顶端固定"可以降低复发风险，顶端固定术可以纠正阴道旁缺陷。对于子宫脱垂，早些时候是采用子宫全切，但发现切除后过一段时间中部又脱下来了，因此单纯子宫切除不能解决问题，还要做阴道顶端悬吊来降低复发风险。保留子宫有好处，可以保留生育功能，尤其是子宫的几个韧带，我们可用一些补片来保证它的完整性，避免之后性生活不快等问题。另外，过去我们做手术都是经阴道，可能会影响性生活。用补片经常遇到很多问题，从某种意义讲，补片就是一个人造韧带，优点是提高治愈率，缺点是侵蚀率比较高，经阴道侵蚀率更高。有文献报道，剖腹术的效果比阴道术好，但剖腹风险大、损伤也大。用腹腔镜可以避免一些问题。

腹腔镜下有几种手术，有非补片手术，也有补片手术。非补片手术难度相对要高，但效果很好，要用 TVT 或 TVTO 等一类吊带。补片手术很多，下面重点介绍切除子宫后自裁剪补片腹壁圆韧带及骶前悬吊术，自己裁剪补片比套装的要便宜很多，一个补片裁剪后可用到几个病人，又可以节省费用。如果不保留子宫，把子宫切掉，把阴道切开，把阴道前后壁推开，把膀胱推开，把补片撑在阴道下面，从阴道挂上去；再把补片拉到腹腔，然后把阴道壁缝起来，把补片的两个叶片沿着圆韧带潜行，这样就把圆韧带加进去了；再把另外一条补片照此处理，左右都挂上后，再把另一条补片挂在前面，这样做对复发的病人效果很好，基本可以避免再次复发。还有一种方法是子宫保留法，保留子宫时将补片剪成飞机一样的裂片，两边向下，把整个膀胱下推到阴道口位置，然后把补片缝在阴道上，前面到阴道，后面达直肠，在子宫处把直肠推下去，把阴道后壁缝住，并在两侧翼进行缝合，把中间的子宫用补片围起来，然后再把外面的腹膜缝起来，这样就把全部包裹起来了，从而可避免腹膜刺激及造成相邻器官的损伤。

对有些病人，也可用 trocar 来治疗，还是用补片。在尿道下方 2cm 处把黏膜打开，从闭孔往下把手伸进去分离，分离后用 trocar 插进去，在 trocar 上面用手顶着，把吊带从这里拉上去，然后用腹腔镜钳子夹住后提上去，做完后将补片剪成一条吊上去。半个月后拆线，不仅效果好，而且费用更低。

对于腹腔镜技术熟练的医生，腹腔镜手术的成功率可以超过经阴道手术，达到与剖腹手术同样的效果。单腹腔镜下盆底重建手术难度相对较大，要求术者非常熟悉镜下盆底解剖结构、腹腔镜下深部组织分离及缝合技巧。随着腹腔镜手术器械、设备的不断改良，手术操作技巧得到不断提高，腹腔镜能比开腹更清楚地分辨盆腔较深部位解剖结构，手术视野更清晰，使腹腔镜下盆底修复手术技术日趋成熟。在整合盆底影像检查指导下使用腹腔镜自裁剪补片，复发率低，实现个性化治疗，且减少花费。

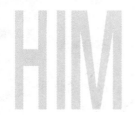

盆底超声在整合盆底学中的价值

◎雷凯荣

本文谈一下在多学科疾病中盆底超声的应用，即盆底超声能为临床解决什么问题。盆底超声检查"四步法"可以明显提高临床工作的效率。未来的工作模式是多学科合作形式，相互依托、相互促进，最后达到共赢。

传统的盆底解剖由软组织构成，包括器官和支持结构。支持结构最重要的是盆底肌肉（肛提肌）。功能性解剖将盆腔分为前盆腔、中盆腔、后盆腔。Delancy提出来"阴道三个水平"支持理论，阴道分别在前、中、后三个盆腔起重要的支持作用。第一水平是子宫的韧带起重要支持作用；第二水平是盆底肌肉（肛提肌）发挥支持作用；第三水平是远端的支持作用，即包括会阴体、肛门等外括约肌的支持作用。

盆底肌肉是人体在站立状态时从外向内、从下向上的整个相关肌肉。横断面外层会阴可见会阴隔膜、会阴浅横肌、球海绵体肌、坐骨海绵体肌等；第二层是会阴深隙，由会阴深横肌和上下筋膜构成，又叫尿生殖膈；最上面一层也就是最深层的肌肉即肛提肌群。盆底超声能够看到的是膀胱、尿道、阴道、直肠、肛管、会阴体等，周围高的回声就是肛提肌。一般定量观测器官脱垂临床上以处女膜为界限，但是超声检查看不到处女膜，是以耻骨联合后下缘为界限。由肛提肌围成的孔叫肛提肌裂孔，超声可以观察裂孔大小。

盆底超声可为压力性尿失禁、器官脱垂等女性盆底功能障碍性疾病，也包括前盆腔尿道和膀胱的一些疾病等提供诊断依据，可以看到是哪个器官脱垂、脱垂程度怎样，还可对术前术后进行评估。现在对产后进行盆底评估是个热点，能够进行早期筛查和干预；还可对盆底康复训练提供可视化指导，尤其是非手术治疗的指导。此外还有对便秘的诊断，即出口功能梗阻性便秘，消化科、肛肠科医生比较感兴趣。再有后盆腔的疾病，如肛瘘、肛周囊肿、直肠低位肿瘤等都可以通过盆底超声进行诊断。超声可给多学科提供平台，提供诊断依据，从形态学的变化解释功能上的异常，指导临床诊疗工作。

目前的盆底疾病的检查方法如 X 线，非常简单，但不是动态的；磁共振成像分辨率很高，但费用昂贵，成像时间长，对幽闭恐惧症病人难以实施，因此在临床上应用受到许多限制。超声检查方便快捷、费用低廉、易于操作、病人易接受，可到床边检查、到产房检查；而且盆底超声检查是动态三维，能够解释功能性解剖异常，因此非常有优势。

普通医院都可开展盆底超声，不论医院大小、仪器档次的高低；机器有三维和四维的，即便只有二维探头也可以开展，但一定要经系统化、规范化培训。超声显示的方式有二维、三维、四维，我们主要用二维和四维模式，病人主要采取截石位。盆底超声检查时把探头放在病人的会阴部，正中矢状切面，显示耻骨联合后下缘，并显示膀胱颈、尿道内口、宫颈外口、肛管和直肠连接部；看到肛直角后，以耻骨联合后下缘拉一参考线（水平线），在病人用力时分别观察前、中、后三个盆腔的移动位置。超声可以完整观察后盆腔的完整性，还可以看黏膜有没有脱垂。肛门括约肌分为内括约肌和外括约肌，外括约肌从肛门部向上依次为皮下部、浅部、深部；横断面可以显示内、外括约肌及肛管黏膜回声。超声可以观察肛瘘、肛周脓肿、低位直肠肿瘤等疾病，尤其是腔内超声对肛瘘内瘘管长度、范围，以及对复杂性还是单纯性肛瘘的鉴别都很有帮助。

超声检查最大的优势是动态观察，在病人用力盆底肌肉收缩的状态下可以动态观察肛提肌有无损伤等，让病人缩肛可清晰看到肌肉收缩。让病人用力到最佳状态，可见器官位置移动情况及肛提肌裂孔增大；让病人缩肛，可见肛提肌裂孔的缩小，产后可进行盆底肌肉收缩力的判断。

超声还可以和磁共振一样进行断层成像，断层成像从肛门开始一直往上走，对肛管进行断层，最上面是肛提肌，最下面是肛门部；可看到肛管横断的最低层、中间和最上横断面，有肛周脓肿或肛瘘时可以判断位置、走行及范围。新生儿与成人的表现完全不一样，新生儿的肛提肌较薄，裂孔较小。

盆底超声测量的指标较多，分别从二维、四维可以获得更多的测量参考值。病人如有膀胱刺激症状，超声可以帮助临床排除尿道囊肿、尿道憩室及其他疾病，超声医生会给临床一些提示：病人经常有尿频尿急，可以进行残余尿的测量；逼尿肌厚度的测量对急迫性尿失禁诊断有帮助；病人在静息状态下和用力后分别测量膀胱移动度、尿道旋转角、膀胱后角、肛直角的差值进行超声诊断；在容积图像上测量裂孔前后径、左右径及面积，可以非常清晰地观察对不对称、肛提肌有无损伤，在超声断层图像上进行分析和测量。

曾有一个病人尿频尿急总是找不着原因，肾内科检查没问题，泌尿科检查也没有问题，做盆底超声可能会发现尿道憩室或囊肿，这是造成病人尿频尿急的原因。有个病人一直诊断不清，后经超声发现膀胱有漏斗形成，让病人用力后显示膀胱向下、向前移位，尿道沿着耻骨联合后下缘进行旋转，尿液也很明确漏出去了，这个病人是膀胱漏斗形成，协助诊断了压力性尿失禁。超声可视化，图像非常清晰真实。还有另一个漏尿病人，左侧静息状态，让病人用力，尿液外漏，客观评价是压力性尿失禁，病人有膀胱脱垂、子宫脱垂，而且有直肠膨出。膀胱沿耻骨联合向前、向下整个脱垂，漏斗形成并打开，尿液排出去了。我们还可以对膀胱脱垂进行分度。

中盆腔病变包括占位、巧克力囊肿、纤维瘤等，通过盆底超声都可以显示和诊断。子宫脱垂往下用力时可以看到子宫在前盆腔和后盆腔之间明显向下脱垂。临床上病人表现为膀胱脱垂，但其实是子宫脱垂，有可能和临床表现不一样，超声可以鉴别。后盆腔疾病的直肠膨出较常见，比如在静息状态下让病人用力，肛直角、直肠壶腹部直接向前移位，出现一个突起，观察膨出的高度并进行测量分度；四维超声也可以观察直肠有无明显膨出，观察黏膜脱垂、脱垂长度等，可以明确诊断。在病人用力时，在前盆腔和后盆腔之间可以发现肠疝，内容物可以是大网膜，也可以是小肠形成肠疝和盆底疝。盆底超声观察肛瘘，可见内、外括约肌处的连续性中断，对其部位、长度、范围都可进行准确判断，也可以断层成像协助诊断，还可以进行腔道超声造影明确诊断肛瘘是复杂性还是单纯性。如是单纯性的，要看走行怎样，然后做三维成像，如果发现超声造影剂进入一个大腔，里面有很多开口，就是复杂性肛瘘。后天性阴道直肠瘘，从肛门注入超声造影剂，在阴道内出现造影剂，就可判断瘘口位置。我们遇到一例先天性肛门闭锁的新生儿，盲端在直肠壶腹部，按压腹部看到肠内容物从阴道出来，超声可以清晰观察，非常便捷。

便秘是常见疾病，正常成人排便时肛管缩短，肛直角增大打开，膀胱向下，而痉挛性、出口梗阻性便秘的病人膀胱往下，但是肛直角不是增大反而缩小，直肠和肛管部位被折起来，大便就被限制排出了。我们遇到几例直肠低位肿瘤病人，以痔疮收入院，来检查盆底超声，看到直肠部位异常回声区，血流丰富，超声可以明确病变大小、范围、数量、血流情况，做双重造影还可以进行 TNM 分期，协助临床尽早诊断。

超声还可以观察产后的肛提肌及肛门内、外括约肌损伤，病人可以是一侧肛提肌连续性中断、撕裂，也可以是双侧肛提肌撕裂；不同部位的肛门内、外括约肌连续性中断，可以诊断为撕裂。

产后康复是真正的未雨绸缪，产后康复越早越好，主要是盆底肌肉肌力的恢复。临床上评估盆底肌力的方法很多，但都有一定的主观性和局限性，而超声最重要的是让病人容易接受。通过超声观察肛提肌的收缩，测量肛提肌裂孔大小的数据；肌力强弱可以通过缩肛动作后裂孔大小的变化、收缩动作的幅度、与静息状态时测量的差值的比较进行评估。提肌板角度变大了，肛提肌裂孔变小了，差值越大，说明盆底肌力越好，临床意义就越大；另外一点重要的是可以对病人进行康复训练的指导，达到精准康复，提高康复效果。

男性盆底我们也做了很多例，男性盆底是没有移动度的，肛直角也比女性小。超声报告是从二维、四维的前、中、后三个盆腔和静息、用力、缩肛三个状态进行描述，要有客观性、系统性、科学性、规范性。

未来医学，赢在整合。盆底超声是整合盆底医学中不可替代的重要的影像学方法，是多学科合作的纽带，也是医院的技术水平支点和平台，它也是一个实用、适宜推广的超声技术，具备明显的技术优势，具有广阔的应用前景和临床应用价值。

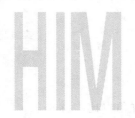

外阴癌术后的整形与美容术

◎王沂峰

外阴癌手术与外阴整形美容术除涉及妇科外，还需要多学科的参与，比如肿瘤长在尿道口或尿道时，就涉及泌尿科；如果肿瘤累及会阴、肛门，又涉及肛肠科；术后伤口愈合及美容，还涉及美容科；此外，影像科、康复科、护理等多学科的干预也必不可少。

外阴癌的治疗以手术为主，术式要根据不同级别来选择。比如0期，单纯外阴切除即可。如果已发展成1A期，有微小浸润，就要做局部根治性切除（又叫局部广泛切除），就是切除范围要广泛，要求切除病灶外阴，通常说的外阴广泛切除是指超出病灶3cm；但现在对1A期做局部广泛切除，不超出病灶1cm就行了。1B期称早期外阴癌，不仅要做病灶外阴局部广泛切除，还要加单侧或双侧腹股沟淋巴结切除，一般位于单侧边缘型的要做单侧外阴腹股沟淋巴结切除；如果在中线，尤其是阴蒂，要做双侧腹股沟淋巴结清扫。这是我个人的经验。

以前做腹股沟淋巴结清扫都是开放性手术，外阴一般是三切口。腹股沟淋巴结分浅淋巴结和深淋巴结，前者又分为两个区，一个区是沿着腹股沟韧带，另一个区是大隐静脉附着的这一部分，一般是20个淋巴结。浅淋巴结在深筋膜的浅层。暴露深淋巴结要先把深筋膜切开，结构全部暴露出来，一般腹股沟深淋巴结位于股静脉内侧，或股动脉和股静脉之间，这些淋巴结清扫一般不会伤到股神经。

外阴癌手术可追溯到20世纪40年代。当时有两种术式，分别是英国的Way术式和美国的Taussig术式。Way术式是小切口。Taussig术式是三切口，两边腹股沟各一个垂直的切口，另一个是会阴切口。近些年有些学者做了一些改良，比如把三切口改成一个很小的切口，把三切口蝴蝶形切口改成小范围切除，把原来垂直于腹股沟韧带改成平行于腹股沟韧带的三切口，或变成弧形切口等。但无论怎么改变，传统外阴癌手术最大的困难还是伤口愈合，我有个病人，是在广州一家大医院做的，做的是改良开放性手术；术后出现伤口愈合不良，后来找我会诊。现在已进入微创时代，我们得想办法用微创法做腹股沟淋巴结清扫。腹股沟淋巴结清扫目前有 3 种模式：一种是经下腹部皮下进入的模式，一种是经下肢皮下进入的模式，还有一种是混合性模式。经下腹部的模式知识产权完全是我们中国人的，经下肢的模式是法国学者最早报道的。这几种术式我都做过，比较后发现各有利弊，要根据病人的不同情况选择不同入路。

现在做腹股沟淋巴结清扫时，还要做前哨淋巴结的检测。在妇科肿瘤中，前哨淋巴结检测技术在会阴癌中运用最广泛。做前哨淋巴结检测时，先在病灶周围注射卡纳琳（一种纳米炭），这种染料注射在病灶周围后，经淋巴管汇流到淋巴结；因为炭是黑色的，所以引流区淋巴管和淋巴结都会被染成黑色。通常用腹腔镜做腹股沟淋巴结清扫。要进入浅筋膜与深筋膜之间，两层筋膜之间的脂肪组织就是腹股沟含有浅淋巴结的脂肪组织层。术中可以清楚看到黑色淋巴管，找到淋巴管后，可以顺藤摸瓜、按图索骥，找到引流区淋巴结。我在读研究生期间做宫颈癌淋巴结造影，发现淋巴结的输入管有 2 ~ 5 条不等，但输出管只有 1 ~ 2 条，好几条输入管都汇集到淋巴结。所以通过前哨淋巴结染色，能够清楚标识出淋巴管和淋巴结所在的部位，不至于使淋巴结出现遗漏；更重要的是，通过淋巴结染色做诊断，如果假阴性率非常高，我们可以通过前哨淋巴结切除来取代系统淋巴结的清扫，这样就可使得手术做得更加精准、微创。整个区域的淋巴结汇集于腹股沟卵圆窝，就是大隐静脉附着的地方，我们一般可以保留大隐静脉。以前做开放手术时大隐静脉都要切除，切后再把淋巴结挑选出来做组织病理学检查。现在腹股沟前哨淋巴结染色技术已广泛应用到临床。

关于外阴癌切除后的整形美容手术，不同分期的病人都会遇到这个问题。比如 2 期尿道口受累的病人可以做尿道部分切除、易位，以前为了避免医疗纠纷，这个手术通常请泌尿外科专家一起来做，但现在基本上都是我们自己来处理。我有个病人病灶很大，我们切除尿道口，因为尿道口没有安全距离，就把尿道口最末端那部分切掉，切后做一个尿道易位，这个手术非常简单。把尿道和阴道前壁之间的间隙游离，把阴道前壁黏膜游离大约 4cm，就可把阴道前壁的黏膜拉出来，和皮肤缝在一起。但这么缝不是把尿道封闭了吗？没关系，我们在阴道黏膜下尿道口的部位再重新做一个尿道口，然后和尿道对接，把尿道黏膜的断端缝在新的阴道黏膜，在此做一个新的尿道口黏膜。这样做的好处是：第一，尿道的性质不会改变；第二，尿道口黏膜和阴道黏膜是同源的，在组织胚胎学上、发生学上是同源的，容易愈合，如果把尿道黏膜缝在皮肤上不易愈合，即便愈合了，皮肤的收缩、瘢痕的形成也容易导致尿道下移。

2 期病灶累及会阴，此时肛门周围该怎么处理呢？这需要用到整合医学理念，要和肛肠科的专家，甚至和整形美容科一起来考虑。病灶完全位于括约肌和肛门的周围，切除后有的病人肛门完全保不住，因为括约肌完全受累。病人的会阴区有很大受损，括约肌显露出来，肛门做了部分切除，这时既要考虑整形，又要考虑美容。我们有几种方法，其中一种方法是做 V-Y 皮瓣转移术，设计其实很简单。把下端的顶端缝到内侧区，把上端的顶端缝到外侧来，这样会阴区的占位就减少了。先用固定线或定型线缝好，然后精雕细琢地缝合起来，最后非常完美，愈合后基本接近正常。还有一种办法就是风筝皮瓣，用 V-Y 皮瓣对占位不很大时可以，如果占位很大，这种缝合是不可以的，而需要做风筝皮瓣，也就是把皮瓣做成平行三角形。做这样的皮瓣，中线的占位会更加减少，中间基本上就没有张力了，把它缝起来即可。缝起来后中间靠组织内张力，外周的外三角可能有一些张力。我们可以利用大腿皮肤的弹性，外部缝起来后也不会有什么问题。

此外，还有一种情况是外阴广泛切除及整复。这种情况临床上经常碰到，整个外阴部有一个很大的病灶，切完后创面非常大。这样的创面需要修复和整形，而且要符合美容的要求。我们设计了腹股沟肌双侧大的内侧皮瓣，做完后，把这个皮瓣两边切除，然后把尖端直接拉到一起缝合，效果非常好。

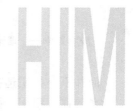

从整合医学看盆底器官脱垂的
手术选择

◎夏志军

　　盆底疾病涉及面很广，整合盆底医学涉及面就更广，相关临床诊治技术发展很快，我们需要整合医学的理念和实践。本文主要探讨重度器官脱垂的临床手术选择。器官脱垂本身是一个非致命性疾病，关键是在临床治疗中对临床的指征做出选择和把握，使病人疗效最大化。

　　从理论上讲，临床治疗的术式比较多，可能有几百种，在做选择时，医生更多要考虑自身的能力，包括并发症的处理、手术技术及手术指征，甚至术后排尿困难、疼痛等很多问题，而不只是解决器官完全脱垂这一个问题。有时临床判断和实际情况会有很大差别，真正进入手术室在麻醉状态下做手术时会发现很多意想不到的情况，之前选择的术式可能就要改变。因此，临床实践中，重要的不是能开展多少不同的术式，而是要对术式理念有深入的理解，理解每种术式的利与弊。我们做盆底手术的目的，更多是解决支撑结构的问题，如果仅仅解决松弛的问题，临床上就会出现很多并发症。很多人把并发症归结为使用的材料和个体差异，其实并非如此。目前阴道旁修补术的术式非常多，更多关注的是真正的撕裂型。曼氏手术（主韧带缩短、宫颈部分切除及阴道前后壁修补术）提出已 130 多年了，临床仍在应用，某些器官脱垂看似非常严重，可能通过曼式手术很简单就解决了。我有个 38 岁的女性病人，子宫完全掉在外面，但不想做子宫切除，经过评估后做了曼氏手术，效果非常好。阴道封闭术始终都被很多人认为是一种毁损性手术，除非不得已，尽可能不要采用这样的术式，不能说 70 岁以上的人就没有性生活，只能是在没有办法时再选择全切除。

　　腹腔镜下骶骨阴道固定术源于过去的骶骨固定，即把阴道组织黏附在骶骨上，起牵拉作用。现在是将网片固定在骶骨上，下垂形成伞状结构，抵御腹腔压力，而并不是把阴道拽上来。腹腔镜骶骨阴道固定术和普通切除术有区别，要保护更多的盆腔组织，因为需要覆盖网片。网片暴露在腹腔危险性更大，会有很多意想不到的症状出现，而且问题一旦发生解决起来很麻烦。我有一个病人，做过骶骨固定，后来发生网片阴道暴露，断断续续治疗了4年，越处理骶骨固定的网片越高，越看不见，后来我架着宫腔镜和膀胱镜，甚至用宫腔镜远镜处理。穹隆部位要多保护一些，有助于网片植入后减少并发症。在做骶骨分离时，要尽量找出间隙，沿着宫颈韧带内侧方向走，既可避免对旁侧器官和组织的损伤，对直肠也有保护作用。腔隙应尽可能远离重要脏器，包括血管。在子宫切除时，尽可能避免出血，因为血肿容易形成感染。在植入性手术时，要注意侧面网片保留的程度。用张力植入吊带，用张力植入盆底网片，形成一个套路。在临床实践中，要取消无张力这种概念，我遭遇了很多无张力导致的问题。从个人经验和对比结果来看，一定要有足够的张力，没有张力会出现非常多的并发症，有些问题难以解决。并发症的疼痛和其他相关症状其实与网片张力没有关系，往往与操作和网片放入的层次有关。

以往认为腹腔镜下骶骨阴道固定术的金标准适应证是中盆腔缺陷，从来没说过骶骨阴道固定也适用于重度器官脱垂。此外，骶棘韧带固定术是对盆底结构认识后的一个重新考虑，目前已在国际上引起高度重视，但操作困难，而且有认识上的解剖问题；但无论怎样，它毕竟是盆底重建及其他相关手术时一个非常重要的固定位点。

高位骶韧带悬吊术都用穹隆做封闭，对轻度器官破损有良好作用。盆底重建是对整体论的重新认识，既然器官脱垂在下边堵解决不了问题，从上面拽也解决不了问题，那就是盆底自己的结构出问题了。但还是应该从下面来做，包括盆底肌肉、筋膜的替代，双侧骶韧带固定，以及盆底双点固定，还有阴道旁修补和阴道整体修补。很多病人自己做好后，会带其他病友来，一些病人的情况相当严重，之所以一直拖延，是因为她们觉得做完手术后生活质量太差，还不如不做。子宫脱下来可以再送回去，无论是排尿、性生活都不受影响；而很多病情特别重的病人，往往要做阴道皱褶的缝合，切除更多，术后就几乎没有阴道的性生活了，对生活质量有很大影响。明确适应证其实更多是术者对病情的理解，POP-Q评分目前临床上在用，但有一些缺陷，它能告诉医生器官从A点或D点脱下来，但不能告诉医生功能性问题，很多处理需要医生视情况而定。

我有几个复发的病例，一个病人2014年做的全盆底重建，重建后又掉下来，病人排尿极其困难。后来发现是盆底疝，网片完全脱离，容易复发。因此，很多问题不是由于术式，而是医生考虑得不够全面。还有个病人做完阴道壁手术后出现感染，重新打开，打开后上药，使黏膜逐渐恢复，再做重建。盆底是一个整体，不能只做前面不做后面，或者有什么问题做什么问题，其所承受的腹腔压力也是整体承受的。会阴修补更多是提高生活质量，包括大便控制等，特殊部位的修补还能解决一些出口障碍的问题。

关于器官脱垂的评估，在临床上经常遇到一些病人说自己感到每天都有异物下来，但检查发现不是想象的那样，器官脱垂并不严重，真正严重的反倒没有出现那么多临床症状。因此在评估中，要不断积累经验，总结教训。此外也要评估年龄、性生活、排便、排尿的功能，尤其对性生活的评估我认为更重要。我遇到过一位 80 岁的老太太，心脏也有问题，我征求她的意见，看看能不能做闭锁。她说还是考虑别的办法吧，至少说明她比较注意性生活。我们经常和病人沟通的是能省多少钱，其实提供最好的治疗更重要。最终产生医患纠纷往往不是因为经济原因，而是没有解决好病人的问题。因此，在进行术式选择时，要真正理解术式的真谛，此外，还要考虑病人的状态，甚至医院的条件等，这样才能避免并发症的发生。我们分析问题要用整合医学，解决问题更要用整合医学。

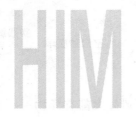

女性盆底功能障碍性疾病尿动力学检查的意义

◎陈跃东

　　女性盆底功能障碍性疾病（PFD）是女性常见的疾病，其发病率在女性人群中高达15%~20%。主要表现为压力性尿失禁（SUI）和盆腔器官脱垂（POP）。不管是压力性尿失禁还是盆腔器官脱垂均会对排尿症状造成影响，因此，尿动力学检查（UDS）对于病情的评估及疗效评判有着重要意义。

　　2005年，国际尿失禁咨询委员会曾提出单纯性压力性尿失禁的诊断标准：诱发试验阳性，排尿日记显示最大排尿量大于300mL，病史显示无尿频、尿急症状，排尿功能正常（正常的尿流率、无残余尿）。根据此标准，单纯性尿失禁无须行尿动力学检查。然而，2009年Agur在回顾分析6276例压力性尿失禁病人后发现，只有5.2%（324例）的病人属于单纯性压力性尿失禁，有83%为混合性尿失禁，12%合并有膀胱过度活动症（OAB）。作者认为在压力性尿失禁病人中，绝大多数病人均为非单纯性尿失禁需行尿动力学检查。非单纯性尿失禁可能存在很多问题，如尿流率下降、残余尿增多，要考虑有无下尿路梗阻或膀胱逼尿肌受损；排尿容量减少，要考虑是不是有膀胱过度活动症，有没有神经源性膀胱、间质性膀胱炎、泌尿系结核；伴有尿频尿急症状，可能也有膀胱过度活动症、神经源性膀胱、泌尿系结核、感染等。总之，任何不符合单纯性压力性尿失禁诊断者均需要鉴别诊断，而这种鉴别需要尿动力学检查。

　　对压力性尿失禁病人，尿动力学检查可从以下4个方面进行评估：①充盈期逼尿肌的稳定性；②从尿动力学角度证实有无存在压力性尿失禁；③排尿期逼尿肌的收缩情况；④尿道固有功能情况。如病人的膀胱逼尿肌不稳定，要考虑到这类病人行吊带手术可能术后逼尿肌稳定性越来越差，可能膀胱过度活动症的症状越来越明显。尿动力学检查可以很好地鉴别尿失禁是单纯的压力性尿失禁还是急迫性尿失禁，或者是混合性尿失禁。当尿动力学发现排尿期逼尿肌收缩力下降时，应当意识到这类病人如行吊带手术，其术后发生排尿困难的概率明显增加。尿动力学还需评估尿道功能，如漏尿点低［腹腔漏尿点压（ALPP）≤60cmH$_2$O］，尿道最大闭合压≤20cmH$_2$O，应考虑到尿道固有括约肌功能缺陷（ISD），这类病人行吊带术效果可能不好。因此，尿动力学检查在压力性尿失禁检查中的意义在于：可以从尿动力学证实存在压力性尿失禁，明确是否存在膀胱逼尿肌过度活动，可以了解尿道功能，术前对膀胱逼尿肌收缩功能评估。从尿动力学检查可以对压力性尿失禁手术的效果进行预测，在下列情况下手术的效果差：充盈期存在逼尿肌过度活动，排尿期逼尿肌收缩力减弱，尿道固有功能下降，尿动力学检查为急迫性尿失禁而非压力性尿失禁。

盆腔器官脱垂对排尿症状的影响，主要是对储尿期和排尿期的影响。在储尿期方面，据文献报道，盆腔器官脱垂病人发生尿频、尿急和急迫性尿失禁者高达86%，行盆腔器官脱垂手术后，症状也得到改善，其中尿频症状发生率从术前的76%降到术后的31%，急迫性尿失禁也从82%降到49%。对排尿期的影响，Romanzi以逼尿肌收缩压最大值（Pdet max）>25cm H$_2$O、最大尿流率（Qmax）<15mL/s为膀胱出口梗阻（BOO）的标准，分析60例盆腔器官脱垂病人的尿动力学检查结果后发现，脱垂3~4级的病人70%存在膀胱出口梗阻，这些病人通过子宫托纠正脱垂后，94%的病人可获得正常的尿流率。提示盆腔脏器脱垂引起的膀胱出口梗阻的主要原因是脱垂造成尿道的挤压、扭曲，这种长期的膀胱流出道梗阻，也会影响到膀胱逼尿肌的收缩力。研究发现如以Pdet max<15cm H$_2$O、Qmax<15mL/s为逼尿肌无力的标准，盆腔脏器脱垂病人有13%存在逼尿肌无力。梗阻的严重程度也影响膀胱功能的恢复，Lee发现术前膀胱出口梗阻指数低（BOOI<20）的盆腔脏器脱垂病人，术后膀胱过度活动症的症状改善明显，而膀胱出口梗阻指数高（BOOI>20）的病人，术后膀胱过度活动症的症状改善不明显，常常需要继续药物治疗。

研究发现，术前控尿良好的盆腔脏器脱垂病人术后出现压力性尿失禁的发生率为20%~30%，而严重盆腔脏器脱垂病人尿动力学检查显示有潜在压力性尿失禁者高达80%。因此，2017年欧洲泌尿外科学会指南指出，对于盆腔脏器脱垂术前合并有明显尿失禁的病人，盆腔脏器脱垂手术和抗压力性尿失禁手术同时进行比单纯行盆腔脏器脱垂手术，近期内可明显获得更好的疗效，但也应指出两种手术同时进行的病人其远期的并发症发生率也高于单纯行盆腔脏器脱垂手术的病人。对于盆腔脏器脱垂术前合并有隐性压力性尿失禁的病人，指南指出两种手术同时进行，近期疗效好于单纯的盆腔脏器脱垂手术，但也应告知同时手术的病人存在较高的术后并发症发生率。

综上所述，盆腔脏器脱垂病人均可引起尿动力学不同程度的变化，这种变化易造成膀胱功能的改变，因此，术前尿动力学检查可以很好地了解膀胱功能，这对于指导治疗、评估预后可起到重要的作用。

鉴于尿动力学检查对于盆底功能障碍性疾病病人具有较高的应用价值，美国泌尿外科学会联合女性尿动力学、盆腔医学及尿路重建学会（AUA/SUFU）发布的指南中推荐，女性高级别盆腔脏器脱垂病人无论有无尿失禁症状均应行尿动力学检查，尿动力学检查可以评估伴有下尿路症状的盆腔脏器脱垂病人有无隐性压力性尿失禁、有无逼尿肌功能异常。国际尿控学会 2016 版指南也指出：尿失禁和盆腔脏器脱垂病人在行有创治疗前应行尿动力学检查，复杂性尿失禁一定要行尿动力学检查。

总之，尿动力学检查在女性盆底功能障碍性疾病的诊断与治疗中有较大的参考价值，可以帮助临床医生对疾病做出更精确的诊断，选择更合理的治疗方案，能较准确预测手术效果，让病人更全面了解自己的病情。

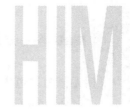

Burch 手术治疗压力性尿失禁

◎王玉东

压力性尿失禁（SUI）指由于腹内压增高而导致的尿液不自主流出，其发病机制可能与盆底解剖学的异常有关，例如盆底脏器脱垂、功能性尿道长度缩短及膀胱颈位置的改变；也可能与盆底组织中胶原蛋白的流失、老年女性体内雌激素缺乏有关。各种原因引起盆底肌肉及结缔组织退行性改变、受损而薄弱，导致膀胱颈及近端尿道下移、尿道松弛、功能性尿道变短，增高的腹压仅传至膀胱而较少传递至尿道，以致尿道压力不能同步升高，从而导致病人腹压增高时出现尿液溢出症状，严重影响病人的生活质量。

压力性尿失禁根据临床症状可分为轻、中、重度，轻度：一般活动及夜间无尿失禁，腹压增高时偶发尿失禁，无须佩戴尿垫；中度：腹压增高及起立活动时，有频繁的尿失禁，需要佩戴尿垫生活；重度：起立活动或卧位体位变化时即有尿失禁，严重影响病人的生活及社交活动。

压力性尿失禁的治疗方法可分为非手术治疗和手术治疗。轻度及中度压力性尿失禁，以及不愿或不能耐受手术的病人可以选择非手术治疗，非手术治疗包括盆底肌肉训练、电刺激治疗等。

盆底肌肉训练方便易行、有效，适用于各种类型的压力性尿失禁。目前尚无统一的训练方法，共识是必须要使盆底肌达到相当的训练量才可能有效。可参照如下方法实施：持续收缩盆底肌（提肛运动）2~6秒，松弛休息2~6秒，如此反复10~15次，每天训练3~8次，持续8周以上或更长。

电刺激治疗是通过电流反复刺激盆底肌肉，增加盆底肌的收缩力；同时能够反馈抑制交感神经反射，降低膀胱活动度，从而达到治疗目的。

手术治疗主要用于保守治疗无效的中重度压力性尿失禁病人，目的是重建下泌尿道的正常解剖，固定尿道近端和膀胱颈，从而促进腹压向尿道高压力区的传导，使尿道上段成为腹腔内功能性的结构并重建尿道膀胱后角。手术方式主要包括无张力尿道中段悬吊术（TVT）和耻骨后膀胱颈悬吊术（Burch）等。

Delancey 于 1994 年提出尿道中段吊床理论，这一理论认为腹压增高时，伴随腹压增高引起的尿道中段闭合压上升，是控尿的主要机制之一。根据此吊床理论，1996 年瑞典的 Ulmsten 首先报道了利用无张力尿道中段悬吊术治疗压力性尿失禁。该手术是将带有塑料护套、由特殊材料制成的筛孔悬带置于尿道中段周围，从而达到治疗尿失禁的目的。其费用昂贵，短期有效率在 90% 以上，优点是恢复快、术中出血少等；主要并发症为膀胱穿孔、尿道损伤、耻骨后血肿、术后新发急迫性尿失禁，远期并发症有泌尿系统感染和吊带侵蚀。

压力性尿失禁的手术治疗已有 100 多年的历史，在传统的手术当中，最经典、疗效最为肯定的应属 Burch 术。该手术方式是经耻骨后将膀胱底、膀胱颈及近端尿道两侧之阴道壁缝合悬吊于 Cooper 韧带，上提膀胱颈及近端尿道，从而减少膀胱颈的活动度，被认为是现代压力性尿失禁的有效手术方式之一，对尿道高运动性的解剖型压力性尿失禁的治愈率为 85%～90%。相对于无张力尿道中段悬吊术补片费用较高，且有补片侵蚀的可能，Burch 手术对于病人来说依从性较高。

手术路径可分为开放式和腹腔镜。腹腔镜手术恢复快、损伤小，但操作难度相对较高，对手术技巧的要求也更高。腹腔镜下 Burch 手术首先从一侧脐动脉至另一侧脐动脉打开腹膜，其次游离膀胱前间隙，然后继续向下游离耻骨后筋膜，打开 Retzius 间隙，暴露耻骨和双侧 Cooper 韧带，直达膀胱颈。游离此间隙时的操作要点是要注意避开两侧的脂肪堆，该区域内存在变异的闭孔血管，如有损伤可用双极电凝止血。继续向后内侧推开膀胱，暴露阴道前壁。此时将左手食指和中指深入阴道作为指示，通过气囊尿管辨认尿道膀胱连接处，于膀胱颈或尿道内口水平将两侧阴道壁及筋膜固定于同侧的 Cooper 韧带上。可以选用 2-0 的不吸收带针编织线左右两侧各缝合 2～3 针，首先缝 Cooper 韧带，尽量穿过 Cooper 韧带全层，以增强其抗张力，顺其纵轴方向出针。在缝合阴道前壁时，向下牵拉尿管，手指扣及尿管的球囊下缘，即可感知膀胱颈。指尖置于膀胱颈侧方 2cm 处，清除阴道前壁上方脂肪组织，暴露阴道旁组织，此时可见横行的大静脉，该水平通常是膀胱的下缘。阴道内的手指平行于骨盆壁固定，注意避开膀胱，针穿刺阴道前壁组织，但应避免穿透全层。左侧壁是内侧向外侧进针，而右侧壁则是从外侧向内侧进针。出针后收紧缝线，打结，打结的松紧度以尿道膀胱连接不形成锐角，打结牵拉时以感觉阴道壁离开手指为度。第 1 针缝合必须紧靠尿道膀胱连接部，然后再依次缝合第 2 和第 3 针悬吊，每针之间间隔约 1cm。缝线打结后，缝线处可放置吸收性明胶海绵，有助于阴道侧壁纤维化，最后用可吸收线缝合腹膜。

Burch 初次手术时，治愈率在 80% 以上，长期随访显示其控尿效果持久，其并发症主要包括排尿困难、逼尿肌过度活动等。

虽然腹腔镜手术对缝合技术要求高，但是腹腔镜 Burch 与 TVT 手术相比费用低，且无异物留置体内，该手术仍是治疗压力性尿失禁的经典微创手术。

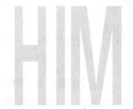

用流体力学思考便秘的诊断和治疗

◎张虹玺

对于便秘，大家很熟悉，大便干燥、排便次数减少是普遍的症状，病人有这样的症状时会自己诊断为便秘。这样的病人来医院就诊，我们也认为是便秘。不过对于排便不净，算不算便秘？目前大多数学者认为这也在便秘统一研究的范畴。现在已经形成共识，便秘是一种独立的疾病。有些便秘症状会成为其他疾病的伴发状态，例如外科病人，躺在床上时间太长就会形成便秘。

一般人觉得便秘无所谓，有些女性四五天、五六天不排便，觉得对生活没有太多影响。但从大样本调查和整体生活质量调查发现，便秘人群在生理功能的各方面，包括健康状况、精神状态等整体生活质量上都较正常人下降。便秘病人存在医生对其诊断和治疗的必要性。

便秘不仅是排不出便或排便不净这些难受的感觉，它还可以造成很多严重疾病，直接威胁人体健康、生命健康。例如直肠癌和便秘有直接关系，还有肝性脑病、脑血管病等。有位著名的相声演员就是因为便秘在卫生间去世的。所以绝不能忽视小小的便秘，而应该高度重视，尤其是有心脑血管疾病的病人，更要重视便秘的问题。从现有不同地区的调查看，西方高于东方，女性高于男性，老年人高于年轻人，目前儿童患病的也不少。我们要考虑需重点关注的人群，例如老年人和女性。世界流行病学调查显示，2015 年在北美地区，便秘作为一种慢性病，已经在慢性病发病率中列居第一位，也就是说目前便秘的发病率极高，在全世界都成了应该关注的焦点。

随年龄增长，便秘发生率增加。国内有一项调查，在上海、北京、天津，老年人便秘发病率已达 15% ~ 20%。便秘的诊断有出口梗阻型便秘、慢传输型便秘，以及混合型便秘。这样区分能够明确诊断病人属于哪一类型，而且能明确指导治疗方案。比如出口梗阻型便秘，就是在肛门出不来，这种感觉造成病人排便有很大困难；慢传输型便秘，顾名思义就是粪便在肠道整个运行过程中非常缓慢，有些病人十天八天不排便，没有排便感觉，就是慢传输型便秘。二者其实是功能和结构间的关系，混合型便秘是出口梗阻型便秘长期存在，造成整个神经结构、盆底结构的改变，反向刺激结肠蠕动，造成慢传输型便秘。慢传输型便秘长期存在，同样会刺激出口结构性变化，功能和结构互相影响。整个盆底在便秘发生中，功能和结构其实是一种整体变化，不能单独去分析。如果单纯去看结构问题，通过结构问题去解决出口的问题或结肠组织的问题，最终得到的可能是失败。所以一定要同时考虑结构和功能之间的关联，这就是一种整合医学思维。

下面谈谈出口梗阻型便秘诊断和治疗的思路和方法。出口梗阻型便秘以排出困难、排便费力、排便不净感和排便延长等症状为主。门诊接诊时，病人主诉排不出来，每天都想出排，甚至每天都去排好几次，但一次就排一点，每次都有不净感。这种病人就是排出困难型便秘，从症状上考虑，是出口梗阻型便秘。

出口梗阻型便秘的临床诊断包括几种方法，也可以叫出口梗阻型便秘临床诊断的"六大法宝"，包括肛管直肠测压、生物反馈、盆底肌电图、腔内超声、排粪造影、结肠传输试验。肛管直肠压力测定很多医院都在开展，肛门测压用压力测定仪，对盆底疾病的诊断和治疗有相当意义，只要研究盆底就离不开肛管测压。生物反馈是通过对人体感知不到的信息进行捕捉，转化成数字信息，转化成人体能够感知到的视频或音频，反馈给病人，它既是诊断方式，也具有治疗训练作用，能指导病人重建排便的条件反射，生物反射治疗很重要。排粪造影起源于 20 世纪 60 年代，70 年代逐渐用于临床，80 年代国人排粪造影的标准是长海标准，这是国人的骄傲。排粪造影主要测量 4 项内容：第一是肛直角，第二是肛上距，第三是耻骨直肠肌长度，第四是直肠前突深度。这几项整合起来就能判断整个出口梗阻便秘症状的严重性和复杂性。例如耻骨直肠肌失迟缓，即耻骨直肠肌非常紧张，排粪造影有明显的压迹，要知道压迹的长度，对直肠整个的压迹产生多大压力、多大强度，超过正常范围便是耻骨直肠肌反应迟缓。还有肛直角小，有一部分肠管变长，排便很少或不排，而且出现"搁架征"，这对耻骨直肠肌肥厚症有重要诊断价值，同时可作为耻骨直肠肌失迟缓症的鉴别要点。分为 3 度，可以去测量，表明直肠前突的严重程度。直肠壁黏膜脱垂、内套叠。直肠黏膜脱垂指增粗而松弛的直肠黏膜脱垂于直肠内。当增粗松弛的直肠黏膜脱垂在直肠内形成大于 3mm 深的环状套叠时，即为直肠内套叠。直肠黏膜脱垂及套叠也可出现在无症状志愿者中，只有引起排便中断和梗阻的黏膜脱垂或内套叠才是排便梗阻的真正原因。

直肠前壁向阴道突出，就有直肠前突的明显症状。还有直肠会阴下降，怎么测量？我们测力排时的肛上距，大于 3cm 称为异常的会阴下降。

结肠传输试验顾名思义，就是检查结肠到底有什么问题，口服一个标志物胶囊，72 小时内拍 3 张片子，主要观察左象限、右象限和盆底象限到底存在多少没有排出去的标志物胶囊，由此计算整个传输排出功能。观察整个象限，看标志物停留在哪里，比如停留在结肠就是结肠象限，直乙肠就是直乙肠的象限，结肠和直乙肠都有，就是混合型象限。这就和便秘的诊断结合上了，便秘的诊断就可诊断为混合型、出口梗阻型或慢传输型。

在出口梗阻型便秘治疗中，要考虑功能性解剖引起梗阻的问题，或者考虑肠—脑神经轴功能失调的问题。出口梗阻型便秘是肠管或直肠脱垂、前突等造成肠管排出不利。我们要考虑肠管的问题。

用什么样的理论来解决这样的问题？就是流体力学理论，法国的生理学家提出流体力学，把流体力学应用在人体的流体当中。比如流量与肠管内径与管腔内压力差成正比，即流量多与少与管腔的内径成正比，与管腔两端的压力差成正比。把黏滞系数引入排便当中，粪便的黏滞系数和管腔长度、排出道长度成反比。这样大家就好理解了，整个排便过程就是整个黏滞流体在管腔中排出的过程。我们想办法把它排出，首先要考虑黏滞体的黏滞系数，要考虑管腔的结构问题。通过流体力学研究这个问题有很多发现。

第一，如果直肠黏膜松弛、堆积，势必会减小粪便流出道的有效管径，整个流出量与有效管径（R）的 4 次方成正比，用这样的概念我们很好解释，简单改变一下管腔半径，就会收到很明显的效果，这是管径问题。

第二，整个内括约肌和耻骨直肠肌呈迟缓状态，上端和下端之间的压力差明显减少。从一端顺利流到另一端，近端压力很大，就会推出去，如果压力差瞬间减小就会没有推动作用。我们要解决压力差问题，要针对耻骨直肠肌考虑，也要考虑整个管腔。还有管道长度，它与管道长度成反比，管道越长流出时间越慢，便秘病人整个长度相对延长，所以要减少这个长度。

我们用什么方法来配合我们的理论做这样的手术呢？STARR 是解决直肠壁脱垂非常好的术式之一，能够解决大多数这样的问题。2004 年意大利的 Longo 教授提出用 PPH 解决这个问题，PPH 是一个经肛的环型吻合器，用两把 PPH 来做前一半和后一半手术，就是 STARR 式，这种术式可以完成黏膜和黏膜间前突这样的修补切除问题。目前的 STARR，用的是一把经改良大口径吻合器，经肛一次性切除，不需要切两次。能够解决功能异常的问题，它能有效增大管腔管径，切除黏膜和直肠后能解决整个排出道的压力顺应差的问题，上下有一定的压力顺应差后，能够促进排便，还能够解决管腔长度问题。

术前要有排便梗阻综合征（ODS）评分，然后根据 ODS 评分给病人做出症状严重度的评分，我们在术前做严重度评分、ODS 评分时，主要考虑术后要配合顺应性的问题，因为不可能每个医生都能保证手术顺利，术后有良好的效果。要和病人有效沟通，要靠 ODS 评分进行有效沟通。

经肛术式并不难，主要问题是要考虑术式的标准化，两把 PPH，首先打前半部分，然后再打后半部分，两部分进行切除，就是一圈，增大了有效切除面积，切下来的是黏膜，把无效的黏膜去掉后，形成了有效的瘢痕，加固了前突和前壁的力量。改良的 STARR 术式采取大口径吻合器，进行环形的切除，环形切除后，切下来的组织展开后长度可达 11 ~ 12cm，宽度可达 4 ~ 5cm，沉甸甸的一个环形组织，所以有效解决了梗阻。

术前和术后对比，可以看到直肠得到明显有效的纠正。术后要随访 3 个月，对便秘病人术后一定要增强随访，增加随访的时间，便秘病人反反复复在治疗，我们一定要随访，从中总结经验。

女性直肠前突的潜在发生率很高，甚至很多 2 度或 3 度前突的女性却没有便秘，这又该怎么解释？如果发现病人有直肠前突，她是否为直肠前突引起的梗阻型便秘？有的病人做完手术确实好了，但在 3 个月甚至是半年随访时，又有不同程度的便秘发生。回过头来思考这些问题，我们一定要兼顾结构和功能。术后一定要跟上功能治疗，这样才能提高手术成功率。

整合皮肤病学

从整合医学视角探讨银屑病的
研究和诊治

◎张学军

　　医学的发展由宏观逐渐进入微观，从经验医学进入循证医学、转化医学再到精准医学。专业学科的划分也不断精细，出现了皮肤病学等不同专科和亚专科。伴随医学模式的精细化，各学科也趋于相互独立，很多医生的思维方式脱离了整体观，局限于就病治病。我们这代人接受的医学教育背景与当代人有所不同，40多年前我当部队卫生员时很喜欢读一本叫《新医学》的杂志，即使多年后聚会，战友们仍对此刊津津乐道，曾经的部队卫生员都知道要将各学科的知识整合在一起进行一线工作，那就是我所接触到的最原始的整合医学。

　　银屑病是皮肤科学领域的一大慢性难治性疾病，怎样利用整合医学的理念来研究和诊治银屑病，是作为皮肤科医生的我想要与大家探讨的问题。与大多数复杂疾病相似，银屑病的发病由先天遗传因素和后天环境因素共同作用所致。人体正常表皮约28天更新一次，而银屑病病人缩短至3天，因此鳞屑是银屑病典型的临床表现之一，但同时，银屑病也有不同的临床类型。基于整合医学，我们在诊疗银屑病时，除了对疾病本身亚型做出诊断外，还需要判断有无其他伴发疾病。研究显示银屑病病人易伴发高血压、肥胖等代谢性疾病，同时又与精神性疾病相关。然而目前银屑病的诊疗基本由皮肤科医生单独完成，很少与其他学科系统进行交叉，治疗多以控制症状为主，缺乏理想的预防和诊治生物标志物，预防复发和心理干预不足，门诊及出院病人缺乏有效护理，整合医学概念的兴起使我们逐渐意识到了这些现状。

我们团队在银屑病研究上做了很多基础工作，取得了一系列原创性成果，在国际上具有一定的地位，但距离应用型成果转化还有很长的一段路要走。银屑病最初由中医辨证施治，而在西医诊疗的发展过程中，通过循证医学方法判断治疗方式的总体疗效逐渐被大家普遍接受，而当今关注于个体有效诊疗的精准医学渐渐进入研究者视线。以治疗银屑病的一线系统药物氨甲蝶呤为例，我们团队对近300例接受氨甲蝶呤治疗的病人进行研究，发现该药治疗有效率仅46%左右。我们将这些病人按疗效划分为有效组和无效组，通过比较已鉴定的分子标志物及组合发现个体用药有效率有望提高到80%~90%，这就属于精准医学。在指导诊疗方面，整合医学注重将基因组信息与临床表型结合，解释疾病出现不同临床表现的原因，在这里，药物疗效也被看作是一种临床表型。正如现在提出的表型组计划，人的不同性状特征和疾病中一个症状就是一个表型，组合基因组等信息后深入分析，这就是整合医学。具体到银屑病，我们需要将基础医学、临床医学，到心理干预、预防医学再到健康护理、社会关注等都合理有序地整合在一起，用整合医学的理念和方法全面认识这种疾病。

鉴于银屑病是一种慢性复发性疾病，预防尤为重要。银屑病的发病与季节环境息息相关，冬季发病率明显增高。作为一名医生，我们需要将整合医学理念传递给病人。我会建立微信群，把看过的病人统一管理，定期教育。通过这种方式能够有效指导病人养成良好的生活习惯，合理预防，防止复发。建立病人随访队列是有效指导诊疗、预防疾病发生的重要环节。正如之前所提及，找到特异性生物靶点可提高氨甲蝶呤的药物疗效，这需要通过建立大规模的随访队列才能实现。因此我们正在构建10万例银屑病队列，通过长期随访，可以对已知诱因干预、潜在诱因和并发症发掘等方面进行总体的更新和整合。护理在银屑病治疗中的作用也逐渐受到重视，合理的温泉、药浴、保湿、营养、作息、运动和心态都是银屑病整合治疗中的重要环节。目前各国学者已逐渐将疾病严重程度定义、治疗方案、护理质量、伴发疾病等内容修订入国际银屑病诊疗指南中。但需要注意的是银屑病发病有种族和地域差异，因此不能将国外指南照搬到中国。我们最近邀请了一批中医和中西医结合领域的学者共同开展新版《中国银屑病诊疗指南》的编写工作，新版指南修订过程中的一项重点任务就是围绕整合医学的理念，把中西医整合治疗、其他学科的知识和经验、相关伴发疾病的诊治合理纳入。通过新指南的修订，努力整合银屑病的治疗方法，提出国家战略，把中国人群的特点及中医药疗法整合进去，更好地为中国银屑病病人提供帮助，并将特色医学推向国际。

对于银屑病，我们需要知其然，也要知其所以然，这就需要基础与临床的整合。从最初对银屑病的基因组学研究，到现在的表观组、转录组、蛋白质组、代谢组、宏基因组、药物基因组及免疫组等，基础研究也在逐步深入，这对了解疾病的发病机制及开发新的靶向药物起到了重要的推动作用。目前我国在基础研究领域与国外还存在一定差距，要鼓励临床医生尽可能多做基础研究，并把基础研究成果再转化到临床，这对医学发展非常重要。以基因组学为例，国外银屑病分子标志物在中国并不完全适用，临床疗效好的生物制剂也并不适用于每例病人，带有相应药物靶点的病人适合，反之则疗效不佳。因此，开发多组学生物标志物并进行整合，可以为我国银屑病的深入诊治提供支持。

　　银屑病虽然属于皮肤病，但是以病人为中心，多学科共同参与，才能发挥最佳疗效，提升诊疗能力。例如，心理干预在疾病诊疗过程中发挥重要作用，心理疏导对银屑病病人非常有价值。此外，我们也需要提升对该病的社会关注度，与疾病管理相整合，通过大力开展公益科普教育活动，加深全社会对银屑病的关注。

　　整合医学是医学发展的一个方向，临床医生需要开阔眼界，在疾病的诊疗中不能越走越窄，这就是我理解的整合医学。

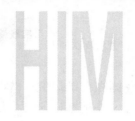

从整合医学看皮肤屏障与皮肤病及系统炎症

◎王　刚

　　本文拟用整合医学的理念从皮肤屏障入手，由外而内，从器官到系统，从局部到全身，来和大家讨论。主要讲3个问题：①皮肤屏障；②与皮肤屏障异常相关常见的皮肤病；③皮肤屏障异常与系统健康的关系。

　　皮肤是人体的重要器官，都说"人靠脸，树靠皮"，其实人也靠皮，没皮活不成，正是有皮肤这个屏障，人体才处于一个完美的内环境中。这是广义的屏障，包括不同组分，实际上屏障研究及屏障与皮肤病相关研究基本指的是角质层。我们把角质层比喻成"砖墙"，完整的砖墙要有重要的组成部分，首先，必须要有砖，砖就是角质细胞；其次，砖和砖之间要有水泥，即细胞间的结构性脂质和天然保湿因子；最后，砖墙砌好后，外面得有一层涂料，没有这层涂料砖容易风化，容易被破坏，涂料就是皮肤的皮脂膜。正是这个完整的结构，构成了皮肤最外面一层屏障的结构。

　　角质形成细胞是一个个小的细胞。完全角化后看到的结构基本均一，里面没有细胞结构说明角质层细胞已经完成了角化。与屏障功能相关的分子在皮肤的生理和病理中发挥重要作用，例如多种角蛋白成分会对皮肤生理产生显著影响。

　　结构性脂质是角质形成细胞在角化过程中产生的脂质，角质形成细胞在生命即将结束时，用最后的"力气"把合成的有功能的结构性脂质释放到细胞外，形成细胞和细胞之间的结构。结构性脂质的合成过程是由角质形成细胞逐渐分化，形成板层小体，到角质层后，在最终角化完成前，涂到角化质细胞之间，在分化过程中与细胞相互融合，完成结构性脂质进到角质形成细胞之间。皮肤的分化过程对正常结构非常重要，它需要28天时间来完成这一系列过程，时间短了，没有足够时间，最终结果就是角化不全，如果结构性脂质只能粗略完成，则皮肤屏障的一些基本物质结构就会缺乏而不足。天然保湿因子里也有很多成分，如氨基酸、乳酸盐、尿素、吡咯烷酮羧酸等，吡咯烷酮羧酸是洗发露和护发素中的重要成分，可以持续保持发质柔顺。这就是结构性脂质和天然保湿因子作为细胞间水泥的重要性。

皮脂膜基本是皮肤汗腺合成的物质相互混合而成，分布在表皮。洗澡可把皮脂膜洗掉，它可以很快分化，人越年轻分化越快；随年龄增长，皮脂腺功能出现衰退，皮脂膜的分化相对慢一些，所以老年人的皮肤容易干燥，老年人较勤洗澡容易出现皮肤瘙痒，就是表面的涂层皮脂膜不能及时补充造成的。皮脂膜的主要成分是角鲨烯、三酰甘油、水分等，起到滋润皮肤、保护皮肤的作用。影响皮脂膜产生的因素有很多：在新生儿和青春期有两个高峰；年轻男性尤其是油性皮肤的男性皮脂膜产生非常旺盛，但随年龄增长会逐渐下降；男性比女性旺盛，有色人种比白人要旺盛；它还受药物影响，例如雄激素可刺激皮脂膜产生，维甲酸、雌激素会抑制皮脂分泌；此外，饮食、周围环境、温度、湿度等都对皮脂膜有影响。

在临床上可用一些手段和指标来检测皮肤屏障功能，如经表皮失水量（TEWL）、皮肤含水量、皮脂水平等都能反映屏障功能，做屏障功能研究时会用到这些指标。

关于屏障相关的皮肤病，经常关注或研究的有特应性皮炎、湿疹、鱼鳞病、老年皮肤瘙痒症、激素依赖性皮炎、银屑病等，都和皮肤屏障异常相关。特应性皮炎是明确的屏障功能障碍疾病，对此已有共识。日本和中国的研究发现有丝聚蛋白等基因变异，是一个重要的突变基因，也是皮炎的致病基因，所以我们用保湿润肤进行特应性皮炎的基础性治疗。美国和欧洲的特应性皮炎的治疗指南推荐每个人都需用保湿润肤剂进行皮肤修复。我们的临床体会是，比较轻的湿疹或特应性皮炎可能不用其他药物，可用修复皮肤屏障的方法解决。

最轻的寻常型鱼鳞病表现为小腿部分皮肤粗糙，容易脱屑；严重的全身都有皮肤粗糙的表现，还有皮肤干燥、脱屑、瘙痒，一般冬季重一些，夏季轻一些，用保湿润肤处理可以得到明显改善。

皮肤瘙痒症是由于皮脂膜的合成更新障碍，表现为皮肤萎缩、皮脂膜产生衰退。有的人特别喜欢洗澡，每天都洗，甚至每天都用热水泡，泡完不过瘾还搓澡，搓下来很厚一层，这都是在破坏皮脂膜，破坏皮肤结构，是不正确的做法。对皮肤瘙痒症用保湿润肤剂也是有效的治疗措施。激素依赖性皮炎和皮肤屏障密切相关，外用激素造成了整体表皮结构的破坏，屏障破坏了，皮肤对外界各种刺激就会异常敏感，皮肤会遭受很多异常刺激，发生很多明显的反应，所以对激素依赖性皮炎，屏障功能的改善非常重要。

银屑病非常复杂，屏障功能破坏是非常明确的现象，且和病情严重程度及治疗效果密切相关。在中国，北方比南方发病率高，冬天比夏天要多；其中有很多影响因素，有人认为和阳光的照射强度有关，也和寒冷的天气有关。我认为，在北方，当空气干燥时，由于周围环境的影响造成皮肤屏障功能进一步减退，和银屑病复发或加重有重要关系。我们做了部分银屑病屏障功能的研究，发现银屑病病人的皮损，在皮损旁的皮肤要少一些，健康的皮肤最少，也就是水分丢失越多，屏障越差，银屑病病人的屏障缺陷非常明显，治疗之后会有相应改善。我们还做了电镜观察。在电镜下观察正常人和银屑病病人的表皮情况。正常人可以看到角质层有非常清晰的界线，但银屑病界线不清楚，还有一些残存细胞核，这就是角化不全的现象。电镜下，正常皮肤有一个成熟的颗粒层，银屑病是少而不成熟。正常的角质层细胞之间的角质非常丰富，银屑病则不连续，量少得多，所以存在屏障功能缺陷。银屑病用卡泊三醇外用治疗，随着皮疹的改善，屏障功能也有改善，所以治疗银屑病是否有效就看是否有屏障的修复。

我们将银屑病治疗分为几组：一组正常结束治疗，而另一组在治疗结束后继续让病人用护肤剂来观察复发程度，发现继续用保湿护肤剂的病人其严重程度最轻、复发率最低，说明保湿护肤对银屑病的治疗，尤其在延缓或减轻复发上有一定作用。

关于皮肤屏障与系统健康和系统疾病的关系。陕西籍著名摄影家有一幅作品，叫《女子绳子老房子》，表现的是一个年轻漂亮的女子和她周围非常恶劣的环境。这个美女毫无疑问是漂亮和健康的，她在这样恶劣的环境中能够健康，皮肤的屏障保护功不可没。如果没有完整的皮肤屏障功能，很难想象她能健康和美丽。皮肤屏障对我们的保护不限于皮肤的健康，还和系统健康有关。烧伤病人烧伤面积太大难以存活，就是因为缺乏皮肤的保护。皮肤屏障功能受损，会造成系统血液循环中多种炎症因子水平升高，修复皮肤屏障可以降低循环中的炎症因子；与老化相关的多种系统性疾病都与皮肤屏障功能衰退有关。

我们曾做过一项研究，用胶带粘贴法破坏小鼠的皮肤屏障，然后测小鼠体内炎症因子的变化，发现血中 IL-1、IL-4、TNF-α 等很多炎症因子升高，说明破坏小鼠的皮肤屏障，可致血液循环中多种炎症因子明显升高。我们用 T 细胞缺陷的裸鼠做研究，如果在裸鼠做出同样结果，说明炎症因子的升高是来自 T 细胞之外的细胞；结果还是一样，破坏裸鼠的皮肤屏障会使循环中炎症因子继续升高，说明皮肤屏障破坏后，皮肤细胞产生的炎症因子进入血液循环中。

随着年龄老化，皮肤屏障自然破坏后会怎样？我们用老年鼠（即喂养达到1年或1年以上者，老鼠1年相当于人的60岁）与年轻鼠对比，看到老年鼠的炎症因子释放明显增加，即随着机体逐渐老化，血液中的炎症因子逐渐升高。给予老年鼠保湿剂修复皮肤，一组给韩国产的保湿剂，另一组直接用甘油修复，修复后发现多种炎症因子明显下降，具有统计学意义；说明在老年鼠通过修复皮肤屏障可以明显降低血液中过高的炎症因子，如果这些炎症因子是有害的，修复屏障的作用就是有益的。之后，我们到西安的一个社区，选择了一些老年人发放保湿霜，让他们养成用保湿霜的习惯。我们是在冬天进行的，他们用了很舒服，我们经常打电话提醒他们用保湿霜。没用保湿霜之前，老年人与年轻人相比确实有明显的炎症因子升高，包括 IL－1、IL－6、TNF－α 等，老年人都比年轻人血液里的炎症因子高，这些炎症因子和动脉粥样硬化、糖尿病等多种系统性疾病密切相关。给老年人使用皮肤屏障修复剂，连续用了 1 个月后，发现上述因子都有明显下降，结果让人非常兴奋，也出乎意料。我们原本认为 1 个月时间不够，但 1 个月就明显下降，就没有继续做第 2 个月。下一步我们计划做更长时间，一两个月只能检测炎症因子的改变，但老年人与炎症因子相关的系统疾病是否会有改变，我们需要做上三五年。假如用保湿剂主动干预的老年人，他们的心脑血管事件、糖尿病、动脉粥样硬化发生率明显下降，我觉得这是皮肤屏障也包括我们皮肤科医生对人类健康的重要贡献。

总之，皮肤的屏障功能是机体的重要功能，它的基本结构是"砖墙"结构，包括"砖头""水泥"及表面的"涂层"机制；屏障功能的破坏或不完善，与多种皮肤病相关，还会造成循环系统问题。由器官到系统，由皮肤到全身，即皮肤屏障的破坏会影响到系统，会引起系统的疾病。通过修复屏障，不仅有助于健康，有利于皮肤病的改善，也会使人体舒适和漂亮，还可能起到预防心脑血管疾病、糖尿病等慢性疾病的作用。

从整合医学看特应性皮炎

◎姚志荣

  2017 年，我们在国内和众多专家经过两次认真讨论后，围绕特应性皮炎写了一篇述评，题目是《中国特应性皮炎的诊断现状》。文章开头是这样写的："在我国教科书和临床试验中，湿疹和特应性皮炎通常作为两个独立的疾病，事实上湿疹是临床表现较为轻微或临床形态部位不典型的特应性皮炎，但我国的皮肤科医生并没有认识到这一点。"我们这样写是有根据的，我想结合整合医学，讲几个问题：一是特应性皮炎（AD）典型的临床表现和临床表现的多样性；二是特应性皮炎的诊断标准；三是湿疹和特应性皮炎的关系，国际、国内的争论点有所区别，国外专家通常认为湿疹是"大帽子"，特应性皮炎是其中的一个概念，因为他们的湿疹和我们的湿疹概念完全不同；四是我国特应性皮炎诊断标准的建立及其意义；五是"特应性"（atopy）与整合医学。

  特应性皮炎的临床表现很典型，在儿童期会有些特殊，可能与青少年及成年人表现有所不同，在儿童期可能主要表现在面颊部和四肢。特应性皮炎不只发生在儿童期，青少年期、成年期也很高发，国外文献报道成年期特应性皮炎占到总发病人数的 5%。

  有些患儿出生时通常会被诊断为"新生儿痤疮"，第 4 周皮疹密集时会形成一些皮炎，经过一段时间治疗可能会缓解，6 个月后在面颊部出现典型的皮疹，其实就是特应性皮炎。这样的患儿在出生第 2 周时可能被诊断为新生儿痤疮，到第 4 周可能又被诊断为新生儿皮炎，到第 6~8 周可能被诊断为特应性皮炎，难道患儿在短短几个月发生了 3 种皮肤病吗？其实就是同一种。所以，用整体观来看待一个病的病程非常重要。

  典型的临床表现很好识别，实际上特应性皮炎还有很多非典型的临床表现，或者说临床表现有多样性，有的病人可能只表现在耳下、鼻下，有的只表现为眼睑湿疹，有的直接表现为湿疹，这样的病人医生常常不敢随意诊断为特应性皮炎。还有的表现为特应性足病，通常是十几岁的儿童，有人称为"青少年足趾病"。有些家庭主妇可能表现为甲上皮炎，也可表现为湿疹，还有的仅仅表现为外阴部湿疹，且不一定对称，可以是单侧的，还可以表现为痒疹、汗疱疹。汗疱疹不一定发生在出汗季节，反而春秋季高发。所以特应性皮炎除了典型的临床表现外，还可出现各种各样、各个阶段的临床表现，不是在手上就诊断为手上湿疹，在眼睛上就是眼睛湿疹，在阴囊就是阴囊湿疹，50 个部位的湿疹实际上是一种病。

特应性皮炎的诊断标准 20 世纪 80 年代才出现，目前的诊断常采用 Hanifln-Rajka 标准。但要注意，符合标准时诊断的可能性很大，但不一定正确；不符合者也完全可以诊断。我们说不要迷信诊断标准，但也不能没有诊断标准。关于什么是特应性皮炎的诊断金标准，对此国内争议了很长时间，最后认为有经验的临床医生的诊断标准就是金标准。当时很多医生问：什么叫有经验的临床医生？万一两位教授都很有经验，而一位诊断特应性皮炎，另一位不诊断特应性皮炎怎么办？怎么保证诊断标准的一致性？所以，为了保证诊断的一致性，需要一组有经验的专家做出诊断是特应性皮炎，这就是金标准。

湿疹究竟是什么病？这在国际、国内都是一个大问题，国际上有特应性皮炎，还有湿疹。皮肤科专著是这样描述的：湿疹是由多种内外因素引起的具有明显渗出倾向的皮肤炎症反应，皮疹呈多样性，慢性期局限而有浸润肥厚，瘙痒剧烈，易复发；湿疹一词沿用已久，中国古代历史就有记载，它是一个特定的病名。那就是说湿疹和特应性皮炎是两种完全不同的病，这就大有问题了。现在绝大多数教科书不用湿疹这个词了，都采用的是特应性皮炎；仍使用湿疹概念的书籍，如《安德鲁斯临床皮肤病学》一书，其所讲的湿疹是瘙痒性的丘疱疹，急性期伴有红斑、水肿，慢性期以肥厚、苔癣化、脱屑为主，这和我们的基本一样；但注意后面的评论：湿疹是指一种没有共同特性的疾病，应该从皮肤科医生的词汇中删去。美国皮肤病理诊断专家 Ackerman 教授（多次来中国授课）最后总结，湿疹是一个描述性的名词而不是一个特异性诊断。因此，国际上普遍认为湿疹不是特异性诊断，但这个词的概念很有价值，因为它统一了一组具有类似临床形态特征的疾病，是一组疾病，而不是一个疾病，这和中国人诊断湿疹是一种疾病完全不同。

美国学者的观点认为，湿疹在临床上是斑块、丘疹、水疱共存，组织学上有淋巴细胞性海绵水肿，是一种皮肤反应的形式，不是一种疾病，对应的疾病应该叫"特应性湿疹"。2012 版欧洲特应性皮炎指南的执笔者认为可以用"湿疹"这个词，世界卫生组织也在用"湿疹"这个词。很多国家的老百姓都在用"湿疹"这个词，其中也包括中国，这比更加专业和复杂的特应性皮炎或特应性湿疹更受欢迎。中国医生和病人一讲湿疹就知道，但说特应性皮炎病人不好理解。德国的 Johannes 教授认为，"湿疹"一词是非特异的，而科学是基于特异性的，我们应用非专业的词与同事、病人闲聊没什么问题；但如果试图通过研究概念都不明确的病名来进一步阐明特应性湿疹，那不是进步，一定是倒退。最后经国际湿疹理事会投票，得出的结果是：需使用特应性湿疹和特应性皮炎，不能叫湿疹。

"特应性皮炎"一词也有很大的变化。2003 年发表的文章讲道：特应性皮炎是以剧烈瘙痒、皮肤干燥和皮疹为特征的慢性炎症性皮肤病，除有特定湿疹的临床表现外，病人或家族成员有明显的 atopy 现象。也就是说只有湿疹还不够，还得有 atopy 现象。2017 年，这篇文章的作者到访中国，他说很多病人如果只询问病史可能绝大多数病人都不会有 atopy 家族史；但如果反复和病人进行多种方式的沟通，甚至把家族中的病人都找来看，atopy 现象的发生率还是很高的。2016 年上述概念已发生了很大改变，2016 年《柳叶刀》杂志发表的文章只强调了两点：一是剧烈瘙痒，二是炎症性湿疹样皮疹；而不再强调 atopy 现象。假如病人右侧足趾有一处病变，有几位医生诊断为皮炎，另有几名医生诊断为湿疹，仔细询问病史，符合 Hanifln-Rajka 特应性皮炎诊断标准，但不符合英国特应性皮炎诊断标准，那它到底是不是特应性皮炎？同样，在临床上诊断为特应性皮炎，病变表现在双侧手部，右侧为主，它既不符合 Hanifln-Rajka 诊断标准也不符合英国诊断标准，但它不影响病人的临床诊断，它就是特应性皮炎。有的病人在临床上诊断为神经性皮炎，但皮肤科医生不知道神经性皮炎和特应性皮炎是什么关系，实际上特应性皮炎，特别是泛发性特应性皮炎就是神经性皮炎；反之，泛发性神经性皮炎就是特应性皮炎。局限性神经性皮炎现在有两种：一种是特应性皮炎，另一种是所谓的慢性特应性皮炎。

2007 年我讲过，不符合 Hanifln-Rajka 诊断标准和英国诊断标准的病人，一样可以诊断为特应性皮炎。当时有人认为我是搞特应性皮炎的，所以把所有的湿疹都诊断为特应性皮炎。现在我们经常讲，完全符合特应性皮炎诊断标准的不一定是特应性皮炎，不符合的完全可以诊断为特应性皮炎，这就是我们为什么要发展中国的诊断标准的原因，中国的诊断标准还在完善中。我们做了一个婴儿的特应性皮炎诊断标准。我们在 3 万例病例的研究中发现，临床诊断为特应性皮炎的占12.94%；按英国诊断标准诊断的只有 4.7%，灵敏度是 36%；但按中国的特应性皮炎诊断标准诊断率是 11.3%，灵敏度是 81%。为什么中国特应性皮炎的诊断标准和英国的诊断标准差别如此大？通过参加最近的国际大会，我找到了答案。他们的皮肤病绝大多数都是全科医生看，曾有一名全科医生讲到，有 30% 多的特应性皮炎病人会转给皮肤科医生，这些特应性皮炎是重症的、顽固的和全科医生处理不了的，所以他们看不到我们这种不典型的特应性皮炎。

中国 1~7 岁儿童的特应性皮炎的患病率是 12.94%，和周边国家如韩国、日本基本是同一水平。关于"atopy"，按有关百科全书上的解释，它是一种易于发生某种过敏反应的倾向，或者易于发生特应性皮炎、过敏性哮喘的倾向。尽管发生过敏反应前必须有过敏原或刺激物的接触史，但还必须有遗传因素参与，也就是说它不仅是一种过敏反应，而且是遗传因素参与的过敏反应。"Atopy"一词是

1923 年由 Coca 和 Cooke 提出的，源于希腊语"atomia"，意为"placelessness"，带有某些文学地理的含义，就是"无地方性的"，指不局限于某一个区域。为什么叫"atopic"？"topic"是表面的，"atopic"就是非表面的，它不只局限在皮肤，还涉及深层甚至全身。这样讲，欧洲人和美国人不太接受，他们喜欢"一是一，二是二"，喜欢精确，而说"placelessness"不精确。所以后来把"atopy"用 4 个方面来定义：一是易患过敏性哮喘、过敏性鼻炎或其他过敏性疾病，二是对异种蛋白过敏，三是血清中 IgE 增高，四是血液嗜酸性粒细胞增多。这样的概念可能就数字化或精确化了，它突出了"atopy"本来的意思，即整体的、遗传的趋势。

　　既然特应性皮炎这么复杂，争论这么大，我认为正好可以用整合医学的整体观去认识。特应性皮炎在不同人种、年龄、阶段，以及不同遗传背景下的表现不同，尤其强调不同人种、年龄的免疫学背景，要用整体观来看问题。湿疹在我国作为独立诊断甚至是主要诊断依然很普遍，我在这里特别强调，我国诊断的湿疹就是临床形态典型和不典型的特应性皮炎。即使诊断的湿疹是正确的，但不要把疥疮等都诊断为湿疹，如果诊断的湿疹是正确的，那么下面这句话就成立——你诊断的湿疹就是不典型的特应性皮炎。我国的诊断要与国际接轨，依然任重而道远，我们需要靠整合医学来进一步提升诊治水平。

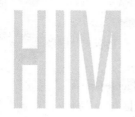

从整合医学观念看表观遗传与复杂性皮肤病

◎ 陆前进

　　很多皮肤病都和遗传有关,有家族史,也发现了很多敏感基因。不可否认,尽管背景完全一致,但很多疾病有个体差异,而且用经典遗传学不易解释,人类在生长、发育、衰老过程中会有新的突变。近些年,恶性肿瘤、自身免疫病、代谢性疾病、心脑血管疾病等发病率在逐年增加,那么,遗传背景没有变为什么发病率会逐年增加呢?特别是肿瘤,在 $PM_{2.5}$、微生态、饮食、药物和精神高压下,环境因素通过表观遗传起了作用,遗传与表观要用整合医学的观念去理解,只有遗传不行,仅有表观也不行。

　　表观遗传领域的研究非常热。DNA 序列没有变化,既没有突变也没有破坏,但基因表达却发生了遗传改变,表观遗传学的主要机制是 DNA 甲基化、组蛋白修饰,它确实在疾病的发生、发展中起了很重要的作用。

　　表观遗传和很多皮肤病的发病都有关。系统性红斑狼疮是复杂性疾病,绝对不是某个基因或某几个基因决定的,也绝对不仅是遗传背景决定的,肯定是遗传和环境因素综合的结果。系统性红斑狼疮的主要病理学特征是 T 细胞异常,还有自身抗体参与。T 细胞是系统性红斑狼疮发病中非常重要的细胞,很多指令来源于T 细胞,很早以前我们就开始研究 T 细胞中究竟哪些基因对甲基化敏感。我们发现与 100 多个基因有关,其中有十几个非常重要,像 $CD11a$ 等。有意思的是这些基因都是过度表达,这些过度表达是否由 DNA 低甲基化造成,结果证实确实如此。有不少疾病的发生都与甲基化序列变低有关。我们把老鼠的免疫细胞拿出来经DNA 甲基化抑制剂处理后,再输回小鼠体内,结果在小鼠体内出现抗体,而且会发生狼疮性肾炎、间质性肺炎等,换言之,低甲基化机制可以在小鼠体内复制出狼疮模型。

　　狼疮是女性易感疾病，男女青春期的发病率之比是 1∶6，成人期是 1∶9，男性与绝经后女性之比是 1∶4。学者一直认为雌激素在起重要作用，但不能完全解释在青春期和绝经后雌激素水平变化后仍然会高发，提示一定还有其他的甚至更重要的作用机制。女性有两条 X 染色体，男性只有一条。正常情况下，男女 X 染色体一定处于平衡状态，否则就会出问题。因此，正常女性两条 X 染色体中有一条必须被灭活，DNA 甲基化是 X 染色体灭活非常重要的手段。我们发现，DNA 的低甲基化使原来已经灭活的 X 染色体重新被激活，在有些病人 X 染色体的数目过度表达。无论是在人类系统性红斑狼疮病人还是小鼠动物模型中，抑或是狼疮女性的易感性，都充分证明了 DNA 低甲基化的作用。系统性红斑狼疮的病人为什么会出现低甲基化？这种情况与自身免疫相关基因过度表达有关，此时会形成更加"开放"的状态。如果能够找到一个既特异又灵敏的生物标志物用于诊断和治疗，将具有重要意义。我们通过大量样本（包括中国人和欧洲人的），最后找到了一个干扰素诱导基因 *IFI44L*，诊断红斑狼疮的灵敏度比传统指标提高了 33%，特异性提高了 50%。

　　银屑病是复杂的慢性炎症性疾病。我们研究发现银屑病有很多甲基化改变，有 867 个基因是高甲基化，有 647 个基因是低甲基化，有的在皮肤组织，有的只在真皮。有些基因的甲基化与银屑病发生密切相关。还有的团队对银屑病组织标本进行了甲基化的检测，有的对外周血免疫细胞或皮肤活检标本进行了检测，也发现有些基因高甲基化，有些低甲基化，这些甲基化改变导致了细胞和组织功能的改变，最后导致银屑病的发生。

　　有关天疱疮与甲基化的关系研究不多。我们发现天疱疮的甲基化比正常人要高。一般认为，银屑病、天疱疮、红斑狼疮都是免疫性疾病，但很多人认为银屑病是炎症性疾病，实际上它也是 T 细胞反应引发的。我们发现，这三大病的甲基化结果不一样。红斑狼疮是低甲基化，银屑病和天疱疮主要是高甲基化。其中的机制很值得研究。关于黑色素瘤与甲基化，我们做的研究很多，以甲基化与转移相关的研究为主。在脂细胞，无论是原位黑色素瘤还是其他，几乎都不表达，说明是高甲基化状态，且与病人的生存期相关。

　　抑癌基因一般不是高甲基化，它不表达，在红斑狼疮的修饰是低下的，它的 *H3K4* 甲基化也是低下的，为什么会低？由于调控总量的修复，特别是 *SLET*1 的表达是去甲基化的，所以有效水平就低。在老鼠中如果干预 *SLET*1，临床表现会改善，甲基化确实会升高，对狼疮鼠肾脏病理改变有逆转作用，复合物沉积明显减少，尿蛋白也有改善。黑色素瘤有很多组蛋白修饰，特别是甲基化的转移酶有各种各样的改变，因为它的改变，甲基化状态也发生改变，改变后与肿瘤的血管生成和细胞增生有关。

　　红斑狼疮病人 microRNA 表达增加，DNA 甲基化转移酶的表达减少，然后出现 DNA 低甲基化，它们的过度表达会使 T 细胞活化。银屑病的发生和发展都和细胞因子相关，这些细胞因子都受 microRNA 的调控，其中一个是 microRNA - 210，它和细胞周期有密切关系，在病人体内细胞中过度表达。在小鼠体内应用 microRNA 模拟物，可以加重银屑病小鼠的改变，如果在小鼠中敲除 microRNA - 210 可以抑制银屑病发展，在小鼠体内使用 microRNA - 210 拮抗剂可以缓解咪喹莫特（IMQ）诱导的银屑病小鼠模型的银屑病样改变，以上证实 microRNA - 210 在银屑病发病中起重要作用。microRNA - 210 通过两个蛋白来发挥作用：一个是 Stat6，一个是 Lyn。

　　表观遗传修饰异常在 T 细胞、角朊细胞及黑素细胞基因调控及免疫相关性皮肤病、皮肤恶性肿瘤等复杂性皮肤病的发病机制中起十分重要的作用。异常的 DAN 甲基化、组蛋白修饰及 microRNA 可能作为复杂性皮肤病的早期生物学标志和治疗靶标。

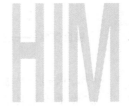

在皮肤病临床实践中对
整合医学理念的思考

◎ 赖　维

本文从以下三个方面谈谈对整合医学的体会：一是皮肤专科化带来的问题和弊端；二是医学持续平衡的重要性；三是在皮肤科临床诊疗中如何实践整合医学理念。

现在皮肤科越来越独立，以前我们很多是和其他科在一起，有些县级医院没有皮肤专科，或皮肤科和其他外科在一起。现在越来越多的县级医院，甚至镇级医院皮肤科都已独立成科。皮肤科的亚专业越分越细，此外，对某一疾病的研究，只是研究某个热点而不是全部。比如银屑病的发病机制很多，做遗传的就研究遗传，做微生态的只研究微生态，做脂肪代谢的也仅研究脂肪代谢，各行其是，而不看别的已存机制。皮肤科医生已慢慢分化成不同亚专业的医生，慢慢忘记了所学的全科知识，慢慢落伍，不仅忽视其他专科的基本理论和知识，连皮肤病范畴自己亚专业的知识也慢慢忘记了，我现在对真菌这一块的知识就慢慢模糊了，不能与时俱进，这些都是亚专业化的弊端。

临床上经常会碰到，医生只关注皮肤病的诊疗，而不管病人伴随的其他专科疾病，无视其他疾病会导致误诊或漏诊，或治好了皮肤病但其他专科疾病恶化，专科医院很容易出现这种现象。天疱疮病人伴结核病，但整个诊疗方案和用药根本不考虑结核病，结果把皮肤病治好了可能结核病就加重了。另外，专长于每个亚专科的医生在处理其他亚专科疾病时不遵循公认的诊疗原则和共识，比如特应性皮炎有新的诊疗方法，但还按老的诊疗方法当湿疹来治，治疗的方式已经落伍。还有的医生只关注自己亚专业的诊疗手段，不从整体、最优的角度去考虑病人的诊疗，比如皮肤外科的病人，只要病人来了就开始手术，不去想有些病人是不是无须手术，有些可以结合激光或其他手段，可以整合到一起治疗。去给病人会诊时，我们要从整体出发，大家一起来。要知道病人是什么病，主要矛盾在哪里，次要矛盾是什么，治疗时怎么去平衡，分出轻重缓急；不能每个科各处理各的，不同专科来一遍各检查一番。这些都是临床上经常见到的问题。整合医学对皮肤科十分重要。人是一个整体，各个器官、系统都相互依存和相互影响。人体的结构真的很奇妙，每一部分都重要，靠的是整体才能存活。皮肤是身体的一面镜子，可以反映人体生理、病理和精神心理多层面的状况。最近高不高兴、休息好不好都可以通过皮肤来反映；人也通过皮肤与自然环境相互反映，一个窈窕淑女最近去滑雪了或去西藏了，皮肤就会被晒黑；同时皮肤还反映文化、宗教、信仰、生活习惯等人文的因素，从皮肤可以大概进行判断。所以皮肤是一面镜子，不仅反映身体层面，还可反映文化等其他方面。皮肤与机体所处的社会环境密切联系，需将这些都整合起来，从某种意义上讲，皮肤科相对身体其他器官和系统的学科更需要强调整合医学。例如皮肤有问题，心脏不一定有问题；但心脏有问题，往往皮肤有问题：心力衰竭有缺氧的表现，还会出现水肿。整合医学要求我们看皮肤时要从整体出发，从皮肤可以看出整个身体的问题。

在皮肤病诊疗中如何实践整合医学的理念？首先要深刻理解整合医学的概念，holistic 是整体的意思，integrative 是整合的意思，为什么把两个相近的英文单词放在一起？后来我看了樊代明院士的书才明白了。整体整合医学是充分发挥专业分工的比较优势，从人体整体出发，将医学各领域先进的理论知识和临床各专科有效的实践经验进行有机整合，把数据、证据还原成事实，把认识、共识发展为经验，把技术、艺术凝炼成医术，并根据社会、环境、心理的现实进行修正、调整，在事实、经验和医术这个层面反复实践，从而形成更加符合人体健康，更加适合疾病诊疗的新的医学体系。具体是三个层面：第一个是整体观，要把人看成是整体；第二是整合观，把各学科、各专科及人文、心理、环境因素等整合在一起；第三是医学观。樊代明院士说：传统中医学比较贴近整合医学，可以从理解中医学开始来理解整合医学。传统中医的望闻问切，体现了整体思想和个性化原则，中医强调"天人合一，阴阳平衡"，体现了人与自然的关系及对宏观的把控。但传统中医也有其缺陷，不做微观的深入研究，强调个人经验，比较墨守成规。

我个人认为，医学中的还原很重要，对于一种疾病、一个症状，必须通过深入细致的研究找出其发病的基础和根源，才可能实现真正的整合医学。医学中的整合更加重要，只有通过对医学研究中还原出来的结果，经过整合医学的概念加以综合应用，才能真正给予病人最理想的诊疗。要考虑一个人的整体，考虑病人身体有没有其他疾病，有没有药物反应，年龄、性别、经济状况等，把这些整合起来，提出一个合理的方法治疗，这才是理想的诊疗。

整合医学是把人当成一个整体，一个整体的人有个性、有社会性，有情感，还有宗教、文化、心理，要把一切与人体有关的学问整合起来，形成新的医学知识体系。新的医学模式应该是以人为本，生理、心理、社会、环境四者合一，在这种模式中体现人的价值、尊严和各种属性及权利。

整合医学的目标是将人作为一个整体，而不仅是以改善症状、消除体征、切除病灶为唯一目的。我认为皮肤科的诊疗更要做到这一点。医学是一门艺术，既要简单开化验单和处方，还要给病人进行健康教育。皮肤病的诊疗过程应该整合各种医学专科，包括环境医学、社会医学、人文医学、心理学、哲学等诸多方面的知识和内容，要做一名好医生这些都要学会。同样的病人，有些医生问得比较细，治疗的效果就很好。疾病诊疗的过程要尊重经验，要严格遵守规范，要有公认的东西，否则会影响诊治效果；但也要与时俱进，要有新知识、新技术，同时给予病人尽可能多的人文关怀。要让病人来看病，觉得不是痛苦的过程，而是愉悦的过程。

我们要进行整合医学的理论研究和实践，整合医学的理论要体现在日常诊疗常规、医疗规章制度、医学教育、住院医师和专科医师规范化培训等各个环节中。

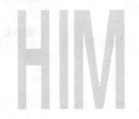

整合神经外科学

多途径整合提高脑创伤防治和研究水平

◎江基尧

　　本文的题目叫"多途径整合提高脑创伤防治和研究水平"，这和整合医学大会的主题很契合。这个题目是我们 2017 年参加编写的一篇 *Lancet Neurology* 特约专论的标题。2017 年 11 月份在欧盟总部就该文举行了首发式。为何一篇文章会做首发式呢？因为这篇文章是 *Lancet Neurology* 专刊特邀全球 70 多位专家精心编写 2 年多完成的，他们希望该专论能够在 10 年内指导全球脑创伤的实践。文章刊登后，在 *Lancet* 网站头条做了提示，很快进入 *Lancet* 阅读的前三位，影响很大。

　　我应邀编写中国部分，具体包括 3 个部分：中国颅脑创伤流行病学，中国颅脑创伤的进步与不足，中国与世界的合作。脑创伤是一个古老的话题，全球每年约有 5000 万颅脑创伤病人，重型颅脑创伤死亡率达 30% ~ 40%。发达国家主要是跌倒伤，发展中国家以交通伤为主。中国目前也开始出现变化，老年人以跌倒伤为主，总体而言车祸在中国还是第一位。据说到 2030 年，脑创伤的死亡率将超过脑血管病和老年痴呆，这是就全球而言，但我不敢肯定中国会这样，目前中国的后两种疾病的发病率都高过颅脑创伤。

　　中国在颅脑创伤流行病学研究上有几个亮点。首先，尽管中国没有全国性的颅脑创伤调查，但是有两个地方性的调查结果：一个是华东六省颅脑创伤的发生率数据［每年（55.4 ~ 64.1）/10 万，发表于《中华神经外科杂志》］；另一个是我牵头总结的我科 1 万多例住院颅脑创伤病人的数据（交通伤占 54%，跌倒伤占 32%～33%，暴力伤占 9%～10%；发表于《中国神经外科杂志》）。当然这两个数据都是 2010 年之前的，现在应该有动态变化，不过这两个数据库是有代表性的。中国多家医院还有一个统计，2007 年我们的颅脑火器伤在脑创伤中占比不到 1%，这是一个亮点；由于美国有枪支自由，所以美国的枪伤病人比中国多得多。

关于颅脑创伤的处置流程，10 年后主要的方向是什么？在全球推荐的救治流程中，中国有两点和其他国家不一样：第一，中国的"120"急救系统几乎没有开展空中转送病人，有些医院有停机坪，但像是摆设，真正用于转运的很少，而这在国外是很常见的；第二，一旦发生车祸，在现场打电话送哪个医院？以前是送到附近医院，现在改成送附近有条件的医院，加了"有条件"三个字。颅脑创伤的病人应该要送到有治疗颅脑创伤条件的医院，不能送到无神经外科颅脑创伤救治的医院去。

在颅脑创伤的临床治疗上，无论是外科手术还是康复，美国的指南都是全球公认的，大家都按照这个做，总体是正确的。首先，维持重要生命体征和脑灌注压永远是最基本的和最重要的命题。没有生命体征稳定，没有颅内压稳定，脑灌注不可能好。颅内压的控制是神经外科、脑外科的一个关键问题。控制颅内压有很多方法，但镇静、脱水、低温、去骨瓣仍是处理恶性颅内高压的有效手段。现在大部分医院是镇静、脱水、去骨瓣，在低温上做得不好、不规范。美国第 4 版指南讲颅内压达 22mmHg 时应该处理，第 3 版中的治疗阈值是 20mmHg。2mmHg 差异没有太大意义，我们觉得 20mmHg 就可以了。

关于颅脑创伤的手术处理，颅脑创伤因出血部位不同（硬膜外、硬膜下、脑内）处理也不同；更重要的是脑外伤和肿瘤不一样，胶质瘤要全部切除，要尽量全切除，外伤并非如此，外伤治疗的主要目的是降低颅内压，减压时外减压很重要。以前强调内降压，要尽量切除脑挫裂伤和内减压，但近 10 年开始转变了，减压的主要方式是外减压，而不是内减压，没有办法时才做内减压。

手术指征不只从医学角度，还要依据宗教、伦理和家属的意见等。关于减压有两项重要的研究，均进入了美国指南。一项是澳大利亚的试验，颅内压为 20mmHg 时，采用甘露醇脱水和去骨瓣减压的结果没有差异；另一项是欧洲的 RESCUEicp 试验，颅内压达 25mmHg 时，主张去骨瓣，与甘露醇非手术组相比，去骨瓣组死亡率下降 22%。两项随机对照研究告诉我们：颅内压越高，去骨瓣的效果会更好；如果病人颅内压仅 20mmHg，无须行去骨瓣减压术。临床大多数医生都知道颅内压为 20mmHg 时不需要去骨瓣。中国指南的去骨瓣减压术的标准是 30mmHg 以上，我们推荐的是 30mmHg 以上。对于脑疝无须争议，不要否定所有临床的基本原则。我有一个江西的病人，是脑挫裂伤出血、右侧硬膜下血肿，右侧瞳孔散大，行右侧去骨瓣减压，病情和颅内压稳定。到第 8 天双侧瞳孔又大了，大脑右侧半球发生了大面积梗死，怎么办？又进行左侧去骨瓣，颅内压降到了

20mmHg，稳定了 2 天颅内压又高了，右边瞳孔又大了。已经双侧去骨瓣了，怎么办？脱水也用到了很大剂量。这时只能把温度降下来，体温降下来后，颅内压从 40mmHg 降到了 20mmHg 多。维持了 2 天，双侧瞳孔又大了，梗死更严重了，颅内压上升至 60mmHg，怎么办？外减压做完了，低温做了，去骨瓣也做了，只好再做内减压，一度使颅内压维持在 40mmHg。但是，颅内压很快又上升至 60mmHg 以上，持续了 5 天，低温和脱水持续到第 12 天时，病人的颅内压终于降至正常。像这样一例恶性颅内高压，4 次颅内压大于 40mmHg、双侧瞳孔散大，1 次颅内压高于 60mmHg 持续 5 天，这样的病人通过减压、脱水、低温也救过来了。该病人一直存在自主呼吸，可能是由于双侧去骨瓣减压彻底，没有导致枕骨大孔疝。这个病人后来住院大概 2 个月，做了 CT 血管造影（CTA），没有发现颈动脉系统闭塞。

关于预后评分，扩展的格拉斯哥预后评分（GOSE）现在分得更细了，预后评分从 5 分变成了 8 分，是多维度的评分，包括运动、心理、生活质量等。我认为我们这几十年来至少有几方面的进步：第一，"120" 急救系统的建立；第二，CT 的普及和神经内科重症监护室（NICU）的建立；第三，颅内压监测等多模态监测技术的逐步开展；第四，中国颅脑创伤救治指南和专家共识的制定。像上述这个病人，我们有精确的监测，能告诉我们该怎么做，我们的疗效现在和欧美相差无几。

我们都知道随机对照研究，现在还有一个新的趋向，即基于大数据的疗效比较研究，英文简称叫 CER（comparative effectiveness research）。我们和欧盟从 2013 年合作做到现在，这个研究做了 5 年，结果出来了。我们和欧盟同时建立了一个中心数据库，我们采用统一的病例报告表（CRF），前瞻性收集病人的数据，中国收集了 13 000 多例。欧盟的颅脑创伤住院病人死亡率是 4.5%，中国是 4.6%。有一点不同，他们的格拉斯哥昏迷评分（GCS）为 15 分的病人比例高达 70%，中国只有 36%，也就是说中国病人的伤情要远远重于欧洲。因此，同期的 CER 研究表明，我们的临床救治效果比欧洲好。CER 研究将来会叫大数据研究，不分离某一个因素，在同一时间、同一条件下，收集欧洲和中国的死亡率。我们正在做分析，欧洲也在做分析，整合到一起，再告诉大家在什么情况下、用什么办法才能真正降低死亡率。

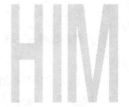

学科整合的探索和实践

◎游　潮

　　10年前我们华西医院神经外科率先在整合医学领域进行了一些探索和实践。我们把神经内科、神经外科、影像科等相关的一些科室整合到一起，我来全面负责，从头做起。

　　传统上，对临床有两种分类模式，一种是按系统分类，如神经系统、消化系统等，还有一种是按治疗（医疗）方法分类，如外科、内科、影像科、技术科等。以往的模式就是先按系统分类，系统分类再加治疗方式分类。传统的分类有很多弊端，内在联系少，缺乏整体思维，病人住院时间长。

　　我们从脑血管病开始整合，当时脑血管病涉及内科、外科、介入科、急诊科、干部科、特需病房，我们把相关学科整合到一个科来。传统模式下病人分散，不利于有效的诊疗；各科诊疗侧重于自己的专业，缺乏整体思维；非外科专业不熟悉手术指征和时间，需要科室间会诊，转科费时费力。医院要求我们先做学科整合、医护一体化、术前准备前移、周末手术和双向转诊五个方面，五位一体做一个试点，我们尝试了五年。实际上探索的五年是以疾病为中心来整合的，也就是医生跟着疾病走。传统模式是以治疗方式整合，现在主要以疾病整合，如血管病、脑肿瘤等，并把放疗、化疗、影像等放在一起。

　　我们的整合可以说是从混合开始的，首先是从没有联系到有一点联系，从老死不相往来到有时往来一下，这谈不上联合，更谈不上整合，只能叫混合。当时的目标是先混合，把神经内科、神经外科等混合到一起。我们当时到美国的一所医院参观，这家医院当时做得很好，ICU的内科医生写病历，术前谈话也是内科的事，外科负责手术。我们医院专门成立了一个病房叫"神经综合病房"，收治脑血管病和癫痫病病人，对这两种疾病进行综合管理。2009年又成立了神经精神病中心，把神经内科、神经外科、精神科整合到一起。当时神经科和急诊、影像联系密切，随叫随到。神经外科与神经内科、精神科人员交叉，神经外科、神经内科、神经康复科全在一个地方，建立了统一的临床路径模式。凡是脑血管病的病人，都送到神经综合病房。由于神经综合病房中神经外科、神经内科都有，比较方便，减少了急诊病人会诊、分诊、定科的麻烦，好处很多。

在医护一体化方面，每个组都分有医生、护士，医生、护士在一起查房，共同探讨治疗方案，伤口处理全交给护士去做，外科就负责手术。术前准备前移，即神经外科术前准备全部准备好，然后入院，显著缩短了无效住院天数。此外，我们成为全院第一个试点周末手术的科室，外科、麻醉科、检验科、护士、后勤、行政全都调动起来，整体上缩短了住院时间，提高了资源的利用率。对生命体征平稳的病人，我们会及时转到周边的小医院，做好双向转诊可促进病员周转，有效利用床位。现在国家也在推广双向转诊的做法。

5年来我们整合运营的效果不错，以脑血管动脉瘤为例，术前诊断评估更快速、术前转诊时间缩短、手术量上升、住院时间缩短，学科整合的优势及价值显现出来。遗憾的是，由于种种原因，这种整合的态势未能持续，神经综合病房已改成神经外科二病房，现在全是神经外科医生，只留下了一名神经内科医生。目前周末手术（现在只有周六开放）、双向转诊还做得不错，周末手术占10%～20%。医护一体化、术前准备前移、双向转诊等，为缩短平均住院日做出了很大贡献，整个华西外科系统平均住院日不超过10天，可以说取得了非常好的效果。

学科整合的探索使多个相关的学科由孤立不相往来变为密切联系，我们每周有定时的讨论、交流。我觉得多学科诊治（MDT）是一个混合物，不是化合物，是物理变化而非化学变化，是数的积累，而非质的提升。我们探索的初衷是想由孤立变成联系，最后变成化合物，变成一家人，但要变成一家人还有很多的问题，大家的分歧很大，还涉及现有管理机制体制的问题，比如组织架构、人员编制、归属、经济分配等，尤其是经济分配问题，真正要整合到一起，并非易事。

我们要避免因为分科太细而形成的管状视野，要看全局，整合就是全局。基础和临床应该整合，在最佳模式下携手合作，优势互补，肯定有广阔的前景，这需要进一步探索。以上是我们前几年的体会，大家开展整合医学探索可能也会碰到我们同样的问题。樊代明院士谈的整合医学还不仅局限在学科整合，而是学术整合，这是一个更高的层面，可能探索难度更大；但只要去探索，总是有益的，是前进的。

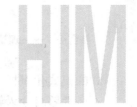

从神经外科的发展看整合医学

◎张力伟

医学学科不同于其他学科的就是在人体上进行科学研究及疾病的诊治。虽然器官和组织各有不同的功能，但在人体面对自然和环境变化的时候，一定是器官和组织间协同作用来应对这些变化。今天医学在发展，我们关注个体，关注微观是希望对疾病有更深入的思考、更深入的研究，但是如果没有站在人体整体来思考，就会陷入困境，让疾病变得越来越复杂。整合不是机械的叠加，而是从逻辑上让医生思考医学问题时从微观个体提升到宏观整体，在今天各种医学模式的发展中，整合医学有其独到的价值和意义。我们今天从一个学科——神经外科——的角度来看整合医学的价值和意义。中国文化博大精深，其中很重要的是分久必合、合久必分的哲学思想。我们看"整合"两个字，从词义讲它是把零散的东西衔接，从而实现信息系统资源共享和协同工作，形成有价值、有效率的整体。我们今天谈整合，其内涵就是怎么让有限的资源共享，发挥最大的效力。不同领域谈整合，其含义是不同的，医学谈整合就是发挥不同专业的特点，一起协同发展，让医疗获得最大的效益，病人获得最好的结果。所以整合医学就是在医学科技领域中，学术间不断交叉、不断融合，最后形成一种不同于传统医学模式的边缘性综合学科。整合医学听起来名字很简单，但不是简单的"1＋1＝2"的组合，整合就是既产生物理作用也发生化学反应样的变革，樊代明院士在他的整合医学系列文章中已经给大家明确了答案，进行了一个更深层次的解释。

现在学科做得越来越精、越来越细，就像打井已经到了非常深的层次，却发现突然迷失了方向。今天医学分科越来越细，从开始的兴奋，突然变得越来越迷茫，不知道如何做，前方是什么，学科的发展出现了一定问题。为了解决问题，相关学科的自然组合派生了多学科合作（MDT）。医学模式是当今观察、解决健康和疾病问题的非常重要的方式，是当今医学中医生之间、学科之间行为与认识方式的模式化概括。整合医学，是不是一个真正的医学模式？如果是医学模式，是不是能够对今天解决健康和疾病问题有一个观念的指导，是不是对未来有一个模式化的概括，大家应该去深入研究和探讨。医学从算卦、巫医发端，到工业革命开始，解剖学和生理学迅速发展，为今天的医学奠定了一个很好的基础。从生物医学模式，到生物、医学、心理、社会模式的整合，今天是不是到了一个医学整合的时代？我们需要大量的医学实践和循证医学的验证，也需要更多的人进行研究。

医学的发展一定是从一个点到一个面，再从一个面回到一个点，不断深入、不断挖掘。回顾历史，学科一定是从过去很分散的状态，最后形成一个系统，演变为一个学科。

历史上曾经影响我们神经科学最大的就是颅相学，当时的研究者把人体出现的各种异常现象通过颅相学进行解释，因此颅相学对后来很多医生都产生了很大影响。关于脑，也是从一个点、从局部开始认识，从苏格拉底最早描述癫痫是脑部的一种失序状态，到亚里士多德的认识过程，古代先人们对于人体出现异常现象开始关注，从一个点局部逐渐地开始集中整合成一个系统。医学模式的变化，一个重要的拐点是解剖生理学的发展，世界上第一部神经外科教科书是 1518 年出版的，叫《头部外伤的治疗》，它把外伤后观察到的简单的脑神经变化到不断深入的认识，形成一个脑外伤独立的学科体系，是神经外科历史上经典的从分散观察到整体认识的整合过程。

史上神经解剖学最早的描述，包括维萨里的描述对神经外科学的发展做出了非常大的贡献，学者们从不同的角度（儿童及成人，男性及女性等），对神经解剖进行观察分析研究，可以说，解剖学对今天的医学发展起到了最为重要的作用。我们需要观察观察再观察，研究研究再研究，把观察到的医学世界、人体变化，进行理论性分析总结，最后上升到一个理性层面，从而形成一种新的医学模式。

我们今天在不断地整合医学资源和各种新型技术，来创造医学上的奇迹。有人说今天是微创神经外科时代，是显微神经外科整合经典神经外科后新的学科时代。神经外科的发展历史已经告诉我们，学科就是在不断分化、不断整合的过程中发展创新的。

整合医学的现实意义就是要解决现实的医学面临的问题和困境，我们今天医学发展出现了专科过度细化、专业过度分化，造成了医学知识的碎片化，给医生诊疗疾病带来了局限性。今天神经外科划分得越来越细，亚神经外科专业不断出现，我们如何站在整合医学的角度思考，将来是不是能把它们有机地整合到一起，这是我们面临的巨大挑战。随着科学技术的迅猛发展，大数据时代已经到来，医学大数据让医生看到了数据资源的价值和未来的作用。数据越多，不整合肯定不好，肯定没用。如果有整合的概念，就可以把所有的医学数据整合起来，一定会给病人带来最好的结果。

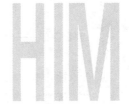

从整合医学思维看脑出血的转化与逆转化研究

◎奚国华

对任何疾病的治疗，都要考虑疾病的特异性。脑出血后两大主要致病因素是肿块效应和血肿代谢产物。对脑出血的研究需要转化，一方面是从动物研究转化到人，另一方面是从临床向科研转化。

本文介绍两项转化研究，一项是正在国际上进行的脑出血临床Ⅲ期研究，该研究是经颅钻孔注入组织型纤溶酶原激活剂（tPA），引流后观察疗效。2017 年 7 月入组已经结束，到目前还没有公布结果，相信几个月后可能会听到结果。该研究起源于猪模型的类似研究（那时正是脑出血研究的高潮），当时在研究脑出血模型时，给猪的脑前叶注射 2.5mL 自体血形成血肿，在血肿内分别注射晶体液和 tPA，3 小时后抽血。抽过血的与没抽血的比较，损伤要轻得多。这是一个非常急性期的研究，那时没有磁共振，我们做实时冷冻，然后用电锯切开观察。观察发现，用 tPA 抽血可以减少血肿总量和血肿周围的损害。虽然这是一个非常不完整的转化，但临床医生很喜欢这个概念。现在该方向已进入临床Ⅲ期研究，我们非常希望临床Ⅲ期的研究结果显示有效。

第二个比较经典的转化研究，是铁疗治疗脑出血。为什么说比较经典？因为试验花了十几年。当时有一名脑出血病人，发病 101 天后做脑部 MRI 时可以看到有一个很小的中空囊，又过了 100 多天，发现有一个很大的中空囊，这说明脑出血后铁蓄积的存在；还有一例脑出血病人发病 2 年后复查依然有铁蓄积的征象。铁蓄积可能是几个月，也可能终生存在。脑出血后血液进入脑组织内，如果不及时清除，红细胞溶解后释放血红蛋白，血红蛋白降解会导致铁蓄积。

人们通常喜欢用猪的脑出血模型，猪的冠状切面白质发育非常好，所以选择额叶的白质作为注射点，给猪注射 2.5mL 血液相当于给人注射 50mL。我们采用简单的铁定量方法，可以看到注射周围有一些铁细胞，继之用去铁胺治疗，治疗后红染区基本消失。1998 年，我去密歇根大学开展研究，发表了第一篇文章；2002 年我与华山医院的医生合作发表了另一篇文章，阐述血红蛋白降解产物在中间发挥的主要作用；2003 年，我们发现了铁和铁的处理蛋白在脑内是长期存在的；2004 年，我们发现去铁胺可以去除脑出血，促进组织恢复；2006 年，经过 6 个月的长期研究，我们发现应用 6 个月去铁胺可以减少铁的副作用。2007 年，我们开始转化研究，转化研究一般需要两种动物模型，一种是小动物模型，另一种是大动物模型，我们在小动物模型（老年大鼠）中做出血的评估，来确定最佳治疗剂量、治疗疗程和时间；发现最佳剂量和疗程后，我们在猪身上进行了进一步的验证，发现去铁胺可以减少脑损伤。临床 I 期研究证明，去铁胺对脑出血病人安全，相关文章在 2011 年发表；从 2012 年开始我们做临床 II 期研究，已于 2017 年 11 月结束，接下来是 3~4 个月随访，最后发现去铁胺对脑出血病人有效。

最后谈一谈怎样从临床回到基础的研究，我们叫逆转化。有一次，我们曾在 24 小时内接诊了两名脑出血病人，通过立体定量看到脑出血，在 MRI T2 像中可以看到中间有一些高密度阴影，后确认是血红蛋白，可能是不同类型的血红蛋白（氧和的、脱氧的）共同形成了这样的图像。在动物实验中我们通过自体血注射，也看到了同样现象——在血肿中心有一些高密度影和等密度影。后经研究发现，实际上这是血红蛋白从细胞内到细胞外的一个过程。我们还发现红细胞溶解多，神经元的坏死就会增加。

既然在发病后第 1 天有这么多的红细胞开始溶解，那么血红蛋白释放出来后是怎么样被处理的？这可能是一个很值得研究的课题。CD163 是巨噬细胞表面的一种清道夫受体标志物，专门清除血红蛋白，因此血红蛋白和 CD163 结合后，通过 CD163 进入巨噬细胞，在细胞内被降解。最近我们在神经元中发现了 CD163，CD163 进入神经元后并不是一个解毒过程，而可能导致神经元死亡。

我们做研究可能从小动物到大动物，然后转化到人，在人身上可能 99% 都是失败的。有一些问题还要回到动物身上进行研究，再进入临床研究。不同的转换，不停的逆转换，经过几个循环，几年之后一个有效治疗脑出血的药物或许就会出现。樊代明院士讲过反向医学研究，通过正反两个方向研究，才能得到真理，这就是整合医学研究。

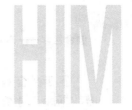

胶质母细胞瘤 *PTPRZ1-MET* 融合基因的整合医学研究

◎ 胡慧敏

虽然我们的工作主要围绕精准医学研究，但我认为从事精准医学研究的人，也应该具有整合医学的思维。在精准医学的具体研究过程中，我们经常会产生一些困惑，例如在基因功能研究中，把某个基因的表达敲低了或抬高了，但并没有发生预想的表型或功能改变；另一个例子是敲掉一个基因后，可以看到一个很明显的表型，但经过一段时间表型消失了。这可能是因为生物是一个非常聪明的机体，会不断地校正和调整其作为一个整体的功能状态。所以，这提醒我们研究医学问题应该有系统的思想，也就是整合医学和整体调控的思维，否则只是精准到一个基因、一个分子，或者一个小的分子群研究，慢慢就会产生许多难解的困惑。

我们的研究是精准医学研究的一个探索和范例，从一个新的治疗靶点的发现开始，这个新靶点的发现得益于我们团队多组学的大数据平台。这个平台的建设历经 10 多年，积累了大量胶质瘤的样本和生物信息数据，现在我们已经具备了大样本胶质瘤全基因组测序、mRNA 测序、mRNA 芯片、microRNA，以及 circRNA 等的大数据生物信息库，而且一部分原始数据已经对外开放。

继发性胶质母细胞瘤（高级别）是由低级别胶质瘤进展而来。关于低级别胶质瘤向高级别进展的分子机制，现在已经有了一些解释，但还有一些胶质瘤的级别进展无法解释。一种驱动肿瘤恶性进展的重要的基因突变类型就是基因融合。比较经典的，也是第一个在肿瘤中发现的融合基因就是费城染色体。费城染色体是在慢性粒细胞白血病中发现的，发现的时间已比较久。费城染色体是原癌基因 *ABL* 和 *BCR*（染色体易断裂区）发生基因融合的一个表征。费城染色体的发现启示人们针对 *BCR-ABL* 设计研发出了靶向药物伊马替尼（格列卫），格列卫的上市使慢性粒细胞白血病病人的生存率得到极大的提升。

鉴于融合基因在驱动肿瘤发生、发展中的重要作用，我们利用我们的脑胶质瘤数据库，分析了脑胶质瘤中的融合基因，首次构建了中国人群的脑胶质瘤融合基因全景图，我们发现融合基因的发生率随着肿瘤级别的升高逐渐升高，相应的结果已经发表（*Genome Res.* 2014）。在我们构建的胶质瘤融合基因谱中，我们发现了一个可能有致瘤作用的融合基因，即 *PTPRZ*1 – *MET*。*MET* 是一个经典的原癌基因，在 *PTPRZ*1 – *MET* 中，*MET* 与 *PTPRZ*1 发生读码框内融合。*PTPRZ*1 基因和 *MET* 的融合，有 4 种不同形式，分别为 *PTPRZ*1 基因的第 1、2、3 或 8 外显子和 *MET* 的 N 端发生了融合。这一结果发表后，国际同行重复并验证了我们的发现，他们在我们的基础上进行了深入研究，也发表了比较高水平的论文。在 2017 年美国临床肿瘤学会年会关于胶质瘤中融合基因的总结报告中，*PTPRZ*1 – *MET* 被列为胶质瘤中 *MET* 融合基因之一，说明我们的发现得到了国际同行的广泛认可。

我们对 *PTPRZ*1 – *MET* 的首次报道是在 2014 年。之后我们进一步对融合基因的生物功能进行了研究，发现该融合基因阳性的病人，MET 通路被过度激活，MET 下游的通路活性也比没有融合基因的病人要高。在动物移植瘤实验中使用两种MET 的抑制剂——单靶点小分子抑制剂和双靶点抑制剂——均可抑制肿瘤生长。

为什么 *PTPRZ*1 – *MET* 融合基因会导致 MET 通路的过度激活呢？功能总是由结构决定的，分析 PTPRZ1 – MET 的蛋白结构，发现融合基因结构上有一个特点，就是 MET 所有的蛋白部分都被保留了，但前面增加了不等长的 PTPRZ1 序列，而这些不等长的序列都是加在 MET 的 Sema 区。Sema 区是 MET 与其配体 HGF 结合的区域，这个区域还有一个作用就是受体的二聚化。在酪氨酸激酶类受体激活的经典模型中，配体会与两个受体单体发生结合，配体把两个单体拉在一起，这个过程就叫二聚化。二聚化是酪氨酸激酶类受体激活的一个必经过程，也就是这个配体的结合及配体导致的二聚化，是导致激酶激活的必经步骤。

PTPRZ1 结合在 MET 蛋白与配体结合及发生二聚化的关键区域上，那么这种对 MET 结构的改变就可能对 MET 的功能产生极大的影响。我们首先总结一下酪氨酸激酶类受体癌基因发生致癌性突变的结构生物学基础。我们总结出 3 种酪氨酸激酶类受体发生突变后导致激酶过度激活的结构机制：①突变使受体的蛋白结构中被引入螺旋区，螺旋区像麻花一样把两个单体扭在一起，使受体单体可以在不与配体结合的情况下发生二聚化而激活；②另外一种突变可以在受体上引入像拉链一样的特殊结构，如亮氨酸拉链，就像拉链一样把两个单体连在一起，导致二聚化激活；③由于突变引入了半胱氨酸，而形成二硫键，使受体能够在没有配体的情况下二聚化激活。在 PTPRZ1 – MET 中，MET 的 Sema 区上增加了一部分 PTPRZ1 的序列，我们对这段增加的序列进行了分析，发现它就是类似于麻花一样的 coiled-coil 结构。通过分析我们还发现，在 MET 上增加的序列中有一段高保守片段。这个片段中的氨基酸呈现出一种疏水性氨基酸和亲水性氨基酸交替排列的特征。这样的特征决定了其很容易形成螺旋样的结构。

除了 *MET* 的融合基因，我们还在胶质瘤中发现了另外一种 *MET* 的突变，即第 14 外显子的跳跃。由于 *MET* 的 14 外显子上表达有一个对 MET 的降解非常关键的位点，因此 14 外显子的丢失导致 MET 不会被降解，从而导致 MET 通路的持续激活。该突变及其对 MET 通路激活的机制最早在肺癌中被发现。而且用 MET 的靶向药物治疗带有 MET 14 外显子跳跃突变的病人，会发现肿瘤缩小。在我们的胶质瘤数据库中，发现该突变的发生比率远远高于国外的报道：国外报道是 0.4%，我们数据库中大约 2.9% 的病人都有这种突变。因此我们提出了针对 *MET* 突变，包括刚才介绍的 *MET* 融合基因，以及 *MET*14 外显子跳跃的靶向治疗。我们的靶向治疗的思路是在普通脑胶质瘤病人中，筛选出带有 *MET* 融合基因和（或）*MET*14 外显子突变者，占比约 11%。然后对这些病人在术后进行 MET 抑制剂的靶向治疗。进行靶向治疗首先要对这两种突变基因进行检测。我们团队对 *MET* 基因的这两种突变的检测技术都已经比较成熟，已经申请专利。*MET* 融合基因的检测技术有两种：一是金标准，通过 "PCR + Sanger 测序" 可以明确地看到融合断点；另一种针对陈旧标本使用金标准受限的问题，我们研发了针对 *PTPRZ*1 – *MET* 融合基因的 FISH 检测技术，可以对长期保存的蜡块样本进行检测。关于 *MET*14 外显子跳跃的检测，我们也制定了一个金标准，从检测结果上可以看到带有这种突变的样本的条带比正常样本的条带更短。

我们还对有 *MET* 突变的脑胶质瘤进行了靶向治疗临床试验。目前，靶向药物根据其靶点的数量分为两类，一类是多靶点药物，一类是单靶点药物。两种药物各有优缺点：多靶点药物的缺点是副作用比较多，安全比较差，不能精准地去做相关治疗，但其优点是不容易耐药；单靶点药物副作用小，但有容易耐药的缺陷。鉴于单靶点药物治疗的精确性，我们决定用单靶点的药物。我们和国内的一家药物研发企业共同研发一种针对 MET 的小分子单靶点抑制剂。这个药物不但能够精准抑制 MET 的活性而且还和 MET 蛋白具有较强的结合力。

该药物治疗 PTPRZ1 – MET 阳性胶质瘤的临床 I 期试验的第 1 例病人，口服药物 4 周后肿瘤明显缩小。由于临床 I 期试验主要看安全性，所以药物剂量较小，因此这一显著的治疗成果令我们振奋。在近期要开展的临床 II 期试验中，药量会逐渐增大。而且在临床 I 期试验中，我们发现该药物的安全性较好。

总结来看，我们的以上工作本质上就是一个基础医学和临床医学的整合研究。首先要有一个多年积累的样本数据库，还要有一个生物信息的数据库，这是长期的积累。另外要对积累样本进行分析，发现新的靶点。继而要搞清楚靶点的生物功能基础，要对其分子机制和致癌机制有一个基本了解，要进行大量的分子机制研究。临床应用之前，通过基础研究建立稳定的检测技术。然后做靶向药物的选择和靶向治疗临床试验。可以预知的是，使用靶向药物一段时间后肿瘤极有可能会对单靶点药物产生耐药性，因此要有针对性地研究开发联合用药的临床治疗方案。总体来讲，这就是步步精准、整体集中的整合医学的研究过程。

颅脑爆震伤的整合医学研究

◎费 舟

现代战争伤型复杂、种类繁多，包括火器伤、冲击伤、机械伤、多发伤、精神创伤等，导致的颅脑伤伤情较严重，具有"三高"的特点，即战时发生率高、致残率高、死亡率高，成为现代战争的一个标签伤。

颅脑爆震伤的历史悠久，古希腊和古罗马的文献曾记载有关火山爆发引起的颅脑爆震伤，最早可追溯至公元前 126 年。在 14 世纪英国文学作品也有人提及采矿引发的颅脑爆震伤。随着热兵器时代的到来，颅脑爆震伤在"一战"（1914—1918）中大规模出现，在"二战"（1939—1945）期间，颅脑爆震伤成为最主要的颅脑损伤类型。现代战争中，约 20% 的战斗损伤为颅脑爆震伤。在和平时期，恐怖袭击是目前面临的新的严峻威胁，炸弹袭击最常见。在 1991—2000 年全球发生的 91 次恐怖袭击中，88% 是炸弹袭击，例如 2013 年的美国波士顿马拉松爆炸事件；燃料等危险化学品爆炸为另一种爆震伤来源，例如 2015 年的天津港爆炸事件。因此，爆震伤和我们息息相关，而不只是在战场上。研究表明，2005 年后，美军颅脑爆震伤发生率显著升高。据 2000—2011 年的美军不同军种颅脑爆震伤统计表明，美国陆军在所有部队中颅脑爆震伤发生率最高。

根据伤情的特点，颅脑爆震伤可分为四类：一类损伤，由高压和负压冲击波导致颅脑冲击伤，引起严重弥散性颅脑损伤，致死率极高；二类损伤，主要是爆炸物、环境物如玻璃、弹片等造成的穿通伤，出现开放性颅脑损伤，易造成颅面缺损、颅内异物等，可出现颅内感染等并发症；三类损伤，主要是人体被抛起后引起的加速或减速伤，出现闭合性颅脑损伤，继发颅内血肿或脑水肿等；四类损伤，有烧伤和有毒气体损伤，出现复合伤、创伤后应激障碍（PTSD）等，使脑损害更为复杂、严重。

对于颅脑爆震伤，不论是战时，还是和平时代，都要进行现场的评估。格拉斯哥昏迷评分（GCS）是大家经常使用的。一般而言，如果在战场，根据 GCS 评分，3～8 分要迅速后送，9～13 分或 14～15 分可以维持氧气吸入，还要观察瞳孔变化、血压情况。若出现血氧饱和度 <90%、血氧分压 <60mmHg、收缩压 <90 mmHg，则提示预后不良。同时要判断有无脑疝形成，有脑疝形成要临时维持气道稳定性、过度通气，预防急性气道梗阻，以期提高生存率。同时，紧急重新评估出血点，并积极控制出血，重新评估循环系统，进行液体复苏，保持静脉通路通畅，再进行 GCS 评分，观察瞳孔的大小，决定是紧急撤离、适当时撤离战场还是留在战场密切观察。战场评估一般由随行军医完成，尤其应关注有无气道梗阻、大动脉出血等问题，颅脑伤救治很重要的是保持气道一定要通畅，否则伤员会因缺氧形成恶性循环，加重脑水肿。

美国国防部的颅脑战伤的分类是分为轻、中、重型，和我们所说的轻、中、重型颅脑损伤有些区别。它含括的因素更多一些，除了丧失意识时间、GCS 评分，还有意识或精神状态恢复至正常的时间、创伤后遗忘时长、头颅影像。

轻型颅脑爆震伤，首先是有颅脑爆震伤史，意识丧失少于 30 分钟，或少于 24 小时的意识改变，或少于 24 小时创伤后遗忘，GCS 评分为 13～15 分。对这些伤员，病史特别重要，诸如距离爆炸中心的距离，是否感受到冲击波，是否被冲击波抛开并撞击到其他物体，是否有意识丧失，是否有不同程度的意识障碍，爆炸发生后是否出现遗忘及其持续时间，肩部以上是否受到其他伤害（如听力丧失等），伤者是否脱离爆炸环境接受治疗，等等。这些都要问清楚，因为和后续治疗有关。

美国对脑震荡的评估特别严格，一共有 12 项评估标准，一般在 12 小时内完成，如果小于 25 分，提示认知有损伤。还有一系列的评估，包括平衡试验、影像学、分子生物学标志物检测等。轻型颅脑爆震伤的治疗，一般要求脱离爆炸环境，积极治疗并发症和后遗症。

重型颅脑爆震伤，GCS 评分在 8 分以下，二次脑损伤因素比较多，约 50% 需要开颅治疗。入院后的初步处理包括预防缺氧、生命危象处置和迅速体检。体检尤其要注意神经系统功能评价，诸如简化的意识状态评价、GCS 评分，瞳孔对光反射、眼球运动、脑干反射，以及年龄有无低血压等。这些也和预后直接相关，例如，同等伤情，年轻人预后会好一点，年龄大的伤员预后会差些。还有低血压，因为是爆震伤，有时会出现腹腔或胸部一些脏器的出血，低血压时间越长，死亡率越高。重型颅脑爆震伤治疗和平常的颅脑治疗差别不大，但钻孔探查术用得比较多，特别在战场上或在前方医院，与后方医院不同，前方没有 CT、磁共振这些仪器；另外，急性硬膜外血肿也比较常见。若存在 GCS 评分小于 3 分、双侧瞳孔散大、无自主呼吸或年龄大于 75 岁且 GCS 小于 5 分的情况，手术一般无效。

目前，国际上第 4 版严重颅脑外伤处理指南已发布（电子版），及时更新，非常客观，例如去骨瓣减压，对弥散性重型创伤性颅脑损伤病人，颅内压（ICP）>

20mmHg 持续 15 分钟，且在 1 小时内对一线治疗反应差，ⅡA 级推荐使用大额颞顶去骨瓣减压（不小于 $12cm \times 15cm$），但不推荐双额去骨瓣减压，因为研究提示这不能改善伤后 6 个月的 GOS-E 评分，但可以降低 ICP 并缩短 ICU 的住院天数。关于预防性亚低温，有三大问题，亚低温和常温相比，到底常温好还是亚低温好？结果矛盾，无法推荐。长期好还是短期好？5 天左右的 GOS 评分优于 2 天的 GOS 评分。局部的亚低温好还是全身亚低温好？局部的亚低温优于全身亚低温。编辑委员会一致认为高渗药物对重型创伤性颅脑损伤是有效的，但缺乏证据。脑脊液引流是新增的，可以有效降低 ICP，相比间断引流，持续脑室外引流可更有效地降低 ICP。还有各类监测，例如血压，过去往往认为维持收缩压大于 90mmHg 即可；第 4 版更详细，为Ⅲ级推荐，50 ~ 69 岁收缩压应大于 100mmHg，15 ~ 49 岁或大于 70 岁，收缩压应大于 110mmHg 或更高，这样可以降低死亡率，改善预后。颅内压监测是ⅡB 级推荐，推荐使用 ICP 监测数据治疗重型创伤性颅脑损伤，以减少院内和伤后 2 周死亡率，当 ICP 超过 22mmHg 时应给予积极治疗，ICP 高于该水平会显著增加死亡率。同时，Ⅲ级推荐在治疗决策时，应该综合考虑 ICP 数值、临床检查和头颅 CT 表现。脑灌注压监测（CPP）非常重要，ⅡB 级推荐对于重型创伤性颅脑损伤病人进行基于指南推荐的 CPP 监测，可以减少 2 周死亡率。

颅脑爆震伤有一个特点，可以出现慢性效应，包括阿尔茨海默病、帕金森病、肌萎缩侧索硬化症（ALS）、脑震荡后遗症、慢性创伤性脑病、创伤后应激障碍（PTSD），慢性效应部分可表现为神经内科疾患，如阿尔茨海默病、帕金森病、ALS，国外对此有很多病例报道。研究发现，单纯中、重度颅脑伤与阿尔茨海默病、帕金森病和 ALS 有关联；伴有意识障碍的单纯创伤性颅脑损伤男性患者，患阿尔茨海默病的风险增加 50%；有严重创伤性颅脑损伤的老兵发展为阿尔茨海默病的风险最高，有中度创伤性颅脑损伤的老兵次之。帕金森病病人受头部外伤的概率明显更高，有轻型创伤性颅脑损伤伴发意识障碍者更易发生帕金森病。外伤是 ALS 的可能诱因。另外，慢性创伤性脑病与多次轻型创伤性颅脑损伤有关，可出现情绪和行为障碍，记忆和执行能力的进行性下降，逐渐出现认知功能障碍，几十年后最终可发展为痴呆，情绪和行为症状常出现 20 ~ 40 岁，通常比典型的神经退行性疾病如阿尔茨海默病发病早，最终确诊需经尸检证实。要采取支持治疗，适当用一些药物。最后是常见的脑震荡综合征，这与我们通常见到的综合征相同。此外，还有 PTSD，它是一种由异乎寻常的威胁、灾难引起的心理创伤，是对创伤等严重应激因素的一种应激反应，是一种延迟性、持续性的心身疾病，可导致延迟出现和长期持续的心理障碍。伤后发生率约为 68.2%，多数伤后 3 个月内出现。在治疗上需采用整合治疗，包括心理干预和药物治疗相结合，暴露疗法或其他心理治疗，如支持性心理治疗，或选择性 5 - 羟色胺再摄取抑制剂等。有研究调查了 2000 多名美国陆军士兵，伤后 44% 都会有 PTSD。早期很难区分是脑震荡后遗症还是 PTSD，而且 PTSD 和慢性创伤性脑病之间也会有相当大的重叠。脑震荡后遗症、慢性创伤性脑病和 PTSD 都是以神经精神症状为特征，提示额叶功能障碍，也有人格、社会行为和睡眠的改变。下面举几个例子，某国海军陆战队一名士兵，28 岁，到伊拉克和阿富汗服役后出现严重的行为异常，包括易怒、社交障碍、注意力难集中、攻击性倾向、偏执、失眠等；他 25 岁在阿富汗服兵役时出现过尖叫并试图自杀，被诊断为 PTSD。另一个案例是某国陆军男性老兵，45 岁，最后死于基底动脉瘤破裂，但尸检发现他不只是动脉瘤问题，还有很多属于神经纤维变性，出现了轴突回缩球、神经纤维营养不良。还有一名男性士兵，22 岁，生前两年经受过近距离爆炸袭击，没有丧失意识，爆炸后 24 小时内有反复头痛，死于自发性脑出血；但尸检发现他有广泛的缺氧、缺血性脑损伤。爆炸会引起很多外伤，但无论轻型还是重型外伤治愈后，还会存留很多社会问题。

颅脑爆震伤救治目前还有三大难题，包括机制、评估和治疗方案。我们做了一个模型，该模型一次可炸伤 8 只大鼠，致颅脑爆震伤，我们进行了相应的解剖学评估、精神运动研究，以及相关的基础研究，重点研究二次脑损伤怎样加重继发性脑损害。我们应用这种脑损伤模型，发现高热、低血压等二次脑损伤因素可以加重继发性脑损害，利用相应药物治疗可以减少损伤，由此总结出二次脑损伤的规律。我们还进行了相应的监测研究，在爆震伤、战伤中，二次脑损伤的因素比较多，我们用计算机软件进行系统评估，筛选了重要指标，进行临床统计、临床筛选，可以预警脑损伤的变化，我们还把这一预警进行了远程病人的监控，能够通过远程系统，了解病人的情况，进行诊断和治疗。

爆炸颅脑伤是一种复杂的损伤，与整合医学紧密相关，它的发生、发展、现场急救、转运、后方诊疗、后遗症、并发症、社会问题，涉及多方位、多学科、多领域，包括医学、社会、人文等，是整合医学的一个重要组成部分。

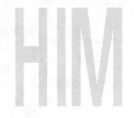

整合肾脏病学

从整合医学思维看肾脏再生的研究

◎陈香美

　　再生医学是治疗肾脏病和终末期肾病的一个非常好的策略，它可以通过药物促进损伤器官的再生修复，也可以用人工肾来植入替代，是多学科交叉、多学科整合的内容，也是整合医学的理念。再生医学涉及组织工程、医学工程、医学信息、生物学，甚至化学、药物化学、中药植物学等。未来肾脏病的治疗，不能单纯靠透析，还应依靠再生医学。对此，我们要有理念上的改变，现在不变，就会落后于他人和时代。

　　总的来讲，单一学科想要对病人进行很好的诊疗是不可能的，所以需要多学科整合，这不仅是学科间的整合、技术间的整合，还要有诊断思路和方法的整合。西医的诊断思路和治疗方法应向中医的整体观学习。在肾脏再生方面，有外源性的干细胞治疗、肾脏组织干细胞再生修复，还有生物人工肾脏研制。如果你有一个亲属得了终末期肾脏病，你可能还是想用其他办法，并不一定非得采取干细胞治疗。大家在疾病治疗中还有一定顾虑，消除这个顾虑就是我们的研究动力，这需要我们把临床与基础相整合。

　　虽然现在的血液透析已经非常普及，但如果研究出生物人工肾脏进行治疗，既方便效果也好；其实早在 19 世纪末期，就有学者提出生物人工肾脏的理念，但生物人工肝脏的研究走到了我们前面。干细胞在肾脏再生医学中的问题主要是外源性干细胞的选择，而对于组织损伤后内源性再生细胞的来源问题，一种观点认为肾脏中本来就有祖细胞，但对此一直有争议。干细胞主要有全能干细胞、多能干细胞和专能干细胞。在临床上能够使用的细胞来源包括脂肪干细胞、间充质干细胞、脐血干细胞。自从诱导性多能干细胞（IPS）问世后，学界认为，干细胞可能达到临床医生所需的任何目的，但实际上并不是我们想象的那样。IPS 细胞问世 10 余年，在认识过程中又产生了新问题。

目前比较常用的还是间充质干细胞，间充质干细胞是通过旁分泌免疫调节发挥作用，不仅在肾脏，在其他各个器官都是通过旁分泌发生的调节效应。在糖尿病肾脏病的损害过程中，我科张利主任发现，可用外源性脂肪干细胞进行治疗修复足细胞，通过临床前研究发现，外源性脂肪干细胞是通过分泌表皮生长因子（EGF）减少了损伤。间充质干细胞通过旁分泌、免疫调节、归巢，特别是经预处理可增强再生修复能力。预处理给我们带来了希望，植物药的小分子化合物、合成的小分子化合物，都可能通过预处理增强干细胞的能力，这将成为今后非常重要的治疗方法。通过近 10 年的研究，我们发现，虽然干细胞有增殖修复和旁分泌作用，但还不能完全达到理想预期，所以想通过不同的预处理将效应进一步放大。干细胞治疗目前之所以还无法广泛应用于临床，就是因为它的局限性、成瘤性，以及怎么被输送到靶组织的问题，这些需要我们去探索。

在干细胞治疗的若干问题解决之前，能否考虑生物人工肾？我们从 2010 年开始，密切关注全国的血液净化治疗情况，并向国家提出将尿毒症纳入"大病医保"，现在这一目标实现了。但我们不能永远让尿毒症病人依靠每周几次的透析来生存，这是非常痛苦的，也会带来很大的经济负担。通过肾脏现有的功能，开发更好的生物人工肾，即把现在的人工血液净化能力进一步开发，达到部分肾小管功能，这是完全有可能的。美国最先开始了这方面的工作，中国在 15 年前也开始启动了相关工作，停滞不前的原因还是由于在生物学上没有更好的方法。

近几年，在生命科学领域尤其在干细胞领域进展飞速，能否借用这些方法发展生物人工肾，解决种子细胞的问题？我们团队多年来一直在做这方面的工作，但步伐缓慢，因为面临的技术障碍很大。这需要我们潜心下来十年如一日的钻研，但一些现实情况有时很难做到这一点，例如，晋升的压力等。面对再生医学未来的发展方向，我们要有目标和梦想，就是让更多的尿毒症病人不用透析也能活着。肾脏有很大的再生潜能，它可以完全恢复，也可以修复，我们一定要从干细胞上下功夫。我们前期有很好的工作基础，一定要有信心，其他器官都能用干细胞治疗，肾脏为什么不行？这主要取决于选择什么疾病，在什么合适时间，找一个什么突破点。我主张把内源性干细胞调动起来，在急性肾衰竭时，用药物调动肾内的甚至血液系统的干细胞到肾脏发生效应，这完全是有可能的。当然还有其他途径有待探讨。

组织工程技术为解决人体器官短缺提供了有效途径。我们要向生产工程化器官的方向去努力。我现在越来越有信心，解决组织工程肾的问题，关键是组织特化种子细胞的发现及其功能维持的新型培养体系，实现支架材料的仿生制备，只要这方面有突破就能成功；还有细胞化的血管系统，这是组织器官组织工程中最大的难度。此外，还要思考如何建立生物组织工程肾的器官培养体系，实现体内的功能重建，如何评估它的技术标准等问题。

再生医学是跨学科的领域，是以生命为目标的促进再生，进而实现患病、受伤的组织、器官的再生，是临床医学的最大目标。我们从基础到临床，从临床再回到基础，最终目标是治好病人。仅靠药物难以完全实现这个目标，希望有更多好的再生医学方法。再生医学为再生医疗打下了良好坚实的基础。再生医学是基础医学和临床医学的整合，再生医疗在医疗过程中也是多学科的整合。我们要去理解樊代明院士提出的整合医学理念，我认为这个理念非常重要。对于科室主任、学术骨干，只要有正确的学术理念，就能带着团队做出良好的结果。

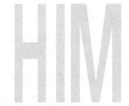

从整合医学理念看高尿酸血症的
诊断和治疗

◎丁小强

2017 年，我们业内在陈香美院士领导下制定了高尿酸血症的临床指南。目前肾脏病高尿酸血症越来越常见，已经成为非常重要的临床表现。高尿酸血症在普通人群中，男性发病率为 9.9%，女性发病率为 7%，城市明显高于农村。随着经济水平的增长，高尿酸血症的患病率越来越高。在肾脏病病人中，高尿酸血症的患病率非常高。

高尿酸血症在普通人群中很容易带来新发的肾脏病，血尿酸达 420 ~ 540μmmol/L 时，新发肾脏病的风险是血尿酸正常者的 1.74 倍。一项研究显示，血尿酸每升高 59.5μmmol/L（1mg/dL），新发肾脏病风险增加 7%。在已有慢性肾脏病的病人中，血尿酸升高明显促进肾脏病进展。有研究发现，血尿酸升高 59.5μmol/L，每年肾小球滤过率（GFR）下降 3mL/（min·1.73^2），同时增加终末期肾病的发病率。还有一项纳入了 5 万名病例的研究，随访 7 年发现，男性血尿酸大于 420μmmol/L（7mg/dL），女性的血尿酸大于 360μmmol/L（6mg/dL）者，出现终末期肾病的风险分别增加 4 倍和 9 倍。慢性肾脏病并发高尿酸血症时，心血管疾病和全因死亡会明显升高。

目前，慢性肾脏病病人的高尿酸血症的控制率比较低，我们在 4 年前对住院病人首次进行血尿酸的监测，发现高尿酸血症的病人尿酸控制率只有 20.7%。尿酸在体内的代谢有 3 个特点：第一，在尿酸的来源上，外源性尿酸只占 20%，内源性尿酸达 80%；第二，尿酸池的更新非常快，体内很多物质的更新都不如尿酸快，尿酸每天更新 2/3；第三，尿酸主要通过肾脏排泄。肾脏对尿酸的排泄和对尿素的排泄不同，肾脏对尿酸的清除率非常低，正常只有 6% ~ 10%，在肌酐、尿素、尿酸中，尿酸是最不容易被清除的。从这个角度看，当肾功能减退时，血尿酸的升高应该先于肌酐和尿素氮的升高。高尿酸血症的原因主要是尿酸产生过多，只是在慢性肾脏病时，不仅是尿酸的生成增多，还可能存在尿酸的排泄减少。高尿酸血症导致慢性肾脏病进展的细胞生物学机制，是通过氧化应激反应、线粒体功能异常、炎症反应等，导致肾脏病的加重和其他器官的损伤。

高尿酸血症的诊断包括生化和流行病学两个层面的定义：从生化角度定义，即不论性别和年龄，只要血尿酸大于 420μmmol/L 就是异常，当血 pH 在 7.4 时，血尿酸水平高于 420μmol/L，就可能有尿酸盐结晶的产生；从流行病学定义，男性和绝经期女性达到 420μmol/L 或以上，就定义为高尿酸血症。饮食对血尿酸有明显影响，因此在检测尿酸水平时，应该是在低嘌呤饮食或严格控制嘌呤饮食 3 天后再检测。关于尿尿酸排泄的情况有 2 个指标：一是尿酸的排泄量，24 小时的尿尿酸排泄量如果小于 600mg，说明尿尿酸的排泄减少；二是尿尿酸排泄清除率。确诊血尿酸升高，要根据尿尿酸排泄情况看是排泄减少或（和）生成增多。排泄减少指尿尿酸的总排泄率低于 5.5%。如果是生成增多，这两个指数都升高，即尿尿酸总排泄量大于 800mg，排泄清除率在 6.2mL/min 以上。如果一个病人血尿酸升高，排泄总量多，但排泄清除率小于 6.2mL/min，这就是混合型：排泄总量多，说明生成多；排泄清除率低，说明肾脏的排泄不足，亦即既有生成的增加又有排泄的减少。

对肾脏病病人，高尿酸血症的治疗有几个原则。第一，生活方式的改变，这是基础和前提。要避免高嘌呤饮食，肾结石病人要多饮水，避免饮酒及富含果糖的饮料，低盐饮食，规律锻炼，控制体重。第二，关注合并症，要全面评估高尿酸血症相关的心脑血管疾病风险并进行控制，包括高血压、糖尿病、高脂血症、冠心病、心力衰竭、外周动脉病变及吸烟。同时避免使用升高血尿酸的药物，包括很多利尿剂，以及某些抗结核药、水杨酸类药、乙醇、左旋多巴等。碱化尿液非常重要，当尿液 pH 小于 6.0 时需要碱化尿液，pH 在 6.2~6.9 有利于尿酸盐结晶溶解从尿液排出，碱化尿液过程中要密切检测尿液 pH，并及时调整用药方案。降尿酸药物的治疗指征和血尿酸的控制目标与是否发生痛风、原发病、是否透析，以及是否合并心脑血管疾病有关，要综合判断。

对于非透析的慢性肾脏病病人，如果没有痛风发作，经生活方式干预尤其是饮食治疗调整后，血尿酸≥420μmmol/L 的可给予降血尿酸的药物治疗。如果病人有痛风史，或慢性痛风引起的关节病变，发病次数每年≥2 次，就属于严重痛风，治疗后的血尿酸水平应控制在 300μmmol/L 以下。非药物治疗包括饮食管理、控制饮酒及含果糖的食物、药物，肥胖者要减体重，充分饮水（每天尿量在 2000mL 以上），积极控制与高尿酸血症相关的心血管疾病危险因素，避免应用可升高血尿酸的药物。

药物治疗包括抑制尿酸生成的药物，如别嘌醇；促进尿酸排泄的药物，如苯溴马隆；新型降尿酸药物，如托匹司他、拉布立酶。其他具有降尿酸作用的药物有氯沙坦、SGLT2 抑制剂。在药物选择中，考虑到尿酸的排泄主要在肾脏，而肾脏的排泄减少是高尿酸血症发生的主要机制，因此我们应根据肾脏的功能进行药物选择。如果肾功能有重度减退，肾小球滤过率小于 30mL／（min·1.73²）或者开始接受透析，要用抑制尿酸生成的药物。如果病人有肾结石，建议用抑制尿酸生成的药物。如果没有肾结石，肾小球滤过率在 30mL／（min·1.73²）以上，就要看一下尿尿酸的排泄情况。尿尿酸排泄不多，可用促进尿酸排泄的药物，当然也可用抑制尿酸生成的药物。如果 24 小时尿酸排泄量大于 700mg，建议选择抑制尿酸生成的药物。

相对药物治疗，应首先使用非药物治疗。治疗过程中不仅要密切观察血尿酸和可能的药物副作用，非常重要的是，还要密切观察尿尿酸排泄的情况。不同药物的使用，总的原则是要从小剂量开始，治疗后如果达标，选择一个最小的剂量来维持，一直维持在靶目标值。慢性肾脏病病人，如果可以很好控制高尿酸血症，就可以延缓肾脏病进展。

对于血液透析病人，如果透析前的血尿酸非常高，透析后血尿酸可以降低 50%～60%。透析前血尿酸最高值在 540μmol 以上可以考虑降尿酸治疗，但不建议通过药物治疗使透析前降到 500μmol 以下，还要注意饮食控制。关于高尿酸血症是否会增加术后及造影剂后急性肾损伤的发病率，一些研究显示，如果用传统急性肾损伤的诊断定义，术前对高尿酸血症进行治疗不能降低相应的发病率。

总之，肾脏病高尿酸血症很常见，主要机制是尿酸排泄减少，但在慢性肾脏病中，部分病人也有尿酸生成增多的情况。诊断中非常重要的是，必须通过监测尿尿酸的排泄来进行分型，分型后再进行针对性治疗。肾脏病高尿酸血症的治疗应根据不同病情进行个体化治疗。药物选择要根据肾功能、是否存在肾结石及肾脏排泄尿酸的情况，综合进行药物的选择。

（注：本文中血尿酸的每升微摩尔浓度值为约数，以符合临床习惯。）

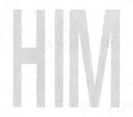

科室的精细化管理

◎熊利泽

　　美国前任总统奥巴马在医改前造访美国医院，当时医院提出的是"没有钱，对不起，没法提供治疗"。奥巴马医改后，又去访问，他们提出的是"如果医院提供不了好疗效，医院就没有收入，科室没有，个人也没有"。我突然意识到，我们中国也在搞医改，对一所医院而言，要以最低的医疗成本、最好的人文服务，提供最佳的治疗效果。

　　什么是一所医院的好标准？不是全国排第几，学科排第几。好医院的标准是：当我们的父母来到医院看病，你仍能安心出门诊，安心做手术，安心教学，你不担心自己的父母会碰到一个"二百五"医生被治坏了，那才是好医院，这才是我们努力的目标。"细节决定成败"是我们常说的一句话。我们"要掌握知识的架构"，而不是知识或者碎片的知识，网络阅读和书籍阅读有何区别？阅读书籍是深层次思考，阅读网络永远是知识碎片。"知其然更要知其所以然"，大部分医院和医生是知其然就不错了。怎么注意细节？在我们的影像科，如果回到 10 年前，病人来拍片子，进来后得在技术员面前脱光了衣服拍片子；但现在我们设了一个更衣室，给病人一个提篮，到更衣室把衣服换了，穿一件袍子，拍完后再去换。过去到上午 11 点拍片还排长队，现在没有了，重要的是病人得到了尊重。

　　本文想重点探讨以下三个问题。

　　第一，缩短平均住院日。要想缩短平均住院日至少要在三个方面要做工作：一要创新医疗技术，二要提高医疗质量，三要优化就医流程。如果还是传统的开胸开腹手术，3 天不可能出院。如果是住院后再做术前检查，缩短不了住院日。我们早期用政策导向，鼓励微创手术。2014 年西京医院的微创手术已经达到 60% ~ 80%。老教授的经验就是做开腹手术，突然让他做腹腔镜手术，或许和年轻的主治医生处于同一水平，因此开始的阻力来自上级医生。但不用腔镜做，病人可能不来找你。另外，要践行加速康复外科（ERAS），大量研究已证实 ERAS 可使手术后并发症发生率下降 40%，使平均住院日缩短 2.3 天。为推动 ERAS 的进一步开展，我们正在做一个真实世界研究，来比较践行 ERAS 的效果。中华医学会麻醉学分会与外科学分会一起，制定了"中国加速康复外科专家共识和路径指南"，已经在《中华麻醉学杂志》发表。

关注细节可以改变病人的结果，例如避免围手术期用药错误。美国哈佛大学有一个研究报告，排在第一位的用药错误是标签错误，第二位是剂量错误，第三位是治疗遗漏。在西京医院手术室，我们规定稀释吗啡得用同一规格的注射器。2014 年西京医院平均住院日降到 6.73 天。这时候有人问我们到底想要降到多低，美国的标准是 3 天，根据我国的实际情况，我们认为 6~7 天比较符合实际，2014年以后我院平均住院日控制在 6.7 天左右。

第二，医疗创新技术的发展。西京医院的文化是：崇尚荣誉，崇尚学术，崇尚人才，崇尚创新。我院 1958 年做了中国第一例体外循环下心脏直视手术，这个手术改变了许多病人的一生。首例病人我院心脏外科随访了 40 年，从病人当时还是一个孩子，到结婚生子，到女儿长大。我有时想很多医院担心没有病源，如果所有到医院就诊的病人我们主动保持联系，关注他们的健康，他们就会变成忠诚的病人，也就不用担心医院的病源。1973 年，我院骨科陆裕朴教授首创肌力平衡治疗方法开始治疗先天性马蹄内翻足。1986 年，我院做了世界首例十指离断再植手术，这个手术需要一个团队，需要两只手同时进行，手术持续了 27 个小时，那时我还是住院医生，病人到最后坚持不了，而不是医生坚持不了；术后要有人守着，保证十个手指成活；这个女病人现在手功能恢复很好，已是西安一个面包厂的董事长。还有一个 16 岁的孩子，在我院做的小肠移植手术，术后出现排斥反应，那时排斥反应只有两种治疗，即常规免疫治疗和切除移植小肠；我院利用当时最新的研究成果，将供体特异性抗体浓度压下来，排斥反应得到有效治疗，通过反复监测，用这种治疗成功了。这名病人是卫校毕业的，最后成了我们消化病院的护工；历史上，小肠移植后存活超过15 年的世界上只有两个人，他是活得最长的。这样的技术怎么惠及更多病人？我们知道，肿瘤转移后，很多时候打开腹腔发现转移无法切除，只好关腹。小肠移植技术能不能使这部分病人获益？我院移植外科吴国生教授通过小肠移植术，先把病人小肠和肿瘤一起拿出来，把肿瘤切了，再把肠子接回去；这是我院做的第一例手术，病人活到第 6 年时状态还很好，如果不做这个手术，无法存活这么长时间。目前该手术已完成 14 例。是不是所有的短肠都需要移植小肠？有一名从浙江来的 20 多岁的小伙子，他父亲要给他贡献一段小肠，我院吴国生教授看后发现病人肠子并没有那么短，可以给他延长，于是将小肠两边切口、拉长再吻合，一年后病人的体重增加到 50 千克以上。

西京消化病医院郭学刚教授发现在做结肠镜检查时，很多病人肠道准备不是特别好，影响观察。他们在预约前一天专门有一个人给病人打电话，告诉他们怎么做肠道准备。这样一个小小举措，使肠道准备的完善率从 70% 上升到 81.6%，息肉的检出率从 24.7% 上升到 38%。

随着互联网和人工智能技术的到来，现在要有大数据研究思维。25% 的 IgA 肾病病人会进展为尿毒症，大家对研究比较迷茫，能不能用大数据找方向？通过大数据研究，人们发现 IgA 肾病的发生与牙周炎有关系。培养口腔细菌，最后找到了差异的菌属。后来发现 IgA 肾病后就给予抗生素治疗，目前已经完成 8 例病人的临床观察。其中有一名 23 岁的女性，妊娠 16 周，诊断为 IgA 肾病，由于不能使用免疫抑制治疗，故给予甲硝唑漱口水，效果很好。

我有一位好朋友是美国加利福尼亚大学的教授，他是研究眼科出身，主要研究可以防治的致盲眼底病，以前诊断都靠眼底照片，只有靠专家确诊。人工智能可达到专家级水平，通过 2000 多个病人的片子，用深度学习的方法，诊断正确率超过 96%。未来的麻醉可否用机器人？外科医生一定更喜欢人工智能的机器人，而不喜欢我们。我院神经内科在脑膜炎的诊断上，用人工智能专家系统的诊断准确率可达 62%，通过机器学习能增加到 82%。当时我院神经内科十几名医生和机器对比，即便第一名的医生也比不过机器。

第三，临床项目化管理。美国 2012 年，有 200 万病人因为住院获得感染。中国年住院约 2.3 亿人次，如果以平均院内感染率 3%~4% 推算，每年院内感染约 690 万人，这个数字是巨大的。我们能不能做点什么？研究已反复证明洗手是最有效的方法，但并不是所有人都会洗手，我们要进行各种抽查，看看洗手率是多少。洗手最好的永远是护士，其次是医生，做得最不好的就是科室主任。我院感控科有人工智能的自动监控系统，如果你看了一个病人不洗手（尤其是在 ICU），直接检查下一个病人，由于有定位系统，它会逻辑判断是你没有洗手。你只有从这个位置移到洗手池，然后再移回去，靠这个我们就知道多少人洗手，多少人没有洗手。我们在感控科有一个大屏幕，各个科的数字都会实时跳动显示。做得不好的科主任过去，会被叫去在监控屏幕前站一会，告诉他这是你的科室，你看看别的科室管理得很好。通过这一做法，我院手卫生的依从率和合格率在不断增加。通过洗手、无菌操作等，发现 1 年后我院 4 个外科 ICU 呼吸机相关性肺炎降低了 39.8%。全院 2017 年的感染率是 1.06%。

2016 年西京医院启动了 4 个临床管理项目：ERAS，日间手术，肿瘤早诊早治和出生缺陷的早期筛查及治疗。以癌症为例，癌症 5 年生存率，中国是 30.6%，美国是 66%，日本最近报道超过了 70%。据报道中国癌症 5 年生存率上升了 5%，但差距仍然存在，这样的差距说明我们一定是在某些方面做得不够，我们仍需努力，需要组织多学科团队进行攻关。主动脉夹层动脉瘤是极其凶险的疾病，术前死亡率很高。2012 年我院收治了 378 例，每 10 例病人有 1 例会死亡。2013 年开始我们组织多学科团队，优化就医流程，2014 年死亡率下降到 2.3%，2017 年是 3.24%。2017 年我院收治主动脉夹层动脉瘤病人达到 800 例，病人的口口相传比任何宣传效果都好。

日本有一本研究著作，书中比较了中国人缺什么，日本人缺什么。作者说中国缺优质服务、协调一致的团结精神和细致的技术。有一名 56 岁的病人，在外院怀疑为主动脉夹层动脉瘤，需行 CT 检查，病人以前对造影剂有过敏反应，来我院后果然出现造影剂过敏，全身皮疹，经过 3 小时的抢救，脱离危险。事后，我问我们的医生，在过去两年西京医院过敏发生率是多少，他们把数字给我。我又问这些数字在全国是处于高水平还是低水平，他们说和全国一样。我问我们有几种造影剂，他们说 6 种。我最后问这 6 种造影剂发生的过敏反应是否一样，每一种发生了多少，他们给我了一个绝对数字。从这些数据中我们能得出哪种造影剂过敏反应最低，在招标及采购时药物安全性是最重要的考量指标。如果把全国所有的数据都获取了，通过大数据得出结论，让最安全的造影剂在国内使用，可以避免很多风险。

我经常说：看不到危险并不表示没有危险，只是你的安全标准还不够高。举个例子，大家坐飞机，我们什么时候坐飞机时问过今天的飞机谁开，基本上没有人关心。但是，病人到医院做手术，如果不是理想中的医生，总会去找关系，让大教授做手术。为什么会出现这种情况？说明航空业的安全标准已被社会认可，但医院的安全标准还没有完全被社会认可，这是我们要反思的。因此，我们要学习航空业，在安全上它有 "4C" 的标准，就是标准、细致、集体智慧和取消。一位退休的荣誉机长说过，一个机长最值得骄傲的不是驾驶技术，而是保障安全的能力和责任感。我在医院讲过无数次，一个外科大夫，最骄傲的不是手术技巧，而是保证病人安全的能力和责任感，这才是应该关注的，这才是整合医学的目的。我们要鼓励不良事件的报告，全世界都喜欢报喜不报忧。我们要鼓励大家上报不良事件，让大家从中吸取教训，并提供系统的分析依据，从系统角度保证安全。以前做错手术就处理当事人，把这个事 "抹下去" 就完事了。我们可以借鉴西方国家的处理方式，美国哈佛大学著名的外科医生阿图·葛文德（Atul Gawande），他是印度移民的儿子，很聪明，获得很多学位，写作很好，做报告出场费最低 5 万美元。当世界卫生组织（WHO）找他问他能否找到新方法以提高外科安全性的时候，他首先去了波音公司，找到负责安全的 CEO，问航空业是怎么做安全管理的。CEO 说在航空业，每次起飞前，机组需要按照一个安全检查单进行安全检查。葛文德医生在 CEO 帮助下，制定了一个外科手术安全检查单，每例手术前，手术团队按照检查单，一起核对并完成检查单，不仅避免做错手术和做错部位，还发现可以显著降低并发症的发生率和病人的死亡率。2017 年中国医院协会制定了 10 大安全目标，包括正确识别病人身份等；美国 2017 年也有 10 大安全目标，摆在第一位的是医疗卫生的公平性。我开始不理解，不认为医疗卫生的公平性是安全问题，最后想明白了。20 世纪 90 年代，围手术期死亡率在纽约市郊区的教学医院是市区医院的 1 倍，这是多大的安全问题，选择了不同医院就决定了病人的生死。如何减少医院间的差距是一个大课题。

1990 年，"旅行者 1 号"探测器即将离开太阳系飞走时，人们让她回望一下美丽的太阳系，她从 60 亿千米之外拍了 60 张照片，其中一张刚好把地球拍到了，是一个非常小的亮点。当时一位非常著名的天体作家写道：在这个小点上，每一个你认识的人，每一个你爱的人，每一个曾经存在的人，都在那里过完他的一生。我看完就在思考，不管你怎么伟大，你能够比这个点大吗？不管你活多长，在历史的长河里其实只是短短一瞬间。我们改变不了这个世界，我们至少要改变一下自己，我们就没有枉来一生。

华为公司总裁任正非说：一个人怎么努力也永远赶不上时代的步伐，更何况是在知识爆炸的时代。只有组织起数十人、数百人、数千人，你站在上面，才有可能摸得到时代的脚。《爱丽斯漫游奇境》中红桃皇后说："在我们这个地方，你必须不停地奔跑，才能留在原地。"

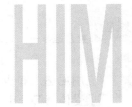

肾脏病新药研发中的整合药学思维

◎庄守纲

　　整合医学是从人的整体出发，将医学各领域最先进的知识理论和临床各专科最有效的实践经验分别加以有机整合，并根据社会、环境、心理的因素进行修正，成为更加适合人体健康和治疗的体系。整合医学对肾脏病的管理更加适用，因为慢性肾脏病表现复杂、发病率高，与生物、心理、社会多因素相关。慢性肾脏病的治疗除治疗病因外，还要强调综合防治，从生物、心理、社会、环境因素上着手。

　　慢性肾脏病持续进展将会导致终末期肾病。目前终末期肾病的治疗措施为肾移植和血液净化，因此如何延缓慢性肾脏病进展至终末期肾病是药物治疗的关键。目前只有血管紧张素转化酶抑制剂（ACEI）和血管紧张素受体阻滞剂（ARB）有部分疗效。2018年以来虽然开发出3种对糖尿病肾病有效的药物，但尚未在临床上正式应用。相对其他疾病，如慢性肝病和肺病，延缓慢性肾脏病的药品很少。在过去20年也没有太多治疗肾脏病的新药问世。导致这一问题的原因是由于很多肾脏病，发病比较晚，病因不清楚；且肾脏病通常进展比较缓慢，需要很长时间，需要大量病人来做临床研究，花费很高。我们要从整合肾脏病学角度考虑药物开发，例如利用资源整合，包括中西医整合，基础与临床整合，肾脏病生理、病理、药理、毒理的整合，肾脏病药物开发与临床试验的整合等。药物研究和临床试验的整合应从几个方面开展：第一，要设计好临床试验；第二，发现能充分反映肾脏病发生、发展的生物标志物；第三，寻找能够充分反映慢性肾脏病临床治疗效果的替代指标；第四，加强慢性肾脏病的基础研究，寻找延缓慢性肾脏病防治药物的有效靶点。在过去20多年中，有很多组织纤维化抑制剂被发现，但这些药物在临床试验中大多失败了，只有2个药物被发现对肺特发性纤维化有效，如尼达尼布可明显减少肺活量的降低。在肾脏尚未进行临床研究，我们的动物研究发现，应用尼达尼布也可明显延缓肾脏纤维化的进展。另外，我们发现抑制上皮生长因子受体（EGFR）也可延缓因缺血再灌注导致的肾脏纤维化。在急进型肾炎模型中，抑制 EGFR 能明显减轻肾组织的破坏。将来为加速药物的临床转化，应该对慢性肾脏病病人进行分层分析。在慢性肾脏病快速进展型病人中进行临床试验可能相对更易于观察到药物的疗效。由于慢性肾脏病的发生涉及许多发病机制，对相关药物的开发也应注重多靶点或联合用药。

曾有诺贝尔奖获得者说过：发现新药应该是从老药开始，因为老药已在临床应用治疗其他疾病，其药理特性、药效学、药代学及毒理学性质相对清楚，容易改造。最近，在美国有人组建了一个公司，专门利用其他药物公司因各种原因不再进一步开发的药物进行二次开发。尽管该公司没有实验室，但却获得了业界最大的单笔投资，有望提高新药产出率。这种投资失败的概率相对较低，对新药开发具有推动作用。

总之，现在开发针对慢性肾脏病的药物面临很多挑战，需要利用动物模型，确定重要靶点，鉴定抑制慢性肾脏病的有效制剂。通过引入整合药理学的理念，建立多学科及高校和药企共同参与的研发团队可促进药物开发。

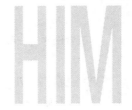

慢性肾脏病中线粒体损伤的重要性

◎张爱华

　　线粒体是人体内的能量工厂。细胞失去了线粒体或受到损伤，细胞的生命将终结，因此线粒体被称为细胞生与死的"开关"。除提供能量外，线粒体还参与活性氧（ROS）的产生与代谢。正常生理状态下，ROS在维持细胞内通路中发挥非常重要的作用。细胞受损后，ROS大量产生，会对线粒体造成损伤。线粒体是半自主细胞器，即它自身虽然能进行蛋白质的生物合成，但合成能力有限；线粒体的2000多种蛋白质中，自身合成的很少，绝大部分是基因组编码，在细胞质中合成后定向转运到线粒体的，因此称线粒体为半自主细胞器。人的线粒体基因只有16kb，非常短。单细胞可受到各种因素的损伤，包括高血压、糖尿病等，线粒体在受到损伤后主要表现为形态结构的异常、呼吸链功能下降、ROS大量产生和堆积。

　　肾脏含有非常丰富的线粒体，是除心脏外线粒体含量最丰富的器官。早在2000年人们就发现，线粒体损伤的病人会合并足细胞损伤。线粒体功能障碍是否会导致慢性肾脏病的发生？我们动态观察了线粒体损伤和足细胞损伤的相关性，发现在醛固酮灌注后会出现线粒体损伤和足细胞损伤，且线粒体损伤要早于足细胞损伤。线粒体功能障碍可介导肾脏细胞损伤，在体外培养的足细胞发现，随着线粒体功能受损，足细胞和肾小管细胞也受到明显损伤。在其他模型中我们也发现，线粒体损伤要早于肾组织病理损伤，提示线粒体损伤是慢性肾脏病的早期事件。

　　2009年，我们发现在2~4期的慢性肾脏病病人中，IgA肾病病人肾组织中线粒体功能障碍，这种变化与肾小管的纤维化及肾间质炎有关。在高血压病人中发现，线粒体损伤和尿蛋白、肾组织病理损伤有明确相关性。在血液透析病人中发现，线粒体具有明确的促炎作用，能诱导炎症因子产生。肾脏纤维化时存在明显的线粒体损伤。国内也有学者发现，慢性肾脏病病人的生存预后与线粒体基因多态性有关。线粒体受损后会大量释放 ROS，在病人的肾组织及实验性动物模型中发现，ROS 活性明显增强；线粒体的功能障碍与 NLRP3 炎症小体活化密切相关，ROS 是活化 NLRP3 炎症小体的关键信号，而 NLRP3 炎症小体活化又会促进 ROS 的产生。因此，线粒体损伤后，通过活化炎症小体，进一步加重线粒体的损伤，形成恶性循环，最终导致慢性肾脏病的发生和进展。

我们发现，miR-214 主要定位在肾组织的线粒体中；随后观察动物模型和病人，在多种动物模型中，线粒体的 miR-214 都是增加的。用体内的各种损伤因素，包括白蛋白、低氧等进行体外刺激，发现在各种因素刺激下线粒体的 miR-214 也是增加的。将 miR-214 抑制后，上述损伤因素诱导的线粒体损伤都能被控制；而诱导线粒体 miR-214 的增加可导致线粒体的损伤。敲除 miR-214 基因的小鼠，能够明显减轻肾组织损伤，抑制肾脏纤维化，同时线粒体的形态结构和功能都得到明显恢复。在体内抑制 miR-214 能够明显减轻满负荷导致的肾组织细胞的病理损伤。

我们把技术和临床进行整合，探讨线粒体功能障碍能否作为早期干预的一个靶标。在体内的模型发现，槐耳浸膏能减轻肾脏病。我们用此治疗并将入选者随机分成两组，发现槐耳浸膏能显著缓解肾病综合征病人的临床病情。目前一种线粒体靶向抗氧化剂 MitoQ 已进入 II 期临床研究。线粒体通常处在分裂与融合的动态平衡之中，线粒体受损，会发生分裂。抑制线粒体分裂对肾脏有很好的保护作用，能减轻肾脏的损伤。近两年我们开始研究线粒体移植对组织损伤的修复作用。线粒体移植后，可以明显减小心肌梗死的面积，促进心肌细胞的恢复。

总之，线粒体功能障碍是肾脏病的一个早期事件，它不仅介导慢性肾脏病的发生，同时介导慢性肾脏病向肾脏纤维化发展。我们的研究提示，调节好 miR-214 对线粒体的结构和功能有保护作用。

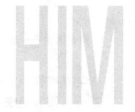

肾脏纤维化的免疫机制

◎徐　钢

　　肾脏纤维化是各种慢性肾脏病（CKD）进展至终末期肾病（ESRD）的共同事件，了解肾脏纤维化的发生机制有助于寻找延缓 CKD 进展的有效途径，而免疫反应在肾脏纤维化的发生、发展中扮演了至关重要的角色，但其具体机制尚未明确。肾脏纤维化的免疫变化特征和其他器官的免疫变化存在一定的共性。免疫性与非免疫性因素导致的肾脏组织不同程度的损伤，可引起肾脏组织炎症，激活固有免疫系统。在轻度损伤时，肾脏炎症细胞发挥正性作用清除损伤的相关因素，免疫稳态得以恢复。在重度损伤时，炎症持续存在，免疫系统发生紊乱，进一步募集的炎症细胞释放大量炎症因子并激活获得性免疫，导致肾脏结构重塑，肾脏炎症慢性化，进展为 CKD，并最终发展为 ESRD。那么如何通过精准地调节免疫反应来阻止肾纤维化的进程，是我们面临的挑战。

　　炎症因子及炎症因子的激活、转化，都可导致免疫细胞如 B 淋巴细胞、巨噬细胞等激活，释放炎症介质，介导肾小管损伤，细胞外基质沉积，固有细胞间充质转变，毛细血管稀疏，最终导致肾脏纤维化。我们在 2014 年发表文章，发现 CKD 病人的肾穿刺标本中多种免疫炎症细胞与肾脏间质纤维化及临床指标如血清肌酐、蛋白尿等显著相关，提示免疫炎症细胞引发的免疫反应和肾脏病的进展有密切联系。

　　固有免疫与生俱来，作用范围广，无特异性，无记忆性，亦称为天然免疫或非特异性免疫。主要效应细胞为白细胞和吞噬细胞。肾脏固有免疫是机体中肾脏抵御病原的第一道防线，效应细胞通过模式识别受体（PRR）识别病原、释放炎症因子、激活补体等方式清除外源物质，同时通过抗原提呈等广泛参与获得性免疫应答的启动、效应和调节。获得性免疫是特异性和记忆性的免疫。固有免疫与获得性免疫共同作用促进肾脏纤维化：固有免疫应答启动、调节获得性免疫应答，参与获得性免疫应答的效应，而获得性免疫应答产生的效应物质也可通过多种方式进入固有免疫应答效应。树突状细胞、NK 细胞、T 细胞及部分细胞因子在固有免疫与获得性免疫之间发挥桥梁作用。

肾脏病变中的固有免疫机制：肾脏细胞受到损伤，凋亡坏死后作为内源性的损伤相关分子模式（DAMP）通过 DAMP-PRR 刺激后续的树突状细胞、巨噬细胞、血管内皮细胞、系膜细胞、足细胞、小管上皮细胞等，产生一系列炎症介质，促进不同疾病的发展。在这一进程中，树突状细胞和巨噬细胞发挥了重要作用。Wang X 等发现 Cox－2 敲除可影响糖尿病肾脏 M1、M2 巨噬细胞表型转换，进而促进肾脏损伤与纤维化。我们将小鼠缺血再灌注术后肾脏炎性巨噬细胞分选后注射至免疫缺陷小鼠肾脏包膜下，发现免疫缺陷小鼠肾脏出现小管损伤及间质纤维化。Chi HH 等发现单侧输尿管结扎（UUO）肾脏中小管 IL－36a 表达增加，而 IL－36a 可刺激树突状细胞表达 NLRP3 炎症小体，引发肾脏纤维化，敲除 IL－36a 受体可减轻肾脏损伤及纤维化，提示树突细胞可直接诱发肾损伤与纤维化。

肾脏病变中的获得性免疫机制：肾脏损伤后，抗原提呈细胞发挥抗原提呈作用，促进淋巴细胞增殖分化为效应细胞发挥作用。T 淋巴细胞具有细胞免疫及免疫调节等功能，在肾脏病的发生、发展中扮演了重要角色。Cao Q 等研究发现 CD103+ 树突状细胞通过激活 CD8+ T 细胞参与肾脏炎症损伤与纤维化。而 B 细胞在肾脏病发展中不仅产生抗体、抗原提呈、分泌细胞因子等，还可通过与 T 细胞、巨噬细胞、树突状细胞等相互作用参与肾脏纤维化的发展。肾脏获得性免疫反应中的效应细胞不仅来源于脾脏、淋巴结等主要免疫组织器官，研究发现肠道菌群可激活肠道 Th17 细胞，后者依赖 S1P-R1 途径进入淋巴管至外周血循环，再经 CCR6－CCL20 信号通路介导进入肾脏引发肾脏损伤。研究发现在 UUO 模型中，B 细胞可通过 CCL2 促进单核细胞浸润加重肾脏纤维化，在 B 细胞缺陷小鼠中或通过注射 CD20 单抗发现间质纤维化明显减轻。

淋巴管是抗原提呈细胞参与获得性免疫的重要通道。我们通过构建基因小鼠敲除新生淋巴管后，发现肾脏炎症细胞浸润减少，淋巴结、脾脏炎症细胞也相应减少，肾脏纤维化改善。为明确淋巴管在肾脏、淋巴结、脾脏中的作用，将 GFP 细胞注射至小鼠肾脏包膜下并构建 UUO 模型，发现 GFP 细胞可转运至淋巴结及脾脏中，且在淋巴结中 GFP 细胞定位于淋巴管中，提示淋巴管发挥了沟通肾脏与外周免疫器官的桥梁作用。

脾脏作为外周免疫器官具有潜在的抗炎作用，Gigliotti JC 等认为脾切除加重缺血再灌注肾脏病变。但我们发现预先脾切除，可以延缓 UUO 小鼠纤维化及炎症细胞浸润。而肾周淋巴结通过树突状细胞提呈抗原参与肾脏免疫损伤，研究发现树突状细胞吞噬坏死肾小管碎片后迁移至淋巴结发挥抗原提呈作用。

既然免疫反应在肾脏纤维化中发挥了重要作用，那么怎样进行有效干预呢？临床工作中肾脏病免疫干预的传统方法为糖皮质激素联合免疫抑制剂，但这会带来显著的副作用。而新生淋巴管对抗原提呈细胞的迁移至关重要，与肾脏免疫应答的激活密不可分，或可作为肾脏纤维化治疗的新靶点。然而，首先仍要解决三个问题：一是"脾肾免疫对话"中新生淋巴管是否处于核心地位，二是新生淋巴管如何调控"脾肾免疫对话"机制，三是如何精准靶向新生淋巴管来干预肾脏纤维化进程。

总之，免疫反应贯穿于肾纤维化的整个过程，免疫反应的轻重对肾脏病的预后起至关重要的作用。固有免疫与获得性免疫共同促进肾脏纤维化的发展，各种免疫炎症细胞通过分泌多种炎症因子参与肾脏纤维化的不同阶段，它们互相拮抗或协同合作，共同参与肾脏纤维化的发生和发展。新生淋巴管是肾脏免疫反应中的关键一环，有望成为肾脏纤维化干预的新靶点。